Ioannis Pallikaris / Miltiadis K. Tsilimbaris / Anna I. Dastiridou

Ocular Rigidity, Biomechanics and Hydrodynamics of the Eye

眼球壁硬度、生物力学和眼部流体力学

洛恩尼斯·帕里卡雷斯
主　编　〔希〕米尔蒂亚德斯·K.缇力姆巴利斯
安娜·I.达斯蒂瑞多
主　译　段宣初

天津出版传媒集团
天津科技翻译出版有限公司

著作权合同登记号:图字:02-2022-071

图书在版编目(CIP)数据

眼球壁硬度、生物力学和眼部流体力学 / (希) 洛恩尼斯·帕里卡雷斯 (Ioannis Pallikaris), (希) 米尔蒂亚德斯·K.缇力姆巴利斯 (Miltiadis K. Tsilimbaris), (希) 安娜·I.达斯蒂瑞多 (Anna I. Dastiridou) 主编 ; 段宣初主译. -- 天津 : 天津科技翻译出版有限公司, 2024. 12. -- ISBN 978-7-5433-4603-1

Ⅰ. R77

中国国家版本馆 CIP 数据核字第 2024D7F932 号

Ocular Rigidity, Biomechanics and Hydrodynamics of the Eye

Edited by Ioannis Pallikaris, Miltiadis K. Tsilimbaris, Anna I. Dastiridou

授权单位:Springer Nature Switzerland AG.

出　　版:天津科技翻译出版有限公司

出 版 人:方　艳

地　　址:天津市和平区西康路 35 号

邮政编码:300192

电　　话:(022)87894896

传　　真:(022)87893237

网　　址:www.tsttpc.com

印　　刷:天津海顺印业包装有限公司

发　　行:全国新华书店

版本记录:710mm×1000mm　16 开本　20.75 印张　400 千字

2024 年 12 月第 1 版　2024 年 12 月第 1 次印刷

定价:180.00 元

主译简介

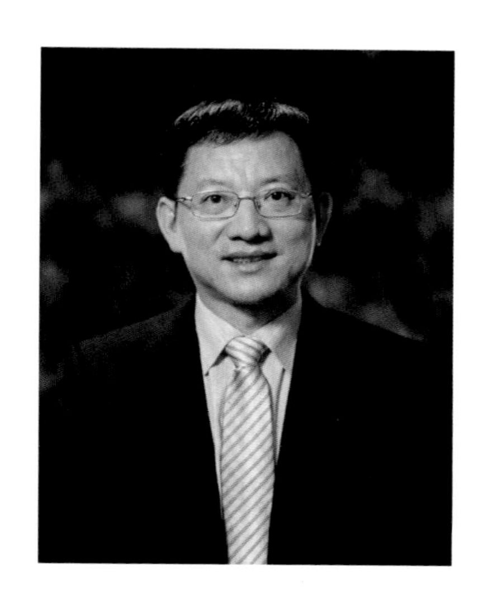

段宣初 主任医师，教授，博士研究生导师。爱尔眼科医院集团青光眼研究所所长、湖南省区副总院长，长沙爱尔眼科医院院长。美国威斯康星大学医学院和托马斯·杰斐逊大学Wills眼科医院访问学者。中华医学会眼科学分会专家会员，中华医学会眼科分会防盲学组委员，全国卫生系统“青年岗位能手”，教育部“新世纪优秀人才”，湖南省卫生健康高层次领军人才，湖南省医学会眼科学专业委员会主任委员及青光眼学组组长，湖南省青光眼智能辅助诊断与新材料应用工程技术研究中心及长沙市青光眼诊疗技术创新中心主任，湖南省生物材料学会副会长，湖南省生物医学工程学会副理事长，湖南省“企业创新达人”。

擅长对各种类型青光眼、白内障及疑难眼病的诊断与治疗。从医30余年，在国内率先开展房水引流物植入术治疗难治性青光眼，填补了国内空白。主持国家自然科学基金面上项目5项，主持和参与科研课题及多中心临床研究30余项，发表科研论文170篇，其中SCI期刊近70篇，最高IF值13分，单篇他引超100次。主编专著1部，副主编专著3部，参编专著10部。获发明专利7项，湖南省科技进步奖二等奖、三等奖5次。已培养毕业硕、博士研究生43人。

译者名单

主　译　段宣初

译　者　(按姓氏汉语拼音排序)

蔡紫妍　陈　旭　陈忠平　段宣初　段毅琴
李宽舒　廖　礼　林　丁　林　琳　凌绮莹
穆罕默德·阿哈默德·可汗　聂　芬　彭满强
谭　倩　唐琼燕　唐一雄　杨　翔　叶长华
张　谱　张新月　赵　平　赵　阳　赵丽蓓
周晓煜　周艳丹

翻译组秘书　赵　阳　赵　耀

(译者单位:长沙爱尔眼科医院,上海爱尔眼科医院,沈阳爱尔眼科医院,爱尔眼科医院集团国际交流与合作部)

编者名单

Elizabeth M. Boazak
Wallace H. Coulter Department of Biomedical Engineering, The Georgia Institute of Technology & Emory University School of Medicine, Atlanta, GA, USA

C. Ross Ethier
Wallace H. Coulter Department of Biomedical Engineering, The Georgia Institute of Technology & Emory University School of Medicine, Atlanta, GA, USA

Konstantin Kotliar
Department of Medical Engineering and Technomathematics, FH Aachen University of Applied Sciences, Jülich, Germany

Anna I. Dastiridou
2nd Ophthalmology Department, Aristotle University of Thessaloniki, Thessaloniki, Greece
School of Medicine, University of Thessalia, Larissa, Greece

Ioannis Pallikaris
Department of Ophthalmology, University of Crete, Heraklion, Crete, Greece

Efstathios T. Detorakis
Department of Ophthalmology, University Hospital of Heraklion, Heraklion, Crete, Greece

Cynthia J. Roberts
Martha G. and Milton Staub Chair for Research in Ophthalmology, Ohio State Havener Eye Institute, Columbus, OH, USA
Department of Ophthalmology & Visual Sciences, The Ohio State University Wexner Medical Center, Columbus, OH, USA
Department of Biomedical Engineering, The Ohio State University, Columbus, OH, USA

Ian C. Campbell
Exponent, Atlanta, GA, USA

Scott Lovald
Exponent, Menlo Park, CA, USA

Mariana Garcia
Exponent, Menlo Park, CA, USA

Baptiste Coudrillier
Exponent, Menlo Park, CA, USA

Clemens A. Strohmaier
Ophthalmology/Optometry, Paracelsus Medical University/SALK, Salzburg, Austria

Herbert A. Reitsamer
Ophthalmology/Optometry, Paracelsus Medical University/SALK, Salzburg, Austria

Daniel B. Goldberg
Drexel College of Medicine, Philadelphia, PA, USA
Atlantic Eye Physicians, Little Silver, NJ, USA

Ann Marie Hipsley
Ace Vision Group, Newark, CA, USA

Brad Hall
Sengi, Penniac, NB, Canada

VijayKrishna Raghunathan
The Ocular Surface Institute, University of Houston, Houston, TX, USA
Department of Basic Sciences, College of Optometry, University of Houston, Houston, TX, USA
Department of Biomedical Engineering, Cullen College of Engineering, University of Houston, Houston, TX, USA

Goichi Akiyama
Department of Ophthalmology, David Geffen School of Medicine at UCLA, Los Angeles, CA, USA

Thania Bogarin
Department of Ophthalmology, David Geffen

School of Medicine at UCLA, Los Angeles, CA, USA

Sindhu Saraswathy
Doheny Eye Institute, Los Angeles, CA, USA

Alex S. Huang
Department of Ophthalmology, David Geffen School of Medicine at UCLA, Los Angeles, CA, USA
Doheny Eye Institute, Los Angeles, CA, USA

Jibran Mohamed–Noriega
Department of Ophthalmology, Faculty of Medicine and University Hospital, Universidad Autónoma de Nuevo León (U.A.N.L.), Monterrey, Mexico
NIHR Biomedical Research Centre at Moorfelds Eye Hospital NHS Foundation Trust and UCL Institute of Ophthalmology, London, UK

Keith Barton
NIHR Biomedical Research Centre at Moorfelds Eye Hospital NHS Foundation Trust and UCL Institute of Ophthalmology, London, UK

Eric Chan
Department of Ophthalmology and Visual Sciences, Case Western Reserve University, Cleveland, OH, USA

Carol B. Toris
Department of Ophthalmology and Visual Sciences, Case Western Reserve University, Cleveland, OH, USA
Department of Ophthalmology and Visual Sciences, University of Nebraska Medical Center, Omaha, NE, USA

George Kontadakis
Laboratory of Vision and Optics and Department of Ophthalmology, University of Crete, Heraklion, Greece
Whipps Cross University Hospital, London, UK

George Kymionis
Department of Ophthalmology, University of Lausanne, Jules–Gonin Eye Hospital, Fondation Asile des Aveugles, Lausanne, Switzerland
Department of Ophthalmology, University of Athens, Athens, Greece

Argyrios Tzamalis
2nd Department of Ophthalmology, Faculty of Medicine, Papageorgiou General Hospital, Aristotle University of Thessaloniki, Thessaloniki, Greece

Esmaeil Arbabi
St. Paul's Eye Unit, Royal Liverpool University Hospital, Liverpool, UK

David A. Taylor
Reichert Technologies, Buffalo, NY, USA

Diane N. Sayah
Department of Ophthalmology, Maisonneuve-Rosemont Hospital Research Center, Université de Montréal, Montreal, QC, Canada

Mark R. Lesk
Department of Ophthalmology, Maisonneuve-Rosemont Hospital Research Center, Université de Montréal, Montreal, QC, Canada

Miltiadis K. Tsilimbaris
University of Crete Medical School, Heraklion, Crete, Greece

Athanassios Giarmoukakis
Department of Ophthalmology, Medical School, University of Crete, Heraklion, Crete, Greece
University Hospital of Heraklion, Heraklion, Crete, Greece

Theonitsa Panagiotoglou
Department of Ophthalmology, Medical School, University of Crete, Heraklion, Crete, Greece

Georgios Bontzos
University Hospital of Heraklion, Heraklion, Crete, Greece

Nikolaos Ziakas
2nd Department of Ophthalmology, Papageorgiou Hospital, Aristotle University of Thessaloniki, Thessaloniki, Greece

Sofia Androudi
Ophthalmology Clinic, University Hospital of Larissa, University of Thessalia, Volos, Greece

Benjamin W. Botsford
Department of Ophthalmology, University of Pittsburgh School of Medicine, Pittsburgh, PA, USA

Asad F. Durrani
Department of Ophthalmology, University of Pittsburgh School of Medicine, Pittsburgh, PA, USA

Raed Aldhafeeri
Department of Mechanical Engineering and Materials Science, Swanson School of Engineering, University of Pittsburgh, Pittsburgh, PA, USA

Patrick Smolinski
Department of Mechanical Engineering and Materials Science, Swanson School of Engineering, University of Pittsburgh, Pittsburgh, PA, USA

Thomas R. Friberg
Department of Ophthalmology, University of Pit tsburgh School of Medicine, Pittsburgh, PA, USA
Department of Bioengineering, University of Pittsburgh Swanson School of Engineering, Pittsburgh, PA, USA

Andreas Katsanos
Ophthalmology Department, University of Ioannina, Ioannina, Greece

Anastasios G. P. Konstas
1st and 3rd University Departments of Ophthalmology, Aristotle University of Thessaloniki, Thessaloniki, Greece

Yann Bouremel
National Institute for Health Research (NIHR) Biomedical Research Centre, Moorfelds Eye Hospital NHS Foundation Trust and UCL Institute of Ophthalmology, London, UK

Christin Henein
National Institute for Health Research (NIHR) Biomedical Research Centre, Moorfelds Eye Hospital NHS Foundation Trust and UCL Institute of Ophthalmology, London, UK

Peng Tee Khaw
National Institute for Health Research (NIHR) Biomedical Research Centre, Moorfelds Eye Hospital NHS Foundation Trust and UCL Institute of Ophthalmology, London, UK

中文版前言

眼球壁硬度是指眼球抵抗外力或内力引起形变的度量，其是现代眼科医生临床思维中的一个重要参数，可能与许多严重的眼部病理改变相关，如青光眼、年龄相关性黄斑变性或近视等。近年来，一些研究发现，眼的生物力学在眼病的病理生理学方面起重要作用，更新了我们对眼生物力学机制的认识。眼生物力学对于我们更好地理解年龄相关性眼病，如青光眼、年龄相关性黄斑病变等及其调节功能异常的复杂性，以及近视的发生、发展非常有用。因此，我们有必要重新认识眼球壁硬度这一概念。

本书由著名的眼生物力学专家洛恩尼斯·帕里卡雷斯、米尔蒂亚德斯·K.缇力姆巴利斯和安娜·I.达斯蒂瑞多主编，以综述的形式对眼球壁硬度、生物力学和眼部流体力学的研究进展进行概述，旨在为眼科医生、视光医生及研究人员提供与眼球壁硬度相关、有可能影响眼球壁硬度的因素，以及眼球壁硬度与常见眼病关联性方面的知识，包括青光眼、年龄相关性黄斑变性、高度近视与角膜扩张症等。本书亦试图为临床医生与工程师提供前瞻性的研究课题，书中详细介绍了两种临床常用的角膜生物力学测量仪，即眼反应分析仪和可视化角膜生物力学分析仪。此外，通过模拟角膜切口，指导临床设计手术切口。希望本书可以为国内眼科医生及相关研究人员提供一个了解眼球壁硬度、生物力学和眼部流体力学的途径。

在翻译过程中，我们秉持忠于原著的理念，力求在语言及表达方式上更符合国内读者的阅读习惯。尽管经过了翻译团队全体成员的反复推敲，但限于学识水平和能力，书中可能存在一些不当之处，恳请各位同道不吝赐教，批评指正！

前　言

我们采用眼球壁硬度术语的意义何在?此概念是否适用于当前?是什么在眼的生物力学、流体力学及血流动力学之间起作用?

本书试图回答上述问题。近年来,眼球壁硬度的概念已经成为我们研究团队的主要研究课题之一。20世纪30年代早期,眼球壁硬度可能是一个相当陈旧的概念。但是何原因导致现在又出现了与其相关的研究?近期研究对眼的生物力学在眼病的病理生理学方面的价值进行了重新评估,并增加了对眼生物力学机制的认识,使我们有机会去重新认识眼球壁硬度的概念。事实上,本书试图起到各种不同术语间的桥梁作用,也试图收集与提供所有与眼球壁硬度相关、有可能影响眼球壁硬度的因素,以及其与常见眼病的关联性方面的知识,包括青光眼、年龄相关性黄斑变性、高度近视与角膜扩张症。本书亦试图为临床医生与工程师提供前瞻性的研究课题。例如,目前已有的一些关于角膜特性的新信息可以使我们在未来数年更好地理解这些新参数的含义。已有的新设备可以帮助我们认识活体组织特征,也可以提供新的重要的生物标志物。为了使读者掌握基本原则,有些基本的概念会重复出现,这样便于读者更好地阅读各章节。有些章节聚焦于不同结构的局部生物力学特性,如晶状体、角膜、巩膜和脉络膜。由于眼的形态、结构及其组成的许多功能均受到血液与房水流体力学的影响,我们增加一章来讨论房水流体力学。鉴于眼球是一个动态感觉结构,对眼部流体力学的探讨是本书的关键所在。

我们真诚地向为本书做出贡献的编者们表示衷心的感谢!

Ioannis Pallikaris

Miltiadis K. Tsilimbaris

Anna I. Dastiridou

目　录

第 1 章　眼球壁硬度的基本工程概念和术语 …… 1
第 2 章　眼球壁硬度:临床检查方法 …… 12
第 3 章　测量人眼球壁硬度的方法 …… 37
第 4 章　替代性无创眼球壁硬度测量方法 …… 43
第 5 章　角膜生物力学的临床评估 …… 53
第 6 章　巩膜的生物力学特性 …… 68
第 7 章　脉络膜的生物力学 …… 94
第 8 章　晶状体生物力学和调节流体动力学 …… 102
第 9 章　眼球壁硬度和眼生物力学对年龄相关性老视发病机制的影响 … 111
第 10 章　房水流出阻力中的小梁网生物力学特性 …… 129
第 11 章　房水流出 …… 149
第 12 章　眼球壁硬度和眼压测量 …… 164
第 13 章　眼压描记和眼球壁硬度 …… 180
第 14 章　与年龄相关的眼球壁硬度的变化 …… 194
第 15 章　眼球壁硬度与眼轴长度 …… 199
第 16 章　眼球壁硬度与眼压 …… 206
第 17 章　眼球壁硬度与角膜疾病 …… 214
第 18 章　眼球壁硬度与青光眼 …… 233
第 19 章　眼球壁硬度与年龄相关性黄斑变性 …… 255
第 20 章　眼球壁硬度与糖尿病 …… 260
第 21 章　眼球壁硬度与高度近视 …… 264
第 22 章　眼球壁硬度与葡萄膜炎 …… 272
第 23 章　巩膜扣带术的生物力学及其对眼部几何形状的影响 …… 276
第 24 章　眼球壁硬度与药物 …… 288
第 25 章　眼球壁硬度与手术 …… 294
索引 …… 317

共同交流探讨
提升专业能力

智能阅读向导为您严选以下专属服务

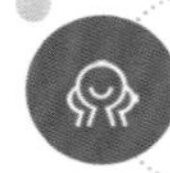

【推荐书单】 推荐专业好书，助您精进专业知识。

【读者社群】 与书友分享阅读心得，交流探讨专业知识与经验。

操作步骤指南

微信扫码直接使用资源，无需额外下载任何软件。如需重复使用可再扫码，或将需要多次使用的资源、工具、服务等添加到微信“收藏”功能。

扫码添加
智能阅读向导

第 1 章

眼球壁硬度的基本工程概念和术语

Elizabeth M. Boazak, C. Ross Ethier

应力和应变

许多组织力学研究试图了解组织内作用力、组织形变，以及力与形变之间的关系。为了理解这些概念，理解相关术语至关重要。对于超出此书范围的应力、应变相关基本概念，我们建议参考 Fung[1]、Timoshenko[2]和 Wang[3]的著作。许多最新的概念在 Humphrey[4]和 Holzapfel[5]的著作中有描述。

应力通常用希腊字母 σ 表示，是所施加的力 F 与其所施加的横截面积 A 的比值。

$$\sigma=F/A \tag{1.1}$$

从概念来看，应力是一种归一化的载荷；当比较不同大小的样本对机械载荷的反应时，归一化面积是很有用的，因为其反映了施加载荷时细胞和细胞外基质在局部水平上的“感觉”。应力类型存在着重大差异（图 1.1）：拉伸和压缩应力被称为正应力，因为其来自法向（垂直）感兴趣区域（通常是样本的横截面积）施加的载荷，如图 1.1 所示。另一方面，当作用力平行于感兴趣区域时会产生剪切应力，如血管内皮在血流方向上产生的应力。在眼球中，一个非常重要的法向压缩应力是压力，顾名思义，其始终垂直于受压样本的任何表面。

同样的，应力是载荷的度量标准，应变是形变的度量标准。应变通常用希腊字母 ε 表示，是长度变化与样本（或感兴趣的组织区域；图 1.2）原始长度的比值。

$$\varepsilon=dL/L_0 \tag{1.2}$$

利用原始长度对形变幅度进行归一化表明应变值是无量纲的。因此，通常用百分比或规定单位(如 mm/mm)来表示应变。

一个区域的应力取决于横截面积 A 的方向及作用在 A 上的作用力 F 的方向。依赖于两个方向的数学实体称为二阶张量[4,5]。从这样的张量中可以提取出三个关键量(三维)，称为第一、第二和第三主应力。对于大多数生物材料，第一主应力是最大的拉伸应力，而第三主应力是幅度最大的压缩应力。我们通常描述的是这些主应力，而不是应力张量的各种分量。同样的，应变是一个二阶张量，我们可以讨论主应变，描述第一和第三主应变及推导出的量。

上述定义针对的是工程应力和应变，而不是真实应力和应变。根据样本初始几何结构可以计算工程应力和应变，同时根据样本瞬时几何结构可以计算出真实应力和应变，就可以解释其尺寸和方向随样本形变的变化过程。因此，当组织区域旋转时，工程应力和应变可能包含人为影响，这通常可发生在任意形变的一部分，但这种影响可能非常复杂[5]，这超出了本章的范围。

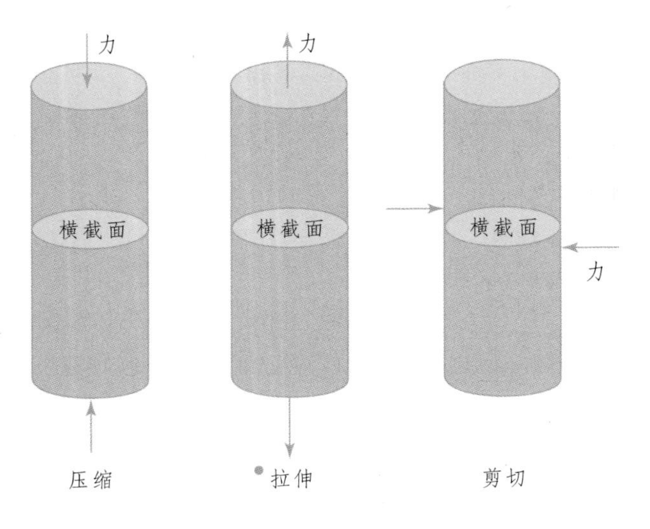

图 1.1 用于计算压缩、拉伸、剪切应力和横截面的示意图。我们考虑了作用于体内虚拟表面的内力对样本内部产生的应力。

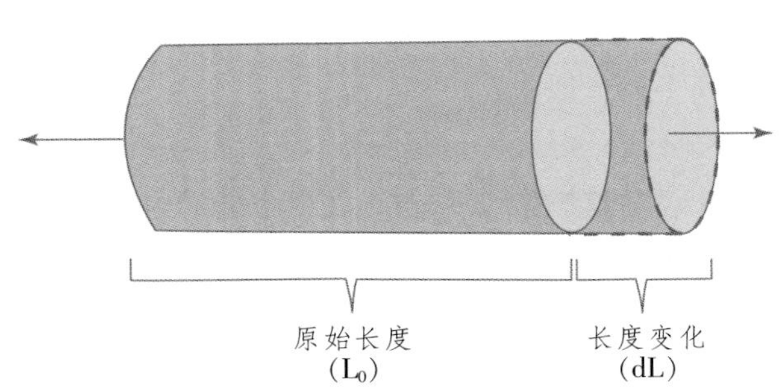

图 1.2 拉伸载荷引起形变的示意图。将长度变化归一化为原始长度，以给出拉伸应变。

应力与工程和真实应变的通用图如图 1.3 所示。真实应变曲线在两者中更为直观,因为材料中的应力会随样本形变而不断增加,直到形变达到断裂点。相比之下,工程应力–应变曲线中材料到达断裂点前往往显示为应力值降低。但实际上,材料中的应力并没有减少。相反,在工程应力计算中,并未考虑到样本横截面积的减小足以抵消给定形变下的作用力的小幅增加。尽管工程应力和应变未能正确阐明受试材料的内部状态,但使得计算和理解相对更容易,并且在许多情况中,可以提供足够的样本材料特性信息。如果形变很小,真实应力/应变与工程应力/应变会很相近。但工程应力/应变能否作为眼球中真实应力/应变的近似值仍取决于实际情况,必须仔细评估。

在计算给定载荷下组织中产生的应力时,要考虑样本的几何形状和均匀性,以及所施加载荷的均匀性。不均匀可能会导致应力集中[2,3],同时样本的某些部分会比其他部分承受更高的应力。例如,在眼球中,视盘的应力集中在视盘周围巩膜上[6]。由于角膜和巩膜之间的成分转变及这两个组织区域的曲率略有不同,应力也会集中在角膜缘上。

组织材料特性

应力和应变之间的关系很重要,因为其反映并决定载荷材料/组织的内在生物力学特性。每种材料特有的物理量之间的关系被称为本构关系[1,4]。简单来说,这种本构关系可以通过弹性模量或杨氏模量来量化,杨氏模量定义为应力–应变曲线线性弹性部分的斜率。杨氏模量通常用字母 E 表示。

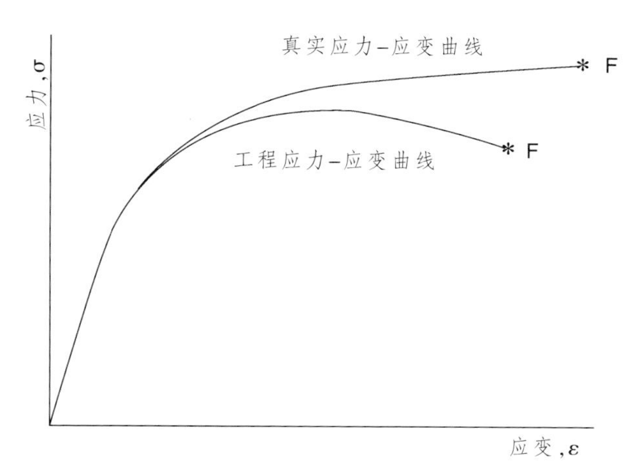

图 1.3 真实应力–应变曲线与工程应力–应变曲线的比较,并指出了每条曲线的断裂点(F)。

$$E=应力/应变=\sigma/\varepsilon \tag{1.3}$$

应力-应变曲线的线性弹性部分由形变可恢复的应变组成(如果去除载荷,样本将恢复至原始长度)。超过一定范围的应力和应变被称为弹性极限或屈服点,形变便不可恢复。这可能发生在线性比例区域的末端或末端以外。与骨折相似,即使在病变组织中,眼球组织的屈服也不是特别值得关注的问题。而在组织发生较大形变的试验中,也需要考虑弹性极限。

在大多数软组织中,如巩膜和角膜,杨氏模量主要由细胞外基质(ECM)的组成和组织方式决定。承重的ECM组织(如胶原蛋白)可产生方向依赖性的力学性质,这种现象被称为力学各向异性[4]。各向异性(与各向同性相反)的杨氏模量根据材料形变的方向而有所不同。角膜[7]和巩膜[8]都具有各向异性,且随年龄增长而降低[9]。

胶原蛋白本身是一种高度结构化的分子,具有三螺旋结构。胶原分子在细胞外交联形成胶原纤维,胶原纤维可进一步组装成大纤维[1,4]。这种卷曲的波浪状结构[11-15]赋予了胶原蛋白高抗拉强度。卷曲的胶原与交错的胶原纤维相结合,产生了大多数生物组织的应力-应变曲线中的"足趾区域"(图1.4)(在视盘周围巩膜上能直接观察到的一种现象[16])。当胶原蛋白展开时,相对较大的形变只需要很小的力来实现。该阶段的抗形变由卷曲的胶原和周围的糖胺聚糖(GAG)提供。一旦所有

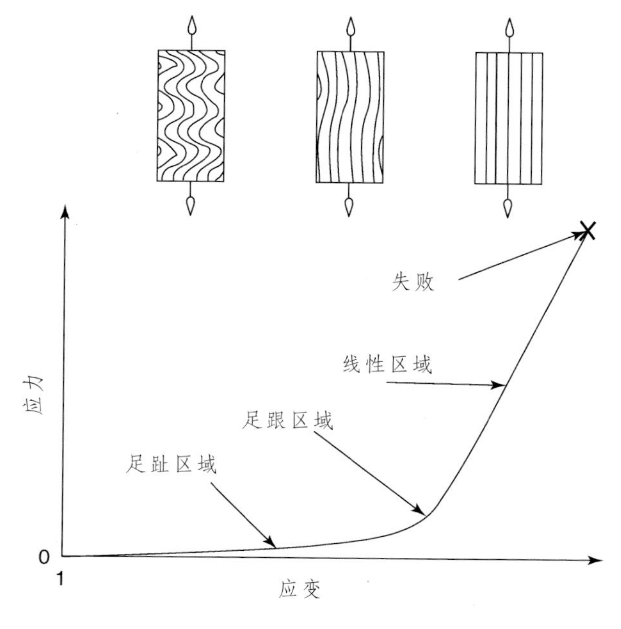

图1.4 胶原组织的模型应力-应变曲线。随着胶原纤维松开并开始均匀地承受载荷,应力-应变关系从足趾区域向线性弹性区域过渡。(Reproduced with permission from reference [10]. Copyright 2005 American Society of Mechanical Engineers.)

的胶原纤维均被解开、对齐并均匀地承受载荷，组织会变得更加坚硬。这是应力-应变曲线的弹性部分，主要被用于测量胶原纤维的拉伸特性。

从生物组织的模型应力-应变曲线（图 1.4）可以明显看出，虽然存在线性弹性区域，但线性弹性模型（$\sigma=E\times\varepsilon$）并不能充分地描述数据。对于材料之间的简单比较，"足趾区域模量"和杨氏模量可能更有效。但在描述非线性区域时，Neo-Hookean、Mooney-Rivlin 等超弹性材料模型会更适合[4,5]。

角膜和巩膜均由薄层状、高度组织化的胶原组成[9,17]，同时眼压（IOP）维持着眼球的形态。如果进行更复杂的材料特性描述，可以认为这些组织具有纤维增强的结构，其中交联的胶原纤维周围散布着蛋白聚糖。蛋白聚糖由附着在核心蛋白上的 GAG 链组成，其具有亲水性，可将水分保留在组织中。许多学者已建立了纤维增强复合材料的微观结构本构模型，根据各向同性的基质属性和纤维特性定义了应力与应变之间的关系。例如，Gasser 和 Holzapfel 创建了一个非常著名的模型，其中包括了两个纤维家族[18]，还有其他同类型模型[1,4]。这种数学模型可以被用来预测三维应力和应变，并解释纤维取向带来的各向异性。

除了非线性弹性组织行为外，生物组织通常表现出一定程度的黏弹性，即其不是纯弹性的。由于组织中的水分与弹性成分相结合，生物组织具有流体的一些特性[1]。重要的是，这意味着组织形变可能具有时间依赖性，例如组织在载荷时所经历的形变量取决于载荷的速度，或者取决于载荷的历史，而不仅仅是瞬时载荷。

与弹性材料行为可以被简单地建模为一个遵从胡克定律[2]的弹簧一样[式（1.3）]，黏性材料行为可以被建模为一个缓冲器。在缓冲器中，应力与应变率和阻尼系数（η）的乘积成正比：

$$\sigma=\eta\frac{d\varepsilon}{dt} \tag{1.4}$$

其中 $\frac{d\varepsilon}{dt}$ 是形变速率，即应变的时间导数。弹簧和缓冲器可以串联或并联组合，在数学上表示黏弹性材料行为。串联或并联组合的单个弹簧和缓冲器分别被称为 Maxwell 和 Voight 模型[1]。虽然弹簧和缓冲器元件的更复杂组合可以更好地描述黏弹性材料行为，但这两个简单的模型有助于解释黏弹性行为的两个关键特征，即应力松弛和蠕变。在应力松弛试验中，施加恒定应变，可以测量材料随时间变化的应力。应力的降低反映在材料特有的"松弛时间"中。在蠕变试验中，可以施加恒定载荷并测量随时间变化的应变速率。

眼球组织的黏弹性行为与眼球生理学和病理生理学相关，因为这决定了其对动态环境的反应。由于动脉压循环（“眼脉动”），IOP 在数秒内会波动 4mmHg（1mmHg≈0.133kPa）[19]。这些 IOP 波动对应于视盘中 0.5%的宏观压缩应变[20]，且可在细胞水平上放大 10 倍至约 5%[6]。在一些个体中，IOP 存在较大的昼夜变化，这也是青光眼的独立危险因素[21]。组织黏弹性因其对眼球病变有潜在作用而具有内在意义。当试图用弹性常数或顺应性等特性来描述生物组织特性时，仍须考虑其黏弹性；要想合理地忽略机械行为的黏性成分，需要足够低的载荷速率。

器官水平的力学

IOP 可导致眼球组织中发生压缩和拉伸应变（以及压缩和拉伸应力）。计算模型表明，视盘中的神经组织在 IOP 升高时主要经历压缩应变，但也存在剪切和拉伸应变[22]。然而，在大部分角巩膜上，IOP 主要在眼球壁内产生拉伸应力（所谓的“环向应力”），并由角膜和巩膜的 ECM 纤维载荷。这种情况可以被类比为气球，随着气球内压力增加，气球被迫伸展，以适应增加的压力。有 3 个关键概念[顺应性、眼球壁硬度（OR）、Laplace 定律]对量化和描述这种机械行为有帮助。由于 Laplace 定律的适用性有限，我们有必要简要地讨论应力和应变的计算模型。

顺应性

顺应性描述了腔内容积和压力变化的关系，是心血管系统和呼吸系统生理学中广泛使用的概念[4]。容积和压力之间的关系还可被用来了解全眼球对 IOP 变化的反应，并反映角膜和巩膜的综合力学行为。根据定义，顺应性是力学行为的综合测定[4]，因此并不能揭示角巩膜硬度的局部变化。给定单位压力的容积单位时，根据容积与 IOP 曲线的斜率可以计算眼球顺应性[23]，顺应性通常用字母 ø表示：

$$ø(P)=dV/dP \tag{1.5}$$

顺应性应在一定压力范围内计算，因为随着形变的增加，组织会出现硬化，顺应性通常会随着压力的增加呈非线性降低[24,25]。因此，为了比较不同样本的眼球顺应性，必须用动物种属或遗传品系的正常 IOP 来制订参考压力值，尽管对于个体试验，其可能只是一种替代的方法。

组织黏弹性可能对顺应性的计算有不同的影响，这取决于是否使用容量注射法或压力钳夹测量法来计算。容量注射法是使用注射泵将已知体积的液体注入眼球内,并测量 IOP 的后续变化[23,26],而压力钳夹测量法是使用可调节压力容器来恒定 IOP,同时测量液体进入眼球内的流速(由此测量眼球的容积)。在没有房水流出的情况下,向眼球内推注大量液体将引起 IOP 的初始上升,随后 IOP 逐渐衰减到初始值与峰值之间的稳定 IOP。但在实践中,液体流出会导致 IOP 持续降低,在推注液体后不可能发现这种稳定的 IOP,所以在试验数据分析中必须考虑到这种复杂性。与使用压力钳夹测量法(个人观察)相比,当使用容量注射法测量眼球顺应性时,解释角巩膜松弛会相对困难,通常也导致测量的顺应性值偏低。

Friedenwald 方程和眼球壁硬度

眼科界早已认识到了解眼球壁组织力学的重要性, 如著名的 Friedenwald 方程[27],该方程定义了眼球壁硬度 K。

$$\frac{dP}{P}=k\frac{dV}{V}=KdV \tag{1.6}$$

在 Friedenwald 方程中,k 是代表角巩膜硬度的无量纲常数, 可用于反映 IOP(dP)和体积(dV)的变化。目前认为体积变化相对于初始体积较小,因此认为 V 近似恒定。因此,其可以与 k 合并到眼球壁硬度 K 中,其中 $K=k/V$。该计算得到的是体积倒数的 OR 单位,不如单位压力–容积的眼球顺应性单位直观。通过重新排列式(1.5)求解 dV/dP,我们可以直接描述顺应性和硬度之间的关系:$ø=1/KP$。

Laplace 定律

Laplace 定律描述了在薄壁球体的球壁上加压产生的拉伸应变[1]。其中“薄壁”被定义为球体半径(r)至少是壁厚(t)的 10 倍[28]。在该比率下,薄壁球体的内壁峰值应力仅被低估了约 0.6%。在人眼中,r/t 的范围为 8.8~29[29]。Laplace 定律可以通过半个球体来简单推导,该球体是通过切割一个内部加压的虚拟球体形成的(图 1.5)。为了使施加在内表面的压力不会引起半球体移动,球壁张力或应力必须与内部压力 ΔP 产生的净力相互抵消。在半球体内,除–x 方向的分量外,内部压力的所有分量相互抵消。其中–x 中的总力是跨球壁压乘以横截面积:$\Delta P(\pi r^2)$。这与分布在球壁横截面上的球壁应力相反:$\sigma(2\pi rt)$。再求解球壁应力,我们得到 $\sigma=Pr/2t$。由于眼球组织特性是已知的,我们可以将 IOP 与组织应变联系起来。正如本章最后一节所讨论的,组织应变可以通过细胞检测到并可影响细胞的表型。

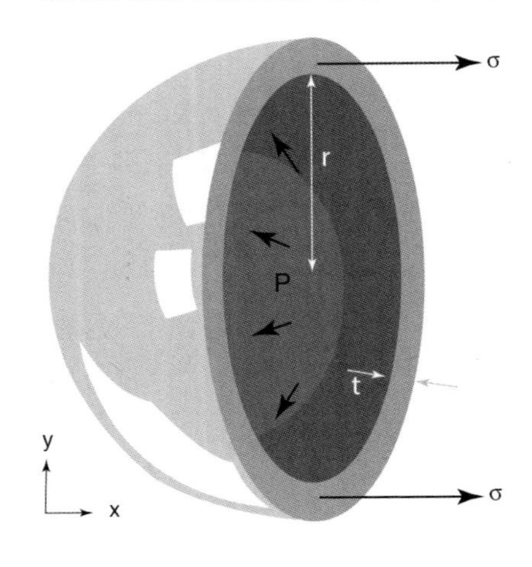

图 1.5 薄壁球体的横截面显示壁拉伸应力(σ)如何抵消内部压力。

Laplace 定律可以简单地描述眼球壁的生物力学行为，并且可能有利于预测眼球壁应力的改变。然而，眼球并不是均匀的、球形、薄壁血管。Laplace 定律无法准确捕捉到角巩膜中几何结构和材料变异的影响，尤其在巩膜管附近。由于 Laplace 定律忽略了几何结构和材料的影响，可使预测的眼球壁应力偏差高达456%[30]。

计算和测量工具

通过求解方程可以更好地了解组织力学；根据牛顿运动定律，作用在样本或样本一部分上的所有力在没有加速度时必然处于平衡状态。这些方程可以计算样本或组织中的内部应力。然而，由于眼球的复杂形状和眼球组织典型的本构定律，这种计算在实践中难以实现。当涉及用高空间分辨率来评估整个眼球(或眼球某些区域)的力学行为时，这种计算方法还是非常有用的。

有限元分析(FEA)是一种特别强大的计算方法[31]。在有限元模型中，复杂的几何结构被分解为一组通常呈均匀几何形状的小元素。这个过程被称为离散化或网格化。先为每个元素分配材料属性，然后编辑每个元素中的应力和应变的方程组，以生成整个结构的方程组。随着边界条件和载荷的应用，可以计算每个元素(节点)上特定点的位移，以及元素中的应力和应变。Downs、Girard、Grytz、Feola、Nguyen、Sigal 等人一直致力于研发视盘模型[32,33]。FEA 的一个优点是，一旦开发了模型，就可以相对简单地模拟患者视盘特定的几何形状。例如，可能能够预测特定患者的视盘在特定 IOP 下产生的应变，并确定目标 IOP，以预防青光眼性损伤。然而，用于临床或探索目的的有限元模型的实用性通常受到材料特性准确值的可用性所限制，而材料特性的准确值通常通过试验确定。

可以通过多种测试方法(例如，单轴和双轴拉伸试验、压缩和原子力显微镜)测量单个组织材料的特性。膨胀测试使得研究眼球在更多生理构象中的力学行为成为可能。通常，部分眼球被黏合在支架中并被刺破。使用加压装置对眼球充气，并通过二维投影[34]或三维数字图像[35-37]追踪组织形变。正如在讨论眼球顺应性时所提到的，在膨胀测试中，眼球壁组织的黏弹性对响应于压力改变的应变的观察和计算有影响，这在试验设计中必须加以考虑。

机械应力转导：机械应力如何影响细胞和组织？

机械应力转导是细胞检测环境中的机械刺激并将其转化为生物化学信号的过程。细胞-细胞黏附、初级纤毛、膜通道和受体、细胞骨架、ECM 和细胞核都是机械应力转导的介质[38]。一旦发生转导，机械应力可以调节 ECM 的合成和维持，或者引发病理反应。因此，不需要物理损伤来改变组织材料的特性。例如，载荷是维持骨骼和软骨所必需的，不过，尽管被嵌入经受形变较小的硬性组织中，载荷仍能被驻留细胞检测到。同时，通过耳部的毛细胞可以检测和区分声音的压力波。血管内血流紊乱，以及由此产生的剪切应力变化可以触发动脉粥样硬化斑块的形成，其中的部分原因就是血管内皮细胞的病理性机械应力转导。

在眼球中存在多种对力学敏感的细胞[39,40]。高 IOP 会导致视盘出现异常应变，而星形胶质细胞能检测到这种应变，导致其转变为反应性表型[41]。星形胶质细胞的延长活化和胶质瘢痕形成是青光眼的标志。人巩膜成纤维细胞也对力学敏感，并且可以观察到拉伸载荷后调节基质成分的基因表达变化[42]。巩膜重塑有助于近视发展中的眼轴延长。小梁网细胞显示出细胞骨架重组和对机械拉伸的信号变化[43]。机械应力转导通路还可能参与了角膜上皮伤口的病理性愈合[44]。总之，深入理解机械应力转导通路可能发现更多眼部疾病的治疗新靶点。

(段宣初 凌绮莹 译 蔡紫妍 校)

参考文献

1. Fung YC. Biomechanics: mechanical properties of living tissues. 2nd ed. New York: Springer; 1993. p. xviii.
2. Timoshenko S, Goodier JN. Theory of elasticity. 3rd ed. New York: McGraw-Hill; 1969. p. xxiv.

3. Wang C-T. Applied elasticity. New York: McGraw-Hill; 1953. p. 357.
4. Humphrey JD. Cardiovascular solid mechanics: cells, tissues, and organs. New York: Springer; 2002. p. xvi.
5. Holzapfel GA. Nonlinear solid mechanics: a continuum approach for engineering. Chichester; New York: Wiley; 2000. p. xiv.
6. Downs JC, Roberts MD, Burgoyne CF. Mechanical environment of the optic nerve head in glaucoma. Optom Vis Sci. 2008;85(6):425–35. https://doi.org/10.1097/OPX.0b013e31817841cb.
7. Kling S, Remon L, Perez-Escudero A, Merayo-Lloves J, Marcos S. Corneal biomechanical changes after collagen cross-linking from porcine eye inflation experiments. Invest Ophthalmol Vis Sci. 2010;51(8):3961–8. https://doi.org/10.1167/iovs.09-4536.
8. Coudrillier B, Boote C, Quigley HA, Nguyen TD. Scleral anisotropy and its effects on the mechanical response of the optic nerve head. Biomech Model Mechanobiol. 2013;12(5):941–63. https://doi.org/10.1007/s10237-012-0455-y.
9. Coudrillier B, Pijanka J, Jefferys J, Sorensen T, Quigley HA, Boote C, Nguyen TD. Collagen structure and mechanical properties of the human sclera: analysis for the effects of age. J Biomech Eng. 2015;137(4):041006. https://doi.org/10.1115/1.4029430.
10. Freed AD, Doehring TC. Elastic model for crimped collagen fibrils. J Biomech Eng. 2005;127(4):587–93.
11. Ho LC, Sigal IA, Jan NJ, Squires A, Tse Z, Wu EX, Kim SG, Schuman JS, Chan KC. Magic angle-enhanced MRI of fibrous microstructures in sclera and cornea with and without intraocular pressure loading. Invest Ophthalmol Vis Sci. 2014;55(9):5662–72. https://doi.org/10.1167/iovs.14-14561.
12. Jan NJ, Gomez C, Moed S, Voorhees AP, Schuman JS, Bilonick RA, Sigal IA. Microstructural crimp of the lamina cribrosa and peripapillary sclera collagen fibers. Invest Ophthalmol Vis Sci. 2017;58(9):3378–88. https://doi.org/10.1167/iovs.17-21811.
13. Jan NJ, Grimm JL, Tran H, Lathrop KL, Wollstein G, Bilonick RA, Ishikawa H, Kagemann L, Schuman JS, Sigal IA. Polarization microscopy for characterizing fiber orientation of ocular tissues. Biomed Opt Express. 2015;6(12):4705–18. https://doi.org/10.1364/BOE.6.004705.
14. Jan NJ, Lathrop K, Sigal IA. Collagen architecture of the posterior pole: high-resolution wide field of view visualization and analysis using polarized light microscopy. Invest Ophthalmol Vis Sci. 2017;58(2):735–44. https://doi.org/10.1167/iovs.16-20772.
15. Grytz R, Meschke G, Jonas JB. The collagen fibril architecture in the lamina cribrosa and peripapillary sclera predicted by a computational remodeling approach. Biomech Model Mechanobiol. 2011;10(3):371–82. https://doi.org/10.1007/s10237-010-0240-8.
16. Jan NJ, Sigal IA. Collagen fiber recruitment: a microstructural basis for the nonlinear response of the posterior pole of the eye to increases in intraocular pressure. Acta Biomater. 2018;72:295–305. https://doi.org/10.1016/j.actbio.2018.03.026.
17. Meek KM. The cornea and sclera. In: Fratzl P, editor. Collagen: structure and mechanics. Boston, MA: Springer; 2008. p. 359–96. https://doi.org/10.1007/978-0-387-73906-9_13.
18. Holzapfel GA, Gasser TC. A viscoelastic model for fiber-reinforced composites at finite strains: continuum basis, computational aspects and applications. Comput Methods Appl Mech Eng. 2001;190(34):4379–403. https://doi.org/10.1016/S0045-7825(00)00323-6.
19. Avila MY, Carre DA, Stone RA, Civan MM. Reliable measurement of mouse intraocular pressure by a servo-null micropipette system. Invest Ophthalmol Vis Sci. 2001;42(8):1841–6.
20. Coudrillier B, Geraldes DM, Vo NT, Atwood R, Reinhard C, Campbell IC, Raji Y, Albon J, Abel RL, Ethier CR. Phase-contrast micro-computed tomography measurements of the intraocular pressure-induced deformation of the porcine Lamina Cribrosa. IEEE Trans Med Imaging. 2016;35(4):988–99. https://doi.org/10.1109/TMI.2015.2504440.
21. Asrani S, Zeimer R, Wilensky J, Gieser D, Vitale S, Lindenmuth K. Large diurnal fluctuations in intraocular pressure are an independent risk factor in patients with glaucoma. J Glaucoma. 2000;9(2):134–42.
22. Sigal IA, Flanagan JG, Tertinegg I, Ethier CR. Predicted extension, compression and shearing of optic nerve head tissues. Exp Eye Res. 2007;85(3):312–22. https://doi.org/10.1016/j.exer.2007.05.005.
23. Stockslager MA, Samuels BC, Allingham RR, Klesmith ZA, Schwaner SA, Forest CR, Ethier CR. System for rapid, precise modulation of intraocular pressure, toward minimally-invasive

in vivo measurement of intracranial pressure. PLoS One. 2016;11(1):e0147020. https://doi.org/10.1371/journal.pone.0147020.
24. Schwaner SA, Sherwood JM, Snider E, Geisert EE, Overby DR, Ethier CR. Ocular compliance in mice. Invest Ophth Vis Sci. 2015;56(7):6143.
25. Madekurozwa M, Reina-Torres E, Overby DR, Sherwood JM. Direct measurement of pressure-independent aqueous humour flow using iPerfusion. Exp Eye Res. 2017;162:129–38. https://doi.org/10.1016/j.exer.2017.07.008.
26. Lei Y, Overby DR, Boussommier-Calleja A, Stamer WD, Ethier CR. Outflow physiology of the mouse eye: pressure dependence and washout. Invest Ophthalmol Vis Sci. 2011;52(3):1865–71. https://doi.org/10.1167/iovs.10-6019.
27. Friedenwald JS. Contribution to the theory and practice of tonometry. Am J Ophthalmol. 1937;20(10):985–1024. https://doi.org/10.1016/S0002-9394(37)90425-2.
28. Roark RJ, Young WC, Budynas RG, Sadegh AM. Roark's formulas for stress and strain. 8th ed. New York: McGraw-Hill; 2012. p. xviii.
29. Norman RE, Flanagan JG, Sigal IA, Rausch SM, Tertinegg I, Ethier CR. Finite element modeling of the human sclera: influence on optic nerve head biomechanics and connections with glaucoma. Exp Eye Res. 2011;93(1):4–12. https://doi.org/10.1016/j.exer.2010.09.014.
30. Chung CW, Girard MJ, Jan NJ, Sigal IA. Use and misuse of Laplace's law in ophthalmology. Invest Ophthalmol Vis Sci. 2016;57(1):236–45. https://doi.org/10.1167/iovs.15-18053.
31. Zienkiewicz OC, Taylor RL, Zhu JZ. The finite element method: its basis and fundamentals. 7th ed. Amsterdam: Elsevier, Butterworth-Heinemann; 2013. p. xxxviii.
32. Sigal IA, Ethier CR. Biomechanics of the optic nerve head. Exp Eye Res. 2009;88(4):799–807. https://doi.org/10.1016/j.exer.2009.02.003.
33. Nguyen TD, Ethier CR. Biomechanical assessment in models of glaucomatous optic neuropathy. Exp Eye Res. 2015;141:125–38. https://doi.org/10.1016/j.exer.2015.05.024.
34. Myers KM, Cone FE, Quigley HA, Gelman S, Pease ME, Nguyen TD. The in vitro inflation response of mouse sclera. Exp Eye Res. 2010;91(6):866–75. https://doi.org/10.1016/j.exer.2010.09.009.
35. Boyce BL, Grazier JM, Jones RE, Nguyen TD. Full-field deformation of bovine cornea under constrained inflation conditions. Biomaterials. 2008;29(28):3896–904. https://doi.org/10.1016/j.biomaterials.2008.06.011.
36. Coudrillier B, Tian J, Alexander S, Myers KM, Quigley HA, Nguyen TD. Biomechanics of the human posterior sclera: age- and glaucoma-related changes measured using inflation testing. Invest Ophth Vis Sci. 2012;53(4):1714–28. https://doi.org/10.1167/iovs.11-8009.
37. Campbell IC, Hannon BG, Read AT, Sherwood JM, Schwaner SA, Ethier CR. Correction to 'Quantification of the efficacy of collagen cross-linking agents to induce stiffening of rat sclera'. J R Soc Interface. 2017;14(130) https://doi.org/10.1098/rsif.2017.0312.
38. Ingber DE. Cellular mechanotransduction: putting all the pieces together again. FASEB J. 2006;20(7):811–27. https://doi.org/10.1096/fj.05-5424rev.
39. Morgan JT, Murphy CJ, Russell P. What do mechanotransduction, Hippo, Wnt, and TGFbeta have in common? YAP and TAZ as key orchestrating molecules in ocular health and disease. Exp Eye Res. 2013;115:1–12. https://doi.org/10.1016/j.exer.2013.06.012.
40. Jaalouk DE, Lammerding J. Mechanotransduction gone awry. Nat Rev Mol Cell Biol. 2009;10(1):63–73. https://doi.org/10.1038/nrm2597.
41. Hernandez MR. The optic nerve head in glaucoma: role of astrocytes in tissue remodeling. Prog Retin Eye Res. 2000;19(3):297–321. https://doi.org/10.1016/S1350-9462(99)00017-8.
42. Cui W, Bryant MR, Sweet PM, McDonnell PJ. Changes in gene expression in response to mechanical strain in human scleral fibroblasts. Exp Eye Res. 2004;78(2):275–84.
43. Tumminia SJ, Mitton KP, Arora J, Zelenka P, Epstein DL, Russell P. Mechanical stretch alters the actin cytoskeletal network and signal transduction in human trabecular meshwork cells. Invest Ophthalmol Vis Sci. 1998;39(8):1361–71.
44. Nowell CS, Odermatt PD, Azzolin L, Hohnel S, Wagner EF, Fantner GE, Lutolf MP, Barrandon Y, Piccolo S, Radtke F. Chronic inflammation imposes aberrant cell fate in regenerating epithelia through mechanotransduction. Nat Cell Biol. 2016;18(2):168–80. https://doi.org/10.1038/ncb3290.

第 2 章

眼球壁硬度：临床检查方法

Konstantin Kotliar

眼科最困惑的问题之一：如何定义眼球壁硬度

OR 通常被理解为与整个眼球的生物力学特性相关的可测量参数[1]。描述 OR 数值的参数通常被称为 OR 系数，代表 IOP 与眼内容积变化相互关联的临床测量指标。OR 这一概念将阐述以下问题："当触摸眼球时，其软/硬程度如何？"对于普通读者来说，这个问题可能是"眼球生物力学"研究的精髓(图 2.1)。

尽管各领域研究人员广泛使用 OR 这一概念，但目前，对 OR 的准确理解仍未达成共识。正如 White 指出，"OR 是一个没有物理基础的经验概念，也是眼科最令人困惑的领域之一[2,3]"。当讨论 OR 时，不同的研究人员会提及眼球及其各种结构和组织的不同参数及特性，以下是一些定义 OR 的尝试：

- Friedenwald[4]认为，OR 是眼部组织对眼内容积增加而产生的抵抗力。为了不将此测量数值与真正的弹性系数(每只眼睛随 IOP 变化而不同)相混淆，将这种新参数称为硬度系数。
- van der Werff[5]认为，OR 函数将 IOP 与眼内容积变化联系起来，是衡量角膜–巩膜弹性的指标。
- Moses[6]认为，OR 是指眼球壁的拉伸行为。
- Strakhov[7]认为，在角膜–巩膜的硬度特征下，OR 是人们了解眼球壁抵抗外部和内部压力的能力。这与巩膜弹性的概念是直接相反的。
- Beaton 等人[8]认为，OR 涉及视网膜、脉络膜和巩膜的综合力学特性。

通过厘清既往的研究观点，我们认为 OR 在房水交换的过程中，补偿眼球的压力波动(IOP、动脉和静脉压力)，确保眼球在充盈的状态下维持稳定的形状，从而发挥屈光作用。此外，OR 的概念是几种临床检测方法的基础，包括眼压计测量

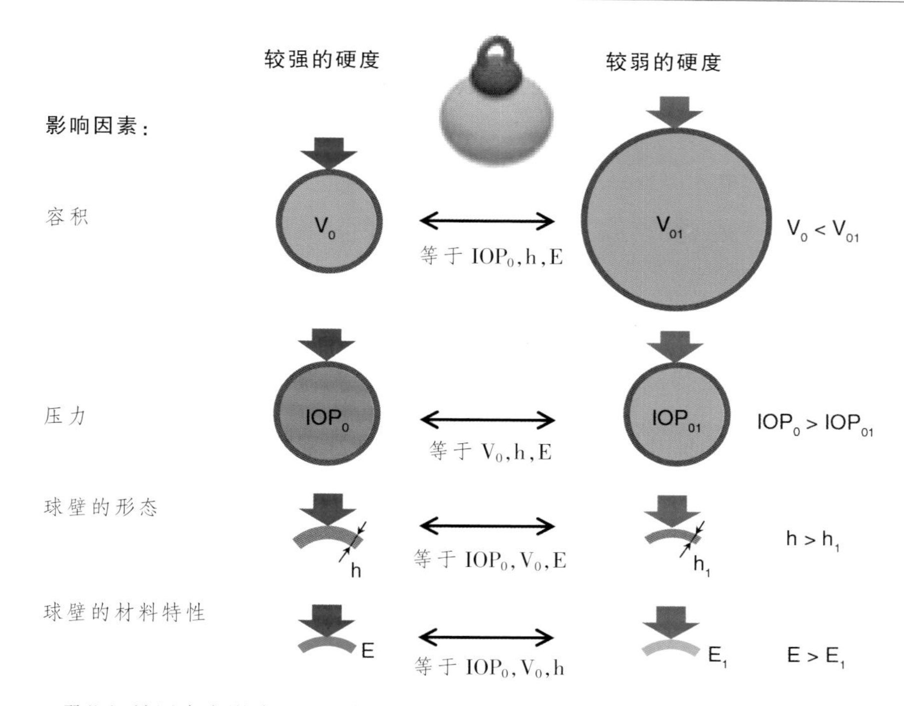

图 2.1　哪些机械因素会影响 OR？利用一个心理试验进行说明，首先建立一个眼球的简化模型：一只填充流体的薄壁弹性球，然后通过触摸来判断其硬度。在其他条件不变的情况下，左侧模型的硬度不如右侧模型。V_0，内部容积；IOP_0，内部压力；h，模型球壁厚度；E，模型球壁的杨氏模量（弹性参数）。

法和眼压描记测定法[9]、脉动幅度测量[10,11]和脉动血流测量方法[12,13]，以及使用眼部反应分析仪（ORA）和动态 Scheimpfug 分析仪（Corvis ST）测量生物力学参数[14]等方法。

总体而言，大多数研究人员一致认为，OR 的概念有助于将角膜–巩膜的生物力学特性与 IOP 的波动联系起来，并与眼部疾病的病因和病理学联系起来，如青光眼、近视和糖尿病视网膜病变等。现已通过试验确定，OR 系数与眼球容积之间存在明显的负相关关系[16]，但 OR 系数与角膜–巩膜的弹性特征之间的相关性却出奇地微弱，并且不具有统计学意义，应该考虑测量误差高这一因素。另一个相对合理的解释为，除了角膜–巩膜的组成材料的独特属性外，OR 还取决于眼球的大小、IOP 水平、角膜和巩膜厚度[16-21]，以及眼球血流情况，尤其是微血管系统的反应性[17,19]，均可直接影响眼内容积和 IOP。

让我们从心理试验试图理解 OR 的概念。一个充满液体的薄壁弹性球（简化眼球模型)摸起来有多柔软？图 2.1 列出了通过触摸导致研究对象硬度变化的所有因素。

目前,在临床研究角膜–巩膜生物力学特性的基础上,学者们对 OR 研究的理解和解释存在局限性,但生物力学方面的测量在很长一段时间内仍然是唯一公认的研究方法。因此,OR 已被广泛用于近视疾病的发病机制的研究中[16,19,21]。

本节旨在从临床角度深入研究 OR, 旨在阐明这一概念并展示其各种临床应用。作为一名工程师,笔者从工程学角度对 OR 进行讨论,具体观点在第 1 章中有所体现。笔者相信,这有助于不同研究领域的专家理解 OR 这一概念,并达成共识。本章遵循笔者与 I.N. Koshitz、E.N. Iomdina、S.M. Bauer[1,22]等同事共同发表的著作的观点,并受益于几年前在欧洲视觉与眼科研究协会(EVER)年会眼球壁硬度特别兴趣小组丰硕的研究成果的启发。

首先笔者要讨论的是,在临床工作中,为何 OR 的概念令人感到困惑。

为何眼球壁硬度的定义令人感到困惑?

如何区分硬度和弹性

一种常见的误解是,硬度是机械弹性的倒数。当应用于眼科时,这意味着 OR 可简化为角膜–巩膜的硬度,代表角膜–巩膜弹性的倒数,特别是巩膜弹性的倒数[23]。这种误解的存在,是由于硬度(刚度)的概念和弹性的概念的物理含义完全不同。在过去的研究中,有明显的逻辑和临床证据支持,如巩膜的杨氏模量[23](以弹性为特征)和 OR[24,25]都会随着年龄的增长而增加;随着眼球前后轴增加,巩膜的杨氏模量[21]和 OR[24]都会降低;巩膜的杨氏模量[26]和 OR[7,11,27]在青光眼中都呈病理性增加。

从机械相互作用和生物力学的角度,利用经典力学中的研究方法,描述物体的硬度或者刚性,是物体通过力(参考图 2.1)或扭矩抵抗弹性变形的阻力。硬度描述了物体在外部载荷下变形(改变其形状)而不显著改变几何尺寸的能力。因此,物体的硬度或刚度代表其结构机械参数,这取决于其材料的特性和几何形状。因此,弹性仅反映物体的材料特性。硬度(刚度)的补充概念是柔韧性,而不是弹性。

举个例子,两个不同的物体由相同的材料(橡胶)制成,一个圆环和一个厚圆盘(图 2.2)。假设物体的硬度为抵抗外部机械载荷的能力,那么,让我们尝试沿其直径压缩这两个物体,然后比较施加的力,显然圆环更容易被挤压。两个物体的硬

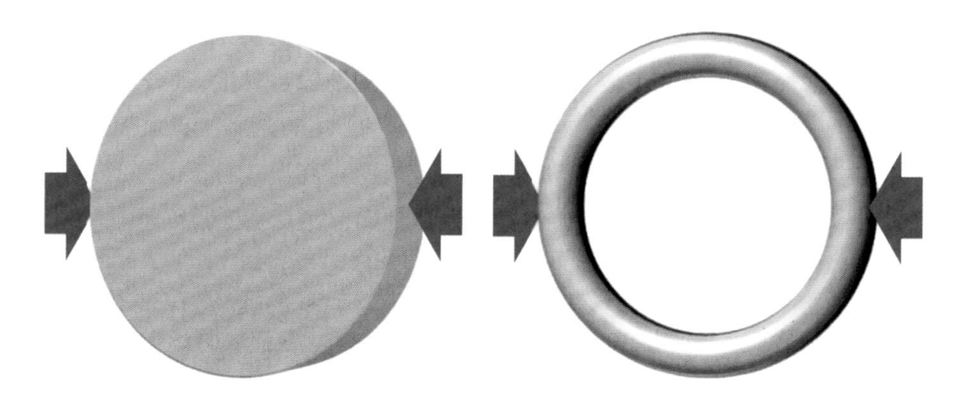

图 2.2　在相同的外部载荷下，由相同材料制成的具有相同外径的圆环和圆盘将以不同的方式形变。两种物体的制作材料具有相同的弹性，但两者具有不同的硬度(结构刚度)。弹性是物体的物质属性，而硬度是表示物体的材料特性和形态的函数。

度(刚度)是不同的，但其材料的弹性是相同的。

因此，硬度代表了一种广延属性，是物体特性之一。在力学中，通常用物理维度 N/m 表示硬度，而弹性参数的杨氏模量用 N/m^2 表示。弹性是强度属性，是物体的一种物质属性。

在特定情况中，如对松散的均质弹性体进行单轴拉伸(或压缩)，评估其对外部载荷的抵抗力。当其材料特性的重要性远远大于其形状或尺寸时，可将硬度理解为弹性的倒数。眼睛这个复杂的器官，由许多结构元素组成，更应该谨慎区分硬度和弹性的概念。

硬度(刚度)是什么?

另一个重要方面和令人困惑的来源是，提及 OR，我们需要明确，研究对象是什么物体或者结构。显然，角膜和巩膜构成了眼球外壁。然而，其他眼内结构也涉及眼球对外部机械载荷的抵抗力。因此，有必要明确研究中探讨的 OR 代表的是眼球整体的硬度，还是角膜-巩膜的硬度，抑或是巩膜的硬度。不同研究人员旨在研究其中一个方面，因此，本节分情况地分析并且比较他们的研究成果。

有的学者错误地用巩膜硬度直接替代 OR，通过临床测量来评估巩膜的材料特性[28-30]，而忽略了与 OR 有关的其他因素和眼部结构。而有些学者将利用压力-容积关系测量的 OR 与巩膜硬度等同起来，并没有提及任何限制条件。显然，角膜的材料特性对 OR 有显著的影响。Liu 和 He[31]发现，随着眼内容积快速变化，由于交联作用，角膜硬度升高后IOP的变化更大。因此，在角膜组织弹性降低后，整个眼球的OR增加。Hommer等人[11]的一份复杂的报道对其测量的眼球硬度参数做出了正确且谨慎的解释："尽管我们认为巩膜结构的硬度是OR的重要组成部分，并适用于Friedenwald方程……但测量值最直接反映巩膜、脉络膜、Bruch膜、视网膜和角膜的特性，并不能单独归因于这些结构中的任何一个"。因此，需要谨慎地对结果进行阐释。

以点带面?

另一个对OR的误解是，人们使用一个或两三个参数（表2.1）来代表OR，并且使用简单地理解和解释临床试验的结果。需要注意的是，眼球对载荷的反应，如容积的变化，取决于其结构的材料生物特征、血流和IOP。回顾第1章内容，在正确地描述角膜-巩膜弹性和弹性模量的概念中，我们也做了很多简化。因此，接下来我们需要区分角膜和巩膜，其均属于具有正交各向异性的黏弹性材料，具有弹性极限，当超过弹性极限时就会发生塑性变形[41]。据推测，在近视等病理条件下，巩膜特性会发生变化，并且可能发生塑性变形[42,43]。当单独描述巩膜的弹性时，我们需要考虑正交各向异性非线性弹性材料的特征，其力学参数取决于巩膜内的形变和位置[21,44,45]。那么，仅使用杨氏模量这一个测量参数是不够的。

变化的快与慢?

由于Friedenwald的经典定义和压力测量过程（体积小幅增加，随后延迟达到平衡[24]），经典的OR系数似乎代表了一个宏观参数，涉及假静态压力-容积变化。Pallikaris等人[40]认为，相对较快的体积变化，如由于心动周期或喷气压陷，可能会显示出不同的压力-容积关系，这与角巩膜壳的黏弹性特性密切相关，需要使用单独的临床参数来描述。在类似的考虑下，Koshitz、Svetlova等人在眼球硬度系数的基础上引入了新参数——"巩膜波动"，并在正常眼睛和青光眼中成功地对这两个参数进行了临床测试[27,46]；因此，需要阐明的是，新的临床方法，如基于小的压力-容积变化来评估OR的方法[8,11,47]所测量的硬度参数是否仍可与Friedenwald[4]提出的经典OR系数相关[4]。

表 2.1　压力–容积关系试验数据总结

公式	OR 公式	作者和参考文献
$\frac{dp}{dV}=\frac{E}{V}$	$\Delta p=E\cdot\ln\left(\frac{V_2}{V_1}\right)$	Clark, 1932[32]
$\frac{dp}{dV}=Kp$	$\Delta V=\frac{1}{K}\cdot\ln\left(\frac{IOP_2}{IOP_1}\right)$	Friedenwald, 1937[4]
$\frac{dp}{dV}=ap^n$	$\Delta V=\frac{1}{a(1-n)}\left(IOP_2^{1-n}-IOP_1^{1-n}\right)$	McBain, 1958[33]a
$\frac{dp}{dV}=a(p-c)^n$	$\Delta V=\frac{1}{a(1-n)}\left((IOP_2-c)^{1-n}-(IOP_1-c)^{1-n}\right)$	Holland 等，1960[34]b
$\frac{dp}{dV}=ap+b$	$\Delta V=\frac{1}{a}\cdot\ln\left(\frac{IOP_2+b/a}{IOP_1+b/a}\right)$	McEwen & St Helen, 1965[35]c
$\frac{dp}{dV}=0.02p+0.24$	$\Delta V=50\cdot\ln\left(\frac{IOP_2+12.0}{IOP_1+12.0}\right)$	Hibbard 等，1970[36]
$\frac{dp}{dV}=0.016p+0.13$	$\Delta V=62.5\cdot\ln\left(\frac{IOP_2+8.1}{IOP_1+8.1}\right)$	Woo 等，1972[37]
$\frac{dp}{dV}=3kp^{2/3}$	$\Delta V=\frac{1}{k}\cdot\left(IOP_2^{1/3}-IOP_1^{1/3}\right)$	van der Werff, 1981[5]d
	$\Delta V=V(C+C_0\,ln\,(p)+C_1p)=-49.8+30.2\,ln(p)+0.242p$	Silver 和 Geyer, 2000[38]e
$\frac{dp}{dV}=0.0126$	$\Delta V=79.4\cdot(IOP_2-IOP_1)$	Pallikaris 等，2005[24]
$\frac{dp}{dV}=2.3Kp$	$\Delta V=\frac{0.43}{K}\cdot\ln\left(\frac{IOP_2}{IOP_1}\right)$	Simanovskiy，2007[39]
$\frac{dp}{dV}=0.0224p$	$\Delta V=44.6\cdot\ln\left(\frac{IOP_2}{IOP_1}\right)$	Dastiridou 等，2009[13]

参考文献[1，3，5，40]提示，以上参数与其作者的特定公式相关，并且在不同的公式中不一定相互对应。

a 该公式针对摘除人眼；平均参数值：a=0.096；n=0.644[5,33]。

b 该公式针对猫眼；平均参数值：a=0.589；n=0.389；c=10.71[5,34]。

c Unifed 公式：活体人眼和摘除人眼的参数值：a=0.015~0.027/μL；b=0.03~0.31mmHg/μL。摘除人眼的平均参数值：a=0.022/μL；b=0.21mmHg/μL。以下公式由 Hibbard 及 Woo 等人提出，与 McEwen、St.Helen 等人提出的公式一致[3,5,35]。

d 在摘除人眼中：k≈0.03mmHg$^{1/3}$/μL。

e 数值系数 Ci 由 Silver、Geyer 等人提出[38]。

临床方法检测眼球壁硬度

一般来说,可以从两个方面思考OR这一概念,即“机械性”(或“工程学”方法[3])和“临床”方法。

工程学方法通常使用生物医学工程应用的常见概念描述OR。比如,在力学和生物力学中,用杨氏模量和泊松系数描述眼组织的弹性材料特性。因此,当测量巩膜赤道部横向上的机械弹性时,能够将其数值与动脉壁的类似参数进行比较。利用工程学原理研究OR,我们有迹可循。然而,其有一个弊端:大多数“工程学”参数不能直接应用于临床评估,因其几乎没有临床使用经验。

临床检查方法基于压力-容积关系的体外或体内研究。通常来说,使用液压系统[24]或传统注射器系统[48],通过在眼内注入额外体积的液体来增加IOP,在生物力学研究中有类似但更复杂的离体试验,被称为充气测试[45,49]。于是得出IOP与眼内容积的相关性,即压力-容积关系(图2.3)。基于这种相关性,计算出的OR系数或其他相关参数,隐含地体现了压力-容积关系。试验模拟的压力-容积关系可以用一个数学方程来近似反映IOP与眼内容积的变化关系[38,51](表2.1)。除了OR系数外,眼睛的压力-容积关系也被用来评估IOP描记时房水的流畅度和IOP波动时的脉动眼血流[38]。也可以使用Friedenwald的OR参数或相应的列线图,计算出IOP描记或脉动性眼血流产生的体积变化。

基于对活体眼和尸体眼的测压法、IOP测量法和其他方法的研究,有多种试验性压力-容积关系曲线的分析公式(表2.1),因此OR具有不同或相似的名称(表2.2);由于使用完全不同的物理参数进行描述,OR也存在不同的定义(表2.2)。在一项研究中,比较参数绝对值仍然可以说明OR参数在组间或在不同干预措施下而有何不同。然而,将不同参数的绝对值与其不同的定义和物理系数进行比较,是没有任何意义的,甚至可能会造成混淆。

我们进行了经典的测压试验,并在一定的IOP范围内记录了眼睛的压力-容积关系(图2.3a),旨在描述眼内容积小幅增加时IOP如何变化(反之亦然,IOP小幅增加时眼内容积如何变化),从而计算OR,公式为 $Ri=\frac{\Delta IOP}{\Delta V}$。当Ri越大、眼内容积小幅增加时,IOP变化越大,OR越大。Römer[50]使用尸体眼作为胡克定律的3D类似物进行研究,提出了这一计算OR的公式。Ri的物理系数对应于前文提到的硬度:$[Ri]=Pa/m^3$。然而,当考虑到相对较大的IOP变化范围时,很明显Ri不是

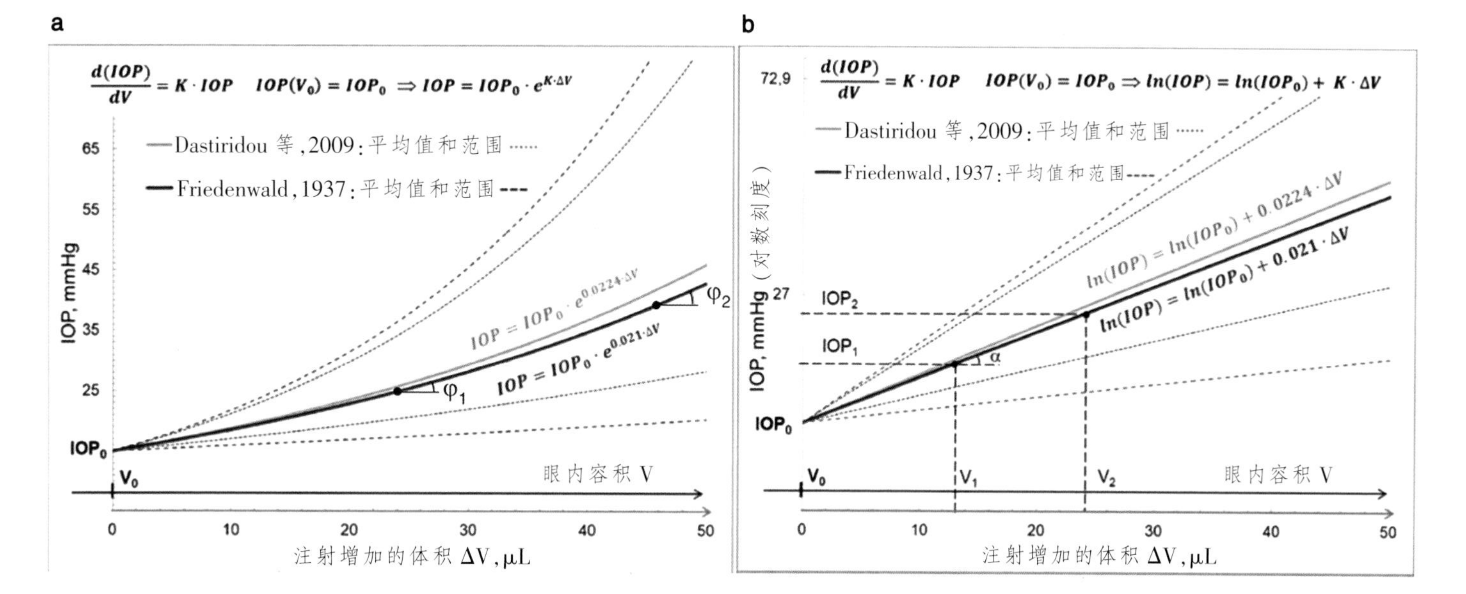

图 2.3　压力–容积关系理论，Dastiridou 等人对接受白内障手术的患者（年龄为 39~86 岁）进行的体内压力测量结果计算得出[13]：K=0.0224/μL（范围：0.0127~0.0343）。IOP_0=15mmHg。眼内容积 $V=V_0+\Delta V$，其中 V_0 表示扩张前眼睛的初始体积，ΔV 是注射增加的体积。为了比较活体人眼（年龄<50 岁）的 IOP 测量结果，Friedenwald[4]重新计算了压力–容积关系，K=0.021/μL（范围：0.006~0.037）。对于 Fridenwald 的数据，初始压力 IOP_0 在此处被设置为 15mmHg。请注意，在这两个示例中，数据变化都随着增加的体积 ΔV 的增加而增加。（a）指数依赖性 IOP 与眼内容积 V 和增加的体积 ΔV 的关系。Römer[50]的 OR 系数：Ri 取决于 IOP 水平：$\tan(\varphi)=\frac{dIOP}{dV}$ 在高 IOP 值和 φ2>φ1 时增加。（b）按照 Friedenwald[4]的经典 OR 公式，垂直轴是对数值。这导致 ln(IOP)与 ΔV 和 V 的线性相关性。该公式中的恒定斜率 K=tan(α)被 Friedenwald 称为眼球壁强度系数。两个任意的试验点：[V_1；ln(IOP1)]和[V_2；ln(IOP_2)]可以根据式（2.5）至式（2.7）中的 K 系数计算。

表 2.2 眼球壁硬度参数总结

眼球壁硬度参数	量纲	量纲单位	作者和参考文献
眼球壁硬度系数	[Ri]=mmHg/μL	Pa/m^3	Römer, 1918[50]
眼球壁硬度系数	[K]=l/μL	$1/m^3$	Friedenwald, 1937[4]
弹性-仰角距离	[Sl]=mmHg	Pa	Kalfa, 1927[52]
坡度及截距的压力-容积关系	[a]=1/μL	$1/m^3$	McEwen 和 St Helen, 1965[35]
	[b]=mmHg/μL	Pa/m^3	
比例常数	$[k]=mmHg^{1/3}/\mu L$	$Pa^{1/3}/m^3$	van der Werff, 1981[5]
小张力模量	[Ao]=MPa	Pa	Greene, 1985[53]
压力-容积关系系数	[C,Co]=无因次	无因次	Silver 和 Geyer, 2000[38]
	$[C_1]$=1/mmHg	1/Pa	
眼球壁硬度系数	[EI]=l/μm	l/m	Hommer 等,2008[11]
压平时间(ORA)	$[t_A]$=ms	s	Koshitz 等,2010[27]
眼球壁硬度参数	$[E_R]$ l/任意单位	无因次	Wang 等,2013[47]
眼球壁硬度参数	[r]=mmHg·Pa/μL	Pa^2/m^3	Detorakis 等,2015[54]

拓展综述如下:[1,22,27]。

恒定的,Ri 取决于 IOP 的变化,切线公式为$\frac{dIOP}{dV}$,由图 2.3a 可见,当 IOP 数值较大时,$\frac{dIOP}{dV}$变得更陡峭,压力-容积关系是非线性的。

Friedenwald 根据经验发现,指数拟合是人和动物眼离体实验压力-容积关系的近似值。试验由 Koster、Ridley 和 Clar 等人[32,55,56]分别于 1895 年、1930 年及 1932 年完成。这一观察使得 Friedenwald 提出了独立于 IOP 的 OR 参数(近似),并提出了一个研究假设:对于给定大小的眼睛,IOP 随眼内容物体积的变化而变化[4]:

$$\frac{dIOP}{IOP}=k\frac{dV}{V} \tag{2.1}$$

其中 $V=V_0+\Delta V$。V_0 表示扩张前眼睛的初始体积,ΔV 是注射增加的体积,“相对较小且有限”。因为 ΔV 只是 V 的一小部分,Friedenwald 做出了两个合理但并非无可争辩的假设[4]。

- $V\approx V_0$:体积 V 几乎是恒定的,并且对于所有眼睛来说大致相同。
- 由于单只眼睛 $V\approx V_0$,则 $k/V\approx k/V_0$,然后可以在式(2.1)中进行替换。通过

一个新的常数 $K=k/V_0$,即 OR 的系数(其又被称为 E、k 或 OR)。因此,从式(2.1)推出式(2.2):

$$\frac{dIOP}{dV}=K\cdot IOP \tag{2.2}$$

当 IOP 升高后,$V>V_0$:

$$K=\frac{\ln(\mathrm{IOP})-\ln(\mathrm{IOP}_0)}{V-V_0} \tag{2.3}$$

其中 IOP_0 表示眼球膨胀前初始眼内容积 V_0 的 IOP 值[1]:

$$\mathrm{IOP}_0=\mathrm{IOP}(\mathrm{V}_0) \tag{2.4}$$

ln 是自然对数。如果我们将压力-容积关系的垂直轴(IOP)取对数(图 2.3a),曲线变成一条具有恒定斜率 K 的直线(图 2.3b):ln(IOP)与 V 具有线性关系。

根据 Friedenwald 定律,斜率 K 也可通过两个任意测量点计算出来:

$$K=\frac{\ln(\mathrm{IOP}_2)-\ln(\mathrm{IOP}_1)}{V_2-V_1} \tag{2.5}$$

其中 IOP_1,IOP_2;$V_1\geqslant V_0$,$V_2>V_0$ 是相应的 IOP 和眼内容积 V 的任意值。其他数学等效公式[式(2.5)]:

$$K\cdot(V_2-V_1)=\ln\left(\frac{\mathrm{IOP}_2}{\mathrm{IOP}_1}\right) \tag{2.6}$$

$$K\cdot(V_2-V_1)=M\cdot\lg\left(\frac{\mathrm{IOP}_2}{\mathrm{IOP}_1}\right) \tag{2.7}$$

---

[1] Friedenwald 解释说:"在临床关注的压力范围内,这种拟合效果足以满足实际需求"。因此,Friedenwald 方程在理论上应该适用于每种初始条件 $IOP(V_0)=IOP_0$,因为眼球膨胀前的体积 V_0 是一致的,相应的 IOP 也不会非常低。显然,对于不能保持形状的低压眼球来说,这种简化的理论模型根本不起作用。理论上,已经膨胀前的眼球应符合其相应的压力-容积关系曲线,初始条件沿体积曲线向右移动(图 2.3)。但是 V_0 有多小才能符合 Friedenwald 方程呢?眼球在什么压力下不过于低压,但又没有膨胀?从生物力学的角度来看,"膨胀前的眼球"或无应力的眼球代表了一个重要的理想化概念,在其他情况下有详细的考量,参见参考文献[57]。

其中 lg 表示以 10 为底的对数，M=2.303 是转换因子[5]。我们应该注意，在 K 的定义中使用了对数 lg，因为微分方程[式(2.2)]直接使用自然对数 ln[4,5,40]，vander Werff 提出“K 是以 10 为底的对数”[5]。

Friedenwald 描述的压力–容积关系可以用函数表示(图 2.3a)：

$$IOP(V) = IOP_0 \cdot e^{K \cdot \Delta V} \tag{2.8}$$

因此，当已知 K、单只眼的初始眼内容积 V_0 和相应的 IOP_0，则可以通过 Friedenwald 公式($V>V_0$)计算出这只眼的压力–容积关系。

尽管 Friedenwald 公式具有实际应用和分析的优势，但对其结果进行解释较为复杂。Römer 公式提出：$[K]=1/m^3$(表 2.2)。此外，根据 Römer 定义，K 与眼内容积 V_0 成反比。

根据 Friedenwald 公式，在 IOP>5mmHg 的人群中，K 值近似恒定，并且服从生物变异性。对于<50 岁的中年人，当轴向屈光度介于+2 和–1 之间，平均角膜曲率为 7.5~7.9mm 时，Friedenwald 提出：K=0.021/μL(范围：0.006~0.037/μL)。

随后临床试验表明，K 在人群中不是恒定的，并且取决于 IOP 水平和个体眼内容积[13,19,40,58,59]。由于在 Friedenwald 的 OR 公式中，K 系数存在上述缺点，以及存在限制性陈述和试验设计等问题，一些作者提出了描述眼内压力–容积关系的公式(表 2.1)。目前，Friedenwald 提出的公式仍然是应用最广泛的公式之一，此外，McEwen、StHelen 等人[35]提出了一个比 Friedenwald 公式更广义的二元参数公式来拟合试验数据。研究人员在 McEwen、StHelen[36,37]的公式中代入常数值并进行检验；Silver、Geyer 等人基于活体人眼文献中对压力–容积关系的分析[38]，提出了一种用于测量体内试验参数的扩展公式。

如何评估压力–容积关系并测量眼球壁硬度？

下一章将简要概述评估 OR 的关键临床测量原则。在这里介绍几个基本概念。

首先，对压力–容积关系的评估是在离体的人和动物眼睛中进行的，使用压力测量系统，通过玻璃体腔或前房向眼内注射已知体积的盐水[4,32,52,55,56]。随后，对拟摘除的活体眼进行了测量[60,61]。Pallikaris、Dastiridou 等人通过眼球后注射或局部麻醉，在人眼白内障手术前对眼球进行了一系列直接测量[13,24,25,62,63]。尽管这一系列的活体眼测量非常成功,具有眼科研究价值,但其所提出的侵入性体内测压方法限制了其临床应用。

Friedenwald 于 1937 年介绍了使用 Schiøtz 眼压计进行级差 (配对)IOP 测量的方法。在 IOP 测量期间,眼球变形,少量液体由眼内移出,并假设移出的液体等于在眼内注入等量的液体。根据两个不同重量砝码(如 5.5g 和 10g)的两个配对 IOP 读数计算出 OR 系数。两次 IOP 测量,得到 IOP_1 和 IOP_2,列线图将 IOP 值与放置在角膜上的眼压计与压陷体积相关联,分别测出 V_1 和 V_2[4]。然后可以使用公式[式(2.3);图 2.3b]计算 V_1 和 V_2 之间 K 线的斜率系数 K。在实际应用中,他们使用列线图[6],即从两个 IOP 值中,读出 OR 系数。

当应用 Schiøtz 眼压计进行级差测量时存在一些局限性[64]。角膜压陷可能导致房水流出增加,从而在 OR 测量上引起误差,导致级差测量结果的巨大变化[65]。Pallikaris 等人[40]报道的 Schiøtz 眼压计测量的 OR 系数,通常高于使用测压法测量的系数,这也证实了 Nesterov 等人的观察[19]。除了 Friedenwald 用两个 Schiøtz 砝码进行配对 IOP 测量外,在一些研究中,还使用了 Goldmann 眼压计和 Schiøtz 眼压计的组合,导致了更大的误差[66]。最近一项基于级差测量的试验,将 Goldmann 眼压计和轮廓眼压计与数学算法相结合,可能潜在地改进该技术[54]。大多数俄罗斯眼科医生也会使用被 Filatov-Kalfa[52]称为“弹性测量法”的 Maklakoff 眼压计进行级差测量,这种复杂的方法是 Friedenwald 级差测量的先驱[67]。其具有完善的理论基础,但存在一些局限性并且难以实现:使用 4 种不同的载荷测量了两次 IOP[19]。一些基于临床无创评估 OR 的新想法来自 Kalfa 的弹性测量法和 Friedenwald 的级差测量:为了使用 Friedenwald 公式[式(2.3)]计算 K 值,对对数压力-容积关系的两个测量点(图 2.3b)进行计算。

在 20 世纪 50~70 年代,级差测量及其改良方法曾被作为 OR 的常规临床测量工具,但其在现代眼科临床应用中几乎消失了。事实上,临床检测 OR 的难点在于,缺乏一种简单、准确和无创的定量评估方法[54]。然而,在过去几年中,已经提出了许多复杂的非侵入性临床方法来评估 OR,包括:

- 超声弹性成像[68]。
- 引入基于 ORA 评估的新的硬度参数[27,46,69]。
- 使用药物干预,通过动态轮廓眼压计测量 IOP,并使用部分相干激光干涉仪测量眼轴伸长[70]。
- 使用玻璃体内注射和测量已知体积变化下的 IOP 变化[11,72]。
- 联合喷气式眼压计来测量 IOP 变化,联合激光干涉仪来测量体积变化[11,72]。

• 联合喷气式眼压计与激光多普勒血流仪来评估脉络膜血容量的变化[47]。

• 联合动态轮廓眼压计测量眼脉冲幅度和 OCT 成像检查脉络膜血容量变化[8]。

新技术模式试图准确、可重复和无创地评估 OR 参数，并将其转变为临床应用[51]。随着过去 20 年间眼部生物力学的突破[22,41,73]，以及关于 OR 的研究成果层出不穷[24,40,51]，OR 的概念在眼科临床工作中的重要性越来越引起人们的注意。

眼球壁硬度的临床结果

Pallikaris 及其合作者[40,51]详细回顾了眼部疾病中 OR 的研究，为 OR 系数绝对值可能隐含的意义提供参考，下文回顾了 OR 的临床数据，但仅报道了经典的 Friedenwald 的 OR 系数 K，数值以平均值、平均值±标准差、平均值(95%置信区间)或范围表示。

正常值和年龄相关的变化

Friedenwald 对 500 只人眼的 IOP 进行测量，详细报道如下[4,67]：

• 在 15~50 岁人群中，K=(0.021±0.007)/μL。

• 在 50~60 岁人群中，K=(0.024±0.007)/μL。

• 在 60 岁以上的人群中，K=(0.029±0.007)/μL。

因此，他提出 OR 系数 K 随着年龄的增长而略有增加，尤其是在老年人群中，在整个队列中，K 的平均值为 0.021/μL。Gloster 和 Perkins[65]测量的 K 的平均值为 0.025/μL，而 Ytteborg 等人测量的 K=0.0232/μL[74]。其他一些研究人员，如 Goldmann 和 Schmidt[75]、Drance[30]、Agrawal[76]和 Dastiridou 等[13]，报道了类似的数值范围。根据 OR 临床研究的经验信息进行校正，详细如下[式(2.6)]：

• 压力测量导致系数 K 的绝对值低于级差测量的结果。

• 体内压力测量试验显示的 K 值低于体外压力测量试验。

Nesterov 等人[19]对 6159 只眼使用级差测量临床试验进行分析，报道 K=0.0216/μL，变化范围为 0.0110~0.0400/μL。Melnik[77]对 3386 只眼使用 Kalfa 测压方法并且在 Friedenwald 公式的 K 系数下重新计算弹性张力，发现 K=0.0200/μL，变化范围为 0.008~0.038/μL[19]。最近，Beaton 等人[8]对 45 只眼进行了非侵入性研究，使用动态轮廓眼压计和 SD-OCT 评估 OR，发现 K=(0.028±0.022)/μL。这些研究均说明，OR 似乎相当稳健。但 Nesterov 等人[19]的研究表明，使用级差测得 K 值的系统测量误差取决于 IOP 水平、个体眼球体积、眼部血流和眼压计的类型,误差范围为 20%~100%。Beaton 等人[8]的研究数据分散率很高,这也间接表明,评估 OR 的方法可能会导致相当大的系统测量误差。

Pallikaris 的研究小组[24]对 79 只在眼球后麻醉下接受白内障手术[年龄为(65.3±13.9)岁)]的眼睛进行测压,发现 K=0.0126/μL(0.0112~0.0149)(平均 95% CI)。OR 与患者年龄存在弱但显著的正相关性(r=0.27,P=0.02),这证实了 Perkins 等人[59]在尸体眼中进行的测压试验结果。随后,Pallikaris 在另一个年龄相似的健康队列中发现,在局部麻醉下进行 IOP 测量,可获得更准确的数据,此时 K=(0.0224±0.0049)/μL[13,40](图 2.3)。其他用级差测量法[78,79]和眼球摘除眼测压法[59]的研究均证实了随着年龄增长,OR 略有增加的发现。与年龄相关的 OR 增加是有意义的,因为其可能反映了巩膜老化的概念[46,80-82],这是与年龄相关的眼部疾病易感性的病理基础[40,83]。

青光眼

关于青光眼 OR 系数的数据是有争议的。Friedenwald 认为,在急性充血性青光眼中,OR 变化很大,在病程中会出现极端波动[4]。Nesterov 等人[19]对 738 只青光眼进行了 IOP 测量与分析,并没有发现 OR 的显著变化,但是数据分散,有补偿的青光眼亚组和无补偿的青光眼亚组的标准偏差分别是健康对照组的 1.5 倍和 2 倍。据 Agrawal 等人[76]报道,青光眼组系数 K 的平均值为 0.0143/μL,而对照组为 0.0217/μL。这项研究发现,在患者接受 0.25%噻吗洛尔或 2%毛果芸香碱治疗后,系数 K 增加。Wang 等人[47]评估了脉络膜血容量的变化,也确认了在青光眼中 OR 的参数值显著降低。

最近的一些研究对青光眼患者使用现代测量技术进行 OR 测量[7,11,27,70]。与上述结果相反,研究报道了青光眼患者的 OR 参数值有所增加。

年龄相关性黄斑变性(AMD)

Pallikaris 等人[25]对 AMD 患者进行压力测量,尽管他们没有发现 AMD 组与对照组的 OR 存在差异,但接受光动力治疗的新生血管性 AMD 患者的 OR 系数的平均值更高[K=(0.0186±0.0078)/μL],与对照组[K=(0.0125±0.0048)/μL]和未治疗的非新生血管性 AMD 患者[K=(0.0104±0.0053)/μL]q 相比,P<0.05。作者认为,光动力疗法可能通过其对脉络膜循环的作用来影响眼 OR,或者不同类型的 AMD 与 OR 的增加有关。

非增生期糖尿病性视网膜病变

已知糖尿病会影响活体组织的生物力学特性[84]，Panagiotoglou 等人[85]提出假设，在患有轻度糖尿病性视网膜病变的糖尿病患者中，用测压技术测量的 OR 会发生变化。然而，对于患有非增殖期糖尿病性视网膜病变的患者，测量得到 K=0.0205/μL，与对照组(K=0.0202/μL)相比，没有显著的统计学差异(P=0.942)；与中度和重度糖尿病性视网膜病变患者相比，轻度视网膜病变患者的 OR 系数呈现显著降低的趋势，然而依然无显著的统计学差异。Arora 和 Prasad[86]使用改良的 Friedenwald 列线图测量了糖尿病患者的 OR，他们也没有发现非增殖期糖尿病性视网膜病变患者和年龄匹配的对照组之间存在任何显著的统计学差异。

葡萄膜炎

Friedenwald 发现，在葡萄膜炎患者中，无论 IOP 水平如何，OR 显著增加，通过 38 次测量，得到 OR 系数 K 的平均值为 0.034/μL。随着眼内血流量增加，血管壁可压缩性增加，因此硬度系数会降低，然而 Friedenwald 不赞同这一有争议的结果[4]。Taniashina 等人[87]发现，葡萄膜炎患者与视网膜脱离、动脉血压高的患者的 OR 系数 K 均未见显著的变化。

角膜屈光手术

这种类型的手术会影响角膜的结构和厚度，因此手术后 OR 可能会发生变化。对兔子进行准分子激光屈光性角膜切削术(PRK)后，通过测压法测量 OR 系数[88]，发现 PRK 术后眼与对照眼之间的硬度系数并不存在显著的统计学差异。

相反，使用 Goldmann 和 Schiøtz 眼压计[89]进行级差测量，活体人眼在激光原位角膜磨镶术(LASIK)后的 OR 系数显著降低，这可能是由于术后角膜结构和厚度发生改变。LASIK 术前测得 K=(0.0195±0.0065)/μL，在术后 30 天降至(0.0140±0.0055)/μL，在 90 天降至(0.0120±0.004)/μL，在术后 720 天降至(0.0140±0.0065)/μL(P<0.05，术后比术前)[89]。显然，这项研究证明了角膜变薄对 OR 的影响。然而，另一种可能的解释是角膜屈光手术后已知的压陷式眼压计的系统性测量误差。

由于测量方法具有明显的局限性，所以很难在角膜手术后使用测压方法或级差测量来评估 OR。因此，使用新型非侵入性方法监测术后 OR 是具有前景的[51]。

眼球壁硬度的影响因素

下文将对影响 OR 及其参数的主要因素进行详细的结构化研究。

眼压

根据 OR 的定义,其系数在很大程度上取决于 IOP(图 2.3a)。在所有其他因素相同的情况下,IOP 越高,OR 越高(图 2.1)。事实上,上文提到的 Römer 的 OR Ri 系数也取决于 IOP。然而,由于引入了对数趋势,Friedenwald 期望可以完全“消除”系数 K 对 IOP[4]的依赖性,正如图 2.3 所示,假设 K 独立于 IOP 下测量出的试验数据,其他研究者也没有发现 K 对 IOP 的依赖性,从而证实了 Friedenwald[90,91]的假设。

然而,一些研究人员对 Friedenwald 的假设提出了质疑。Dashevsky 首次报道了 IOP 和 K 之间的反比关系[92],他认为 K 并不是真正恒定的,而是随着 IOP 的增加而降低[5]。后来,这种关系在其他试验研究中得到证实[33,59,93,94]。Perkins 在对尸体眼的测压试验中发现,在 10~30mmHg 范围内,IOP 每增加 10mmHg 时,大多数眼的系数 K 降低了大约 25%;然而,两只眼在不同 IOP 水平下,K 无显著变化,一只眼的系数 K 甚至增加了 26%[59]。Kiselev 和 Taniaashina[95]使用级差测量发现,K 对 IOP 的依赖性较弱。他们的研究发现,IOP=9~22mmHg,K=0.0184~0.0186/μL;IOP=22~40mmHg,K=0.0180~0.0184/μL;IOP=40~70mmHg,K=0.0175~0.0180/μL。于是,研究者在后来的研究公式中对 Friedenwald 的 OR 系数 K 与 IOP 的依赖关系进行了纠正[5,33,34](表 2.1)。

眼球体积和轴长

根据 OR 的定义,其系数依赖于眼内容积(图 2.3a)。在所有其他因素相同的情况下,大眼球的 OR 较低(图 2.1)。早在 1932 年,Clark 就提出了眼球体积因素的重要性:“即使弹性相同,但由于眼球体积不同,dV/dp 的值也会有差异”[32]。Friedenwald 在 1937 年报道了 K 与眼内容积 V 存在较强的反比例关系[4]。他认为在人类中,个体眼球的微小体积变化是可以被忽略的。因此,Friedenwald 公式[式(2.2)和式(2.3)]中的常数 K 假定所有眼睛的总眼内容积相同。Perkins 研究了尸体眼的 OR 与眼内容积的关系,并提出如果根据个体眼的体积对 OR 进行校正,那么其与眼内容积的相关性就消失了[59]。因此,他得出结论,近视眼的 OR 较低,与其说是由于巩膜的异常扩张,不如说是由于其体积较大。因此,一个更基本

的常数 $k=K\times V_0$，即一个包含眼内容积的 OR 系数，甚至可以使用这种调整后的 Friedenwald 公式来比较不同体积的眼睛[4,38,59]。于是，他的 $V=V_0+\Delta V$[式(2.8)]的压力-容积关系可以重新表述为：

$$IOP(V) = IOP_0 \cdot e^{k \cdot \Delta V / V_0} \quad (2.9)$$

其中 k 是无量纲的。

在合理的假设下，可以通过"其轴向折射不考虑角膜和晶状体折射的变化，也不考虑眼睛实际形状与球体形状的偏差"来估计眼球体积。由此，Friedenwald 发现所有屈光状态的观察值和计算值之间具有很好的一致性，但在超过 20dpt 的高度近视眼中不适用，这些眼球的拉伸程度远低于其较大体积所能预测的。眼球已经被拉伸到其弹性极限，或者至少其外壳不能够轻易地屈服于增加的压力[4]。Goldmann[96]发现了类似的现象，-25D 眼的巩膜硬度高于另一只-20D 眼的巩膜硬度。由此可见，在未来的研究中，需要关注高度近视中巩膜扩张性的突然增加对 OR 带来的影响。Phillips 和 Quick 等人[97]对上述效应给出了两个较为合理的解释：最大眼球的巩膜可能得到了骨性眼眶的支撑；此外，与近视度较低的眼睛相比，具有较高硬度的近视眼可能具有更短的轴长和更小的体积。

Phillips 和 Quick[97]研究了眼的物理模型，即一个充满水的薄壁橡胶球。在整个检查的应力范围内，巩膜和所选择的橡胶表现出弹性，并具有几乎相等的杨氏模量值。即使球的体积变化很小，也会影响其硬度值。由此可以解释新生儿的 OR 值较高，尽管他们的角膜-巩膜壳具有更高的弹性[98]。

眼部血流和血压：我们正在处理一个有生命的物体

在临床应用中，如果某些参数可以在体内评估，那么 OR 的测量将是有意义的。在离体试验中，获得的各种结果不能直接近似体内的参数。根据 Nesterov 等人的观点，这主要涉及活体眼中眼内血管的主动和被动反应[19]。随着 IOP 的增加，一些液体被动地从静脉系统中挤出；动脉血管反应活跃，由于 IOP 调节机制而改变其口径[99]。

试验性的体内和离体 OR 测量结果表现出显著的差异：在相同的 IOP 水平下，体内测量的 OR 低于摘除眼测量的 OR[40,60]。Silver 和 Geyer[38]总结了当时可用的试验数据并得出结论，基于离体测量的近似值，并与 Friedenwald 的对数数据相比[4]，活体眼的压力-容积关系中给定压力增大会带来更大的体积增量。特别是与 Friedenwald 的对数数据相比，基于离体测量的近似值进一步反映了这一现象[4]。在兔眼模型中,当 IOP 超过血压(并且血流随之中断)时,OR 系数非常接近在类似压力下尸体眼检测到的数值[60]。在颈动脉阻塞的动物实验中,随着眼球供血减少,OR 增加[98,100]。这些结果表明,眼部血流及其他因素会影响 OR。

Kiel 对兔子进行研究,观察血压的改变是否影响 OR[101]。实验证明,血压改变了血液充盈和脉络膜血流,从而影响了 OR。压力-容积曲线的初始点取决于脉络膜血流的自动调节速率[102],而脉络膜血流自动调节的速率又取决于血压。因此,在高 IOP 水平和低灌注压(压力-容积曲线的右侧部分)状态下,眼球流出的血液量是活体眼和摘除眼曲线之间差异的主要来源[40]。此时,OR 取决于动脉血压水平和眼内血管(主要是脉络膜血管)的血液充盈。事实上,由于摘除眼中完全没有血液填充,OR 曲线对血压的依赖性消失。Dastiridou 等人发现[13],健康人体内测得的 OR 系数与正常血压范围内的血压水平没有显著相关性,当然,我们认为这一结果可以通过受检人群为正常人群,其动脉压数值范围较狭窄这一现象来解释。

关于厚度的问题

从硬度的定义可以推导出,角膜和巩膜的厚度是影响 OR 的重要因素(图 2.1)。然而,正如 Pallikaris 等人所指出的[40],一些研究没有发现 OR 与中央角膜厚度[24]或巩膜厚度[59]存在显著的依赖性。关于屈光手术后角膜变薄对 OR 影响的问题仍然悬而未决[89]。

从生物力学的角度来看,角膜和巩膜的厚度必然会影响 OR。与其他因素(如 IOP、体积、材料特性、眼部血流等)相比,该因素的影响很可能比较小。无论如何,对于压力-容积关系相关的 OR 的一般问题,仍然有待对各种因素如何(在何种程度上)影响 OR 进行严谨的参数工程学分析,类似于 Sigal 等人关于影响视神经乳头生物力学因素的分析研究[103]。

测量误差

为了更加全面,需要再次提及,与测量技术相关的系统误差在 OR 的临床评估中发挥了重要作用[8,19,89]。在进行定量评估 OR 的临床研究中,应该考虑到相应测量方法存在的系统误差,至少不超过人们期望揭示的净效应。

角膜-巩膜的材料特性

角膜-巩膜的材料特性实际上代表了 OR 测量的关键问题(图 2.1),然而,先前对影响 OR 的所有其他因素的分析不允许在临床应用中使用合理的定量参数直接评估这一方面。我们认识到 OR 取决于角膜-巩膜的材料特性,式(2.3)

与胶原蛋白的机械特性一致,其“负责”巩膜和角膜的弹性模量[5,35,41]。然而,在对 OR 参数进行了强有力的假设并将其价值纳入所有其他影响因素后,仍然“残留”下什么? 如何在一个参数 K 内将巩膜的材料特性与角膜和其他眼部材料特性区分开来? 采取一种扩展的工程学方法,加上基于角膜-巩膜壳材料特性的、创新的、复杂的临床和试验研究,如 Liu 和 He[31]的研究,可能会在未来阐明这些问题。

到目前为止,与测量误差或眼内容积和 IOP 变化等其他因素的影响相比,在正常人群中,甚至在眼部病理中,角膜-巩膜壳材料特性的个体间和个体内的差异对 Friedenwald 的 OR 系数的影响似乎很小[59,104]。假设与年龄相关的角膜-巩膜硬化是 K 值与年龄相关变化的主要原因, 则可以根据上述 Friedenwald 的数据间接粗略估计其相对影响[4]:K 在整个队列中的范围是 0.006~0.037/μL,而年龄最大及年龄最小亚组的 K 平均值的差异仅为 0.008/μL。

结束语

临床方法的优点/缺点

OR 的临床观察方法的主要优点在于可以直接测量 OR,并且能够正确地理解 OR 的定义,即测量整个眼球对外力的机械反应。在角膜-巩膜的弹性限制下,通过简化一个统一的临床参数来反映 OR,对临床医生来说是一个优势。Friedenwald 的 OR 系数及其优缺点已被临床眼科医生广泛接受。与级差测量相似,Goldmann 压平式眼压计的临床应用同样存在一些局限性,但其仍然是 IOP 测量的金标准。

临床方法的缺点之一,是无法明确分离角膜-巩膜的材料特性和形态因素。因此,基于 OR 的临床测量研究结果失去了应用意义,即结论非常有限并且可能会出现更多的问题。例如,上文提到一些研究人员观察到近视患者的 OR 降低[21]。应该如何解读这个现象?是角膜-巩膜的材料特性还是其厚度发生了变化?仅仅是因为眼轴延长,导致近视眼的眼内容积增加了吗? IOP 降低了吗? 血液循环是否受损? 我们思考的这些综合因素,仅使用一个参数很难解释。

试验性的压力-容积关系和类似的眼球对 IOP 和体积变化的机械响应的体内评估,可能包含很多关于角膜-巩膜壳的黏弹性行为的附加信息。因此,对角膜和巩膜材料特性相关的临床参数进行分析研究,无疑会使临床方法受益。例如,使用

ORA 测量的一些临床参数,如角膜滞后和角膜阻力因子,不仅包含角膜生物力学反应的信息,而且总体反映了上文提到的 OR 的各方面信息[27,69]。但是,这些参数与经典的 OR 参数之间的关系尚未阐明[40]。

随着 OR 的临床公式出现,缺乏一种描述物体物理特征的统一的科学方法。因此,很难将 OR 与生物医学工程、医学和物理学中的类似概念建立联系,也几乎不可能对不同研究的结果或不同的 OR 公式进行比较。

目前,使用现代诊断设备可以准确测量眼球的几个生物特征参数,例如,角膜厚度可以通过角膜厚度测定法确定;巩膜厚度可以使用超声检查或 OCT 进行评估;眼轴的长度可以用激光生物测量法进行测量。然而,尚缺乏可靠的临床方法,以直接评估角膜-巩膜壳的材料特性,尤其是巩膜的材料特性。进一步发展这种临床方法是非常关键的,因为其可以极大地推动研究人员和临床医生解决与眼生物力学有关的一些眼科问题[21,105,106]。使用眼压计或直接测压法对 OR 系数进行临床评估,也不是获得此信息的最佳方法。Detorakis 等人最近展示了一种有前途的替代方法[68],即现代剪切波超声弹性成像,能够选择性地检测兔眼模型中活体眼前节各种结构的硬度变化,并可能应用于人眼,以提供有用的临床信息。

与工程学方法的协同作用

如第 1 章所示,笔者赞同 White[2]和 Kalenak[107]的基本观点,即未来对 OR 和压力-容积关系的试验和分析研究应该使用基本工程术语进行。工程学分析的明显价值在于,其可以明确区分眼部结构的材料特性和影响压力-容积关系的形态因素。其具有与其他生物医学工程应用中使用的概念相同的优势,因此对研究至关重要。然而,正如 Purslow 和 Karwatowki[3]所预测的那样,工程学方法将使数据分析变得清晰,但这一方法对许多研究人员而言不一定简单。

未来最有希望的解决方案是尝试将这两种方法结合起来,形成一个统一的 OR 定义,并适用于临床实践及试验研究。我们没有更好的解决方案,因为 OR 的临床测量方法似乎既不简单又不严谨和一致,有时甚至会产生自相矛盾的结果,人们通常从工程学的角度来解释。Purslow 和 Karwatowki[3]等人第一次尝试将这两种方法联系起来,使其发挥各自的优势,他们开发出压力-容积关系的简化数学模型,旨在将角膜-巩膜壳的弹性材料特性与眼的生物特征参数区分开来。他们根据均匀各向同性的角膜-巩膜材料的杨氏模量(而非硬度系数)推导出了一个压力-容积关系公式。与这种协同方法类似的是,人们可以根据眼组织形态和材料特性的试验数据开发更复杂的眼生物力学模型,并在临床试验中验证该模型。这种组合方法可以通过眼部组织的生物力学参数，特别是巩膜和角膜的生物力学参数，将 OR 明确定义为眼球的生物力学反应，最近的研究表明，这种方法具有广阔的应用前景[48,71,108]

定义

最后提出统一的 OR 的定义。OR 意味着整个眼球抵抗外力或内力引起的形变，并取决于生物力学材料特性和眼结构的形态（巩膜、角膜、脉络膜、视网膜、Bruch 膜等），以及眼内容量和 IOP、血压和眼部血流等因素的影响。其他相关概念应单独讨论，并与 OR 概念进行准确区分，如角膜–巩膜壳的硬度、巩膜和角膜的弹性。

要点

• OR 是眼科中广泛使用的概念，其意味着眼球的材料特性和形态结构的综合测量。该概念涉及各种眼部疾病的发病机制，包括青光眼和近视等。其代表了 IOP 测量、IOP 描记和脉动眼血流测量的基础。在临床应用中，OR 由几个参数描述，并有不同的解释，但获得准确的 OR 的体内测量技术差异限制了其临床应用。

• 当讨论临床测量和比较各种研究的数据时，了解 OR 的真正含义至关重要：角膜–巩膜壳的硬度或材料参数或巩膜的弹性；材料特性和（或）组织的形态；体内或体外的特性等。

• OR 可以间接了解角膜–巩膜壳的材料特性。使用现有的 OR 临床测量来估计这些参数是不准确的，有时甚至是错误的。

• Friedenwald 系数是最常被用来测量 OR 的临床方法，基于对数压力–容积关系，被假设与 IOP 无关，并且在健康人群中的变异性相对较低。

• 活体眼和摘除眼的压力–容积关系不同。这表明血流和组织坏死会影响 OR。在临床应用中，需要使用体内 OR 参数，离体试验的结果需要调整。

• 据报道，在青光眼、近视、老花眼、年龄相关性黄斑变性中，以及屈光角膜手术后，OR 发生改变。

• 结合临床和工程学方法研究 OR，似乎有助于开发可靠的非侵入性体内临床方法来评估眼球组织的材料特性，特别是角膜和巩膜的材料特性。

• 未来对眼内压力–容积关系的分析应基于基本的生物力学术语，以便使这一问题更加严谨和清晰,将材料特性与结构形态的影响作用区分开,并与其他生物医学工程应用中使用的概念和参数保持一致。

致谢

感谢我的老师 Ivan Koshitz 给予我鼓励,让我进入了令人惊叹的眼部生物力学世界。

(赵阳 译 蔡紫妍 校)

参考文献

1. Kotliar KE, Koshitz IN. Ocular rigidity: biomechanical and clinical aspects. Proceedings of international scientific-practical conference “eye biomechanics”; November 26,Moscow R&D Helmholtz Institute for Eye Diseases. 2009;121–126.
2. White OW. Ocular elasticity? Ophthalmology. 1990 Sep;97(9):1092–4.
3. Purslow PP, Karwatowski WS. Ocular elasticity. Is engineering stiffness a more useful characterization parameter than ocular rigidity? Ophthalmology. 1996 Oct;103(10):1686–92.
4. Friedenwald J. Contribution to the theory and praxis of the tonometry. Am J Ophthalmol. 1937;20:985–1024.
5. van der Werff TJ. A new single-parameter ocular rigidity function. Am J Ophthalmol. 1981 Sep;92(3):391–5.
6. Moses RA. Intraocular pressure. In: Hart WM, editor. Adler’s physiology of the eye. Washington, Toronto: Mosby; 1987. p. 223–45.
7. Strakhov VV. Essential ocular hypertension and primary glaucoma. Doctoral Thesis: Dr.Sc. (in Russian). Yaroslavl Yaroslavl State Medical Institute; 1997.
8. Beaton L, Mazzaferri J, Lalonde F, Hidalgo-Aguirre M, Descovich D, Lesk MR, et al. Non-invasive measurement of choroidal volume change and ocular rigidity through automated segmentation of high-speed OCT imaging. Biomed Opt Express. 2015 May 1;6(5):1694–706.
9. Bunin AY. Hemodynamics of the eye and methods of its investigation. (in Russian). Moscow: Medicina; 1971.
10. Grieshaber MC, Katamay R, Gugleta K, Kochkorov A, Flammer J, Orgul S. Relationship between ocular pulse amplitude and systemic blood pressure measurements. Acta Ophthalmol. 2009 May;87(3):329–34.
11. Hommer A, Fuchsjager-Mayrl G, Resch H, Vass C, Garhofer G, Schmetterer L. Estimation of ocular rigidity based on measurement of pulse amplitude using pneumotonometry and fundus pulse using laser interferometry in glaucoma. Invest Ophthalmol Vis Sci. 2008 Sep;49(9):4046–50.
12. Ravalico G, Toffoli G, Pastori G, Croce M, Calderini S. Age-related ocular blood flow changes. Invest Ophthalmol Vis Sci. 1996 Dec;37(13):2645–50.
13. Dastiridou AI, Ginis HS, De Brouwere D, Tsilimbaris MK, Pallikaris IG. Ocular rigidity, ocular pulse amplitude, and pulsatile ocular blood flow: the effect of intraocular pressure. Invest Ophthalmol Vis Sci. 2009 Dec;50(12):5718–22.
14. Shah S, Laiquzzaman M, Bhojwani R, Mantry S, Cunliffe I. Assessment of the biomechanical properties of the cornea with the ocular response analyzer in normal and keratoconic eyes. Invest Ophthalmol Vis Sci. 2007 Jul;48(7):3026–31.
15. Herber R, Terai N, Pillunat KR, Raiskup F, Pillunat LE, Sporl E. Dynamic Scheimpflug analyzer (Corvis ST) for measurement of corneal biomechanical parameters: a praxis-related

overview. Ophthalmologe. 2018 May 16.
16. Akpatrov AI. Experimental interrelation between the coefficient of rigidity, eye volume and scleral modulus of elasticity. (in Russian). Vestnik oftalmologii. 1981 July–Aug;4:5–7.
17. Edmund C. Corneal elasticity and ocular rigidity in normal and keratoconic eyes. Acta Ophthalmol. 1988 Apr;66(2):134–40.
18. Duke-Elder S. The physiology of the eye and vision. St. Louis: C.V. Mosby; 1968.
19. Nesterov AP, Bunin AY, Katsnelson LA. Intraocular pressure. (in Russian). Moscow: Nauka; 1974.
20. Pinter L. Active and passive components of the eye rigidity. (in Russian). Vestnik oftalmologii. 1978 May–June;3:9–10.
21. Iomdina EN. Biomechanics of scleral eye shell in myopia: diagnostic of disturbances and its experimental correction. Doctoral Thesis: Dr.Sc. (in Russian). Moscow: Moscow Helmholtz R&D Institute for Eye Diseases; 2000.
22. Iomdina EN, Bauer SM, Kotliar KE. Eye biomechanics: theoretical aspects and clinical applications. (in Russian). Moscow: Real Time; 2015.
23. Friberg TR, Lace JW. A comparison of the elastic properties of human choroid and sclera. Exp Eye Res. 1988 Sep;47(3):429–36.
24. Pallikaris IG, Kymionis GD, Ginis HS, Kounis GA, Tsilimbaris MK. Ocular rigidity in living human eyes. Invest Ophthalmol Vis Sci. 2005 Feb;46(2):409–14.
25. Pallikaris IG, Kymionis GD, Ginis HS, Kounis GA, Christodoulakis E, Tsilimbaris MK. Ocular rigidity in patients with age-related macular degeneration. Am J Ophthalmol. 2006 Apr;141(4):611–5.
26. Ethier CR. Scleral biomechanics and glaucoma: a connection? Can J Ophthalmol. 2006 Feb;41(1):9–12.
27. Koshitz IN, Svetlova OV, Ryabtseva AA, Makarov FN, Zaseeva MV, Mustyatsa VF. Role of rigidity of the corneo-scleral shell and scleral fluctuations in the early diagnostics of open-angle glaucoma. (in Russian). Ophthalmol J. 2010;(6).
28. Leydhecker G, Leydhecker W. Measurement of scleral rigidity and the 1954 Schiotz tonometric curve. Klin Monbl Augenheilkd Augenarztl Fortbild. 1956;129(1):61–7.
29. Shih YF, Horng IH, Yang CH, Lin LL, Peng Y, Hung PT. Ocular pulse amplitude in myopia. J Ocular Pharmacol. 1991;7(1):83–7.
30. Drance SM. The coefficient of scleral rigidity in normal and glaucomatous eyes. Arch Ophthalmol. 1960 Apr;63:668–74.
31. Liu J, He X. Corneal stiffness affects IOP elevation during rapid volume change in the eye. Invest Ophthalmol Vis Sci. 2009 May;50(5):2224–9.
32. Clark J. A method for measuring elasticity in-vivo and results obtained on the eyeball at different intraocular pressures. Am J Physiol. 1932;101(3):474–81.
33. McBain E. Tonometer calibration. II. Ocular rigidity. AMA. 1958 Dec;60(6):1080–91.
34. Holland MG, Madison J, Bean W. The ocular rigidity function. Am J Ophthalmol. 1960;50:958–74.
35. McEwen WK, St Helen R. Rheology of the human sclera. Unifying formulation of ocular rigidity. Int J Ophthalmol. 1965;150(5):321–46.
36. Hibbard RR, Lyon CS, Shepherd MD, McBain EH, McEwen WK. Immediate rigidity of an eye. I. Whole, segments and strips. Exp Eye Res. 1970 Jan;9(1):137–43.
37. Woo SL, Kobayashi AS, Schlegel WA, Lawrence C. Nonlinear material properties of intact cornea and sclera. Exp Eye Res. 1972 Jul;14(1):29–39.
38. Silver DM, Geyer O. Pressure-volume relation for the living human eye. Curr Eye Res. 2000 Feb;20(2):115–20.
39. Simanovskiy AI. Fundamentals of the theory of applanation tonometry and improvement of interpretation of the results of elastotonometry and tonography. (in Russian). Glaukoma. 2007;(3):42–8.
40. Pallikaris IG, Dastiridou AI, Tsilimbaris MK, Karyotakis N, Ginis HS. Ocular rigidity. Expert Rev Ophthalmol. 2010 Apr;3(5):343–51.
41. Ethier CR, Johnson M, Ruberti J. Ocular biomechanics and biotransport. Annu Rev Biomed Eng. 2004;6:249–73.
42. Greene PR. Mechanical considerations in myopia: relative effects of accommodation, con-

vergence, intraocular pressure, and the extraocular muscles. Am J Optometry Physiol Optics. 1980 Dec;57(12):902–14.
43. Greene PR, McMahon TA. Scleral creep vs. temperature and pressure in vitro. Exp Eye Res. 1979 Nov;29(5):527–37.
44. Iomdina EN, Petrov SY, Antonov AA, Novikov IA, Pahomova IA. The Corneoscleral shell of the eye: an age-related analysis of structural biomechanical properties. Literature review (in Russian). Ophthalmol Russia. 2016;13(1):10–9.
45. Whitford C, Joda A, Jones S, Bao F, Rama P, Elsheikh A. Ex vivo testing of intact eye globes under inflation conditions to determine regional variation of mechanical stiffness. Eye Vision (London, England). 2016;3:21.
46. Svetlova OV, Balashevitsch LI, Zaseeva MV, Drozdova GA, Makarov FN, Koshitz IN. Physiological role of the scleral rigidity in the formation of the intraocular pressure in normal and glaucomatous eyes. (in Russian). Glaukoma. 2009;4:46–54.
47. Wang J, Freeman EE, Descovich D, Harasymowycz PJ, Kamdeu Fansi A, Li G, et al. Estimation of ocular rigidity in glaucoma using ocular pulse amplitude and pulsatile choroidal blood flow. Invest Ophthalmol Vis Sci. 2013 Mar;54(3):1706–11.
48. Kotliar K, Maier M, Bauer S, Feucht N, Lohmann C, Lanzl I. Effect of intravitreal injections and volume changes on intraocular pressure: clinical results and biomechanical model. Acta Ophthalmol Scand. 2007 Jun 16;85(7):777–81.
49. Coudrillier B, Tian J, Alexander S, Myers KM, Quigley HA, Nguyen TD. Biomechanics of the human posterior sclera: age- and glaucoma-related changes measured using inflation testing. Invest Ophthalmol Vis Sci. 2012 Apr 2;53(4):1714–28.
50. Römer P. Neues zur Tonometrie des Auges Bericht der Deutschen Ophthalmologischen Gesellschaft. 1918;62–8.
51. Detorakis ET, Pallikaris IG. Ocular rigidity: biomechanical role, in vivo measurements and clinical significance. Clin Exp Ophthalmol. 2013 Jan–Feb;41(1):73–81.
52. Kalfa SY. On the problem of the tonometry theory with applanation tonometers. (in Russian). Russ Ophthalmol J. 1927;6(10):1132–41.
53. Greene PR. Stress-strain behavior for curved exponential strips. Bull Math Biol. 1985;47(6):757–64.
54. Detorakis ET, Tsaglioti E, Kymionis G. Non-invasive ocular rigidity measurement: a differential tonometry approach. Acta Med (Hradec Kralove). 2015;58(3):92–7.
55. Koster W. Beiträge zur Tonometrie und Manometrie des Auges. Albrecht von Graefes Archiv für Ophthalmologie. 1895;41(2):113–58.
56. Ridley F. The intraocular pressure and drainage of the aqueous humor. Br J Exp Pathol. 1930;11:217–40.
57. Elsheikh A, Whitford C, Hamarashid R, Kassem W, Joda A, Buchler P. Stress free configuration of the human eye. Med Eng Phys. 2013 Feb;35(2):211–6.
58. Dashevskiy AI, Lvovskiy VM. Application of the shell theory to study the physical principles of ocular tonometry. (in Russian). Kiev: Budivelnik; 1975.
59. Perkins ES. Ocular volume and ocular rigidity. Exp Eye Res. 1981 Aug;33(2):141–5.
60. Eisenlohr JE, Langham ME, Maumenee AE. Manometric studies of the pressure-volume relationship in living and enucleated eyes of individual human subjects. Br J Ophthalmol. 1962;46:536–48.
61. Ytteborg J. Influence of bulbar compression on rigidity coefficient of human eyes, in vivo and encleated. Acta Ophthalmol. 1960;38:562–77.
62. Dastiridou AI, Ginis H, Tsilimbaris M, Karyotakis N, Detorakis E, Siganos C, et al. Ocular rigidity, ocular pulse amplitude, and pulsatile ocular blood flow: the effect of axial length. Invest Ophthalmol Vis Sci. 2013 Mar;54(3):2087–92.
63. Dastiridou AI, Tsironi EE, Tsilimbaris MK, Ginis H, Karyotakis N, Cholevas P, et al. Ocular rigidity, outflow facility, ocular pulse amplitude, and pulsatile ocular blood flow in open-angle glaucoma: a manometric study. Invest Ophthalmol Vis Sci. 2013 Jul;54(7):4571–7.
64. Jackson CR. Schiotz tonometers. An assessment of their usefulness. Br J Ophthalmol. 1965 Sep;49(9):478–84.
65. Gloster J, Perkins ES. Ocular rigidity and tonometry. Proc R Soc Med. 1957 Sep;50(9):667–74.
66. Moses RA, Grodzki WJ. Ocular rigidity in tonography. Doc Ophthalmol. 1969;26:118–29.

67. Friedenwald J. Contribution to the theory and praxis of the tonometry. II. An analysis of the work of Professor S. Kalfa with the applanation tonometer. Am J Ophthalmol. 1939;22:375–83.
68. Detorakis ET, Drakonaki EE, Ginis H, Karyotakis N, Pallikaris IG. Evaluation of iridociliary and lenticular elasticity using shear-wave elastography in rabbit eyes. Acta Med (Hradec Kralove). 2014;57(1):9–14.
69. Iomdina EN, Eremina MV, Ivashchenko ZN, Tarutta EP. Applicability of the ocular response analyzer in the evaluation of biomechanics of the corneoscleral eye shell and intraocular pressure in children and adolescents with progressive myopia. Proceedings of the International Conference Ocular Biomechanics, Moscow. 2007;46–51.
70. Ebneter A, Wagels B, Zinkernagel MS. Non-invasive biometric assessment of ocular rigidity in glaucoma patients and controls. Eye (Lond). 2009 Mar;23(3):606–11.
71. Kotliar K, Fuest M, Bauer SM, Voronkova E, Plange N. In-vivo estimation of the elasticity of corneoscleral shell after intravitreal injections. Ophthalmologe. 2016;Suppl.
72. Bayerle-Eder M, Kolodjaschna J, Wolzt M, Polska E, Gasic S, Schmetterer L. Effect of a nifedipine induced reduction in blood pressure on the association between ocular pulse amplitude and ocular fundus pulsation amplitude in systemic hypertension. Br J Ophthalmol. 2005 June;89(6):704–8.
73. Roberts CJ, Dupps WJ, Downs JC, editors. Biomechanics of the eye. Amsterdam: Kugler Publications; 2018.
74. Ytteborg J. Further investigations of factors influencing size of rigidity coefficient. Acta Ophthalmol. 1960;38:643–57.
75. Goldmann H, Schmidt T. Friedenwald's rigidity coefficient. Int J Ophthalmol. 1957 Apr–May;133(4–5):330–5; discussion 5-6.
76. Agrawal KK, Sharma DP, Bhargava G, Sanadhya DK. Scleral rigidity in glaucoma, before and during topical antiglaucoma drug therapy. Indian J Ophthalmol. 1991 July–Sep;39(3):85–6.
77. Melnik LS. On the norms of elastotonometric curves. (in Russian). J Ophthalmol. 1961;16(4):221.
78. Gaasterland D, Kupfer C, Milton R, Ross K, McCain L, MacLellan H. Studies of aqueous humour dynamics in man. VI. Effect of age upon parameters of intraocular pressure in normal human eyes. Exp Eye Res. 1978 Jun;26(6):651–6.
79. Lam AK, Chan ST, Chan H, Chan B. The effect of age on ocular blood supply determined by pulsatile ocular blood flow and color Doppler ultrasonography. Optom Vis Sci. 2003 Apr;80(4):305–11.
80. Jones HJ, Girard MJ, White N, Fautsch MP, Morgan JE, Ethier CR, et al. Quantitative analysis of three-dimensional fibrillar collagen microstructure within the normal, aged and glaucomatous human optic nerve head. J R Soc Interface. 2015 May 6;12(106)
81. Ho LC, Sigal IA, Jan NJ, Squires A, Tse Z, Wu EX, et al. Magic angle-enhanced MRI of fibrous microstructures in sclera and cornea with and without intraocular pressure loading. Invest Ophthalmol Vis Sci. 2014 Aug 7;55(9):5662–72.
82. Svetlova OV, Zaseeva MV, Surzhikov AV, Koshitz IN. Development of the theory of aqueous outflow and promising hypotensive treatment. (in Russian). Glaukoma. 2003;1:51–9.

第3章 测量人眼球壁硬度的方法

Anna I. Dastiridou, Ioannis Pallikaris

引言

OR是指眼内容积和IOP变化之间的关系，其测量多采用经验性测量法，可用于描述眼球的扩张性或弹性[1]。但是，这种经验性测量法更适用于对体外活体组织（而非体内活体组织）的生物力学特性进行描述，其难度系数与日俱增（参见"Schiotz眼压计级差测量"部分）。因此，在测量活体人眼OR时，这种传统的客观测量法并不适用。截至目前，活体人眼OR可用的数据主要来自以下3种不同类型的研究：第一，眼球摘除术后，对被摘除的眼球进行的研究；第二，主要在手术室并使用测压法进行的研究；第三，使用硬度测量的替代方法或采用特定假设来进行无创地测量压力或容积置换的研究（参见"眼球壁硬度的压力测量"部分）。现今，OR压力测量的相关知识体系主要来自动物实验[2-6]和体外测量，体内测量非常少[7-16]。显然，目前还没有一种人们普遍认可的，兼具准确性、可重复性、无创特点的OR测量方法。当前，人们对活体人眼OR的认识主要还是基于有创眼压计测量或配对Schiotz眼压计测量。

Schiotz眼压计级差测量

早在1937年，Friedenwald便提出了眼球壁硬度这一术语[1]。在那个时候，科学界开始重视围绕当时可用眼压计校准表及其精度的研究。Friedenwald对眼压计产生了浓厚的兴趣，他在提高压陷式眼压计测量精度方面进行了广泛的研究。随着试验的推进，校准表也得以不断更新[17,18]。Friedenwald利用两种不同重量（通常是5.5g和10g）得到的配对读数，以及其提出的眼压图来对IOP和OR进行测量。当时，测量IOP的基本仪器是Schiotz眼压计，该仪器基于压陷测压原理，临床上对其精度的要求很高。由于角膜的压陷必须转化为IOP读数，高精度的眼压图成为必需。在构建使用Schiotz眼压计测量OR(和IOP)的眼压图上，Friedenwald的研究提供了重要的试验数据[1,17,18]。在压陷式眼压测量中，对OR的认识至关重要。如果不考虑这一点，一旦出现平均读数外的测量读数，试验就可能产生较大误差[19,20]。

临床上，OR的测量常采用Schiotz眼压计级差测量法。然而，由于加载在眼压计上的重量改变了眼球血容量，加之又使用了校准表，该测量法得到的结果难免会出现误差[21,22]。

眼球壁硬度的压力测量

20世纪上半叶，动物眼实验表明，在IOP范围内的压力-容积关系并不均匀[2,3]。有意思的是，IOP越高，眼球壁越硬；IOP越低，眼球壁越有弹性。在人体上开展的后续研究则进一步描述了其在人眼中的特征[7-9]。起初，人体研究数据主要来自尸检或者因黑色素瘤而进行摘除的眼球[7-9,23]。本章的研究数据则来自白内障手术患者的正常眼球。

在这些研究中，研究人员一般先将测量装置的管子插入眼球的前房、后房或玻璃体腔。随后，通过调整输液瓶的高度，或者根据已知眼球容积来控制眼球增大并记录压力，从而控制IOP[24-26]。

为了测量眼壁硬度，希腊克里特大学设置了一套测量装置，并对其进行了标准化处理[10,11]。该装置由压力传感器、容积计量泵和一系列非弹性管组成，通过定制软件进行控制(图3.1和图3.2)。

其中，压力传感器的敏感性阈值为0.05mmHg，用于输送微量生理盐水的微剂量泵精度的步幅为0.08μL。该装置通过定制软件对测量过程进行控制。整个测量过程在手术室进行，测量前在无菌条件下连接微管系统(图3.1)，以便将测量设备与眼球进行连接。在准备过程中，考虑到空气的存在可能会导致伪影，所以普遍用生理盐水对管道系统进行测试[27]。

该测量过程可在局部滴用表面麻醉剂下进行。研究中的大多数测量都是以这样的方式在白内障手术之前进行的[10,11]。进入前房之前，需将针尖固定在距离眼球一定的高度来校准压力传感器。随后，外科医生用20号刀片的尖端穿过角膜后弹力层，在角膜上开一个口，并在开口插入并固定一个21号的蝴蝶针连接管道系

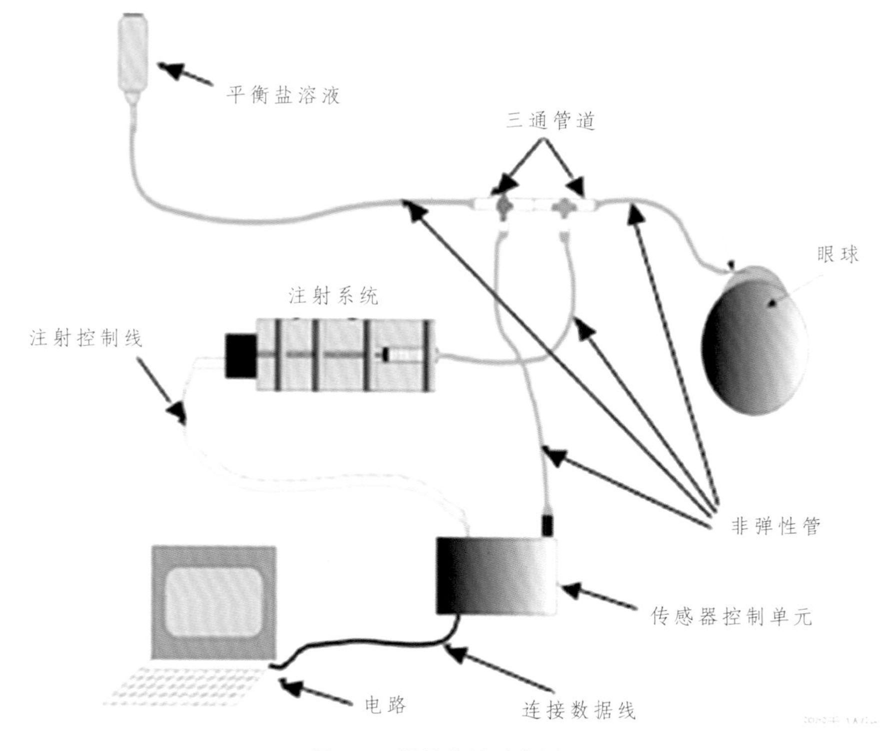

图 3.1 测量装置示意图。

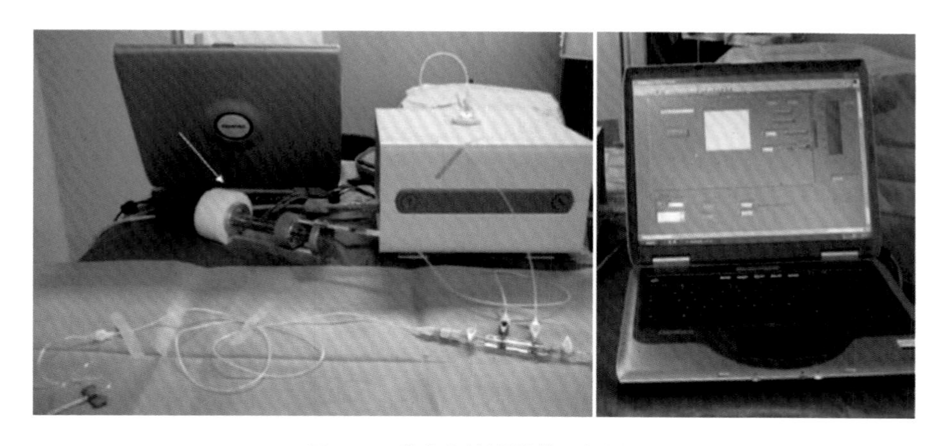

图 3.2 手术室的测量装置视图。

统。前房穿刺置管后，记录初始 IOP。适当地抽出房水（如果 IOP 很低，将生理盐水注入前房），将 IOP 设定为 10mmHg，然后开始通过每次注射 4μL 平衡盐溶液来调整 IOP。每次注射完成，传感器等待 1 秒，待系统达到平衡后，以 200Hz 的采样频率记录连续2秒的IOP数值(图3.3)。选择上述时间间隔,是为了记录下至少2个完整心动周期,从而记录下2个眼脉冲。当IOP达到40mmHg的截止点时,停止输注,并将压力传感器设置为简单记录自然IOP。这有助于量化个体眼的OR和输出流量[28,29]。

其他眼球壁硬度测量方法

除了级差测量法和测压法外,还存在其他测量OR的替代方法[30-34]。我们将在下一章对这些方法进行讨论。最后,近期报道了一种利用OCT技术来测量眼壁硬度的新型光学测量方法,其应用前景广阔[35]。

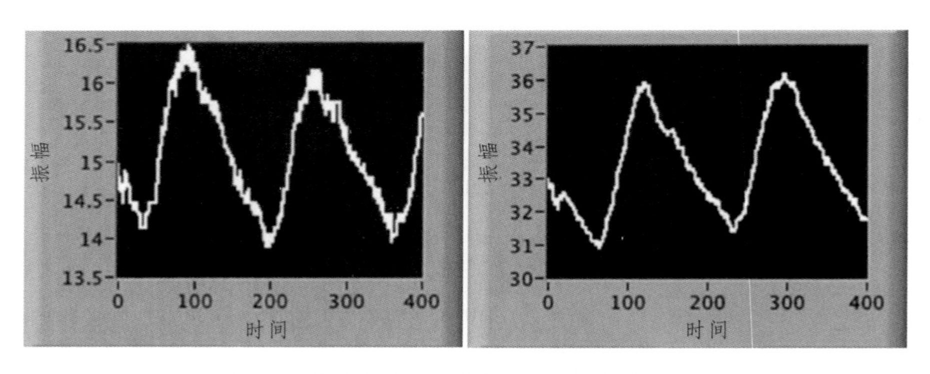

图3.3　每次滴注后眼球自然IOP的样本记录。

(段宣初 廖礼 译　蔡紫妍 校)

参考文献

1. Friedenwald JS. Contribution to the theory and practice of tonometry. Am J Ophthalmol. 1937;20:985–1024.
2. Ridley F. The intraocular pressure and drainage of the aqueous humor. Br J Exp Pathol. 1930;11:217–40.
3. Clark JH. A method for measuring elasticity in vivo and results obtained on the eyeball at different intraocular pressures. Am J Physiol. 1932;101:474–81.
4. Ytteborg J. Changes in the coefficient of rigidity from the live to the dead eye. Experiments on rabbits. Acta Ophthalmol (Copenh). 1962;40:484–91.
5. Schmerl E, Steinberg B. Determination of ocular tension and rigidity in rabbits. Am J Ophthalmol. 1946;29:1400–4.
6. Eisenlohr JE, Langham ME. The relationship between pressure and volume changes in living and dead rabbit eyes. Investig Ophthalmol. 1962;1:63–77.
7. Eisenlohr JE, Langham ME, Maumenee AE. Manometric studies of the pressure–volume relationship in living and enucleated eyes of individual human subjects. Br J Ophthalmol.

1962;46:536–48.
8. Ytteborg J. Influence of bulbar compression on rigidity coefficient of human eyes, *in vivo* and encleated. Acta Ophthalmol Copenh. 1960;38:562–77.
9. Ytteborg J. The role of intraocular blood volume in rigidity measurements on human eyes. Acta Ophthalmol. 1960;38:410–36.
10. Pallikaris IG, Kymionis GD, Ginis HS, Kounis GA, Tsilimbaris MK. Ocular rigidity in living human eyes. Invest Ophthalmol Vis Sci. 2005;46:409–14.
11. Dastiridou AI, Ginis HS, De Brouwere D, Tsilimbaris MK, Pallikaris IG. Ocular rigidity, ocular pulse amplitude, and pulsatile ocular blood flow: the effect of intraocular pressure. Invest Ophthalmol Vis Sci. 2009;50:5718–22.
12. Pallikaris IG, Kymionis GD, Ginis HS, Kounis GA, Christodoulakis E, Tsilimbaris MK. Ocular rigidity in patients with age-related macular degeneration. Am J Ophthalmol. 2006;141:611–5.
13. Dastiridou AI, Ginis H, Tsilimbaris M, Karyotakis N, Detorakis E, Siganos C, Cholevas P, Tsironi EE, Pallikaris IG. Ocular rigidity, ocular pulse amplitude, and pulsatile ocular blood flow: the effect of axial length. Invest Ophthalmol Vis Sci. 2013;54:2087–92.
14. Dastiridou AI, Tsironi EE, Tsilimbaris MK, Ginis H, Karyotakis N, Cholevas P, Androudi S, Pallikaris IG. Ocular rigidity, outflow facility, ocular pulse amplitude, and pulsatile ocular blood flow in open-angle glaucoma: a manometric study. Invest Ophthalmol Vis Sci. 2013;54:4571–7.
15. Karyotakis NG, Ginis HS, Dastiridou AI, Tsilimbaris MK, Pallikaris IG. Manometric measurement of the outflow facility in the living human eye and its dependence on intraocular pressure. Acta Ophthalmol. 2015;93:e343–8.
16. Panagiotoglou T, Tsilimbaris M, Ginis H, Karyotakis N, Georgiou V, Koutentakis P, Pallikaris I. Ocular rigidity and outflow facility in nonproliferative diabetic retinopathy. J Diabetes Res. 2015;2015:141598.
17. Friedenwald JS. Some problems in the calibration of tonometers. Trans Am Ophth Soc. 1947;45:355.
18. Friedenwald JS. Tonometer calibration; an attempt to remove discrepancies found in the 1954 calibration scale for Schiotz tonometers. Trans Am Acad Ophthalmol Otolaryngol. 1957;61:108–22.
19. Mc Bain E. Tonometer calibration. II. Ocular rigidity. AMA Arch Ophthalmol. 1958;60:1080–91.
20. Holland MG, Madison J, Bean W. The ocular rigidity function. Am J Ophthalmol. 1960;50:958–74.
21. Jackson CR. Schiotz tonometers. An assessment of their usefulness. Br J Ophthalmol. 1965;49:478–84.
22. Goodside V. Ocular rigidity: a clinical study. AMA Arch Ophthalmol. 1959;62:839.
23. Prijot E, Weekers R. Contribution to the study of the rigidity of the normal human eye. Ophthalmologica. 1959;138:1–9.
24. Gloster J, Perkins ES. Distensibility of the human eye. Br J Ophthalmol. 1959;43:97–101.
25. Gloster J, Perkins ES. Ocular rigidity and tonometry. Proc R Soc Med. 1957;50:667–74.
26. Gloster J, Perkins ES. Distensibility of the eye. Br J Ophthalmol. 1957;41:93–102.
27. Tsilimbaris MK, Ghinis H, Kounis G, Kimionis G, Pallikaris IG. Attenuation of ocular wall pulsation in eyes containing a gas bubble after vitrectomy. Curr Eye Res. 2002;24:202–5.
28. Moses RA, Grodzki WJ. Ocular rigidity in tonography. Doc Ophthalmol. 1969;26:118–29.
29. Grant WM, Trotter RR. Tonographic measurements in enucleated eyes. AMA Arch Ophthalmol. 1955;53:191–200.
30. Hommer A, Fuchsjäger-Mayrl G, Resch H, Vass C, Garhofer G, Schmetterer L. Estimation of ocular rigidity based on measurement of pulse amplitude using pneumotonometry and fundus pulse using laser interferometry in glaucoma. Invest Ophthalmol Vis Sci. 2008;49:4046–50.
31. Wang J, Freeman EE, Descovich D, et al. Estimation of ocular rigidity in glaucoma using ocular pulse amplitude and pulsatile choroidal blood flow. Invest Ophthalmol Vis Sci. 2013;54:1706–11.
32. Ebneter A, Wagels B, Zinkernagel MS. Non-invasive biometric assessment of ocular rigidity in glaucoma patients and controls. Eye (Lond). 2009;23:606–11.
33. Pallikaris I, Ginis HS, De Brouwere D, Tsilimbaris MK. A novel instrument for the non-

invasive measurement of intraocular pressure and ocular rigidity. Invest Ophthalmol Vis Sci. 2006;47:2268.

34. Panagiotoglou TD, De Brouwere D, Ginis HS, Tsilimbaris MK, Pallikaris IG. Non-invasive measurement of ocular rigidity with a novel instrument. Invest Ophthalmol Vis Sci. 2008;49:4598.
35. Sayah DN, Mazzaferri J, Ghesquière P, Duval R, Rezende F, Costantino S, Lesk MR. Non-invasive in vivo measurement of ocular rigidity: clinical validation, repeatability and method improvement. Exp Eye Res. 2019 Oct 10;190:107831.

第4章 替代性无创眼球壁硬度测量方法

Efstathios T. Detorakis

引言

迄今为止，寻找到准确且可重复的 OR 测量方法一直是一些研究难以实现的目标[1]。组织硬度的定义是作用在组织上的力与所诱导的形变之间的关系[1,2]。这种“应力应变”比（杨氏模量）[3]特别适用于压缩应力与纵向应变比呈线性的结构。据报道，中央角膜和周围角膜组织的杨氏模量值为 72.4~102.4kPa 和 38.3~58.9kPa，这反映了离体角膜生物力学行为的复杂性，其中还包括黏弹性或各向异性因素，这意味着载荷的速率改变了角膜杨氏模量的测量值[4]。

然而，在具有不可压缩内容物（液体）的凹形球状结构（如眼球）中，硬度可表示为球体体积与其内部压力之间的数学关系[2]。在这种情况下，从机械角度来看，硬度反映了眼球壁的弹性特性，在眼球中，即前壁（角膜）和后壁（巩膜）的弹性特性[5]。然而，活体眼球的生物力学特性受更多内在因素影响，如血液循环和血管组分状况（主要是脉络膜）[2,5]。此外，眼球并不是一个均匀的球体，而是具有分隔结构，包括含房水（完全不可压缩）的前房，以及包含玻璃体的眼后节，可能表现出黏弹性或孔隙弹性（即显示空间变化的弹性）等更复杂的生物力学特性[2,6]。因此，对于眼球的不同区域，硬度可能有所不同（图 4.1），更加适当的表述方法是角膜硬度（仅指角膜）、巩膜硬度和全眼硬度（描述活体眼球总体弹性特性的一个术语）[2,7]。

迄今为止，一些研究已经报道了青光眼[8]和年龄相关性黄斑变性[9]等严重的眼部疾病的 OR。此外，OR 可能参与重要的眼球生物学功能和变化，如眼调节性老化和老视[2,10,11]。然而，尽管其具有不可否认的临床意义，临床医生并未将 OR 作为影响临床决策制订的参数[2,12]。造成这种差异的主要原因是，目前尚无准确、可重

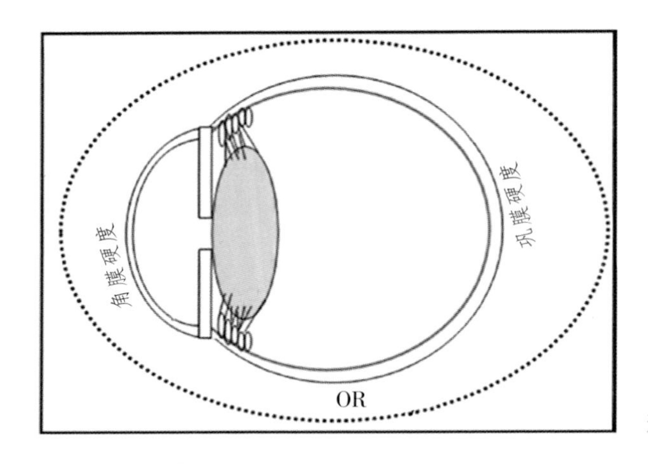

图 4.1 角膜、巩膜和全眼 OR 的地形分布。

复的非侵入性 OR 测量方法[2,12](图 4.2)。历史上,定量评估 OR 的常用方法是级差测量法,由 Jonas Friedenwald 在 20 世纪初首次提出[13,14]。此后,一些学者试图对 OR 进行测量,大多数方法是级差测量法的变形(图 4.3)[8,15-17]。在本章中,我们将介绍一些近期提出的评估 OR 的替代方法,其可能具有重要的实际意义。

历史背景

评估个体之间 OR 差异的需要源于临床上对 IOP 测定法准确性的观察。事实

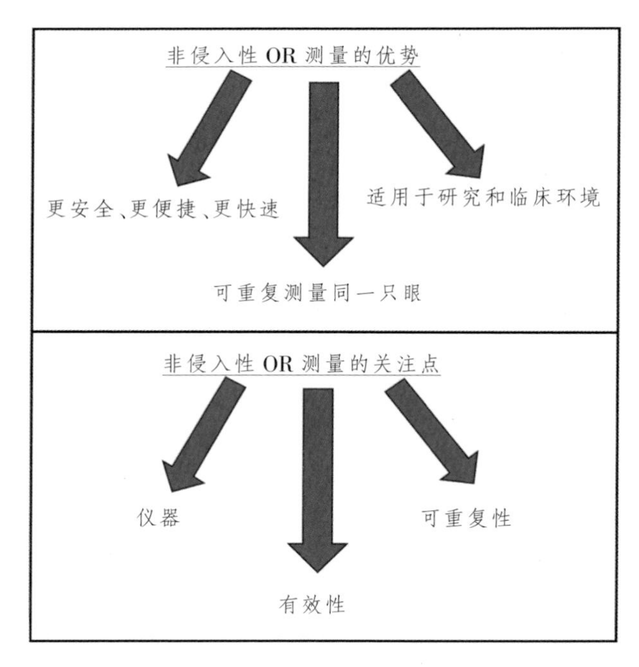

图 4.2 非侵入性 OR 测量的优势和关注点。

研究者	年份	方法	r 值
Friedenwald	1937	级差测量	0.0215
Goldmann 和 Schmidt	1957	级差测量	0.0200
Drance	1960	级差测量	0.0217
Agrawal	1991	级差测量	0.0217
Pallikaris	2005	前房测压	0.0126

图 4.3　OR 测量方法的历史概述。

上，早期临床研究观察发现，同一只眼睛使用 Schiötz、Souter、McLean 和 Gradle 等眼压计进行测定，测得的 IOP 有所不同[14,18]。这一有趣的发现促使 Jonas Friedenwald 提出，这种差异可能源于人眼球生物力学特性的差异[13,14]。他提出，眼压计的校准是基于 OR 的平均值，但个别眼睛可能会显著偏离这些平均值[13,14]。Friedenwald 随后引入了“眼球壁硬度系数”(r)的概念作为 OR 的度量，并提出了一种经典的测定方法(级差测量)，该方法使用 Schiötz 压陷式眼压计(或 Schiötz 压陷式眼压计和 Goldmann 压平式眼压计)，采用两种不同重量的砝码测得配对的 IOP 来测定 r[13,14]。根据 Friedenwald 的经典教学，眼球体积变化和 IOP 从 IOP_0 到 IOP_1 的变化与 IOP_0 和 IOP_1 之比[$Log(P_1/P_0)/DV$]的共同对数成正比，r 代表该方程中的比例常数。此外，尽管 Friedenwald 计算了人眼球的 r 值平均值为 0.0215mmHg/mL，他也报道了个体眼睛之间的 r 值有很大差异，并开发了一个用于自定义测量 r 的列线图[13,14]。然而，他的计算基于对摘除人眼的观察，这导致了对其方法的严厉批判，因为死亡后摘除人眼的 OR 与活体 OR 具有明显的不同。除了缺乏血液循环和血管塌陷外，还包括眼球壁的结构改变和眼球周围肌肉组织张力改变[2,16]。事实上，据报道，在人体死亡后，OR 可能表现出特征性变化，包括死亡后 4 小时硬度降低和死后 14 小时后硬度增加[2]。因此，一些学者对活体 OR 的精确测量进行探索，包括 Goldmann 和 Schmidt[15]、Drance[8]、Agrawal[17] 和 Pallikaris[16]等人，他们试图通过用类似的方法测量活体 OR 来重新对这个重要问题进行探讨。中央角膜厚度(CCT)也被用作角膜生物力学的替代测量指标[19,20],然而,CCT很快就被发现不能完整描述角膜硬度,因为其受到角膜水化状态的影响,而角膜硬度除了受组织绝对厚度影响外,也受到胶原纤维质地差异的影响。近年来,随着眼科检查技术不断进步,出现了一些有趣的替代方法,解决了OR测量问题。

轴向长度-OR相关测量

此前的研究强调了眼球轴向长度(AL)与OR之间的密切联系[21]。IOP急剧降低伴随AL减小这一现象促使Ebneter[22]等人提出了一种无创的OR测量方法。该方法通过口服500mg乙酰唑胺促使IOP急剧下降。在服用乙酰唑胺前及服用乙酰唑胺后2小时后对AL和IOP进行测定。采用非接触式部分相干激光干涉法测量AL,从而避免可能导致眼球变形的任何机械应力。采用非压平眼压计测量IOP,以降低角膜变形的可能性,IOP每降低1mmHg所导致的AL下降被用于估计OR值。理论上,在测量过程中没有作用在眼球上的机械力(除了非压平式眼压计)增强了该方法的有效性。然而,另一方面,乙酰唑胺的一些药理作用,如可能通过诱导细胞外酸中毒或通过增加眼部灌注压介导血管扩张作用对脉络膜和视网膜循环造成影响,引起了人们对在测量过程中可能诱导OR变化的关注。

脉动振幅和眼底脉动的测量

眼脉动振幅(OPA)对应于心动周期(心脏收缩和舒张)的IOP变化,假设眼静脉是非搏动的[23,24]。一种单模二极管激光器(783nm)能够利用从角膜和视网膜表面再发射波的干涉条纹来测量二者之间的距离。然后,可以通过计算心动周期向内和向外运动之间的条纹来评估心动周期干涉阶[DN(t)]的变化,眼底脉动振幅被定义为与角膜-视网膜距离变化相对应的光学距离[DL(t)]的变化,计算公式如下:

$$DL(t)=DN(t)\lambda/2$$

计算收缩期和舒张期的最高IOP值(分别为IOP_1和IOP_2),并根据Friedenwald

方程计算眼球机械性能的指标(E1)：

$$E1=(\log IOP_1\_\log IOP_2)/眼底脉动振幅$$

计算出的因子 E1 在原发性开角型青光眼患者中显著升高，这一结果支持了眼部组织的生物力学特性在青光眼的发病过程中发挥作用[24]。

弹性成像

病理组织的弹性特征通常不同于正常组织。这一发现很早就被纳入了传统医学思维，并在体检过程中纳入了组织触诊。然而，触诊具有主观性，这也促进了评估活体组织弹性的更客观和更可重复的测量方法，如弹性成像的发展，其目的是采用成像技术取代触觉反馈[25-27]。在超声弹性成像下，组织弹性通过应变弹性成像和剪切波弹性成像两种不同的方法进行检查。在前者中[28]，由超声探头施加在组织上的机械压力引起的超声反射率变化被转换为弹性数据。在后者中，对剪切波进行了评估[29,30]，这些低频波在组织中与超声波传播方向垂直的方向传播。剪切波的产生和传播与组织弹性密切相关。应变弹性成像是一种定性技术，由于无法压缩更深的组织，仅限于对表面组织进行评估[31]。与之相反，剪切波弹性成像可以被应用于对更深层次组织的评估，并产生组织弹性的定量测量(通常用 kPa 表示)[30]。除了超声波，组织内剪切波也可以通过组织振动(通常在 50~500Hz 范围内)产生，组织行为特性的变化可以通过 MRI(MRI 弹性成像)进行检查[32]。另一种选择是评估正常功能(如呼吸运动、心跳或血液循环)在组织内产生的剪切波。对这种组织“噪声”及其与组织弹性关联的被动检查也可以通过光学相干断层扫描(OCT)等其他方式进行[33]。后者可能特别适用于眼科弹性成像，是一种具有前景的新型检查方法，在不久的将来，其可能被用于评估活体眼球组织的弹性。

这两种经典超声弹性成像(应变和剪切波)也被用于评估 OR[30,31]。之前针对人类和动物活体眼睛的研究表明，眼部弹性成像是可行的，并能够得出可应用于临床的结果，用于评估各种病理改变，如眼部肿瘤、眼内出血和视网膜脱离，以及眼周疾病 (如 Graves 眼病)[30,31]。该检查可以生成眼球和周围结构的彩色或灰度图，以显示眼球不同区域的弹性成像信号的差异，在剪切波眼科弹性成像下，此类图像可与组织硬度指数的定量测量相结合[30,31]。

角膜滞后的评估

滞后是施加变形力时系统行为的度量[34]。在这种力的作用下，系统可能会达到其原始状态的最大偏离点，然后，根据其刚度–弹性特征（本质上是系统“记忆”），其可能会返回原始状态[34]。因此，滞后可以被认为是系统对其初始状态的依赖。在角膜中，滞后现象被视为施加变形力后活体角膜“记忆”的一种度量标准[35]。眼反应分析仪（ORA）是一种测量活体人眼角膜滞后的装置，由Reichert眼科仪器有限公司（Depew，NY，USA）于2004年推出[35,36]。ORA能够提供与角膜生物力学行为相关的各种参数的信息，包括IOP、CCT、角膜滞后（CH）和角膜阻力因子（CRF）[35,36]。该装置包含一个眼睛跟踪传感器，能够调节眼睛与系统对齐，并将气流引导至中央角膜。这使得中央角膜变形（压平），同时红外线探测器会捕捉来自角膜表面的光线。角膜表面向内移动达到压平点（在ORA信号图上记录为P1），然后角膜缩进并缩回至第二次压平事件（在ORA信号图上记录为P2）。ORA提供了两种不同的IOP测量值：IOP_G，其与Goldmann压平眼压计密切相关，对应于ORA波形（P1）中第一个压平点的IOP值，以及IOP_{cc}（一种根据角膜生物力学特性校正的IOP估计值）。CH被记录为两次压平事件间的IOP差（P1–P2），是角膜黏性阻尼（角膜组织吸收和耗散能量的能力）的度量。按照一种复杂的算法，从这两个压力值中计算得出CRF，其代表了角膜组织的黏弹性行为的度量。

尽管CH可能与角膜生物力学有关，但其真正性质和意义可能更加复杂[35]。已有研究证明，随着年龄增长在这一过程中，角膜会变硬），CH会降低。此外，在角膜通过交联技术硬化后，CH也会降低[35]。

这些结论可能听起来相互矛盾，但可能符合黏性和弹性因素在角膜生物力学中不同的参与模式，并反映了活体组织中生物力学的复杂性。

压平和非压平眼压计的级差测量

将级差测量作为测量OR的方法（根据标准Friedenwald方法，在使用Schiötz眼压计或Schiötz和Goldman眼压计测量时使用两种不同的砝码），这一想法导致了一种设想的提出，即同样可以通过利用ΔIOP，即标准Goldmann压平眼压计和非压平眼压计（Pascal眼压计）之间的差异来进行OR的测定[37]。根据这一设想，标准 Goldmann 眼压计中角膜顶点的压平会改变眼球前节的体积，而使用非压平眼压计不会引起角膜顶点的几何变化（测压头与前角膜表面一致），因此不会引起眼前节体积显著变化[12]（图 4.4）。通过测量压平眼压测量过程中引起的体积变化（ΔV），并将其与两种 IOP 测量方法（压平和非压平）之间的 IOP 差值相关联，可以得出硬度系数（r），其过程与标准 Friedenwald 方法相似。

建议按照惯例使用非压平眼压计的 IOP 读数作为“真实”IOP，但根据 Orsengo-Pye 算法转换压平眼压计的 IOP 读数，因为当角膜几何形状符合所谓的“校正”角膜时，可以获得准确的压平眼压计读数[38]。根据之前发布的 Orssengo-Pye 模型[38]，当角膜参数与所谓“校正角膜”的几何特征一致时，GAT IOP 读数等于真实 IOP，如 CCT 为 520μm，平均外曲率半径为 7.8mm。在建议的方法中，应用 Orssengo-Pye 算法[17]校正 GAT IOP 与“校正角膜”的真实 IOP 的偏差：$IOP_P=\dfrac{IOP_G}{C/B}$，误差系数为“C/B”，其中 B 对应校正角膜的 IOP_G，C 对应被测角膜的 IOP[17]。B 和 C 的计算公式如下：

$$B=\frac{0.6\cdot\pi\cdot R\cdot\left(R-\frac{t}{2}\right)\cdot\sqrt{1-v^2}}{t^2},C=\frac{\pi\cdot R\cdot\left(R-\frac{t}{2}\right)^2\cdot(1-v)}{A\cdot t}$$

式中，R 是前角膜曲率，t 是 CCT，ν 是角膜泊松指数（0.49），A 是压平眼压计测定角膜前表面的压平面积。在该技术中，硬度系数（r）的计算如下：

$$r=[(IOP_{pascal}-IOP_{Goldmann}/\Delta V)\cdot C/B]\cdot E$$

其中 E 是平均角膜杨氏模量。

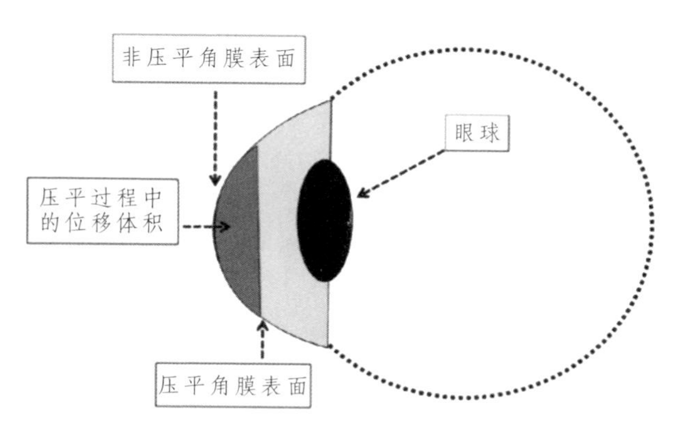

图 4.4　利用压平眼压计测量过程中的位移体积和应用压平、非压平眼压计测量的 IOP 差值测定 OR 的示意图。

该方法的有效性已在一组白内障手术候选患者中进行了验证，这些患者在之前没有青光眼或可能影响 OR 的眼科疾病（包括创伤、手术或炎症）病史。测得的 r 为（0.0174±0.010）mmHg/μL（0.0123~0.022mmHg/μL），与之前报道的其他方法在活体人眼中的测量值非常接近[12]。

结束语

OR 是现代眼科医生临床思维中的一个重要参数，可能与许多严重的病理改变相关，如青光眼、年龄相关性黄斑变性或年龄相关性屈光变化。缺乏一种准确且一致的方法来测量 OR 是限制其在日常临床实践中广泛应用的主要障碍。采用侵入性方法测量 OR 是不切实际的，这限制了其在试验研究中的应用。然而，在过去的几年间，出现了许多作为替代的无创性测量方法，用于人类活体 OR 测量，这为眼科学的临床应用和基础研究提供了有前景的选择。

（林丁 穆罕默德·阿哈默德·可汗 译　蔡紫妍 校）

参考文献

1. Goldmann H. Applanation tonometry. In: Newell FW, editor. Glaucoma second conference. New York: J Macy Jr. Foundation; 1956. p. 167–220.
2. Detorakis ET, Pallikaris IG. Ocular rigidity: biomechanical role, in vivo measurements and clinical significance. Clin Exp Ophthalmol. 2013;41(1):73–81.
3. Kling S, Hafezi F. Biomechanical stiffening: slow low-irradiance corneal crosslinking versus the standard Dresden protocol. J Cataract Refract Surg. 2017;43:975–9.
4. Ramirez-Garcia MA, Sloan SR, Nidenberg B, Khalifa YM, Buckley MR. Depth-dependent out-of-plane Young's Modulus of the human cornea. Curr Eye Res. 2018;43:595–604.
5. Friberg TR, Lace JW. A comparison of the elastic properties of human choroid and sclera. Exp Eye Res. 1988;47:429–36.
6. Cardoso L, Cowin SC. Role of structural anisotropy of biological tissues in poroelastic wave propagation. Mech Mater. 2012 January;44:174–88.
7. Asejczyk-Widlicka M, Pierscionek BK. The elasticity and rigidity of the outer coats of the eye. Br J Ophthalmol. 2008;92(10):1415.
8. Drance SM. The coefficient of scleral rigidity in normal and glaucomatous eyes. Arch Ophthalmol. 1960;63:668–74.
9. Pallikaris IG, Kymionis GD, Ginis HS, Kounis GA, Christodoulakis E, Tsilimbaris MK. Ocular rigidity in patients with age-related macular degeneration. Am J Ophthalmol. 2006;141:611–5.
10. Tezel G, Luo C, Yang X. Accelerated aging in glaucoma: immunohistochemical assessment of advanced glycation end products in the human retina and optic nerve head. Invest Ophthalmol Vis Sci. 2007;48:1201–11.
11. Nguyen CT, Bui BV, Sinclair AJ, Vingrys AJ. Dietary omega 3 fatty acids decrease intraocular pressure with age by increasing aqueous outflow. Invest Ophthalmol Vis Sci. 2007;48:756–62.
12. Detorakis ET, Tsaglioti E, Kymionis G. Non-invasive ocular rigidity measurement: a differential tonometry approach. Acta Medica (Hradec Kralove). 2015;58(3):92–7.

13. Friedenwald JS. Clinical significance of ocular rigidity in relation to the tonometric measurement. Trans Am Acad Ophthalmol Otolaryngol. 1949;53:262–4.
14. Friedenwald JS. Tonometer calibration; an attempt to remove discrepancies found in the 1954 calibration scale for Schiotz tonometers. Trans Am Acad Ophthalmol Otolaryngol. 1957;61:108–222.
15. Goldmann H, Schmidt T. Friedenwald's rigidity coefficient. Ophthalmologica. 1957;133:330–5.
16. Pallikaris IG, Kymionis GD, Ginis HS, Kounis GA, Tsilimbaris MK. Ocular rigidity in living human eyes. Invest Ophthalmol Vis Sci. 2005;46:409–14.
17. Agrawal KK, Sharma DP, Bhargava G, Sanadhya DK. Scleral rigidity in glaucoma, before and during topical antiglaucoma drug therapy. Indian J Ophthalmol. 1991;39:85–6.
18. Eisenlohr JE, Langham ME, Maumenee AE. Manometric studies of the pressure-volume relationship in living and enucleated eyes of individual human subjects. Br J Ophthalmol. 1962;46:536–48.
19. W L, Pye D. Changes in corneal biomechanics and applanation tonometry with induced corneal swelling. Invest Ophthalmol Vis Sci. 2011 May 16;52:3207–14.
20. Kotecha A, Elsheikh A, Roberts CR, Zhu H, Garway-Heath DF. Corneal thickness- and age-related biomechanical properties of the corneameasured with the ocular response analyzer. Invest Ophthalmol Vis Sci. 2006;47:5337–47.
21. Dastiridou AI, Ginis H, Tsilimbaris M, Karyotakis N, Detorakis E, Siganos C, Cholevas P, Tsironi EE, Pallikaris IG. Ocular rigidity, ocular pulse amplitude, and pulsatile ocular blood flow: the effect of axial length. Invest Ophthalmol Vis Sci. 2013;54:2087–92.
22. Ebneter A, Wagels B, Zinkernagel MS. Non-invasive biometric assessment of ocular rigidity in glaucoma patients and controls. Eye. 2009;23:606–11.
23. Dastiridou AI, Ginis HS, De Brouwere D, Tsilimbaris MK, Pallikaris IG. Ocular rigidity, ocular pulse amplitude and pulsatile ocular blood flow: the effect of intraocular pressure. Invest Ophthalmol Vis Sci. 2009;50:5718–22.
24. Hommer A, Fuchsjäger-Mayrl G, Resch H, Vass C, Garhofer G. Schmetterer estimation of ocular rigidity based on measurement of pulse amplitude using pneumotonometry and fundus pulse using laser interferometry in glaucoma. Invest Ophthalmol Vis Sci. 2008;49:4046–50.
25. Nowicki A, Dobruch-Sobczak K. Introduction to ultrasound elastography. J Ultrason. 2016;16:113–24.
26. Low G, Kruse SA, Lomas DJ. General review of magnetic resonance elastography. World J Radiol. 2016;28(8):59–72.
27. Garra BS. Elastography: history, principles, and technique comparison. Abdom Imaging. 2015;40:680–97.
28. Dietrich CF, Barr RG, Farrokh A, Dighe M, Hocke M, Jenssen C, Dong Y, Saftoiu A, Havre RF. Strain elastography - how to do it? Ultrasound Int Open. 2017;3:E137–49.
29. Ozturk A, Grajo JR, Dhyani M, Anthony BW, Samir AE. Principles of ultrasound elastography. Abdom Radiol (NY). 2018;43:773–85.
30. Detorakis ET, Drakonaki EE, Ginis H, Karyotakis N, Pallikaris IG. Evaluation of iridociliary and lenticular elasticity using shear-wave elastography in rabbit eyes. Acta Medica (Hradec Kralove). 2014;57:9–14.
31. Detorakis ET, Drakonaki EE, Tsilimbaris MK, Pallikaris IG, Giarmenitis S. Real-time ultrasound elastographic imaging of ocular and periocular tissues: a feasibility study. Ophthalmic Surg Lasers Imaging. 2010;41:135–41.
32. Litwiller DV, Mariappan YK, Ehman RL. Magnetic resonance elastography. Curr Med Imaging Rev. 2012;8:46–55.
33. Nguyen TM, Zorgani A, Lescanne M, Boccara C, Fink M, Catheline S. Diffuse shear wave imaging: toward passive elastography using low-frame rate spectral-domain optical coherence tomography. J Biomed Opt. 2016;21:126013.
34. Piñero DP, Alcón N. Corneal biomechanics: a review. Clin Exp Optom. 2015;98:107–16.
35. Glass DH, Roberts CJ, Litsky AS, Weber PAA. Viscoelastic biomechanical model of the cornea describing the effect of viscosity and elasticity on hysteresis. Invest ophthalmol Vis Sci. 2008;49:3919–26.
36. Terai N, Raiskup F, Haustein M, Pillunat LE, Spoerl E. Identification of biomechanical properties of the cornea: the ocular response analyzer. Curr Eye Res. 2012;37:553–62.

37. Detorakis ET, Arvanitaki V, Pallikaris IG, Kymionis G, Tsilimbaris MK. Applanation tonometry versus dynamic contour tonometry in eyes treated with latanoprost. J Glaucoma. 2010;19:194–8.
38. Orssengo GJ, Pye DC. Determination of the true intraocular pressure and modulus of elasticity of the human cornea in vivo. Bull Math Biol. 1999;61:551–72.

第 5 章

角膜生物力学的临床评估

Cynthia J. Roberts

引言

2005 年,美国纽约的 Reichert Technologies 公司生产了一款可用于临床测量角膜生物力学形变反应的仪器,即 ORA,该仪器在获取生物力学数据的同时不会对角膜造成损伤;ORA 的诞生使人们对角膜生物力学的研究兴趣不断增加[1]。数年后,德国 Oculus Optikgeräte GmbH 公司生产的可视化角膜生物力学分析仪(Corvis ST)诞生[2]。在这两款仪器出现前,角膜生物力学特征需要通过破坏性载荷的单轴条带测试来获取[3-6]。然而,临床上使用的设备需要一个无创的载荷,以评估角膜的生物力学。为了满足这一挑战,ORA 和 Corvis ST 均通过喷气来使角膜形变,以评估生物力学形变反应,这种方法不能测量经典的生物力学特征,如弹性模量。但其可使我们对变形反应进行定量分析,并对产生的生物力学参数进行解释;这些参数可能与黏弹性、黏弹性的改变、硬度或硬度的改变相关。虽然这两种仪器均为喷气载荷,但二者之间存在重要差异,这影响对每个设备报告的参数进行解释。因此,我们将对 ORA 和 Corvis ST 系统进行详细的对比介绍。

在经典的生物力学特性方面,生物力学形变参数可以将弹性、黏性及黏弹性相比较。弹性的定义是指一旦载荷撤除,物体在发生形变后具有恢复原始状态的能力。弹性是无时间-依赖成分的。拉伸弹性模量(杨氏模量)量化了压力(每单位横切面的功能面积受力)和应变(伸长的百分率)之间的定量关系[7]。弹性模量越高,抗形变能力越大,即硬度越大。在载荷的过程中测量弹性,对于弹性物质,其在载荷与卸载过程中的弹性无差异。黏性的定义是物体抗永久形变的能力,具有时间依赖成分。例如,蜂蜜比水的黏度大,因为蜂蜜对永久变形有较大的抵抗。黏弹性被用来描述某物体同时具有黏性与弹性的特性。该特性对反应有时间-依赖性成分，且在载荷与卸载过程中黏弹性不同，这种差异被称为“滞后”。对于像角膜这样的黏弹性材料，喷气加载和气压降低卸载之间存在响应差异，并且可以通过多种方式进行量化。因此，在比较载荷与卸载的过程中或对两种途径的面积进行定量时必须用同一定义。

ORA 和 Corvis ST 两种设备是当前可在市场中购买到的设备，且均基于对角膜无损伤的空气脉冲测量。然而，两种设备所引出的反应有所不同，不仅仅是时间上的，而且用于评估角膜生物力学反应的技术亦有区别。因此，来自 ORA 和 Corvis ST 的参数应该被认为是互补的，而不是相互竞争的，下文将详细阐述二者的相同点与不同点。

眼反应分析仪

ORA 的脉冲气流在空间和时间上都依从高斯分布[8]，且根据不同患者自动调节，如对 IOP 较高患者的眼睛进行测量时，采用较大幅度的最高气压值。通过设备传感第一次压平(A1)，并关闭发送到喷嘴内活塞的信号，从而实现气流压力调节。活塞的惯性使空气压持续升高，直到达到关机压力。然而，在所有测量中，A1 前增加的气压曲线是相同的，但 A1 后的最大压力和随后的压力下降均取决于 A1 的时间。此设计的结果之一是每次测量都能达到不同的最高气压值[9]，影响 A1 时间的主要决定因素为 IOP，其次为角膜硬度。

ORA 采用间接检测技术评估角膜的移位。该系统的几何结构包括一个与红外线(IR)相连接的红外线探测发射器。当 A1 气流压平角膜时，镜面反射作用使撞击探测器的光子数最大化。此时红外接收信号出现一个峰值(图 5.1)。因在 A1 时红外线信号峰值(峰值 1)取决于撞击探测仪的光子数[10]。在第一次压平压力(P1)下，角膜通过 A1，形状发生凹陷，较少的光子与探测器对齐，红外信号降低。随后，角膜形态开始恢复，在第二次压平压力下(P2)向外位移(A2)，从而产生第二个峰值。CH 是指 A1、A2 测量中 P1、P2 的差值，也代表系统中的黏弹性滞后。在有效测量中，P2 始终小于 P1。压平压力的平均值定义为 Goldmann 压平眼压计测量值 IOP(IOP_g)。制造商们对此开展了补充性研究，凭经验开发出 CRF 和角膜补偿 IOP(IOPcc)两个参数。CRF 与 CCT 密切相关，而 IOPcc 被用来抵消角膜屈光手术后生物力学、CCT 改变对 IOP 的影响[8]。应用 IOPcc评估角膜硬度降低的患者(如角膜屈光术后)的 IOP，比 Goldmann 压平眼压计(GAT)更精确[1,11]。

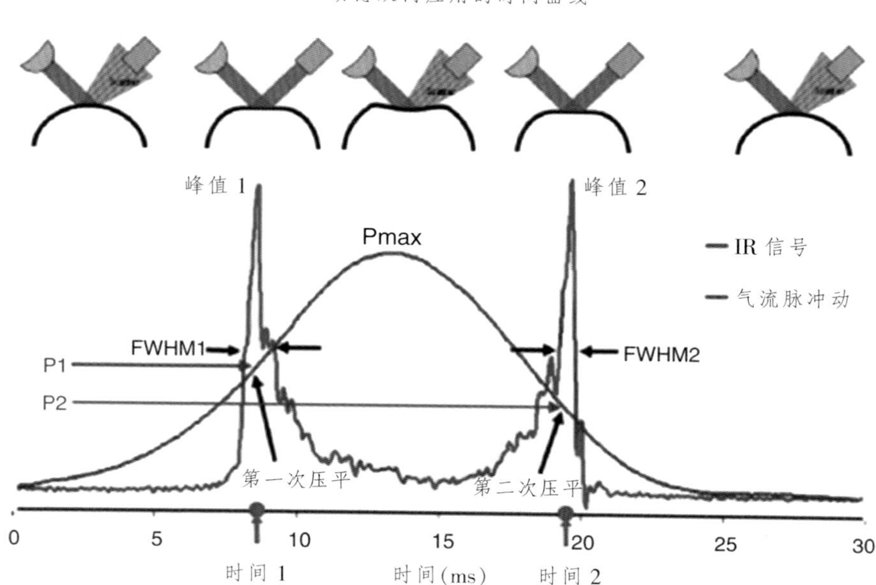

图 5.1　ORA 气流脉冲致角膜形变过程的信号数据示意图：红色代表红外信号，蓝色代表压力信号。各时期形变状态，包括形变前期、第一次压平、凹陷期、第二次压平、角膜恢复期。P1、P2，第一、二次压平压力；时间 1、时间 2，第一、二次压平时间；FWHM1、FWHM2，第一、二次压平半峰值红外信号曲线的宽度；Pmax，最大气压(Reprinted from Ref. 9)。

从生物力学的角度来说，什么是角膜“滞后”呢？这个概念被用来描述两次角膜压平状态的对比：第一次(A1)是载荷过程，第二次(A2)是卸载过程，两次过程的差异代表了角膜的黏弹性。其他评估 CH 的方法包括绘制载荷和卸载过程的路径(图 5.2)，以及滞后环路面积中的类似概念，其实际上量化了载荷与卸载路径差异所限定的区域面积[12]。CH 和 CRF 是载荷压力(P1)和卸载压力(P2)作用的结果，因而可以被视作弹性参数。但在文献中，CH 常被误解为硬度，即一个纯粹的弹性参数，但事实并非如此[9]：低 CH 的角膜可以是软角膜，如圆锥角膜；也可以是硬角膜，如衰老的眼睛或高 IOP 的眼睛。该值取决于相关的黏度，因为 CH 是弹性和黏性的函数。弹性和黏性的不同组合可以产生相同的 CH 值[13]。有必要对 IR 信号和压力信号进行详细分析，获取额外的生物力学信息来完整解释角膜弹性反应。压平峰的宽度与角膜位移的速度有关，位移越快，峰越窄；压平峰(峰值 1 和峰值 2)的波幅与角膜硬度相关，波幅越大，说明压平区域越大，有光子撞击探测器越多，提示角膜硬度越大。这一点在一项小型研究中得到证实，该研究比

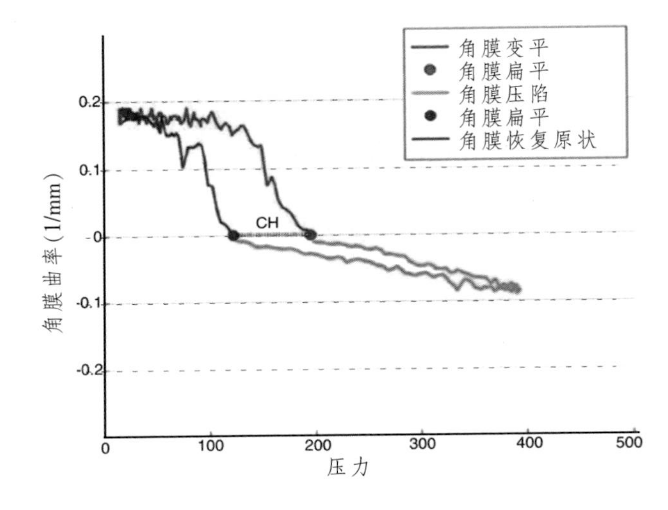

图 5.2 角膜滞后示意图：y 轴为角膜曲率，x 轴为气流压力。CH，第一、二次压平压力之间的差值(Reprinted from Ref. 8)。

较了 4 例正常受试者和 3 例先前被诊断为圆锥角膜的受试者的角膜压平面积[10]。如图 5.3 所示，两个高速照相机与 ORA 并排摆放，分别从颞侧与下方进行拍摄。来自圆锥角膜和正常角膜的典型 ORA 信号如图 5.4 所示。系统获取 IR 信号峰值，并记录每组的 CH 和 CRF，平均值见表 5.1。两个方向照相机所测量的各组角膜压平直径的平均值如表 5.2 所示。峰值 1 和峰值 2 与压平直径的相关性统计如表 5.3 所示。这些研究数据表明，与对照组相比，圆锥角膜的压平峰值显著降低；且在两组受试者中，峰值 1、峰值 2 与下方照相机所获取的压平直径呈强相关性。下方照相机视图与角膜的水平子午线平齐，与 ORA 的测量子午线相同；在测量垂直子午线的颞侧照相机视图中相关性不那么强，其与 ORA 的测量子午线不同。总的来说，健康受试者的角膜压平直径更大，因此反射到红外接收器的光子更多，产生的 IR 信号峰值更大。当角膜硬度增加时，抗形变能力增强，因此角膜压平时更宽、更浅；软性角膜易产生形变，因此角膜受压时产生的形变更窄、更深。上述差异明显，即使受试者较少，试验结果也具有统计学差异。然而，在这项研究中，CH 和 CRF 在正常对照组与圆锥角膜组之间无显著差异。这很可能与受试者数量少，没有信号参数，仅使用 CH 将正常受试者与圆锥角膜受试者区分开来的敏感性较低有关，这与文献报道一致[1]。

目前已经有大量文献对 ORA 中 IR 与压力信号进行自定义分析，以评估临床操作(如角膜屈光手术、角膜交联治疗)对角膜病进展和反应的影响[14]。有文献首次报道了 1 例双眼角膜屈光手术后出现单眼角膜扩张的病例，屈光手术后没有并发症的眼 IR 信号的峰值 1 大于发生扩张症的对侧眼的峰值 1，但 CH 值无差

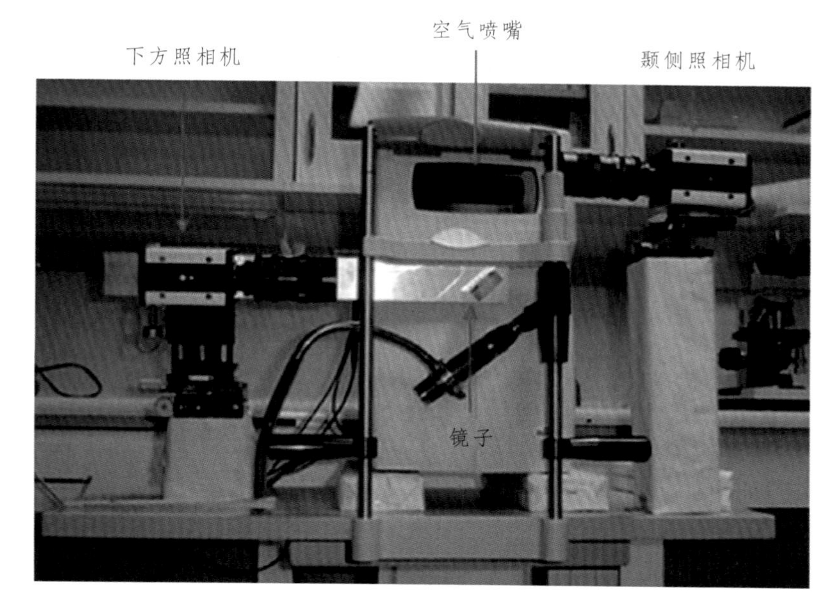

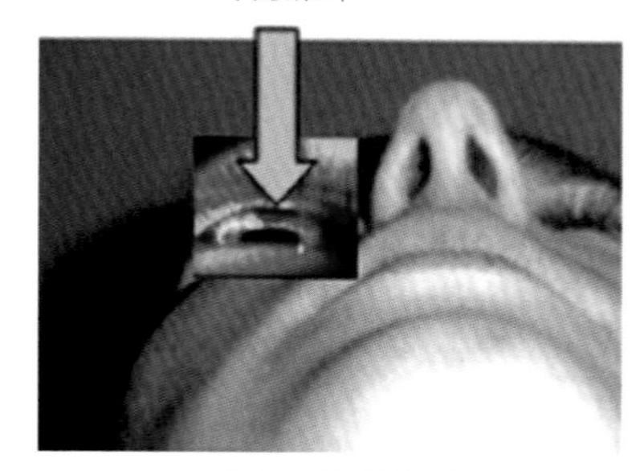

下方照相机视角

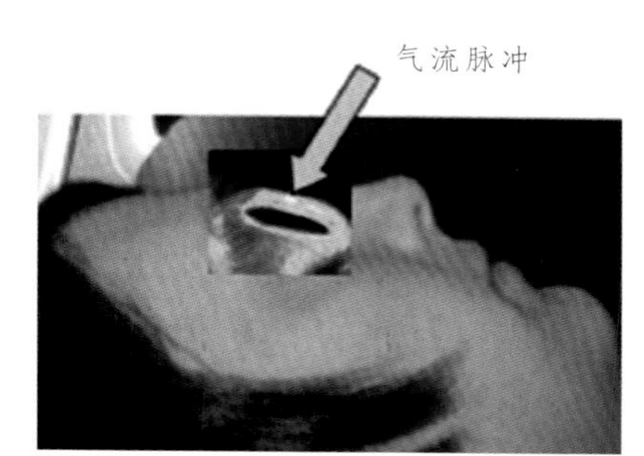

颞侧照相机视角

图 5.3　ORA 试验装置：两个高速照相机分别从颞侧和下方进行拍摄，以衡量形变宽度(Reprinted from Ref. 10)。

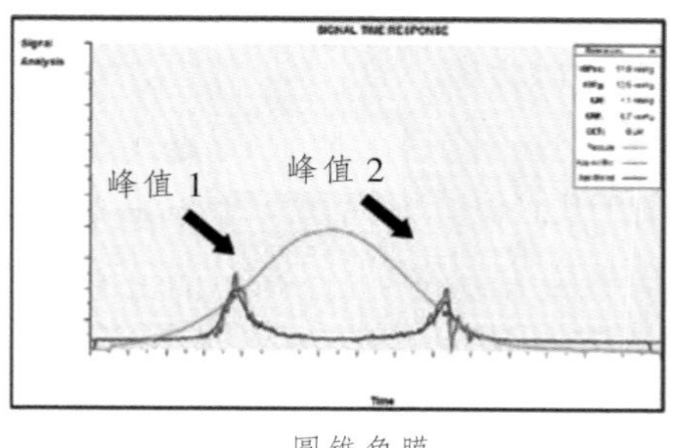

圆锥角膜

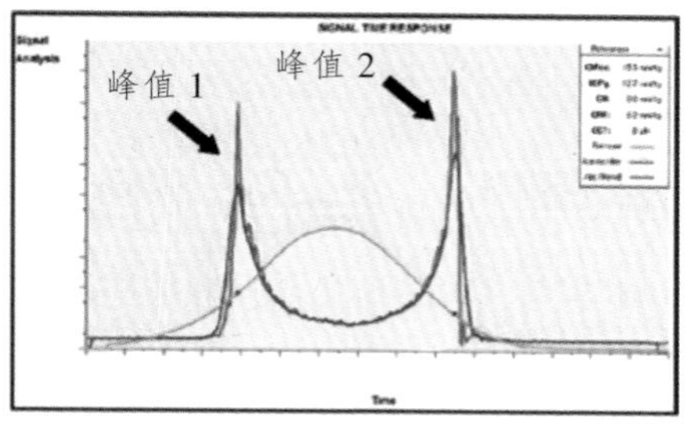

正常角膜

图 5.4　ORA 检查中圆锥角膜患者(左侧)、正常对照(右侧)的红外信号(红色)、压力信号(绿色)示意图。注意，圆锥角膜的峰值 1、峰值 2 明显受抑制(Reprinted from Ref. 10)。

表 5.1 ORA 分析仪参数

参数	正常角膜平均值(n=4)	圆锥角膜平均值(n=3)	P 值
红外线信号峰值 1	748±139	352±122	0.001
红外线信号峰值 2	638±150	344±185	0.017
CRF(mmHg)	9.25±0.93	7.34±2.30	0.066
CH(mmHg)	9.26±0.68	8.55±1.91	0.230

表 5.2 下方和颞侧照相机视图压平直径测量值

参数	正常角膜平均值(n=4)	圆锥角膜平均值(n=3)	P 值
直径(下方照相机)(mm)	4.87±0.23	4.36±0.44	0.029
直径(颞侧照相机)(mm)	4.81±0.33	4.43±0.22	0.046

表 5.3 IR 信号峰值高度与形变直径的相关系数

参数	正常角膜	圆锥角膜
直径(下方)和峰值 1	0.92	0.88
直径(下方)和峰值 2	0.72	0.92
直径(颞侧)和峰值 1	−0.09	0.64
直径(颞侧)和峰值 2	−0.35	0.70

异。该病例提示,术后无并发症的角膜硬度大于出现扩张的角膜硬度[15]。也有研究比较了近视 LASIK(n=14)和近视 LASEK(n=15)(一种表层消融术)术后和术前的峰值,LASIK 组术后峰值 1 减少幅度比 LASEK 组更为显著,说明带瓣的 LASIK 可能产生比 LASEK 更大的生物力学影响,这与文献报道一致。

大量研究发现,CH 在角膜胶原交联术(CXL)前后无明显改变,但 IR 和压力信号却出现显著差异,因此必须获取 IR 信号数据来评估该操作对生物力学的影响[16-18]。CXL 不仅影响角膜的硬度,还影响其黏性,因此弹性的改变被黏性的改变所掩盖。一项研究对 26 例(26 眼)受试者使用 Dresden 方案采取 CXL 治疗,相比 16 只未经治疗的对侧眼,手术后 6 个月 ORA 参数的变化如表 5.4 所示。结果显示,CXL 后 P1 和 P2 均显著增加,而 CH 无差异[19]。为了将生物力学变化与曲率变化联系起来,研究者在 CXL 术前和术后 6 个月根据角膜地形图计

表 5.4 CXL 术前与 CXL 术后 6 月的 ORA 参数

参数	治疗眼(n=26)	对侧对照眼(n=16)	P 值
ΔIOPg(mmHg)	+1.2±2.2	−1.1±1.4	0.0004
ΔIOPcc(mmHg)	+1.4±3.5	−1.3±1.9	0.0020
ΔP1(mmHg)	+7.5±17.3	−5.8±15.3	0.0155
ΔP2(mmHg)	+10.8±20.7	−8.3±10.9	0.0003

算圆锥顶点和幅度指数(CLMI)[20],该计算的一部分定位于最大曲率的 2mm 直径圆形区域,在当前的分析中被称为 Cspot。ΔCspot 和 ΔIOPcc(治疗组 P=0.0020,对照组不显著),以及 ΔCspot 和 ΔP2(治疗组 P=0.0036,对照组不显著)呈显著负相关。然而,ΔCspot 与任一组的 ΔP1 均无显著相关性。这可以解释为卸载参数 P2的增加与治疗组曲率的减少显著相关,但与载荷参数 P1 无关。因此,IOPcc 和 IOPg 的显著增加并不表示 IOP 的实际增加,而是硬度的增加,因为 P1 和 P2 也增加了。

2006 年首次报道了黏弹性 CH 参数与青光眼性视神经损伤相关的证据:低 CH 值与视野进行性丢失相关[21]。该试验引发了后续对 CH 参数在青光眼患者管理中的价值的研究,近期一项前瞻性纵向研究表明,低 CH 值与更快速的视野丢失相关,提示 CH 与青光眼进展具有显著关联[22]。研究证据支持 CH 参数有助于青光眼病情的管理,并强调了黏弹性参数的价值。

Corvis ST

Corvis ST 在每次检查中都产生恒定的气流,该气流不会随角膜性质或受试者的 IOP 而改变[23];因此在检查中,受试者的角膜都会在达到气流峰值之前达到最大形变。当角膜达到最大形变时,气压仍旧持续上升,这就会导致整个眼球自然地呈现快速、非线性的向后运动。当气压达到峰值并开始下降,角膜便开始恢复,但此时眼球仍在向后移动;也就是说,此时角膜向前运动,而眼球却在向后运动。一旦角膜恢复到最初形态,眼球便开始向前运动并恢复到原有位置。上述过程如图 5.5 所示,其描绘了形变期、内凹和外凸运动的压平点的运动特征,包括形变前期、内向凸面期、第一次压平期、内向凹陷期,当角膜发生最大位移时,过渡为振荡期。当气压达到峰值,角膜开始恢复时,振荡期过渡到外向凹陷期,接近第二次压平时,全眼球开始运动,也意味着过渡到了外向凸面期。当角膜完全恢复时,全眼

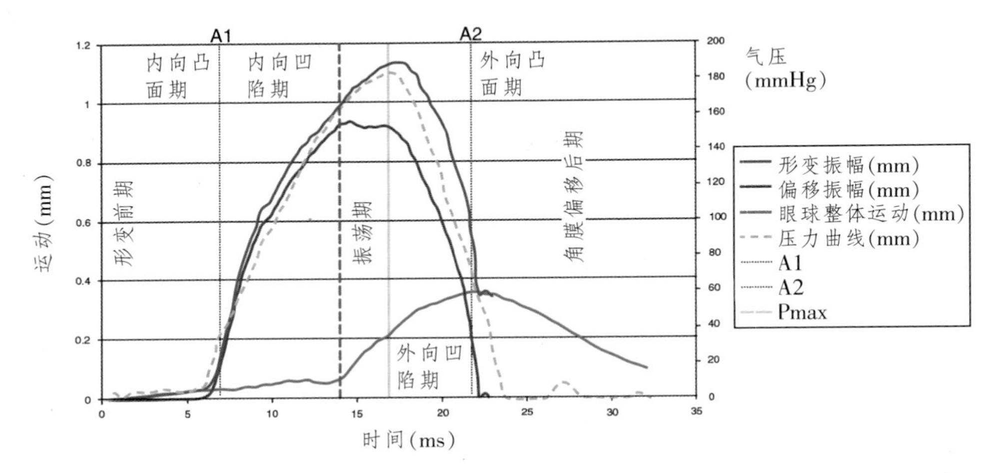

图 5.5 Corvis ST 气流脉冲所致角膜形变的 9 个时期示意图:最高的角膜顶点形变曲线(蓝色)包含全眼球运动(绿色)及角膜位移(红色)。灰色虚线为气压曲线(Reprinted from Ref. 23)。

球也开始恢复至最初状态,这是整个过程的最后阶段[23]。

角膜位移的评估是通过超高速相机对运动进行拍摄来实现的,该相机以每秒约 4330 帧的速度获取图像, 在 32 毫秒的时间内总共拍摄了 140 张图像。图 5.6 列举了不同运动状态下的角膜形变图像。使用 Scheimpflug 几何结构对单个水平子午线进行成像,以最大限度地提高检查期间的焦深。整个视野约 8mm 宽、2mm 深,因此,角膜的各个形变状态都会被记录。只要角膜的顶点在离喷嘴 11mm 处与之对齐,角膜顶点就会位于图像的中心。角膜顶点位移包括角膜运动、眼球运动。Corvis ST 将全眼运动减去角膜运动定义为角膜偏移,以区分二者。因此,“偏移”参数特指角膜运动,“形变”参数代表角膜和全眼运动总和。如图 5.7 所示,眼球运动可以通过测量非凹陷区的周边角膜运动来评估。Corvis ST 报道了许多描述生物力学形变的动态角膜反应参数(DCR),包括速度参数、时间参数、描述变形和偏移的位移参数,以及描述角膜形变的形状参数。特定时间点包括第一、第二次压平,以及最大角膜凹陷点(HC)(即角膜顶点最大位移)。第一次压平点的角膜硬度(SP-A1)由载荷/角膜位移得到[23]。载荷计算为压平时的气压减去生物力学校正的眼压(bIOP),压平时的气压需要根据压平时间和成像窗口内的位置进行调整。同时计算了形变前的状态和 A1 之间的位移,这比其他 DCR 参数更复杂,因为考虑了气压和 bIOP。

影响角膜形变的主要因素包括 IOP、角膜特性和巩膜特性。DCR 对角膜生物力学特性敏感,且相对独立于 IOP,可以作为角膜形状参数[24],这些参数包括最

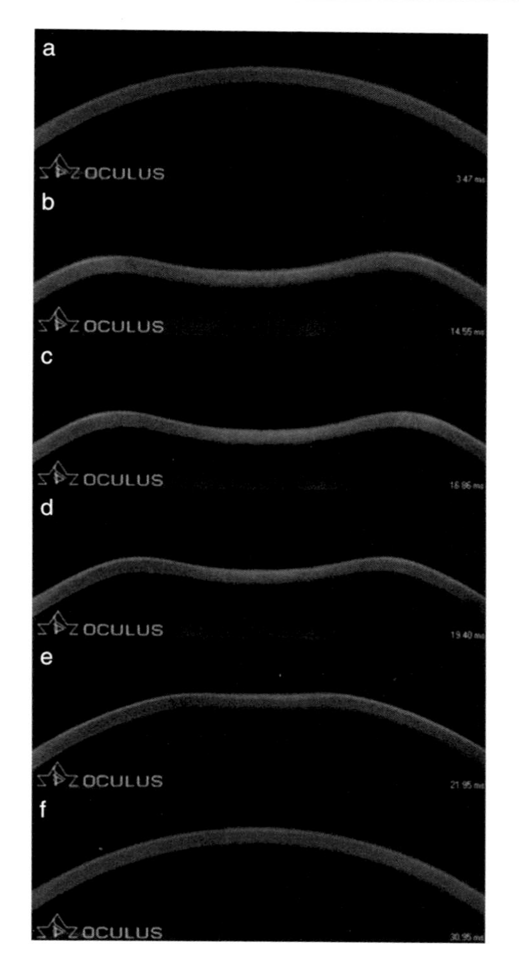

图 5.6 Corvis ST 脉冲下角膜形变的 140 张图像中的代表图。由上到下依次是形变前(a)、内向形变(b,c)、外向形变(c)、外向恢复(d,e)、恢复后(f)的角膜(Reprinted from Ref. 9)。

大凹陷的曲率半径(RadHC)、综合反向半径(IR,两个压平点之间的凹陷曲率曲线下面积)、角膜中央和距角膜中心特定距离的平均形变幅度比例,以及偏移幅度比例(分别为 DA 比例和 DefA 比例)。其他 DCR 受 IOP 影响极大,在解读报告时应该考虑这一点。合并高 IOP 的圆锥角膜可能比低 IOP 的正常角膜具有更大的硬度。因此,选择 IOP 干扰小的参数对个体受试者进行评估十分重要,或者用 Vinciguerra Display 显示括号内带有正常值的报告结果(图 5.8)[24]。研究表明,硬度更大的边界组织(巩膜)可限制角膜的形变[25]。

如何解读这些参数与角膜硬度的关系呢?SP-A1 是唯一直观的参数,SP-A1 越高,则角膜硬度越大,反之硬度越小。对于其他参数,硬度可以被理解为抵抗形变的能力,硬度越大,抵抗形变的能力越强。对于与形状相关的 DCR,DA 和

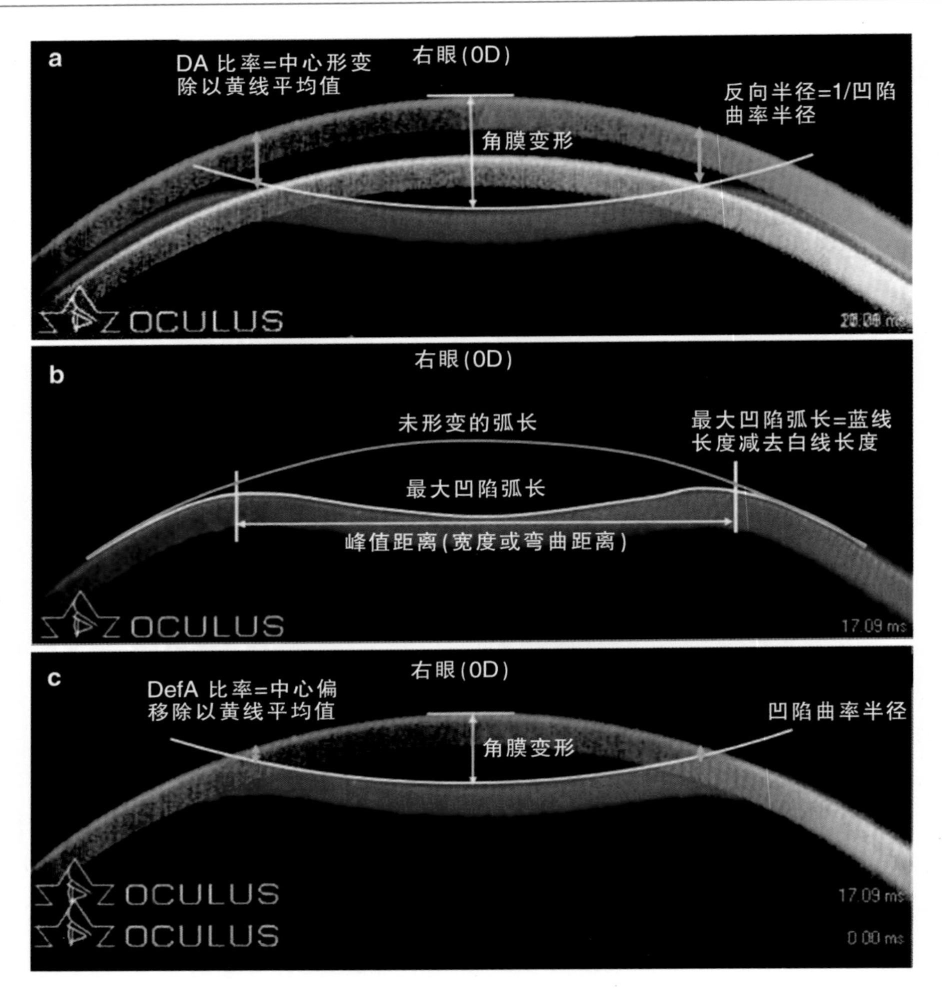

图 5.7　Corvis ST 检查中的数据框架。(a)蓝色代表形变前、红色代表最大偏移角膜状态、白色代表眼球最大位移时角膜。(b)相对于未变形弓长的最大角膜偏移。(c)减去眼球运动位移的 3 种角膜状态图(Reprinted from Ref. 23)。

DefA 比值越大,抵抗形变的能力越弱且硬度越小。凹陷曲率的反向半径等同于曲率,曲率越大(IR 越大),抵抗形变的能力越弱,即硬度越小;曲率半径越小,则曲率越大;因此,凹陷曲率半径越小,硬度越小。相同的逻辑可以运用于其余与 IOP 相关的 DCR。

局部生物力学失代偿是圆锥角膜的特征[26],进行角膜屈光手术前,对“高风险”角膜进行筛查至关重要[27]。Corvis 生物力学指数(CBI)是由特定的 DCR 和硬度参数 SP-A1 组合而成的指数。CBI 的开发基于 658 例样本(478 例健康人群和 180

例圆锥角膜患者)的数据,这些样本来自2个不同国家,其中一个用于构建开发数据库,另一个则用于构建验证数据库。两组分离时CBI性能最佳的参数包括1mm DA比、2mm DA比、A1处的速度、HC处形变幅度的标准偏差(SD)、Ambrósio相关厚度(ARTh)和SP-A1,受试者工作特性曲线(ROC)分析显示,曲线下面积为0.983。随后,一项研究利用随机森林算法的人工智能方法获得断层扫描与生物力学指数(TBI),相比单独断层扫描组合指数、单独CBI指数,其具有更佳性能[29]。需要指出的是,随机森林模型中的输入数据是基本的生物力学和基本的断层扫描参数,而非类似CBI的组合指数;同样重要的是,CBI和TBI都是为了检测圆锥角膜而设计的,而不是为了监测治疗的进展或反应,其不适用于监测疾病进展或者对治疗的反应。

据报道,经上皮PRK(tPRK)和飞秒LASIK(FS-LASIK)术后,生物力学参数均有改变,包括形状相关的DCR和SP-A1,这与角膜变软的特性是一致的;主要表现为SP-A1显著下降、2mm DA比和综合反向半径(IR)显著增加[30]。有研究对比了tPRK(n=65)和FS-LASIK(n=64)对角膜生物力学的影响,结果显示,在达到相同近视矫正效果的情况下,FS-LASIK使角膜变得更软,其中2mm DA比和IR的增加幅度显著升高,而二者的平均bIOP没有显著差异。这与临床经验一致,即LASIK上皮瓣的存在使角膜组织改变更明显[31]。关于SMILE术后(n=43)的研究也得出了类似的结论,DA比和IR显著增加,且SP-A1显著降低,这些改变都与角膜软化或顺应性升高的特点一致。硬度参数是仅有的与术后角膜厚度改变不相关的参数,这表明其可能涉及除组织切除或角膜体积改变以外的其他生物力学

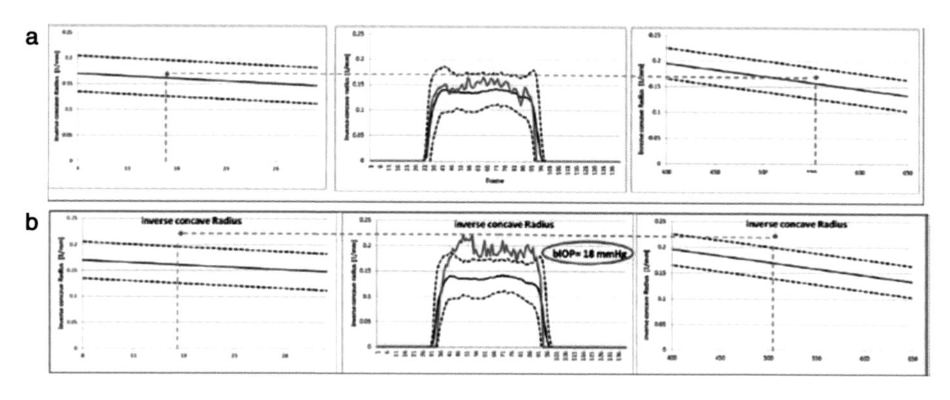

图5.8　两次检查中的反向凹陷半径。(a)正常对照。(b)圆锥角膜患者。图中显示bIOP(左)和CCT(右)的平均值(实线)±2SD(虚线),红色代表特定患者的测量值,图b中圆锥角膜的检测值低于正常范围(Adapted from Ref. 24)。

变化[32]。

此外，CXL 术后，形状相关的 DCR 和 SP-A1 改变均有报道，且与治疗后 4~7 周硬度的变化一致[33]。该研究中共有 34 例患者接受了 6mW/cm²、持续 15 分钟、总能量为 5.4J/cm² 的照射；Corvis ST 测量结果显示，治疗后，DA 比和 IR 显著下降，SP-A1 则显著增加。上述结果证实了 DA 比、IR、SP-A1 等参数在检测、量化角膜生物力学改变方面的敏感性；但仍需要更多研究来确定这些改变随时间的变化情况。屈光手术后立即进行短时曝光、加速 CXL 是一种新的治疗手段，旨在增加屈光术后角膜硬度。近期一项研究首次对 CXL 后状态进行测量，研究者对具有类似矫正视力的 tPRK(n=35)和 tPRK-CXL(n=34)两个治疗组进行对比[34]，准分子消融功率为 30mW/cm²，进行持续 90 秒的连续脉冲或 180 秒的间断脉冲，总照射剂量为 2.7J/cm²，结果显示 SP-A1 在两种治疗后 6 个月均显著降低，而组间无显著差异；两组的 DA 比和 IR 有显著差异，其中 tPRK-CXL 组上述参数的增加幅度显著低于 tPRK 组。换言之，tPRK 术后立即进行快速的 CXL 治疗(tPRK-CXL)可以减少角膜软化，增加角膜硬度；但与术前对比，角膜仍显著软化。

ORA 与 Corvis ST 的比较

尽管 ORA 和 Corvis ST 依赖气流使角膜发生形变，都会发生角膜向内、向外压平事件，期间存在凹陷状态，并且都会分析角膜的水平子午线，但二者对角膜反应的测量和报告截然不同。首先，两种装置的气流压力曲线不同。由于角膜生物力学反应依赖于所受载荷，必然带来不同的角膜反应。除此之外，ORA 装置会根据 A1 的时机对每次测量施加特定的气流；而 Corvis ST 装置每次检查的气压是恒定的。第二，两种装置的评估技术不同。ORA 使用间接测量方法，Corvis ST 则利用高速成像直接记录；两种装置都无须借助空间信息，对角膜生物力学反应进行综合评价。

两种装置使用不同的形变、测量策略，将得出什么样的结果？首先，Corvis 装置每次检查角膜凹陷在气压峰值前达到最大值，随后眼球便呈现非线性、向后运动；因此，当角膜位移达到极限时，气流的能量开始在角膜与眼球间分离。而在 ORA 中，角膜永远不会达到极限凹陷度，因为活塞的惯性决定了最大气压，这与检查期间角膜的最大向后移动相吻合。由于 Corvis ST 在卸载恢复阶段出现 A2 压平，气压相对于角膜和眼球下降，因此 Corvis ST 和 ORA 的压平压力不同。这两个因素都应被考虑。

ORA和Corvis ST的测量结果具有可比性吗？首先，两种装置使用不同的方法测得的IOP比Goldmann更准确，ORA通过经验方法获得IOPcc，Corvis ST采用分析法得出bIOP。但两种测量都有各自的优缺点。其次，由于载荷、卸载过程、角膜反应评估方法存在重要差异，二者所得数据应该是互补的而非相斥的。尽管通过额外开发，两种装置都可以分析角膜的弹性和黏弹性反应，临床上使用ORA测量黏弹性反应、用Corvis ST测量弹性反应更为便捷。ORA需要红外信号、压力信号数据，才能得到弹性反应的信息；而Corvis ST需要在气压降低、卸载过程中将角膜复位、与眼球分解开，才能获取黏弹性反应的信息。

致谢：感谢Oculus光学设备有限公司和Zimer眼科手术系统公司顾问Roberts博士。

（杨翔　译　蔡紫妍　校）

参考文献

1. Luce DA. Determining in vivo biomechanical properties of the cornea with an ocular response analyzer. J Cataract Refract Surg. 2005;31:156–62.
2. Ambrósio R Jr, Ramos I, Luz A, Faria-Correia F, Steinmueller A, Krug M, Belin MW, Roberts C. Dynamic ultra-high-speed Scheimpflug imaging for assessing corneal biomechanical properties. Rev Bras Oftalmol. 2013;72(2):99–102.
3. Andreassen TT, Simonsen AH, Oxlund H. Biomechanical properties of keratoconus and normal corneas. Exp Eye Res. 1980;31:435–44.
4. Nash IS, Greene PR, Foster CS. Comparison of mechanical properties of keratoconus and normal corneas. Exp Eye Res. 1982;35:413–24.
5. Jue B, Maurice DM. The mechanical properties of the rabbit and human cornea. J Biomech. 1986;19:847–53.
6. Hoeltzel DA, Altman P, Buzard K, Choe K. Strip extensiometry for comparison of the mechanical response of bovine, rabbit, and human corneas. J Biomech Eng. 2002;114:202–15.
7. Palko JR, Liu J. Definitions and concepts. In: Roberts CJ, Liu J, editors. Corneal biomechanics: from theory to practice. Amsterdam: Kugler Publications; 2016. p. 1–24.
8. Luce D, Taylor D. Ocular response analyzer. In: Roberts CJ, Liu J, editors. Corneal biomechanics: from theory to practice. Amsterdam: Kugler Publications; 2016. p. 67–86.
9. Roberts CJ. Concepts and misconceptions in corneal biomechanics. J Cataract Refract Surg. 2014;40:862–9.
10. Glass DH. Characterization of the biomechanical properties of the in vivo human cornea. PhD Dissertation, The Ohio State University; 2008.
11. Pepose JS, Feigenbaum SK, Qazi MA, Sanderson JP, Roberts CJ. Changes in corneal biomechanics and intraocular pressure following LASIK using static, dynamic and non-contact tonometry. Am J Ophthalmol. 2007;143:39–47.
12. Hallahan KM, Sinha Roy A, Ambrósio R Jr, Salomao M, Dupps WJ Jr. Discriminant value of custom ocular response analyzer waveform derivatives in keratoconus. Ophthalmology. 2014;121:459–68.
13. Glass DH, Roberts CJ, Litsky AS, Weber PA. A viscoelastic biomechanical model of the cor-

nea describing the effect of viscosity and elasticity on hysteresis. Invest Ophthalmol Vis Sci. 2008;49(9):3919–26.

14. Hallahan K, Duups WJ Jr, Roberts CJ. Deformation response to an air puff: clinical methods. In: Roberts CJ, Dupps WJ, Downs JC, editors. Biomechanics of the eye. Amsterdam: Kugler Publications; 2018. p. 199–216.
15. Kérautret J, Colin J, Touboul D, Roberts C. Biomechanical characteristics of the ectatic cornea. J Cataract Refract Surg. 2008;34(3):510–3.
16. Vinciguerra P, Albè E, Mahmoud AM, Trazza S, Hafezi F, Roberts CJ. Intra- and postoperative variation in ocular response analyzer parameters in keratoconic eyes after corneal cross-linking. J Refract Surg. 2010;26(9):669–76.
17. Spoerl E, Terai N, Scholz F, Raiskup F, Pillunat LE. Detection of biomechanical changes after corneal cross-linking using ocular response analyzer software. J Refract Surg. 2011;27:452–7.
18. Hallahan KM, Rocha K, Roy AS, Randleman JB, Stulting RD, Dupps WJ Jr. Effects of corneal cross-linking on ocular response analyzer waveform-derived variables in keratoconus and postrefractive surgery ectasia. Eye Contact Lens. 2014;40:339–44.
19. Roberts CJ, Mahmoud AM, Lembach RG, Mauger TF. Corneal deformation characteristics and IOP before and after collagen crosslinking. Invest Ophth Vis Sci. 2013;54:1176.
20. Mahmoud AM, Roberts CJ, Lembach RG, Twa MD, Herderick EE, McMahon TT, The CLEK study group. CLMI: the cone location and magnitude index. Cornea. 2008;27(4):480–7.
21. Congdon NG, Broman AT, Bandeen-Roche K, Grover D, Quigley HA. Central corneal thickness and corneal hysteresis associated with glaucoma damage. Am J Ophthalmol. 2006;141:868–75.
22. Medeiros FA, Meira-Freitas D, Lisboa R, Kuang T-M, Zangwill LM, Weinreb RN. Corneal hysteresis as a risk factor for glaucoma progression: a prospective longitudinal study. Ophthalmology. 2013;120:1533–40.
23. Roberts CJ, Mahmoud AM, Bons JP, Hossain A, Elsheikh A, Vinciguerra R, Vinciguerra P, Ambrósio R Jr. Introduction of two novel stiffness parameters and interpretation of air puff induced biomechanical deformation parameters with a dynamic Scheimpflug analyzer. J Refract Surg. 2017;33(4):266–73.
24. Vinciguerra R, Elsheikh A, Roberts CJ, Ambrósio R Jr, Kang DS, Lopes BT, Morenghi E, Azzolini C, Vinciguerra P. The influence of pachymetry and intraocular pressure on dynamic corneal response parameters in healthy patients. J Refract Surg. 2016;32:550–61.
25. Metzler K, Mahmoud AM, Liu J, Roberts CJ. Deformation response of paired donor corneas to an air puff: intact whole globe vs mounted corneoscleral rim. J Cataract Refr Surg. 2014;40(6):888–96.
26. Scarcelli G, Besner S, Pineda R, Yun SH. Biomechanical characterization of keratoconus corneas ex vivo with Brillouin microscopy. Invest Ophthalmol Vis Sci. 2014;55:4490–5.
27. Vinciguerra R, Ambrósio R Jr, Roberts CJ, Azzolini C, Vinciguerra P. Biomechanical characterization of subclinical keratoconus without topographic or tomographic abnormalities. J Refract Surg. 2017;33(6):399–407.
28. Vinciguerra R, Ambrósio R Jr, Elsheikh A, Roberts CJ, Lopes B, Morenghi E, Azzolini C, Paolo Vinciguerra P. Dectection of keratoconus with a new biomechanical index. J Refract Surg. 2016;32:803–10.
29. Ambrósio R Jr, Lopes B, Faria-Correia F, Salomão MQ, Bühren J, Roberts CJ, Vinciguerra R, Vinciguerra P. Integration of Scheimpflug-based corneal tomography and biomechanical assessments for enhancing ectasia detection. J Refract Surg. 2017;33:434–43.
30. Lee H, Roberts C, Kim T-I, Ambrosio R, Elsheikh A, Kang DSY. Changes in biomechanically-corrected intraocular pressure and dynamic corneal response parameters before and after transepithelial photorefractive keratectomy and femtosecond laser-assisted laser in situ keratomileusis. J Cataract Refract Surg. 2017;43(12):1495–503.
31. Santhiago MR. Percent tissue altered and corneal ectasia. Curr Opin Ophthalmol. 2016;27:311–5.
32. Fernández J, Rodriguez-Vallejo M, Martinez J, Tauste A, Salvestrini P, Piñero DP. New parameters for evaluating corneal biomechanics and intraocular pressure after small-incision lenticule extraction by Scheimpflug-based dynamic tonometry. J Cataract Refract Surg. 2017;43:803–11.

33. Vinciguerra R, Romano V, Arbabi E, Brunner M, Willoughby CE, Batterbury M, Kaye SB. In-vivo early corneal biomechanical changes after collagen cross-linking in patients with progressive keratoconus. J Refract Surg. 2017;33:840–6.
34. Lee H, Roberts C, Ambrósio R, Elsheikh A, Kang DSY, Kim T-I. Effect of accelerated corneal crosslinking combined with transepithelial photorefractive keratectomy on dynamic corneal response parameters and biomechanically corrected intraocular pressure measured with a dynamic Scheimpflug analyzer in healthy myopic patients. J Cataract Refract Surg. 2017;43:937–45.

第6章 巩膜的生物力学特性

Ian C. Campbell, Scott Lovald, Mariana Garcia, Baptiste Coudrillier

引言

巩膜的功能、结构和组成

眼球是一个动态器官,不断受到来自内部与外部的机械力的作用。巩膜,即眼球的白色部分(图6.1a),约占人眼外壳的80%[5],与角膜一起形成了连续的近似球形壳,以承受来自眼球内部和外部力的载荷。眼球内力是由IOP产生的,IOP由房水的流体平衡达成。IOP分布在眼球内表面,产生内拉伸应力。巩膜承受的应力大致与IOP及眼球半径与眼球壁厚度比有关[6],这被称为"拉普拉斯定律(Laplace Law)",根据此定律,眼球壁被视为一个近似球形的压力容器。然而,Chung等的研究显示,这种近似可能是不可靠的[6]。眼球所受外力包括眼外肌施加的拉伸载荷、生理活动的力(如眨眼或揉眼),以及眼外伤(如爆炸伤或钝性撞击)。视力的维持需要眼球保持完整的形状,特别是眼轴长度,以不受这些机械刺激的干扰。巩膜在施加载荷下形变的程度取决于其形状、厚度和材料特性。

巩膜的后界是巩膜管,所有视网膜神经节细胞(RGC)轴突汇聚形成视神经,经由此开口将视觉信息从视网膜传送到大脑。在眼球前部,巩膜以角膜缘为界。巩膜管内的神经、血管和结缔组织共同组成视乳头(ONH),ONH周围的巩膜被称为视乳头周围巩膜。巩膜壳不是一个完美的球体[7]。人巩膜的平均内半径为12mm[8],然而眼球大小因人而异[9]。在空间上,巩膜厚度的变异性也很复杂[2]。Olsen[10]等解剖了55只人眼球,报道了角膜缘巩膜的平均厚度为(0.53±0.14)mm,近赤道部为(0.39±0.17)mm,后极部巩膜为0.9~1.0mm[10]。这些数据与Vurgese[11]等针对238只人眼球的另一项组织形态测量的研究结果的误差不超过10%。Vurgese

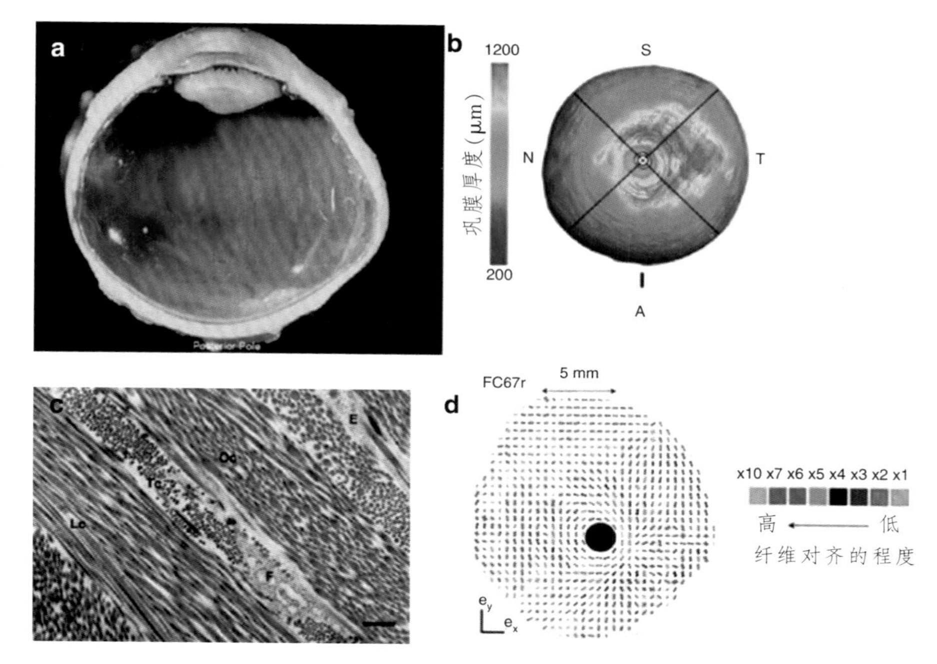

图 6.1 (a)人眼球横截面显示巩膜赤道部最薄,后极部最厚。(Reproduced via Creative Commons license from[1].)(b)后极部的巩膜厚度图:中心点代表 ONH 的位置。使用微型磁共振(microMRI)测量巩膜厚度,可见 ONH 周围巩膜厚度的变异性较大。(Reproduced from[2], with permission from Elsevier.)(c)人体巩膜电镜照片:胶原纤维构成薄层状,薄层内的胶原纤维呈单相排列,成纤维细胞位于相邻板层之间。(Image reproduced with permission from[3].)(d)采用广角 X 射线衍射法(WAXS)检测后部巩膜胶原板层排列的主方向地形图:胶原纤维在 ONH 周围形成一个圆周环围绕着视神经。中–后部巩膜胶原纤维结构呈异向性。(Image reproduced from [4], with permission from Springer Nature.)

还注意到,紧邻视神经的 ONH 周围巩膜厚度薄至(0.39±0.09)mm[11]。如图 6.1b 所示,ONH 周围巩膜厚度不均匀,鼻下象限区域 ONH 周围巩膜最薄,颞上象限区域最厚[1,2]。

后部巩膜的外表被两层含血管的筋膜所覆盖:①浅层巩膜与 Tenon 囊;②前巩膜的外表面被结膜覆盖,部分被 Tenon 囊覆盖。浅层巩膜是一个由平行于巩膜表面随机排列的胶原束所组成的低细胞层,厚度为 10μm,是连接巩膜和 Tenon 囊的一个过渡层。Tenon 囊牢固地附着在角膜缘处,但在人眼角膜缘后 3mm,其附着变得较疏松,可略微移动,可能与视神经的硬脑膜鞘,以及连接眼球和眼眶的带状纤维融合[11]。此外,Tenon 囊已被确定为眼外肌的重要附着部位[11]。巩膜内侧的其他眼组织，如视网膜与脉络膜，不被认为是承力结构[12]。视网膜的平均厚度约为0.25mm，而脉络膜的厚度约为0.2mm[5]。据报道，脉络膜的模量为300~600kPa，比巩膜低一个数量级以上[5]。巩膜在折叠以前，能够承受比未灌注的脉络膜条带大50倍以上的压缩应力[13]。视网膜的硬度较低，其模量比脉络膜低一个数量级，约为18kPa[5]。由于这些组织的厚度薄或明显僵硬，其生物力学特性尚未得到广泛认识。因此，本章的其余小节侧重于对巩膜生物力学的论述。

巩膜的机械特性源于其富含胶原蛋白的细胞外基质（ECM）。胶原蛋白约占人巩膜湿重的50%，其中80%~90%是Ⅰ型胶原蛋白[14,15]。巩膜胶原蛋白组织呈复杂的板层结构。单个Ⅰ型胶原纤维在局部平行排列，然后聚集成交织排列的薄层，这些薄层在巩膜中的方向具有向异性[4,16-18]（图6.1c）。例如，ONH周围的巩膜胶原纤维结构呈高度各向异性，胶原纤维在ONH周围形成了围绕ONH圆周排列的环形[19]（图6.1d）。胶原纤维亦呈卷曲结构，沿着富有弹性的纤维轴，呈波浪状，赋予每条纤维弹性，类似弹簧[20,21]。巩膜的不透明性部分源于胶原纤维的直径不同及所组成的板层纤维的各向异性，导致光的散射，而不是像透明角膜一样，沿同一方向进入眼[22]。除了胶原蛋白外，人眼巩膜的细胞外基质还含有蛋白聚糖[23]、游离糖胺聚糖（GAG）[15]和弹性纤维，后者主要位于ONH周围的巩膜[24]。蛋白聚糖由一个带负电荷核心蛋白质的GAG侧链组成，其可以与水隔离，这是巩膜水合作用所必需的[25]。蛋白聚糖也被认为在调节胶原蛋白纤维的排列和组合中起着关键作用[23]。人巩膜中最丰富的蛋白聚糖是核蛋白聚糖、双糖链蛋白聚糖和蛋白聚糖[26]，而最主要的游离糖胺聚糖是硫酸皮肤素、硫酸软骨素、透明质酸和硫酸乙酰肝素。在实验性消化游离糖胺聚糖后，猪眼巩膜变得更硬，这表明细胞外基质成分对维持巩膜模量有重要作用[27]。然而，游离糖胺聚糖对生物力学的作用尚不完全清楚。在巩膜中发现的主要细胞类型是成纤维细胞，其能够合成和重塑巩膜细胞外基质[23]。在健康的巩膜组织中，基质的降解与新基质的产生处于平衡状态。然而，这种平衡在涉及影响巩膜生物力学的病理改变中会受损，导致疾病发生，如近视和青光眼。

巩膜生物力学在眼病理改变和损伤中的作用

众所周知，巩膜的生物力学在一些威胁视力的疾病中起着关键作用，如青光眼、近视，以及眼外伤或眼球爆炸伤等。对巩膜生物力学进行定量研究，对于促进我们对这些眼病的进一步理解是至关重要的。

青光眼

青光眼是当代全球范围内第二大致盲原因；截至2020年，全球预计有约7600万青光眼患者[28]。青光眼以视网膜神经节细胞（RGC）的轴突经过数月或数年不可逆丢失导致视功能丧失为特征。基于人群的研究已证明，IOP升高与患青光眼的风险间存在很强的相关性[29,30]，研究结论指出，IOP升高是青光眼的一个危险因素[5]。而且，采用药物和手术干预降低IOP特别有利于减缓疾病进展的速度[29-31]。青光眼有多种类型，其中开角型青光眼在西方国家最为常见。不同类型的青光眼在临床上有一定区别，但均导致视网膜神经节细胞轴突丢失。青光眼是一种多因素的慢性疾病，导致青光眼视力丧失的确切机制尚未被完全阐明。然而，我们认为轴突损伤至少部分源于IOP载荷引起的ONH周围巩膜过度生物力学应力[32-35]。ONH主要由柔软的神经组织及密度较低的结缔组织组成，应力和由此产生的机械应变在该处被放大。与IOP相关的ONH应力和形变被认为会产生一系列生物力学改变和生物化学反应，最终导致轴突退行性变。计算机建模研究已经证明巩膜力学在确定ONH应力方面的重要性[4,8]。因此，对健康眼和青光眼进行巩膜生物力学测定，以更好地阐明青光眼的病理生理学是近年来的研究重点。

近视

近视是一种视力散焦的情况，进入眼内的光线聚焦在视网膜前方。据预测，到2050年，世界上一半的人口都将是近视[36]。近视是发展中国家可预防性致盲的第二大因素[37]，仅在美国就造成超过50亿美元的经济负担[38]。随着近视的发展，特别是眼轴增长和（或）眼球主要屈光成分（角膜和晶状体）的曲率过大所引起的屈光不正，眼的自然聚焦平面后移，导致视物模糊。近视，尤其是屈光不正大于-6D，被认为是青光眼和视网膜脱离等其他致盲疾病的共病[39]。巩膜细胞外基质重塑是近视所引发的眼球大小改变的基础。动物模型研究已显示，在近视的发展过程中，巩膜变薄与重塑过程有关，包括Ⅰ型胶原和游离糖胺聚糖含量减少、巩膜基质中小胶原纤维百分比增加，以及胶原薄层交织排列结构遭到破坏等[23,40]。这些改变引起巩膜黏弹性的改变，导致蠕变反应（在恒定压力下眼球的时间-依赖性延长）速率增快[41,42]。认识近视眼的巩膜生物力学是如何改变的，对于理解近视的发生与进展至关重要。

眼外伤

据估计，美国每年有190~250万人发生眼外伤[43,44]，其中4~5万人视力丧失[44,45]。

约3万例患者因眼外伤导致一只眼完全失明[46]。巩膜被结膜和浅层巩膜组织覆盖，且大部分位于眼眶内，因此不能直接从外部检查。巩膜损伤主要有两种主要途径：直接创伤或爆炸损伤。为了深入研究这两个课题，更好地认识巩膜的生物力学特性，研究人员发现引起巩膜损伤的载荷和载荷速率常常比已有的传统研究巩膜生物力学领域大几个数量级。巩膜本身很少有血管，然而，结膜与浅层巩膜的血管在发生眼外伤时可能破裂，经过其他透明组织时表现为亮红色，有时被称为“巩膜瘀点”，更准确地说是结膜下瘀点，代表直接的损伤。瘀点也可能由高血压导致血管破裂而出现，有时会因打喷嚏或用力而急性发生[47]。医学检查发现的巩膜/结膜下瘀点常被法医视为窒息的证据[48]。

虽然巩膜破裂是不常见的，但一旦发生却是严重的损害，需要进行紧急医疗处理，以预防眼内容物脱出，应关闭伤口以防止病原体及异物进入，并维持IOP以防眼球塌陷。由于巩膜是一种坚韧的组织(其名称的词源来自希腊语中的“硬”)，其可在出现眼球严重破裂前抵抗强大的外部载荷。在巩膜其他部位无撕裂伤的情况下，作为直接应对眼球的一般性外伤的结果，角膜缘或赤道部是典型的原始破裂部位，该处巩膜很薄，且形变对眼前节影响大[49,50]。试验表明，在无撕裂伤的情况下，撞击导致的眼球破裂是从内向外发生的[51,52]。在高冲击力的汽车碰撞中，面部与安全气囊的接触被认定为眼球破裂的原因。根据碰撞严重程度以较低功率展开的现代安全气囊已被证明可以降低此类伤害的风险[53]。由于眼球破裂需要极大的外力载荷，其经常伴随筛骨眶板(仅200~400μm厚)处的眶骨骨折[54]。我们需要更好地了解巩膜的动态力学反应，以了解可导致眼球破裂或眼球内容物损伤的应力。

眼爆炸伤是最常见的眼部战斗损伤类型之一，由人体暴露于冲击波所致，亦被称为原发性爆炸伤(继发性爆炸伤是指爆炸物的碎片或物体击中眼睛，是一种直接接触性创伤)。军事人员经常受到爆炸伤害，特别是那些靠近简易爆炸装置的人员。Alphonse[55]等证明，烟花虽然能够产生冲击波，但更多的损伤可能源于爆炸碎片与眼球的直接接触而非爆炸造成的伤害。爆炸伤是一种特别复杂的现象，因为眼眶的骨骼可以将冲击波向后反射，与野地爆炸环境相比，会增加受伤的风险[56,57]。上述情况很复杂，因此，目前已经有多种方法对此进行研究，从对动物研究的计算机建模到临床人体成像及对尸体眼进行测试。下文回顾了用不同方法测量巩膜机械特性，以及为更好地了解巩膜生物力学在青光眼和近视中的作用而建立的动物模型。

巩膜生物力学的测量方法

巩膜生物力学概论

与大多数富含胶原蛋白的组织，如角膜、肌腱或韧带一样，巩膜的整体机械反应具有非线性、黏弹性、几乎不可压缩和非均质性的特点[5]。巩膜的非线性应力/应变的特征归因于胶原纤维在低应力下呈波浪状结构，对施加的载荷的抵抗力几乎很小，但随着载荷增加，胶原纤维变得越来越紧[21,58]，巩膜表现出时间依赖性（黏弹性）：恒定载荷下的蠕变[59]、恒定应变下的应力松弛[60]、载荷速率依赖性[61]和（或）卸载迟滞[61]。巩膜的不可压缩性被认为源于蛋白聚糖能够在软组织内存储水分，蛋白聚糖为巩膜提供了 70%以上的含水量[25]。如前所述，眼表与巩膜正切平面的各向异性是胶原微结构组织的结果，作为其优选取向[17]。此外，巩膜厚度截面的机械特性与其平面特性不同，Battaglioli 和 Kamm 进行了压缩测试，确定了巩膜全厚度的硬度比平面内方向的硬度小两个数量级[58]，他们提出，由于胶原纤维束主要在平面内方向走行，其能够更好地抵抗巩膜圆周的改变而不是厚度改变。然而，关于在压缩应力下巩膜厚度方向弹性模量的研究文献还很少。

目前的科学研究已采用了多种方法来认识巩膜组织复杂的机械特性。许多已发表的关于巩膜生物力学的研究已经对动物组织进行了测试。与其他任何动物研究一样，我们在解释结果时必须考虑其优点、缺点及人体生物仿真度。一些动物模型由于能够容易地获得巩膜组织而具有优势，包括猪[62-64]、兔[60]和牛[59]模型；一些动物模型因已成功建立了诱导青光眼的方法而具有优势，包括猴子[65,66]、小鼠[67]和大鼠[68]模型；一些动物模型因已成功建立诱导近视的方法而具有优势，包括树鼩[69,70]、小鼠[59,71]和鸟类[42,72,73]模型。尽管如此，由于非人类与人类巩膜在硬度或成分上存在差异，通过检测巩膜组织，特别是从尸体上获取的巩膜组织，能直接获取相关的生物力学信息[61,74-77]。

在描述这些研究方法前，重要的是回顾一下已知的体外巩膜组织生物力学特征的局限性。

组织保存

大多数试验研究提倡在个体死亡后几天内对巩膜组织进行检测[4,13,60,63,77-79]。此做法的依据主要参考 Girard[80]等的一项研究，该研究得出的结论是巩膜组织可储存长达 3 天，而无明显的力学性能损伤[80]。迄今为止，还没有研究能够量化巩膜总体材料特性与力学性能损伤之间的时间关系。据Elsheikh[81]等报道，在Eusol-C储存介质中，巩膜组织的厚度或切线模量长达16天无显著变化[81]。Schultz[64]等分别对死后2天内及继续冷冻储存1周后的人眼和猪眼的巩膜进行了测试，观察到其机械性能与新鲜组织没有显著的统计学差异[64]。与其他眼组织(如视网膜和脉络膜)相比，巩膜的稳定性可以通过其低细胞含量的特性来解释。

组织预处理

预处理是测试生物软组织力学性能时常用的试验程序，巩膜也不例外。尽管在单轴测试中需要进行处理，以获得可重复的循环响应[70]，但巩膜组织的循环预处理也被认为有两个副作用[5]：胶原的板层向载荷轴重新定向导致材料硬化[6]；对组织中的纤维与基质成分，包括破坏胶原蛋白交联的损伤[67]。预处理造成的损伤被称为Mullins效应，胶原蛋白交联在重复载荷过程中发生断裂，导致应力-应变曲线出现软化[67]。

在大多数巩膜条的拉伸测试中，预处理后巩膜力学特征行为改变包括载荷-伸长曲线偏移、迟滞减少及峰值应力降低[67]。研究通常显示力-位移响应随循环次数向右位移，表明正切模量逐渐降低，在较高应力下更明显。Elsheikh和Geraghty在相当于1~2MPa的应力下进行了10个载荷循环，并观察到循环期间力-位移响应右移及切线模量增加，直到大约第4个周期[76,81]。巩膜的预处理无固定标准。在已发表的研究中，预处理方案参数的变化包括预应力的大小或预应力的排除、预处理循环的周期数(最多20个循环)[69]，以及样品循环的应力(最高到2MPa)[81]。通常不指定循环周期的间歇时间。

考虑到体外测试的局限性，下面介绍体现巩膜力学行为的主要测试方法，即单轴张力测试、双轴张力测试、膨胀试验和压痕试验。

单轴张力测试

单轴张力测试是测试材料应力和应变特征的常用方法，因为此方法在各向同性材料中的实施相对简单。然而，巩膜样本的单轴张力测试有许多已知的并发症，特别是切割和夹紧组织会破坏天然的纤维结构和自然的三维曲率。自然的巩膜主要处于双轴应力状态，并且有学者提出巩膜条带的单轴测试可能不会产生具有代表性的组织效应[63]。特别值得注意的是，自然弯曲的巩膜条带在测试中被拉直，可能会由于巩膜标本内外表面的纤维拉直不均匀而出现误差。标本的夹持亦存在问题，因为其可导致应力集中，并且潮湿的巩膜样本可能发生滑动[5,63]。通常来说，研究者的目标是确保标本的大小足以避免夹持、边缘纤维断裂和局部各向异性等问题。此外，切割样本可能会暴露沿条带的侧面游离的胶原纤维，从而降低弹性反应的幅度[12]。

各种单轴研究的代表性应力-应变曲线如图 6.2 所示。来自 Geraghty[76]、Elsheikh[81]和 Wollensack[82]的数据似乎相对一致。值得注意的是，在 Friberg[13]和 Chen[25]的研究数据中，硬度幅度相对较低，因为这些研究的测试方案使用了一个小的预载荷，而且没有进行任何应力预处理循环。

当使用单轴拉伸试验评估巩膜的黏弹性特征时，Downs[60]观察到，在 0.1%/s、1%/s 和 10%/s 的应变速率及低于 4%的应变幅度下，兔巩膜材料特性对应变率基本不敏感。相比之下，当在 3.3%/s 的应变速率下测试时，人类巩膜标本比在 0.13%/s 下测试时表现得更硬，表明在单轴测试中，黏弹性在人巩膜中的作用比在兔巩膜中的作用更大[81]。显微结构特征对巩膜黏弹性的作用尚不完全明确[5]。

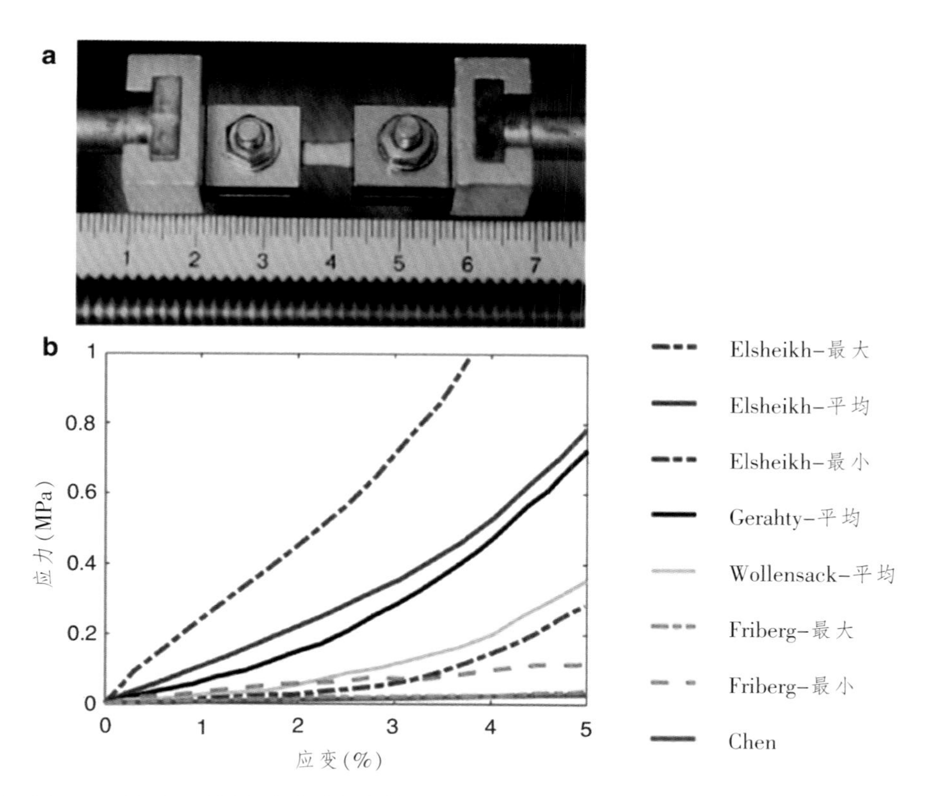

图 6.2　(a)用于对巩膜条样本进行单轴张力研究的测试夹具示意图。(Reprinted from [82] with permission from Elsevier.)(b)使用单轴测试对人类巩膜力学行为进行研究的应力-应变数据。(Data were digitized from the original sources [13, 25, 76, 81, 82])

单轴张力测试已证明前巩膜的硬度比后巩膜更大[5,76]。事实上，Friberg[13]等证明前巩膜比后巩膜硬约60%[13]。最近的一项研究发现，从眼球的后极到赤道部的硬度增加了3.3%，而从赤道部到近角膜缘的前巩膜硬度增加了约14%[81]。有研究者指出，这种硬度的增加是前巩膜和后巩膜胶原纤维排列和微观结构的差异造成的，前巩膜具有更均匀的胶原纤维排列[81]。后巩膜的力学硬度较低，可与较大的球壁厚度相平衡(图6.1b)，因此可为ONH周围区域提供机械加固，以对抗载荷下过度形变[81]。

双轴张力测试

许多研究已经对巩膜标本进行了双轴测试，目的是更好地匹配巩膜在体内时的双轴应力状态。在双轴张力测试中，球形巩膜被展开并切割成平面方形样品，然后沿两个正交轴加载负荷。我们认为这种方法可以更准确地捕捉巩膜材料各向异性的机械反应。然而，双轴张力测试像单轴张力测试一样有许多局限性，包括样品展平、夹持和切割时的纤维暴露等问题。

Cruz-Perez进行的双轴张力测试结果表明(图6.3a)，在等双轴载荷期间，巩膜的圆周方向(即平行于眼球的赤道)明显比子午线方向(即连接眼球的两个极点的线)硬[79]。Eilaghi对来自40只人供体眼球的巩膜样本进行了双轴张力测试，如图6.3b所示。在该测试中观察到不同样品之间的力学行为有巨大变异性，与在单轴测试中观察到的变异性有可比性[77]。本研究发现，人的巩膜在横向上几乎是各向同性的，即圆周方向与子午线方向经线的硬度几乎相同。

膨胀试验

近年来的研究已经转向采用膨胀试验来解决单轴与双轴张力测试所存在的局限性。该试验方法将半球形的巩膜标本安装在定制的前房上，并测量巩膜对可控的模拟IOP的压力变化下的位移/应变反应。相比张力测试，膨胀试验以更自然的方式向巩膜施加载荷，因此被认为能够最准确地代表活体巩膜组织材料的行为反应[61]。膨胀试验进一步避免了与预处理相关的问题，包括纤维重排和微观结构损伤。事实上，已经证明在膨胀试验中，巩膜组织的预处理是不必要的[67]。Lari[63]等在配对猪眼中比较了整个眼球的膨胀试验与单轴张力测试，发现在1%应变膨胀试验中，测量的硬度约为单轴张力测试结果的2.1倍[63]，这表明单轴张力测试得出的材料特性可能不适用于整个眼球的材料特性。

目前已经开发出多种成像方法测量压力控制的膨胀试验中巩膜的形变。在

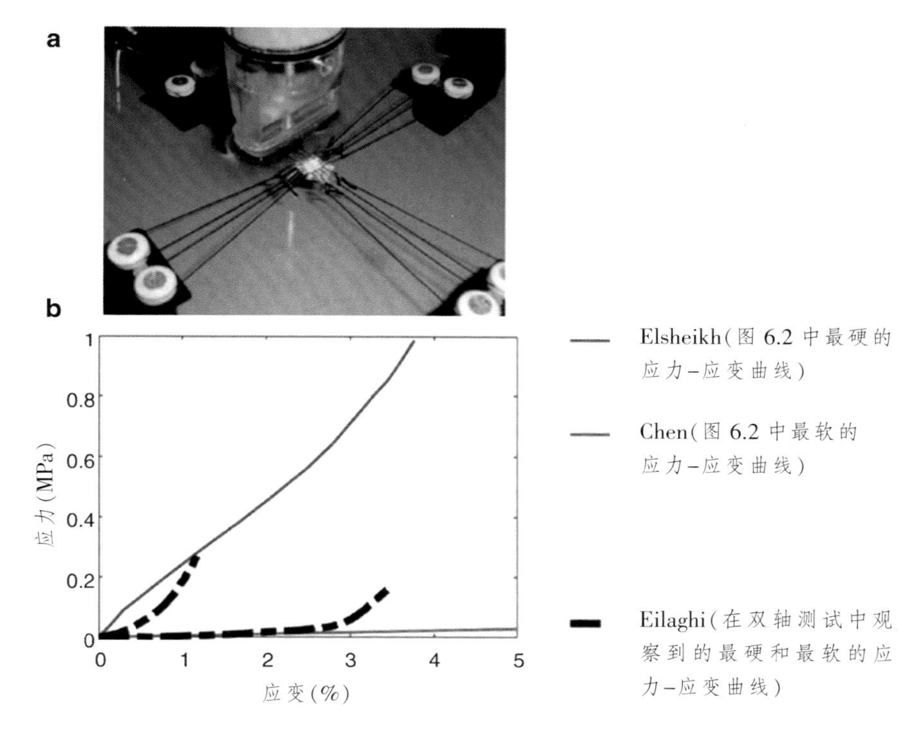

图6.3 (a)Cruz-Perez等使用的固定装置示意图:对巩膜条带样品进行双轴张力测试。(Reprinted from [79], with permission from Elsevier.)(b)粗黑线条显示了Eilaghi等在人巩膜双轴测试中观察到的应力-应变曲线范围[77]。为了与单轴测试结果进行比较,此处仅绘制了如图6.2所示的单轴测试中测得的最硬和最软的曲线[25,81]。

Woo[78]等首次发表的人眼球膨胀试验中,他们使用高速扫描仪监测巩膜表面各个点的位移情况。近期的膨胀试验研究使用了多种先进的光学方法对人的巩膜绘制全巩膜表面的三维位移,包括三维数字图像相关分析(DIC)[61,75,83]、电子散斑干涉技术(ESPI)[65,69,84]、超声散点跟踪技术[62,85]和多光子显微镜技术[86]。图6.4显示三项研究中10mmHg与20mmHg膨胀压力下人体巩膜应变响应的比较。

与单轴测试和双轴测试相比,膨胀试验的一个缺点是巩膜的应力/应变特性不能直接从试验数据中推算出。巩膜的应力在膨胀试验中很复杂,特别是ONH周围的巩膜,其邻近相对较软的ONH,巩膜厚度的空间变化及高度异向性的纤维结构导致应力分布表现出显著的空间变异性,无法进行分析测算[4]。

目前已开发出计算机建模技术,利用膨胀试验获得的试验数据计算巩膜的应力和生物力学材料特性[61,65,69,78]。“逆有限元分析”是一种流行的研究方法,该方法将有限元分析与优化算法相结合,不断地重复计算,使模型位移与膨胀试验中观察

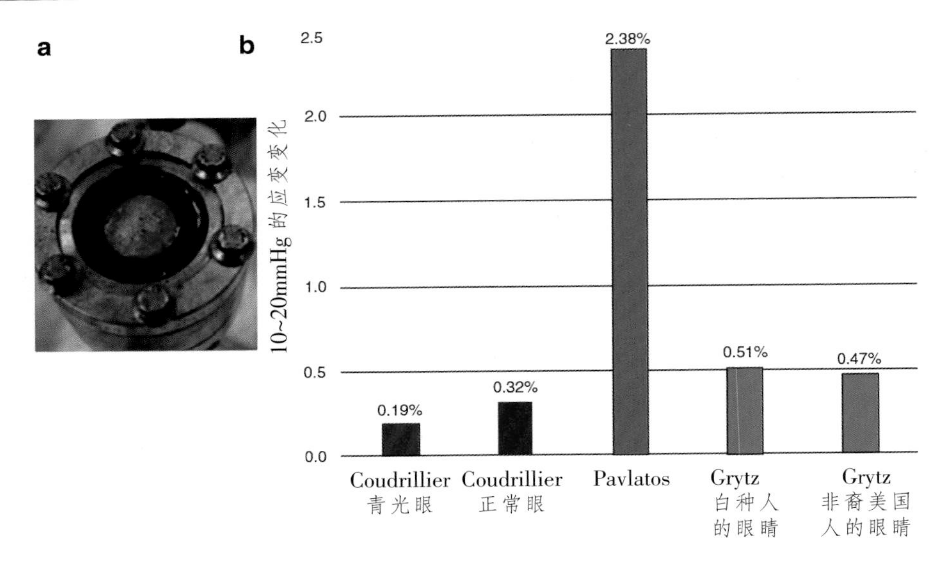

图 6.4 (a)置于膨胀房装置中的人眼后部巩膜示图:在此项研究中,采用立体相机在压力控制的膨胀试验期间对巩膜的形变进行成像,并使用 DIC 计算巩膜应变。(Reproduced from Coudrillier et al. with permission[61]. Image © Association for Research in Vision and Ophthalmology.)。(b)由于不同研究中膨胀试验的初始压力不同,比较两种膨胀压力下巩膜应变的变化更方便。柱状图显示了 Coudrillier[61]等使用 DIC、Pavlatos[85]等使用超声散斑跟踪和 Grytz[87]等使用 ESPI 测量的 10~20mmHg 下巩膜的应变改变。

到的形变达到最佳匹配,计算出具有代表性的巩膜本构模型。近期采用此技术开发的巩膜本构模型包括巩膜细胞外基质微观结构的细节,如试验测量的胶原结构空间变化[4]或胶原纤维的微观结构[69]。这些模型已被用于预测巩膜硬度[8]和胶原蛋白各向异性[4]对 ONH 生物力学的影响,并已成为进一步了解巩膜生物力学在青光眼和近视中影响作用的重要工具。

压痕试验

利用原子力显微镜(AFM)的纳米压痕试验已被用于测量巩膜的局部力学特性[88-90]。与上文列出的方法相反,AFM 不提供巩膜组织的整体性能。该技术使用非常小的压头测量组织的压缩特性,因此对所测量部位巩膜的组织成分很敏感。

高应变率测试

高应变率下巩膜的机械性反应是通过改良上述试验方法来进行测量的。Bisplinghoff[46]等以 36.5MPa/s 的平均速率动态加压进行膨胀试验,该研究表明,巩膜在高应变率下明显比在低应变率下更硬,证实了巩膜的黏弹性特质(图6.5)。

巩膜的高应变率特性亦可通过在实验室进行重复的钝性冲击产生。任何以大能量撞击眼睛的物体均可能导致眼球破裂,个例研究已报道了气枪子弹、BB弹[51,91]、彩弹[50,91]或运动器材[92,93]、喷气或喷水,包括消防软管或喷泉[94-97],以及其他钝物所造成的此类损伤。研究表明,在8~10J的冲击能量下,眼球破裂伤的风险为50%,施加在该面积的动能经标准化后约为24 000kg/s²[50,51,91]。当眼球被外部载荷压缩时,IOP会升高;在人体中证实,在动态情况下,6800~7300mmHg的压力会导致眼球破裂[49,98,99]。相比之下,眨眼时IOP会升高约10mmHg,而紧闭眼睑时可使IOP升高约80mmHg[100,101]。载荷速率亦显示可能导致眼球破裂,因为准静态载荷的眼球在较低的压力下就会破裂[102]。因此,巩膜组织的高应变率载荷是一个独特的研究领域,而经过准静态载荷试验确定的材料特性在此可能并不适用,此课题有待进一步研究。弗吉尼亚理工大学损伤生物力学中心的研究人员对现有拟人化测试设备(ATD)进行改进,开发了面部和眼部安全对策(FOCUS)头部模型,以评估眼球及眼眶直接受到撞击所造成的潜在伤害,并研究如何减轻此类伤害[103,104]。此模型已被用于基于仪器合成眼和眼眶评估眼球破裂风险的研究。研究表明,当直径为4.5mm的BB弹以107N的力与眼接触时,眼球破裂的概率为50%[105,106]。

比钝性创伤的应变率更高的是冲击波造成的原发性爆炸损伤。该领域的研究对于眼部保护技术的发展(例如,战场上的士兵)具有重要意义;迄今为止,关于爆炸条件下巩膜和其他眼部组织的力学特性的资料有限。爆炸伤研究更加复杂的原

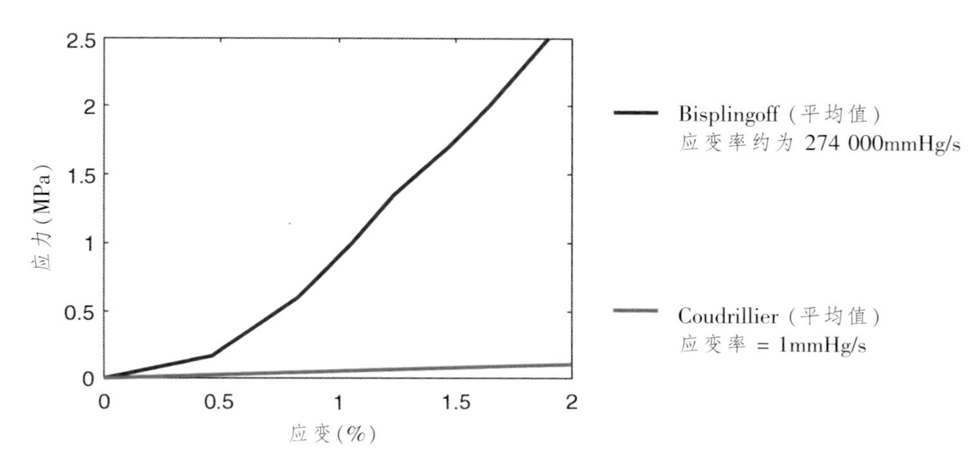

图6.5　动态膨胀试验(蓝色曲线所示)[46]和准静态膨胀试验(红色曲线所示)[4]测量的巩膜应力/应变特征比较。数据的数字化来源于原始资料。

因是,需要研究骨性眼眶内的眼组织,有证据表明,由于有效的多次暴露和(或)入射波和反射波的相长干涉[56,57],与自由场暴露相比,反射冲击波可能潜在地增加损伤。目前已经开发出多种物理测试方法,包括炸药引爆[56]和冲击管的各种设计[107,108]。对爆炸暴露后损伤与否的记录可了解损伤的阈值。这些方法可被用于验证有限元计算机模型的预测,以更好地了解冲击波给眼部带来的风险,并促进能量衰减防护服的设计与改进[57,109-111]。由于传感器的限制,直接测量冲击波暴露下具有黏弹性的组织(包括眼部组织)的响应特性仍然是试验面临的挑战。

活体巩膜生物力学的测量

迄今为止,活体测量巩膜硬度的可靠性受到限制。Hommer[112]等开发了一种方法来测量由血压脉动引起人的活体眼球扩张,此现象被称为"眼球壁硬度"[112]。然而,这种方法测量的是整个眼球的生物力学反应,因此不仅要考虑巩膜,还应考虑其他组织,如角膜和眼内组织的力学贡献。目前,该技术无法区分不同眼组织的特性。近期有研究采用剪切波弹性成像测量青光眼患者和非青光眼患者巩膜结构硬度的差异[113]。这种方法虽然仍在开发中,但有望在临床上进行巩膜硬度的纵向测量。

近来,已经有学者提出使用OCT等新型成像技术来进行活体ONH及其周围组织的生物力学测定[114]。迄今为止,尚无任何成像方式能够实现在活体眼球中以高时空分辨率对整个巩膜的全层进行成像。然而,我们预期,新的成像技术和计算机建模方法将继续促进活体巩膜力学特性测量方法的发展。

巩膜生物力学研究的动物模型

在生物医学研究中,广泛采用动物模型作为人类受试者的替代,在巩膜生物力学的活体研究中也不例外。尽管将任何使用非人类受试者所得的研究结果解释和转化为人类健康问题时必须小心谨慎,但动物模型可极大地帮助我们理解巩膜的解剖、生物化学组成、病理生理学,以及巩膜病理与外伤的治疗[115]。迄今为止,在巩膜生物力学方面建立的动物模型很大一部分集中于青光眼和近视研究[116];虽然在这些文献中,巩膜的生物力学未作为重点叙述,许多文献已对各种模型的优点进行了详细的综述[72,115,117-123]。

由于易于获得、操作,以及具有一些良好的特征,小鼠与大鼠等啮齿动物模型已经被极为广泛地研究,并且建立了许多效果良好的青光眼[124-127]和近视[71]动物模型。有多种方法可以诱导啮齿动物的青光眼,包括转基因技术[128]、类固醇[129,130]、微珠注射[131,132]、高渗盐水[133,134]、黏弹剂[135]、使用病毒载体进行基因调控[136],以及房水流出途径的激光光凝术[137]。啮齿动物模型最近被用于研究调节巩膜生物力学特性对青光眼的潜在治疗作用[68,138]。

还有多种生物被广泛用于青光眼和近视的巩膜生物力学研究,如树鼩[42,70,139-141]、非人类的灵长类动物[66,142]、绵羊[21,143]、猪[144,145]、兔[146-150]、犬[151]、猫[152]、豚鼠[153]、鸟类[42,73]和斑马鱼[154,155]。但不可避免的是,每种模型都有其优缺点。这里引用的文献并不是所有关于巩膜生物力学的动物研究,然而很明显,体内和离体动物模型对目前我们对这一主题的理解做出了巨大贡献。

巩膜生物力学的变异

健康的巩膜是一个动态的结构。巩膜成纤维细胞会不断降解现有的细胞外基质,并合成和排列蛋白质,以形成新的巩膜组织。这种平衡在多种疾病状况下会发生改变。研究人员采用动物模型或供体眼球的体外力学测试显示,巩膜组织的结构和力学性能会随着年龄、青光眼和近视的发展而发生改变。

年龄相关性巩膜生物力学改变

有大量证据表明,老年人的巩膜逐渐会变硬。在老年小鼠[59]、猴[65]和狗[151]中均检测到巩膜的硬度增加。采用单轴拉伸试验[13,41,76]和膨胀试验[61,74,156]的研究均证实了人类巩膜的硬化。在人类中,年龄增加与细胞外基质非胶原成分硬化(剪切硬度)[87,156]及与胶原纤维卷曲角度减小相关[87]。

巩膜硬度的增加同时伴随着巩膜形态的变化。采用广角 X 射线散射(WAXS)测量发现,年龄增加与 ONH 周围巩膜胶原结构的各向异性降低相关[156]。目前尚不清楚巩膜厚度是否会随着年龄的增长而发生变化。证明巩膜随年龄增长而变薄的证据包括 Coudrilier 等[61]使用老年供体眼的研究和 Avetisov 等[41]的研究。另一方面,Grytz[87]等分析了来自欧洲和非洲血统的 66 只供体眼,发现巩膜厚度无显著改变[87]。Vurgese[1]等对 238 只人眼球的组织形态学研究发现,巩膜厚度和年龄之间无相关性。

与青光眼相关的巩膜生物力学改变

关于人的青光眼巩膜中细胞外基质组成和组织的改变已有报道。使用广角

X射线衍射法对诊断为青光眼的供体眼进行检测，发现胶原纤维结构在ONH周围的颞上和鼻下象限巩膜纤维各向异性(排列的程度)降低[17]。采用小角光散射(SALS)的研究也证实了与青光眼相关的胶原纤维结构差异[157]。有关青光眼巩膜厚度变异的研究结果之间存在矛盾。Coudrillier[61]等发现，有轴突损伤的青光眼供体眼ONH周围的巩膜比无青光眼的供体眼更厚。与此相反，Vurgese等[1]发现，巩膜厚度与继发性闭角型青光眼绝对期无显著相关性。最后，采用扫频OCT测量了正常眼压性青光眼患者的巩膜厚度平均值，其比原发性开角型青光眼患者薄174μm[158]。

最近的试验研究已经表明，正常人的巩膜与青光眼患者的巩膜的力学特性是不同的。青光眼研究者普遍认为青光眼患者的巩膜更硬。

Downs等采用单轴张力测试发现，早期实验性青光眼猴的巩膜松弛模量更大[60]。Girard[66]采用膨胀试验发现，诱导的慢性IOP升高猴的巩膜明显变硬。小鼠诱导青光眼后，也出现了类似的巩膜硬化[67]。Coudrillier等[67]应用膨胀试验检测了正常人与青光眼患者的巩膜，他们发现在一定的IOP水平下，与非青光眼供体眼相比，青光眼供体眼ONH周围巩膜的机械应变较低[61]。研究者们还采用逆有限元法计算了眼的材料特性，发现基本上诊断为青光眼伴轴索损伤的供体巩膜基质和纤维硬度最高[159]。非洲血统是已知的青光眼的危险因素[160]；Grytz[87]等测量了非裔美国人供体眼的硬度，证实了巩膜硬度增加与青光眼之间的相关性。

尽管大多数研究得出结论：青光眼患者的巩膜更硬，但尚不清楚这种生物力学改变是代表对疾病的适应性反应，还是代表易患青光眼轴突损伤的基础结构特性。

近视相关的巩膜生物力学改变

巩膜的机械性能高度依赖于其胶原纤维的性质和排列方式。健康巩膜的结构(胶原交联形成纤维，然后排列成整个巩膜各向异性方向的薄片)在近视发展过程中受到干扰，导致力学性能异常[5,161]。

对动物模型的研究为深入了解近视眼的巩膜变化提供了参考。与正常巩膜相比，近视眼的巩膜表现出较大的弹性和更明显的蠕变反应(恒定载荷下更大的伸长率)，尤其是在眼球后极部[42,162-164]。Grytz和Siegwart[70]通过单轴张力测试和有限元建模发现，在透镜诱导的树鼩近视模型中，胶原纤维的卷曲角度较大，并发现在开始和停止凹透镜治疗后，巩膜硬度增加。

巩膜力学反应的改变与巩膜变薄有关，这与Ⅰ型胶原蛋白和游离糖胺聚糖含量降低、巩膜基质中小胶原纤维比例增加，以及胶原蛋白层交织排列结构的破坏密切相关[23,165]。基于动物模型的研究显示，这些巩膜超微结构的改变在近视发展早期即可表现出来，并且是可逆的[140]。树鼩的蠕变实验表明，近视的恢复与巩膜蠕变反应降低相关[162]。在近视恢复过程中，基质金属蛋白酶(MMP)活性降低，同时其抑制剂-金属蛋白酶组织抑制剂(TIMP)的表达和活性，以及蛋白多糖和游离糖胺聚糖的合成增加[40,166,167]。这些观察结果不仅突出了巩膜在近视发展中的重要作用，而且突出了可能被错误地认为是惰性组织所表现出的动态重塑过程。

总而言之，所有上述因素可以帮助我们了解近视眼巩膜机械力学行为背后的一系列改变。基质成分(如蛋白聚糖和GAG)部分受基质内机械张力的影响，机械张力通过机械传感器(如整合素)传递给巩膜成纤维细胞，整合素是一个由两大类亚基(称为α和β)跨膜蛋白大家族。作为尚未被完全理解的近视生成信号级联的结果，整合素亚基的表达减少[168]，巩膜成纤维细胞对眼球壁应力变化的反应能力降低。由于MMP分泌增加，基质产生减少，同时基质降解增加，最终导致组织水合作用和厚度发生显著变化。

改变巩膜生物力学作为青光眼和近视的潜在治疗

计算机模型显示，巩膜的硬度是决定ONH机械应变的主要因素[8]。已经证实，顺应性好的巩膜ONH中的应变比僵硬的巩膜更高。此外，巩膜顺应性好的实验性青光眼小鼠更容易发生轴突损伤[67]，这表明巩膜硬度的增加可能对青光眼具有神经保护作用。因此，用药物硬化巩膜可作为一种潜在的治疗青光眼的方法，部分原因是临床上已成功使用胶原交联来治疗角膜疾病，如圆锥角膜[169]。已有研究表明，用甘油醛硬化猪眼的ONH周围巩膜可以减少筛板的应变，这可能对治疗青光眼有积极作用[144]。Kimball等[138]和Campbell等[68]最近研究了不同生物相容性巩膜硬化剂的有效性，前者表明巩膜硬化实际上增加了青光眼的损伤程度。尽管Kimball等人的试验结果与计算机建模研究的预测相反，但迄今为止，还没有体内研究能够成功地评估采用巩膜硬化治疗青光眼的潜在益处。Clayson等[145]的研究表明，硬化整个眼球会增加眼的脉动幅度，此发现可能表明，需要有针对性地硬化ONH周围的巩膜而不是硬化全眼球的巩膜来治疗青光眼[144]。

通过交联治疗硬化巩膜也被作为治疗近视的方法[82]。Liu等[170]研究了紫外线-核黄素交联对豚鼠巩膜生物力学和显微结构的影响，与未交联的巩膜相比，交联后的巩膜更硬，纤维结构更密集且分布更规则；巩膜交联的豚鼠的平均屈光不正度低于对照组动物，表明巩膜的紫外线-核黄素交联可防止近视进展。与此相似，

Wang 和 Corpuz 的研究表明，京尼平(genipin)巩膜胶原交联可防止豚鼠近视的进展[171]。然而 Chu 等[172]的一项类似研究发现，采用甘油醛硬化巩膜并不能改善形觉剥夺诱导的豚鼠近视的发展。在兔子近视模型的研究中，Dotan 等[150,173]证明使用紫外线-核黄素交联可提高兔子对实验性近视的抵抗力。

巩膜成纤维细胞生物力学

巩膜细胞外基质在眼生物力学中起着核心作用。同样，巩膜成纤维细胞也在眼的生长和基质调节中发挥重要作用，从而对整个眼球的生物力学有重要影响。既往文献认为，与身体其他组织相比，巩膜的细胞密度低[11]，但很少有研究试图确定巩膜成纤维细胞的密度。这一般可以通过对巩膜基质组成的分子生物学研究估算得到，通常将数据标准化为 DNA 含量。例如，一项关于诱导性近视鸡巩膜蛋白聚糖含量变化的研究报道指出，对照眼巩膜前部和后部分别约有 42.5μg 和 23μg DNA[174]。然而需要注意，这些数据来自鸟类的双层巩膜，因此包括了哺乳动物眼中不会发现的巩膜软骨细胞群。近似值也可以通过与角膜基质的细胞结构进行比较来获得，据估计，直径为 7mm 的中央角膜区域有(818 000±186 000)个角膜细胞，整个角膜有(2 430 000±551 000)个角膜细胞[175]。虽然其推想的数目很少，但巩膜成纤维细胞可以对大面积的组织产生影响，因为其细胞质能够延伸并扩展，可以与邻近细胞和细胞外基质相互作用[11]。

巩膜成纤维细胞通过分泌多种酶来维持和重塑巩膜的细胞外基质，包括 MMP 及 TIMP[176]。细胞与基质之间的相互作用主要由整合素介导。哺乳动物巩膜中已鉴定出的整合素亚基有 α1-6、α9-11、αv、β1、β4、β5 和 β8。除了介导细胞-基质附着外，整合素还在细胞机械转导途径中发挥了强大的媒介作用，使细胞能够感知和响应来自环境的机械信号[177]。巩膜的成纤维细胞机械转导可能在基质合成和巩膜重塑的调节中发挥作用[5]。例如，在近视发展过程中，整合素的表达减少，可能会降低细胞-基质相互作用的程度并干扰细胞对来自细胞外基质的机械信号的反应能力[177]。

对体外与体内巩膜蠕变反应进行检测发现，收缩性成纤维细胞(又被称为肌成纤维细胞)是巩膜力学特性的关键因素[164,178,179]。例如，实验性高 IOP 树鼩眼在初期的表现符合预期黏弹性响应的延长，随后表现出轴向长度缩短，并导致负蠕变值；一旦升高的 IOP 恢复到生理值，眼球会变得比开始研究时更短；整个机械反应过程发生在不到 1 小时内，因此，细胞外基质重塑不太可能成为该现象背后的主要驱动因素，那么眼球缩短更有可能是由一群可收缩的巩膜细胞驱动的[180]。肌成纤维细胞能分泌 α-平滑肌肌动蛋白（α-SMA），这是一种具有高度收缩力的细胞外基质蛋白，可使细胞对施加的组织应力做出反应并减轻其压力[179,180]。

肌成纤维细胞通常不存在于成人全身正常组织中，而是在组织修复、伤口愈合及重塑条件下，根据需要由纤维母细胞分化而来。已有研究证明，人类、猴、树鼩和豚鼠的巩膜中有常驻的肌成纤维细胞群。对于这种异常现象，一种可能的解释是其源于 IOP 对巩膜的持续应力，正如对巩膜的体外研究表明，施加在胶原培养基上的应力可导致肌成纤维细胞数量增加[164,179,180]。肌成纤维细胞分化也可能是生物化学隐含的结果，如细胞因子转化生长因子-β（TGF-β）[164,181]。最近有研究显示，来自眼球不同部位的巩膜成纤维细胞对施加应变的反应不同[178,182]。从周边巩膜分离的巩膜成纤维细胞在受到机械应变时，表现出增生能力增强；而从 ONH 周围巩膜分离的成纤维细胞中未观察到这种增殖能力的变化。机械应变亦导致 α-SMA 在周边巩膜成纤维细胞中表达增加，但在 ONH 周围的成纤维细胞中不增加。

鉴于巩膜成纤维细胞作为基质调节剂的作用，以及对施加于眼球的短期和长期应力的反应能力，处于自然状态或分化的肌成纤维细胞在涉及巩膜重塑的疾病，如近视和青光眼中发挥重要作用[179,180]。

（段宣初 蔡紫妍 译　赵阳 校）

参考文献

1. Vurgese S, Panda-Jonas S, Jonas JB. Scleral thickness in human eyes. PLoS One. 2012;7(1):e29692.
2. Norman RE, Flanagan JG, Rausch SM, Sigal IA, Tertinegg I, Eilaghi A, et al. Dimensions of the human sclera: thickness measurement and regional changes with axial length. Exp Eye Res. 2010;90(2):277–84.
3. Bron AJ, Tripathi RC, Tripathi BJ. Wolff's anatomy of the eye and orbit. 8th ed. London, UK: Chapman & Hall; 1997.
4. Coudrillier B, Boote C, Quigley HA, Nguyen TD. Scleral anisotropy and its effects on the mechanical response of the optic nerve head. Biomech Model Mechanobiol. 2013;12(5):941–63.
5. Campbell IC, Coudrillier B, Ethier CR. Biomechanics of the posterior eye: a critical role in health and disease. J Biomech Eng. 2014;136(2):021005.
6. Chung CW, Girard MJ, Jan NJ, Use SIA. Misuse of Laplace's law in ophthalmology. Invest Ophthalmol Vis Sci. 2016;57(1):236–45.
7. Singh KD, Logan NS, Gilmartin B. Three-dimensional modeling of the human eye based on magnetic resonance imaging. Invest Ophthalmol Vis Sci. 2006;47(6):2272–9.
8. Sigal IA, Flanagan JG, Ethier CR. Factors influencing optic nerve head biomechanics. Invest Ophthalmol Vis Sci. 2005;46(11):4189–99.

9. Jonas JB, Holbach L. Central corneal thickness and thickness of the lamina cribrosa in human eyes. Invest Ophthalmol Vis Sci. 2005;46(4):1275–9.
10. Olsen TW, Aaberg SY, Geroski DH, Edelhauser HF. Human sclera: thickness and surface area. Am J Ophthalmol. 1998;125(2):237–41.
11. Watson PG, Young RD. Scleral structure, organisation and disease. Exp Eye Res. 2004;78(3):609–23.
12. Kobayashi AS, Woo SL, Lawrence C, Schlegel WA. Analysis of the corneo-scleral shell by the method of direct stiffness. J Biomech. 1971;4(5):323–30.
13. Friberg TR. Lace JW. A comparison of the elastic properties of human choroid and sclera. Exp Eye Res. 1988;47(3):429–36.
14. Keeley FW, Morin JD, Vesely S. Characterization of collagen from normal human sclera. Exp Eye Res. 1984;39(5):533–42.
15. Bailey AJ. Structure, function and ageing of the collagens of the eye. Eye (Lond). 1987;1(Pt 2):175–83.
16. Girard MJ, Dahlmann-Noor A, Rayapureddi S, Bechara JA, Bertin BM, Jones H, et al. Quantitative mapping of scleral fiber orientation in normal rat eyes. Invest Ophthalmol Vis Sci. 2011;52(13):9684–93.
17. Pijanka JK, Coudrillier B, Ziegler K, Sorensen T, Meek KM, Nguyen TD, et al. Quantitative mapping of collagen fiber orientation in non-glaucoma and glaucoma posterior human sclerae. Invest Ophthalmol Vis Sci. 2012;53(9):5258–70.
18. Yan D, McPheeters S, Johnson G, Utzinger U, Vande Geest JP. Microstructural differences in the human posterior sclera as a function of age and race. Invest Ophthalmol Vis Sci. 2011;52(2):821–9.
19. Jan NJ, Gomez C, Moed S, Voorhees AP, Schuman JS, Bilonick RA, et al. Microstructural crimp of the Lamina Cribrosa and Peripapillary sclera collagen fibers. Invest Ophthalmol Vis Sci. 2017;58(9):3378–88.
20. Jan NJ, Lathrop K, Sigal IA. Collagen architecture of the posterior pole: high-resolution wide field of view visualization and analysis using polarized light microscopy. Invest Ophthalmol Vis Sci. 2017;58(2):735–44.
21. Jan NJ, Sigal IA. Collagen fiber recruitment: a microstructural basis for the nonlinear response of the posterior pole of the eye to increases in intraocular pressure. Acta Biomater. 2018;72:295–305.
22. Meek KM, Fullwood NJ. Corneal and scleral collagens: a microscopist's perspective. Micron. 2001;32(3):261–72.
23. Rada JA, Shelton S, Norton TT. The sclera and myopia. Exp Eye Res. 2006;82(2):185–200.
24. Quigley EN, Quigley HA, Pease ME, Kerrigan LA. Quantitative studies of elastin in the optic nerve heads of persons with primary open-angle glaucoma. Ophthalmology. 1996;103(10):1680–5.
25. Chen K, Rowley AP, Weiland JD, Humayun MS. Elastic properties of human posterior eye. J Biomed Mater Res A. 2014;102(6):2001–7.
26. Rada JA, Achen VR, Perry CA, Fox PW. Proteoglycans in the human sclera. Evidence for the presence of aggrecan. Invest Ophthalmol Vis Sci. 1997;38(9):1740–51.
27. Murienne BJ, Chen ML, Quigley HA, Nguyen TD. The contribution of glycosaminoglycans to the mechanical behaviour of the posterior human sclera. J R Soc Interface. 2016;13(119):20160367.
28. Tham YC, Li X, Wong TY, Quigley HA, Aung T, Cheng CY. Global prevalence of glaucoma and projections of glaucoma burden through 2040: a systematic review and meta-analysis. Ophthalmology. 2014;121(11):2081–90.
29. Bengtsson B, Heijl A. A long-term prospective study of risk factors for glaucomatous visual field loss in patients with ocular hypertension. J Glaucoma. 2005;14(2):135–8.
30. Leske MC, Heijl A, Hussein M, Bengtsson B, Hyman L, Komaroff E, et al. Factors for glaucoma progression and the effect of treatment: the early manifest glaucoma trial. Arch Ophthalmol. 2003;121(1):48–56.
31. The Advanced Glaucoma Intervention Study (AGIS): 7. The relationship between control of intraocular pressure and visual field deterioration.The AGIS Investigators. Am J Ophthalmol. 2000;130(4):429–40.

32. Hernandez MR, Pena JD. The optic nerve head in glaucomatous optic neuropathy. Arch Ophthalmol. 1997;115(3):389–95.
33. Ethier CR. Scleral biomechanics and glaucoma: a connection? Can J Ophthalmol. 2006;41(1):9–12.
34. Burgoyne CF, Downs JC, Bellezza AJ, Suh JK, Hart RT. The optic nerve head as a biomechanical structure: a new paradigm for understanding the role of IOP-related stress and strain in the pathophysiology of glaucomatous optic nerve head damage. Prog Retin Eye Res. 2005;24(1):39–73.
35. Fechtner RD, Weinreb RN. Mechanisms of optic nerve damage in primary open angle glaucoma. Surv Ophthalmol. 1994;39(1):23–42.
36. Holden BA, Fricke TR, Wilson DA, Jong M, Naidoo KS, Sankaridurg P, et al. Global prevalence of myopia and high myopia and temporal trends from 2000 through 2050. Ophthalmology. 2016;123(5):1036–42.
37. Resnikoff S, Pascolini D, Mariotti SP, Pokharel GP. Global magnitude of visual impairment caused by uncorrected refractive errors in 2004. Bull World Health Organ. 2008;86(1):63–70.
38. Rein DB, Zhang P, Wirth KE, Lee PP, Hoerger TJ, McCall N, et al. The economic burden of major adult visual disorders in the United States. Arch Ophthalmol. 2006;124(12):1754–60.
39. Harper AR, Summers JA. The dynamic sclera: extracellular matrix remodeling in normal ocular growth and myopia development. Exp Eye Res. 2015;133:100–11.
40. McBrien NA, Gentle A. Role of the sclera in the development and pathological complications of myopia. Prog Retin Eye Res. 2003;22(3):307–38.
41. Avetisov ES, Savitskaya NF, Vinetskaya MI, Iomdina EN. A study of biochemical and biomechanical qualities of normal and myopic eye sclera in humans of different age groups. Metab Pediatr Syst Ophthalmol. 1983;7(4):183–8.
42. Phillips JR, Khalaj M, McBrien NA. Induced myopia associated with increased scleral creep in chick and tree shrew eyes. Invest Ophthalmol Vis Sci. 2000;41(8):2028–34.
43. McGwin G Jr, Xie A, Owsley C. Rate of eye injury in the United States. Arch Ophthalmol. 2005;123(7):970–6.
44. Kuhn F, Morris R, Witherspoon CD, Mann L. Epidemiology of blinding trauma in the United States eye injury registry. Ophthalmic Epidemiol. 2006;13(3):209–16.
45. Parver LM. Eye trauma. The neglected disorder. Arch Ophthalmol. 1986;104(10):1452–3.
46. Bisplinghoff JA, McNally C, Manoogian SJ, Duma SM. Dynamic material properties of the human sclera. J Biomech. 2009;42(10):1493–7.
47. Tarlan B, Kiratli H. Subconjunctival hemorrhage: risk factors and potential indicators. Clin Ophthalmol. 2013;7:1163–70.
48. DiMaio VJ, DiMaio D. Forensic pathology. 2nd ed. Boca Raton: CRC Press; 2001.
49. Kennedy EA, Voorhies KD, Herring IP, Rath AL, Duma SM. Prediction of severe eye injuries in automobile accidents: static and dynamic rupture pressure of the eye. Annu Proc Assoc Adv Automot Med. 2004;48:165–79.
50. Sponsel WE, Gray W, Scribbick FW, Stern AR, Weiss CE, Groth SL, et al. Blunt eye trauma: empirical histopathologic paintball impact thresholds in fresh mounted porcine eyes. Invest Ophthalmol Vis Sci. 2011;52(8):5157–66.
51. Duma SM, Ng TP, Kennedy EA, Stitzel JD, Herring IP, Kuhn F. Determination of significant parameters for eye injury risk from projectiles. J Trauma. 2005;59(4):960–4.
52. Chen X, Yao Y, Wang F, Liu T, Zhao X. A retrospective study of eyeball rupture in patients with or without orbital fracture. Medicine (Baltimore). 2017;96(24):e7109.
53. Duma SM, Rath AL, Jernigan MV, Stitzel JD, Herring IP. The effects of depowered airbags on eye injuries in frontal automobile crashes. Am J Emerg Med. 2005;23(1):13–9.
54. Joseph JM, Glavas IP. Orbital fractures: a review. Clin Ophthalmol. 2011;5:95–100.
55. Alphonse VD, Kemper AR, Strom BT, Beeman SM, Duma SM. Mechanisms of eye injuries from fireworks. JAMA. 2012;308(1):33–4.
56. Clemente C, Esposito L, Speranza D, Bonora N. Firecracker eye exposure: experimental study and simulation. Biomech Model Mechanobiol. 2017;16(4):1401–11.
57. Bhardwaj R, Ziegler K, Seo JH, Ramesh KT, Nguyen TD. A computational model of blast loading on the human eye. Biomech Model Mechanobiol. 2014;13(1):123–40.
58. Battaglioli JL, Kamm RD. Measurements of the compressive properties of scleral tissue.

Invest Ophthalmol Vis Sci. 1984;25(1):59–65.
59. Myers KM, Cone FE, Quigley HA, Gelman S, Pease ME, Nguyen TD. The in vitro inflation response of mouse sclera. Exp Eye Res. 2010;91(6):866–75.
60. Downs JC, Suh JK, Thomas KA, Bellezza AJ, Burgoyne CF, Hart RT. Viscoelastic characterization of peripapillary sclera: material properties by quadrant in rabbit and monkey eyes. J Biomech Eng. 2003;125(1):124–31.
61. Coudrillier B, Tian J, Alexander S, Myers KM, Quigley HA, Nguyen TD. Biomechanics of the human posterior sclera: age- and glaucoma-related changes measured using inflation testing. Invest Ophthalmol Vis Sci. 2012;53(4):1714–28.
62. Cruz-Perez B, Pavlatos E, Morris HJ, Chen H, Pan X, Hart RT, et al. Mapping 3D strains with ultrasound speckle tracking: method validation and initial results in porcine scleral inflation. Ann Biomed Eng. 2016;44(7):2302–12.
63. Lari DR, Schultz DS, Wang AS, Lee OT, Stewart JM. Scleral mechanics: comparing whole globe inflation and uniaxial testing. Exp Eye Res. 2012;94(1):128–35.
64. Schultz DS, Lotz JC, Lee SM, Trinidad ML, Stewart JM. Structural factors that mediate scleral stiffness. Invest Ophthalmol Vis Sci. 2008;49(10):4232–6.
65. Girard MJ, Suh JK, Bottlang M, Burgoyne CF, Downs JC. Scleral biomechanics in the aging monkey eye. Invest Ophthalmol Vis Sci. 2009;50(11):5226–37.
66. Girard MJ, Suh JK, Bottlang M, Burgoyne CF, Downs JC. Biomechanical changes in the sclera of monkey eyes exposed to chronic IOP elevations. Invest Ophthalmol Vis Sci. 2011;52(8):5656–69.
67. Tonge TK, Murienne BJ, Coudrillier B, Alexander S, Rothkopf W, Nguyen TD. Minimal preconditioning effects observed for inflation tests of planar tissues. J Biomech Eng. 2013;135(11):114502.
68. Campbell IC, Hannon BG, Read AT, Sherwood JM, Schwaner SA, Ethier CR. Quantification of the efficacy of collagen cross-linking agents to induce stiffening of rat sclera. J R Soc Interface. 2017;14(129):20170014.
69. Grytz R, Fazio MA, Girard MJ, Libertiaux V, Bruno L, Gardiner S, et al. Material properties of the posterior human sclera. J Mech Behav Biomed Mater. 2014;29:602–17.
70. Grytz R, Siegwart JT Jr. Changing material properties of the tree shrew sclera during minus lens compensation and recovery. Invest Ophthalmol Vis Sci. 2015;56(3):2065–78.
71. Pardue MT, Stone RA, Iuvone PM. Investigating mechanisms of myopia in mice. Exp Eye Res. 2013;114:96–105.
72. Edwards MH. Animal models of myopia. A review. Acta Ophthalmol Scand. 1996;74(3):213–9.
73. Wisely CE, Sayed JA, Tamez H, Zelinka C, Abdel-Rahman MH, Fischer AJ, et al. The chick eye in vision research: an excellent model for the study of ocular disease. Prog Retin Eye Res. 2017;61:72–97.
74. Fazio MA, Grytz R, Morris JS, Bruno L, Girkin CA, Downs JC. Human scleral structural stiffness increases more rapidly with age in donors of African descent compared to donors of European descent. Invest Ophthalmol Vis Sci. 2014;55(11):7189–98.
75. Pyne JD, Genovese K, Casaletto L, Vande Geest JP. Sequential-digital image correlation for mapping human posterior sclera and optic nerve head deformation. J Biomech Eng. 2014;136(2):021002.
76. Geraghty B, Jones SW, Rama P, Akhtar R, Elsheikh A. Age-related variations in the biomechanical properties of human sclera. J Mech Behav Biomed Mater. 2012;16:181–91.
77. Eilaghi A, Flanagan JG, Tertinegg I, Simmons CA, Wayne Brodland G, Ross Ethier C. Biaxial mechanical testing of human sclera. J Biomech. 2010;43(9):1696–701.
78. Woo SL, Kobayashi AS, Schlegel WA, Lawrence C. Nonlinear material properties of intact cornea and sclera. Exp Eye Res. 1972;14(1):29–39.
79. Cruz-Perez B, Tang J, Morris HJ, Palko JR, Pan X, Hart RT, et al. Biaxial mechanical testing of posterior sclera using high-resolution ultrasound speckle tracking for strain measurements. J Biomech. 2014;47(5):1151–6.
80. Girard M, Suh JK, Hart RT, Burgoyne CF, Downs JC. Effects of storage time on the mechanical properties of rabbit peripapillary sclera after enucleation. Curr Eye Res. 2007;32(5):465–70.
81. Elsheikh A, Geraghty B, Alhasso D, Knappett J, Campanelli M, Rama P. Regional variation

in the biomechanical properties of the human sclera. Exp Eye Res. 2010;90(5):624–33.
82. Wollensak G, Spoerl E. Collagen crosslinking of human and porcine sclera. J Cataract Refract Surg. 2004;30(3):689–95.
83. Campbell IC, Sherwood JM, Overby DR, Hannon BG, Read AT, Raykin J, et al. Quantification of scleral biomechanics and collagen fiber alignment. Methods Mol Biol. 2018;1695:135–59.
84. Bruno L, Bianco G. Fazio MA. A multi-camera speckle interferometer for dynamic full-field 3D displacement measurement: validation and inflation testing of a human eye sclera. Opt Lasers Eng. 2018;107:91–101.
85. Pavlatos E, Perez BC, Morris HJ, Chen H, Palko JR, Pan X, et al. Three-dimensional strains in human posterior sclera using ultrasound speckle tracking. J Biomech Eng. 2016;138(2):021015.
86. Nguyen C, Midgett D, Kimball EC, Steinhart MR, Nguyen TD, Pease ME, et al. Measuring deformation in the mouse optic nerve head and peripapillary sclera. Invest Ophthalmol Vis Sci. 2017;58(2):721–33.
87. Grytz R, Fazio MA, Libertiaux V, Bruno L, Gardiner S, Girkin CA, et al. Age- and race-related differences in human scleral material properties. Invest Ophthalmol Vis Sci. 2014;55(12):8163–72.
88. Braunsmann C, Hammer CM, Rheinlaender J, Kruse FE, Schaffer TE, Schlotzer-Schrehardt U. Evaluation of lamina cribrosa and peripapillary sclera stiffness in pseudoexfoliation and normal eyes by atomic force microscopy. Invest Ophthalmol Vis Sci. 2012;53(6):2960–7.
89. Meller D, Peters K, Meller K. Human cornea and sclera studied by atomic force microscopy. Cell Tissue Res. 1997;288(1):111–8.
90. Choi S, Cheong Y, Lee HJ, Lee SJ, Jin KH. Park HK. AFM study for morphological and mechanical properties of human scleral surface. J Nanosci Nanotechnol. 2011;11(7):6382–8.
91. Kennedy EA, Ng TP, McNally C, Stitzel JD, Duma SM. Risk functions for human and porcine eye rupture based on projectile characteristics of blunt objects. Stapp Car Crash J. 2006;50:651–71.
92. Rodriguez JO, Lavina AM, Agarwal A. Prevention and treatment of common eye injuries in sports. Am Fam Physician. 2003;67(7):1481–8.
93. Vinger PF, Duma SM, Crandall J. Baseball hardness as a risk factor for eye injuries. Arch Ophthalmol. 1999;117(3):354–8.
94. Georgalas I, Ladas I, Taliantzis S, Rouvas A, Koutsandrea C. Severe intraocular trauma in a fireman caused by a high-pressure water jet. Clin Exp Ophthalmol. 2011;39(4):370–1.
95. Hiraoka T, Ogami T, Okamoto F, Oshika T. Compressed air blast injury with palpebral, orbital, facial, cervical, and mediastinal emphysema through an eyelid laceration: a case report and review of literature. BMC Ophthalmol. 2013;13:68.
96. Landau D, Berson D. High-pressure directed water jets as a cause of severe bilateral intraocular injuries. Am J Ophthalmol. 1995;120(4):542–3.
97. Salminen L, Ranta A. Orbital laceration caused by a blast of water: report of 2 cases. Br J Ophthalmol. 1983;67(12):840–1.
98. Duma SM, Bisplinghoff JA, Senge DM, McNally C, Alphonse VD. Evaluating the risk of eye injuries: intraocular pressure during high speed projectile impacts. Curr Eye Res. 2012;37(1):43–9.
99. Bisplinghoff JA, McNally C, Duma SM. High-rate internal pressurization of human eyes to predict globe rupture. Arch Ophthalmol. 2009;127(4):520–3.
100. Coleman DJ, Trokel S. Direct-recorded intraocular pressure variations in a human subject. Arch Ophthalmol. 1969;82(5):637–40.
101. Duma SM, Bisplinghoff JA, Senge DM, McNally C, Alphonse VD. Eye injury risk from water stream impact: biomechanically based design parameters for water toy and park design. Curr Eye Res. 2012;37(4):279–85.
102. Bullock JD, Warwar RE, Green WR. Ocular explosions from periocular anesthetic injections: a clinical, histopathologic, experimental, and biophysical study. Ophthalmology. 1999;106(12):2341–52; discussion 52–3
103. Crowley JS, Brozoski FT, Duma SM, Kennedy EA. Development of the facial and ocular countermeasures safety (FOCUS) headform. Aviat Space Environ Med. 2009;80(9):831.
104. Cormier J, Manoogian S, Bisplinghoff J, Rowson S, Santago AC, McNally C, et al.

Biomechanical response of the human face and corresponding biofidelity of the FOCUS Headform. SAE Int J Passeng Cars Mech Syst. 2010;3(1):842–59.
105. Bisplinghoff JA, Duma SM. Evaluation of eye injury risk from projectile shooting toys using the focus headform–biomed 2009. Biomed Sci Instrum. 2009;45:107–12.
106. Kennedy EA, Inzana JA, McNally C, Duma SM, Depinet PJ, Sullenberger KH, et al. Development and validation of a synthetic eye and orbit for estimating the potential for globe rupture due to specific impact conditions. Stapp Car Crash J. 2007;51:381–400.
107. Allen R, Motz CT, Feola A, Chesler K, Haider R, Ramachandra Rao S, et al. Long-term functional and structural consequences of primary blast overpressure to the eye. J Neurotrauma. 2018;35(17):2104–16.
108. Shedd DF, Benko NA, Jones J, Zaugg BE, Peiffer RL, Coats B. Long term temporal changes in structure and function of rat visual system after blast exposure. Invest Ophthalmol Vis Sci. 2018;59(1):349–61.
109. Weaver AA, Stitzel SM, Stitzel JD. Injury risk prediction from computational simulations of ocular blast loading. Biomech Model Mechanobiol. 2017;16(2):463–77.
110. Notghi B, Bhardwaj R, Bailoor S, Thompson KA, Weaver AA, Stitzel JD, et al. Biomechanical evaluations of ocular injury risk for blast loading. J Biomech Eng. 2017;139(8) https://doi.org/10.1115/1.4037072.
111. Sundaramurthy A, Skotak M, Alay E, Unnikrishnan G, Mao H, Duan X, et al. Assessment of the effectiveness of combat eyewear protection against blast overpressure. J Biomech Eng. 2018;140(7):071003.
112. Hommer A, Fuchsjager-Mayrl G, Resch H, Vass C, Garhofer G, Schmetterer L. Estimation of ocular rigidity based on measurement of pulse amplitude using pneumotonometry and fundus pulse using laser interferometry in glaucoma. Invest Ophthalmol Vis Sci. 2008;49(9):4046–50.
113. Dikici AS, Mihmanli I, Kilic F, Ozkok A, Kuyumcu G, Sultan P, et al. In vivo evaluation of the biomechanical properties of optic nerve and peripapillary structures by ultrasonic shear wave elastography in glaucoma. Iran J Radiol. 2016;13(2):e36849.
114. Girard MJ, Strouthidis NG, Desjardins A, Mari JM, Ethier CR. In vivo optic nerve head biomechanics: performance testing of a three-dimensional tracking algorithm. J R Soc Interface. 2013;10(87):20130459.
115. Zeiss CJ. Translational models of ocular disease. Vet Ophthalmol. 2013;16(Suppl 1):15–33.
116. Girard MJ, Dupps WJ, Baskaran M, Scarcelli G, Yun SH, Quigley HA, et al. Translating ocular biomechanics into clinical practice: current state and future prospects. Curr Eye Res. 2015;40(1):1–18.
117. Almasieh M, Levin LA. Neuroprotection in Glaucoma: animal models and clinical trials. Annu Rev Vis Sci. 2017;3:91–120.
118. Bouhenni RA, Dunmire J, Sewell A, Edward DP. Animal models of glaucoma. J Biomed Biotechnol. 2012;2012:692609.
119. Ishikawa M, Yoshitomi T, Zorumski CF, Izumi Y. Experimentally induced mammalian models of glaucoma. Biomed Res Int. 2015;2015:281214.
120. Morrison JC. Elevated intraocular pressure and optic nerve injury models in the rat. J Glaucoma. 2005;14(4):315–7.
121. Struebing FL, Geisert EE. What animal models can tell us about glaucoma. Prog Mol Biol Transl Sci. 2015;134:365–80.
122. Toris CB, Gelfman C, Whitlock A, Sponsel WE, Rowe-Rendleman CL. Making basic science studies in glaucoma more clinically relevant: the need for a consensus. J Ocul Pharmacol Ther. 2017;33(7):501–18.
123. Weinreb RN, Lindsey JD. The importance of models in glaucoma research. J Glaucoma. 2005;14(4):302–4.
124. Agarwal R, Agarwal P. Rodent models of glaucoma and their applicability for drug discovery. Expert Opin Drug Discov. 2017;12(3):261–70.
125. Chen S, Zhang X. The rodent model of Glaucoma and its implications. Asia Pac J Ophthalmol (Phila). 2015;4(4):236–41.
126. Johnson TV, Tomarev SI. Rodent models of glaucoma. Brain Res Bull. 2010;81(2–3):349–58.
127. Morrison JC, Cepurna Ying Guo WO, Johnson EC. Pathophysiology of human glaucomatous optic nerve damage: insights from rodent models of glaucoma. Exp Eye Res.

2011;93(2):156–64.
128. Fernandes KA, Harder JM, Williams PA, Rausch RL, Kiernan AE, Nair KS, et al. Using genetic mouse models to gain insight into glaucoma: past results and future possibilities. Exp Eye Res. 2015;141:42–56.
129. Overby DR, Clark AF. Animal models of glucocorticoid-induced glaucoma. Exp Eye Res. 2015;141:15–22.
130. Rybkin I, Gerometta R, Fridman G, Candia O, Danias J. Model systems for the study of steroid-induced IOP elevation. Exp Eye Res. 2017;158:51–8.
131. Morgan JE, Tribble JR. Microbead models in glaucoma. Exp Eye Res. 2015;141:9–14.
132. Smedowski A, Pietrucha-Dutczak M, Kaarniranta K, Lewin-Kowalik J. A rat experimental model of glaucoma incorporating rapid-onset elevation of intraocular pressure. Sci Rep. 2014;4:5910.
133. Morrison JC, Cepurna WO, Johnson EC. Modeling glaucoma in rats by sclerosing aqueous outflow pathways to elevate intraocular pressure. Exp Eye Res. 2015;141:23–32.
134. Morrison JC, Moore CG, Deppmeier LM, Gold BG, Meshul CK. Johnson EC. A rat model of chronic pressure-induced optic nerve damage. Exp Eye Res. 1997;64(1):85–96.
135. Mayordomo-Febrer A, Lopez-Murcia M, Morales-Tatay JM, Monleon-Salvado D, Pinazo-Duran MD. Metabolomics of the aqueous humor in the rat glaucoma model induced by a series of intracamerular sodium hyaluronate injection. Exp Eye Res. 2015;131:84–92.
136. Pang IH, Millar JC, Clark AF. Elevation of intraocular pressure in rodents using viral vectors targeting the trabecular meshwork. Exp Eye Res. 2015;141:33–41.
137. Gross RL, Ji J, Chang P, Pennesi ME, Yang Z, Zhang J, et al. A mouse model of elevated intraocular pressure: retina and optic nerve findings. Trans Am Ophthalmol Soc. 2003;101:163–9; discussion 9–71
138. Kimball EC, Nguyen C, Steinhart MR, Nguyen TD, Pease ME, Oglesby EN, et al. Experimental scleral cross-linking increases glaucoma damage in a mouse model. Exp Eye Res. 2014;128:129–40.
139. Cao J, Yang EB, Su JJ, Li Y, Chow P. The tree shrews: adjuncts and alternatives to primates as models for biomedical research. J Med Primatol. 2003;32(3):123–30.
140. McBrien NA, Cornell LM, Gentle A. Structural and ultrastructural changes to the sclera in a mammalian model of high myopia. Invest Ophthalmol Vis Sci. 2001;42(10):2179–87.
141. Levy AM, Fazio MA, Grytz R. Experimental myopia increases and scleral crosslinking using genipin inhibits cyclic softening in the tree shrew sclera. Ophthalmic Physiol Opt. 2018;38(3):246–56.
142. Rasmussen CA, Kaufman PL. Primate glaucoma models. J Glaucoma. 2005;14(4):311–4.
143. Ho LC, Sigal IA, Jan NJ, Squires A, Tse Z, Wu EX, et al. Magic angle-enhanced MRI of fibrous microstructures in sclera and cornea with and without intraocular pressure loading. Invest Ophthalmol Vis Sci. 2014;55(9):5662–72.
144. Coudrillier B, Campbell IC, Read AT, Geraldes DM, Vo NT, Feola A, et al. Effects of peripapillary scleral stiffening on the deformation of the Lamina Cribrosa. Invest Ophthalmol Vis Sci. 2016;57(6):2666–77.
145. Clayson K, Pan X, Pavlatos E, Short R, Morris H, Hart RT, et al. Corneoscleral stiffening increases IOP spike magnitudes during rapid microvolumetric change in the eye. Exp Eye Res. 2017;165:29–34.
146. Sit AJ, Liu JH. Pathophysiology of glaucoma and continuous measurements of intraocular pressure. Mol Cell Biomech. 2009;6(1):57–69.
147. Zernii EY, Baksheeva VE, Iomdina EN, Averina OA, Permyakov SE, Philippov PP, et al. Rabbit models of ocular diseases: new relevance for classical approaches. CNS Neurol Disord Drug Targets. 2016;15(3):267–91.
148. Karl A, Makarov FN, Koch C, Korber N, Schuldt C, Kruger M, et al. The ultrastructure of rabbit sclera after scleral crosslinking with riboflavin and blue light of different intensities. Graefes Arch Clin Exp Ophthalmol. 2016;254(8):1567–77.
149. Liu TX, Wang Z. Biomechanics of sclera crosslinked using genipin in rabbit. Int J Ophthalmol. 2017;10(3):355–60.
150. Dotan A, Kremer I, Gal-Or O, Livnat T, Zigler A, Bourla D, et al. Scleral cross-linking using riboflavin and ultraviolet: a radiation for prevention of axial myopia in a rabbit model. J Vis Exp. 2016;110:e53201.

151. Palko JR, Morris HJ, Pan X, Harman CD, Koehl KL, Gelatt KN, et al. Influence of age on ocular biomechanical properties in a canine glaucoma model with ADAMTS10 mutation. PLoS One. 2016;11(6):e0156466.
152. Narfstrom K, Deckman KH, Menotti-Raymond M. Cats: a gold mine for ophthalmology. Annu Rev Anim Biosci. 2013;1:157–77.
153. Yuan Y, Li M, Chen Q, Me R, Yu Y, Gu Q, et al. Crosslinking enzyme Lysyl oxidase modulates scleral remodeling in form-deprivation myopia. Curr Eye Res. 2018;43(2):200–7.
154. Chhetri J, Jacobson G, Gueven N. Zebrafish—on the move towards ophthalmological research. Eye (Lond). 2014;28(4):367–80.
155. Yeh LK, Liu CY, Kao WW, Huang CJ, Hu FR, Chien CL, et al. Knockdown of zebrafish lumican gene (zlum) causes scleral thinning and increased size of scleral coats. J Biol Chem. 2010;285(36):28141–55.
156. Coudrillier B, Pijanka J, Jefferys J, Sorensen T, Quigley HA, Boote C, et al. Collagen structure and mechanical properties of the human sclera: analysis for the effects of age. J Biomech Eng. 2015;137(4):041006.
157. Danford FL, Yan D, Dreier RA, Cahir TM, Girkin CA, Vande Geest JP. Differences in the region- and depth-dependent microstructural organization in normal versus glaucomatous human posterior sclerae. Invest Ophthalmol Vis Sci. 2013;54(13):7922–32.
158. Lopilly Park HY, Lee NY, Choi JA, Park CK. Measurement of scleral thickness using swept-source optical coherence tomography in patients with open-angle glaucoma and myopia. Am J Ophthalmol. 2014;157(4):876–84.
159. Coudrillier B, Pijanka JK, Jefferys JL, Goel A, Quigley HA, Boote C, et al. Glaucoma-related changes in the mechanical properties and collagen micro-architecture of the human sclera. PLoS One. 2015;10(7):e0131396.
160. Rudnicka AR, Mt-Isa S, Owen CG, Cook DG, Ashby D. Variations in primary open-angle glaucoma prevalence by age, gender, and race: a Bayesian meta-analysis. Invest Ophthalmol Vis Sci. 2006;47(10):4254–61.
161. Jonas JB, Xu L. Histological changes of high axial myopia. Eye (Lond). 2014;28(2):113–7.
162. Siegwart JT, Norton TT. Regulation of the mechanical properties of tree shrew sclera by the visual environment. Vis Res. 1999;39(2):387–407.
163. Lewis JA, Garcia MB, Rani L, Wildsoet CF. Intact globe inflation testing of changes in scleral mechanics in myopia and recovery. Exp Eye Res. 2014;127:42–8.
164. McBrien NA, Jobling AI, Gentle A. Biomechanics of the sclera in myopia: extracellular and cellular factors. Optom Vis Sci. 2009;86(1):E23–30.
165. Lin X, Wang BJ, Wang YC, Chu RY, Dai JH, Zhou XT, et al. Scleral ultrastructure and biomechanical changes in rabbits after negative lens application. Int J Ophthalmol. 2018;11(3):354–62.
166. Rada JA, Nickla DL, Troilo D. Decreased proteoglycan synthesis associated with form deprivation myopia in mature primate eyes. Invest Ophthalmol Vis Sci. 2000;41(8):2050–8.
167. Liu HH, Kenning MS, Jobling AI, McBrien NA, Gentle A. Reduced scleral TIMP-2 expression is associated with myopia development: TIMP-2 supplementation stabilizes scleral biomarkers of myopia and limits myopia development. Invest Ophthalmol Vis Sci. 2017;58(4):1971–81.
168. McBrien NA, Metlapally R, Jobling AI, Gentle A. Expression of collagen-binding integrin receptors in the mammalian sclera and their regulation during the development of myopia. Invest Ophthalmol Vis Sci. 2006;47(11):4674–82.
169. Sinha Roy A, Rocha KM, Randleman JB, Stulting RD, Dupps WJ Jr. Inverse computational analysis of in vivo corneal elastic modulus change after collagen crosslinking for keratoconus. Exp Eye Res. 2013;113:92–104.
170. Liu S, Li S, Wang B, Lin X, Wu Y, Liu H, et al. Scleral cross-linking using riboflavin UVA irradiation for the prevention of myopia progression in a Guinea pig model: blocked axial extension and altered scleral microstructure. PLoS One. 2016;11(11):e0165792.
171. Wang M, Corpuz CC. Effects of scleral cross-linking using genipin on the process of form-deprivation myopia in the Guinea pig: a randomized controlled experimental study. BMC Ophthalmol. 2015;15:89.
172. Chu Y, Cheng Z, Liu J, Wang Y, Guo H, Han Q. The effects of scleral collagen cross-

linking using glyceraldehyde on the progression of form-deprived myopia in Guinea pigs. J Ophthalmol. 2016;2016:3526153.
173. Dotan A, Kremer I, Livnat T, Zigler A, Weinberger D, Bourla D. Scleral cross-linking using riboflavin and ultraviolet: a radiation for prevention of progressive myopia in a rabbit model. Exp Eye Res. 2014;127:190–5.
174. Rada JA, Thoft RA, Hassell JR. Increased aggrecan (cartilage proteoglycan) production in the sclera of myopic chicks. Dev Biol. 1991;147(2):303–12.
175. Moller-Pedersen T, Ledet T, Ehlers N. The keratocyte density of human donor corneas. Curr Eye Res. 1994;13(2):163–9.
176. Siegwart JT, Norton TT. Selective regulation of MMP and TIMP mRNA levels in tree shrew sclera during minus lens compensation and recovery. Invest Ophthalmol Vis Sci. 2005;46(10):3484–92.
177. Metlapally R, Jobling AI, Gentle A, McBrien NA. Characterization of the integrin receptor subunit profile in the mammalian sclera. Mol Vis. 2006;12:725–34.
178. Qu J, Chen H, Zhu L, Ambalavanan N, Girkin CA, Murphy-Ullrich JE, et al. High-magnitude and/or high-frequency mechanical strain promotes peripapillary scleral myofibroblast differentiation. Invest Ophthalmol Vis Sci. 2015;56(13):7821–30.
179. Backhouse S, Phillips JR. Effect of induced myopia on scleral myofibroblasts and in vivo ocular biomechanical compliance in the Guinea pig. Invest Ophthalmol Vis Sci. 2010;51(12):6162–71.
180. Phillips JR, McBrien NA. Pressure-induced changes in axial eye length of chick and tree shrew: significance of myofibroblasts in the sclera. Invest Ophthalmol Vis Sci. 2004;45(3):758–63.
181. Serini G, Gabbiani G. Mechanisms of myofibroblast activity and phenotypic modulation. Exp Cell Res. 1999;250(2):273–83.
182. Qiu C, Chen M, Yao J, Sun X, Xu J, Zhang R, et al. Mechanical strain induces distinct human scleral fibroblast lineages: differential roles in cell proliferation, apoptosis, migration, and differentiation. Invest Ophthalmol Vis Sci. 2018;59(6):2401–10.

第 7 章 脉络膜的生物力学

Clemens A. Strohmaier, Herbert A. Reitsamer

脉络膜的结构和功能概述

脉络膜是葡萄膜的后部，位于视网膜和巩膜之间。前端起始于睫状体的平坦部，向后一直延伸至视神经。脉络膜通常分为 5 层（4~6 层）：（从视网膜侧起）Bruch 膜、脉络膜毛细血管层、两个血管层（Haller 层和 Sattler 层）、脉络膜上腔[1]。不同物种的脉络膜存在差异，这种差异很细微，但就脉络膜的生物力学方面而言，大多数差异无功能性意义，一个例外是人类脉络膜中可能存在淋巴系统，目前尚存在争议[2,3]。

虽然脉络膜血流量与组织重量的相关性最高，但其动静脉血氧摄取低[4]。这些多余的血流量是必要的，其能提供足够的氧气梯度，以便弥散至视网膜内层，为光感受器提供氧气并清除其代谢废物[5,6]。

脉络膜血流量通过自动调节机制对脉络膜灌注压的变化做出主动调节[7,8]。脉络膜灌注压可随 IOP、动脉压或静脉压的改变而改变。虽然已知多种物质可改变脉络膜血液及其主动调节能力[9,10]，但脉络膜神经系统的作用却鲜为人知。

脉络膜的神经分布很复杂。虽然脉络膜血管系统同时接受交感神经（起源于颈上神经节）和副交感神经（通过翼腭神经节）的支配，但脉络膜本身也有神经元，即所谓的脉络膜内神经元[11-13]，尽管其早在 150 年前就被发现了，但其功能仍不明确。

脉络膜另一个令人费解的解剖学特征是其存在非血管平滑肌细胞[14]。这些细胞主要分布在眼球的后极部中心，并且其在存在黄斑中央凹的物种中数量更多。有人提出，其可能在正视化过程中发挥作用，但迄今为止尚无功能性证据。

脉络膜对眼球壁硬度有重要影响

IOP来自睫状体分泌的房水及其对抗小梁网(TM)与葡萄膜巩膜外引流通道阻力的流出[15]。

外引流出阻力与眼球壁的弹性相结合,是Friedenwald建立IOP与容积关系的基础[16]:

$$E=[\log(IOP1)-\log(IOP2)]/(V1-V2)$$

E是OR,$\Delta IOP=IOP1-IOP2$是IOP的改变,$\Delta V=V1-V2$是眼内容积的改变。该方程式是眼压计[16]和脉动眼血流测量仪[17]测量的基础。

在这些推论中,一个至关重要的假设是OR是恒定常数。然而,有证据表明,眼内的血管系统容积和压力的改变会引起OR的改变。Eisenlohr等首次报道了活体眼和尸体眼之间OR的差异[18,19]。动脉血压会影响IOP并改变眼压-容积关系,从而改变OR[20]。脉络膜是含有眼部血管容积最主要的构成部分,因此其对OR的影响最大。下文总结了脉络膜的血管生理学,其与脉络膜的生物力学相关。

血压对脉络膜生物力学的影响

正如机体的其他组织一样,动脉压促使血液通过脉络膜的血管系统,所有脉络膜血管的血流阻力导致血液循环中静脉血管一端(即涡静脉)的血压下降。然而,其与大多数血液循环的最大差异在于IOP施加的压缩力。这使脉络膜静脉起到斯塔林电阻器的作用,即保持血管腔内压力略高于IOP,从而避免脉络膜静脉血管塌陷。图7.1说明了外部压力对血管内血流和跨壁压力的影响[21]。

因此,眼的灌注压(即推动血流的压力梯度)近似等于平均动脉压与IOP之间的差值[22]:

$$OPP=MAP-IOP$$

上式对脉络膜生物力学有深远的影响,因为脉络膜中的动脉和静脉压力决定了其弹性。图7.2阐明了在恒定速率(120μL/min)下注入盐水的影响。虚线表示采用Friedenwald方程预测IOP变化过程,假设眼球壁(即巩膜、角膜)的弹性是常

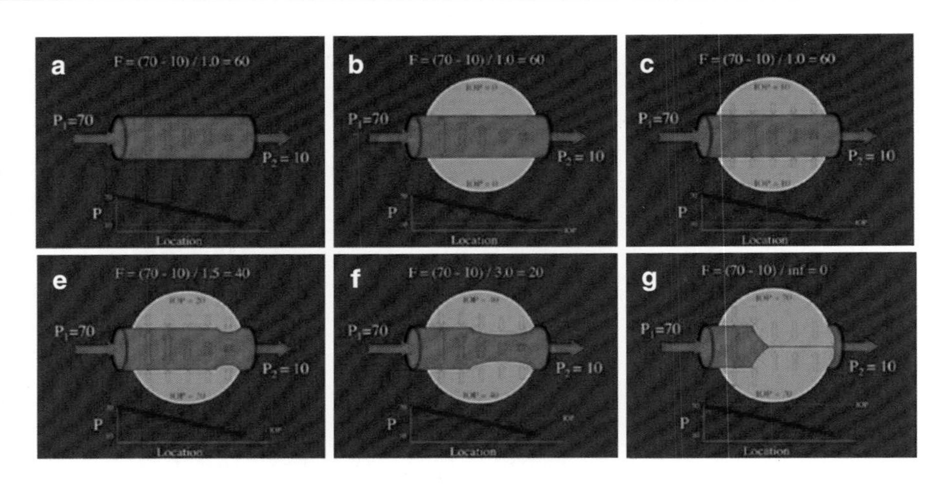

图 7.1 眼斯塔林电阻器示意图。(a)血流量(F)是沿血管的压力梯度(P1–P2)除以血管阻力。(b,c)如果血管经过一个低组织压(如 IOP)的器官(如眼球),血管内压超过了血管外压(即跨壁压力梯度),血管会保持充盈状态。(d,e)如果组织压处于稍高的状态及超过最低的血管内压力(即在"静脉的"末端),那么该区域的血管将开始塌陷。这将使该段血管的阻力增加,因而提高了管腔内压力,直到跨壁压力再变为正值。(f)如果组织压大于动脉输入压,血管将完全塌陷,阻力将无穷大,以及经过血管的血流将完全终止。(Reproduced with permission from [21].)

量。实线表示活体兔 IOP 的实际变化。两条线之间的差异可归因于随着 IOP 上升而排出的脉络膜血容量。当低血容量递增(曲线的低平部分)时,血从静脉被排出,而当 IOP 较高时,动脉被压缩。一旦达到平均动脉压,脉络膜内血液被排空,两条曲线以相同的速率上升。

这一反应取决于平均动脉压,如图 7.2 所示。图 7.3 显示了在兔眼模型中,动脉血压对 OR 曲线的作用[23]。图 7.3c 显示随着平均动脉压升高,OR 几乎呈线性增加。虽然人体血压或 IOP 显然不可能出现液压式大幅变化,但也显示了人体血压对 OR 的影响[24]。

静脉压、眼压和灌注压的相互作用

与动脉压相比,我们对 IOP 和脉络膜静脉压之间的相关性知之甚少。前文概述的斯塔林电阻器特性可能产生非线性结果,尤其是当 IOP 较低时。Maepea 最先注意到脉络膜静脉压在 IOP 较低时明显高于 IOP[22]。

图 7.4 为作者本人未发表的关于 IOP 与脉络膜静脉压(直接插管测量)关系的研究。当 IOP 处于"正常"范围时,脉络膜静脉压明显偏离假设的 1:1 关系,因此,脉络膜灌注压低于 PP=MAP–IOP 公式的估计值。从临床上看,这与正常 IOP

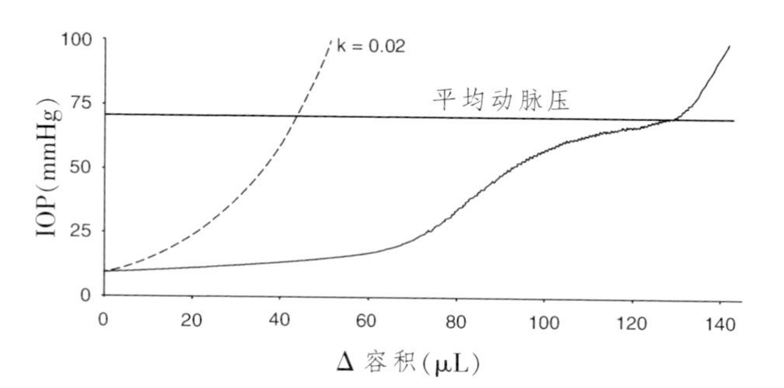

图 7.2 在活体兔(实线)眼中,以恒定速率(120μL/min)输注盐水时的 IOP 变化过程相对 Friedenwald 方程(虚线)预测的 IOP 变化过程。(Reproduced with permission from [25].)

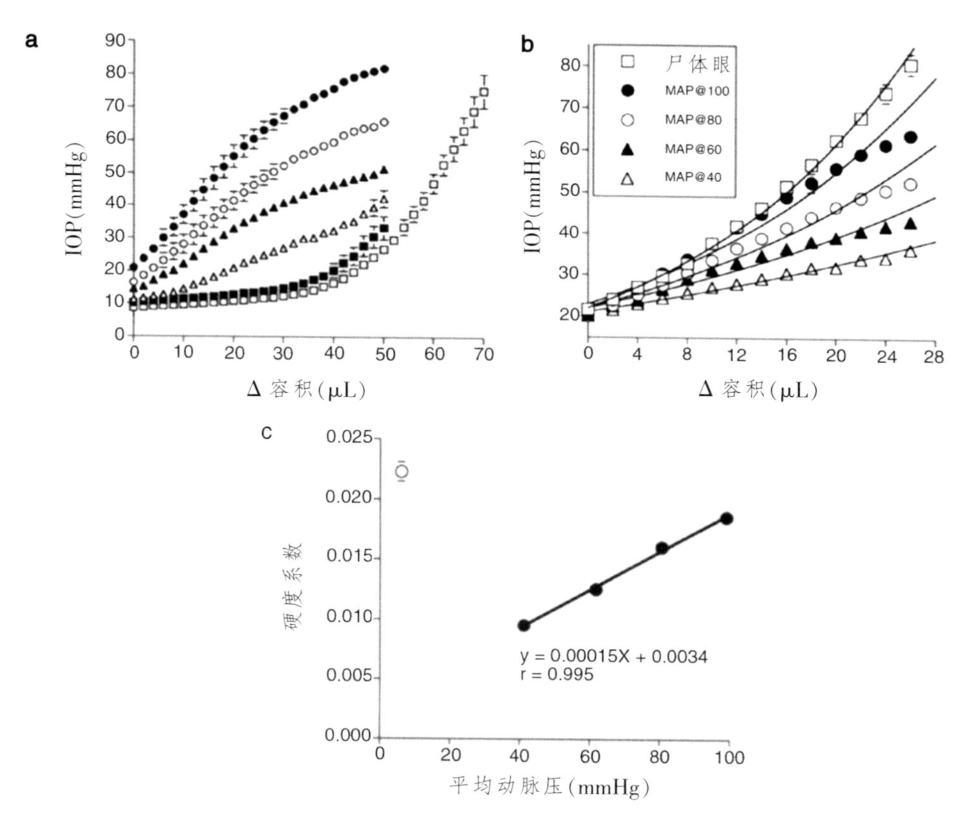

图 7.3 动脉血压对 OR 的作用取决于眼内容积的增加[23]。(a)IOP 未控制时眼内容物容积的散点图;(b)在实验开始前,将 IOP 设置为 20mmHg 时眼内容物的容积变化情况。(Reproduced with permission from [25].)

性青光眼高度相关,因为低(舒张)血压可能导致 ONH 供血不足。

我们亦对脉络膜静脉下游压力的作用知之甚少。除了兔以外,大多数物种的脉络膜下游压力很难被测量,因为兔的颅骨上有孔,可以直接插管测量[20]。在该模型中,眼眶静脉压与平均动脉血压之间存在线性关系(图 7.5)。在眼科学中,静脉

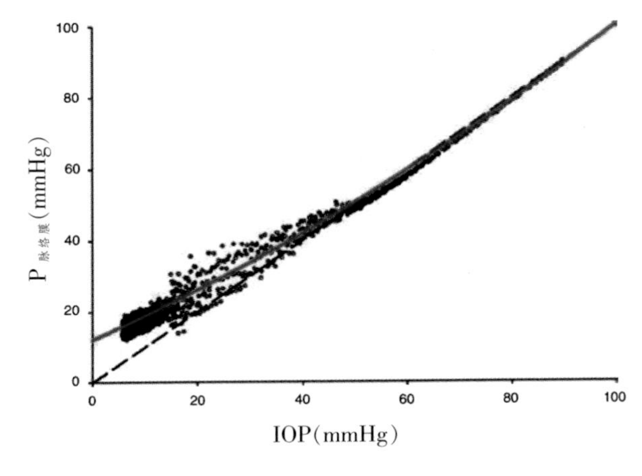

图 7.4 IOP 与脉络膜静脉压(P 脉络膜)的关系图。正如斯塔林电阻器效应所预期,IOP 为中等至高值时,P 脉络膜略高于 IOP。然而,当 IOP 值较小时,P 脉络膜明显偏离了这种 1:1 关系,当 IOP 低于 10mmHg 时,可达到 50%(笔者自己未发表的观察结果)。

系统中的压力可能具有很高的临床相关性,因为当压力变化时,眼静脉至少在一定程度上表现出被动[20,26]。这意味着胸腔压力升高(常发生在阻塞性睡眠呼吸暂停综合征和肥胖患者中)对眼循环有影响。一个显著的临床案例是在做 Valsalva 动作的过程中,脉络膜厚度会立即增加[27]。

动脉搏动对眼压和眼静脉压的影响

心动周期内动脉压的变化,可以引起整个眼循环的脉冲式压力改变。由于脉络膜循环拥有最大的血容量,其对 IOP 和静脉压产生的影响最显著。叠加在心动周期上的是呼吸节律,其影响胸腔内的压力。图 7.6 显示了动脉搏动压和呼吸对

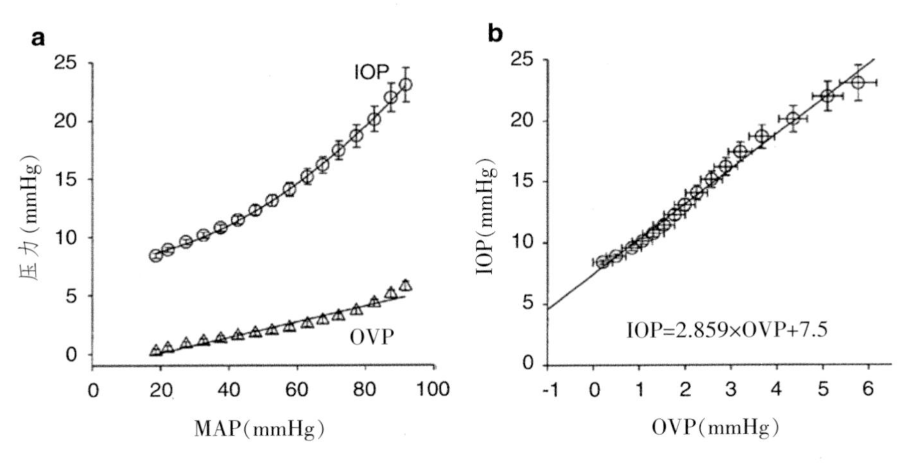

图 7.5 血压(MAP=平均动脉压)变化对兔 IOP 和眼眶静脉压(OVP)的影响。(Reproduced with permission from [20].)

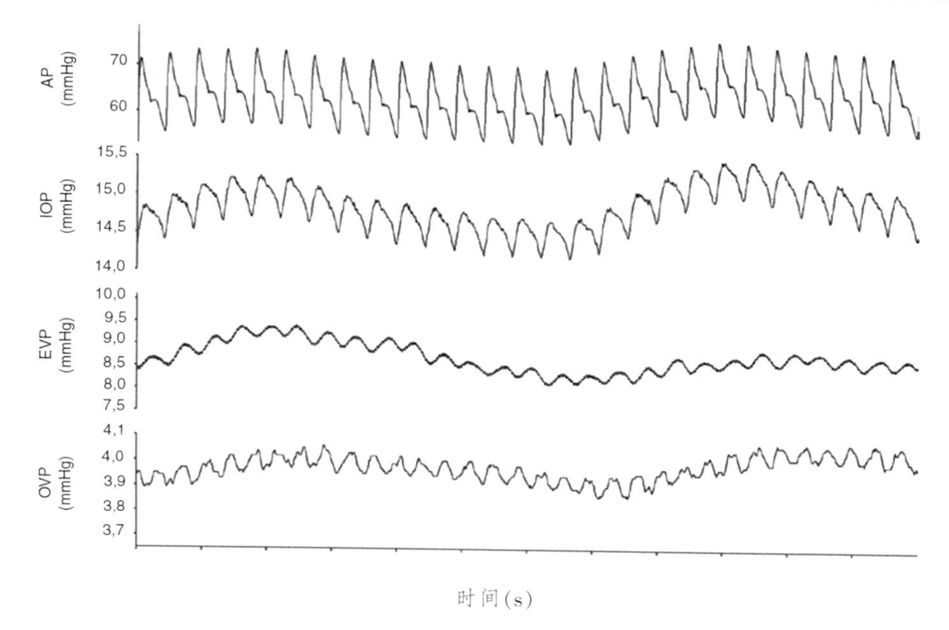

图7.6　通过直接插管高速追踪动脉压(AP)、IOP、浅层巩膜静脉压(EVP)和眼眶静脉压(OVP)。在追踪中可以看到两种节律：一种是因呼吸同步胸腔内压力变化引起的低频运动，另一种是因心动周期引起的高频节律(作者自己未发表的观察结果)。

IOP、EVP和OVP的影响。

脉络膜容积的变化既可以直接估算(通常使用干涉计量测量法)，也可以通过间接估计脉络膜血流来测量其对IOP的影响。

这一估算背后的理论模型需要一些前提条件：测量IOP需要有足够的瞬时分辨力，已知且恒定的IOP/眼容积关系，亦假设眼的流出量为衡定值[28]，以及眼球血液流出量为常量[28]。从本章可以看出，这些前提条件并没有完全满足。

临床上，最常用动态轮廓眼压计(DCT)测量眼的脉动幅度。DCT是一种IOP测量手段，无须压平角膜即可连续读取IOP值。此外，其较少受到角膜厚度(作为角膜生物力学的替代参数)的影响，对IOP的连续测量使在心动周期内计算眼脉动振幅成为可能[29,30]。

展望

当前，对脉络膜生物力学特性的知识主要依赖替代参数的测量。将来，基于OCT技术的检测方法可能是直接测量脉络膜容积和血流最有潜力的方法，并在具有足够分辨率的情况下，还可以测量真实的生物力学特性，如弹性等[31-33]。

另一个迅速发展的领域涉及正视化过程中脉络膜的作用机制。在鸟类与人类中，脉络膜通过改变厚度来应对视网膜离焦[34,35]，因此，脉络膜在正视化过程中的作用是合理的，其机制仍有待阐明，但有一种假设涉及本章前文提到的非血管平滑肌细胞对脉络膜厚度的主动控制（参见参考文献[36]）。主动控制脉络膜厚度具有重要的临床意义，不仅与近视的预防有关，而且与尚不明确的疾病，如脉络膜渗漏综合征相关。

（林丁 谭倩 译　赵阳 校）

参考文献

1. Wybar KC. A study of the choroidal circulation of the eye in man. J Anat. 1954;88:94–8.
2. Schrödl F, Kaser-Eichberger A, Trost A, et al. Lymphatic markers in the adult human choroid. Investig Opthalmol Vis Sci. 2015;56:7406.
3. Koina ME, Baxter L, Adamson SJ, Arfuso F, Hu P, Madigan MC, Chan-Ling T. Evidence for lymphatics in the developing and adult human choroid. Invest Ophthalmol Vis Sci. 2015;56:1310–27.
4. Alm A, Bill A. Blood flow and oxygen extraction in the cat uvea at normal and high intraocular pressures. Acta Physiol Scand. 1970;80:19–28.
5. Linsenmeier RA, Padnick-Silver L. Metabolic dependence of photoreceptors on the choroid in the normal and detached retina. Invest Ophthalmol Vis Sci. 2000;41:3117–23.
6. Braun RD, Linsenmeier RA, Goldstick TK. Oxygen consumption in the inner and outer retina of the cat. Invest Ophthalmol Vis Sci. 1995;36:542–54.
7. Schmidl D, Boltz A, Kaya S, Werkmeister R, Dragostinoff N, Lasta M, Polska E, Garhöfer G, Schmetterer L. Comparison of choroidal and optic nerve head blood flow regulation during changes in ocular perfusion pressure. Investig Opthalmol Vis Sci. 2012;53:4337.
8. Kiel JW. Choroidal myogenic autoregulation and intraocular pressure. Exp Eye Res. 1994;58:529–43.
9. Bogner B, Runge C, Strohmaier C, Trost A, Tockner B, Kiel JW, Schroedl F, Reitsamer HA. The effect of vasopressin on ciliary blood flow and aqueous flow. Investig Ophthalmol Vis Sci. 2014; https://doi.org/10.1167/iovs.13-13286.
10. Reitsamer HA, Zawinka C, Branka M. Dopaminergic vasodilation in the choroidal circulation by d1/d5 receptor activation. Invest Ophthalmol Vis Sci. 2004;45:900–5.
11. Mueller H. Ueber glatte Muskeln und Nervengeflechte der chorioidea im menschlichen Auge. Vehr Phys Ges Wurzbg. 1859;10:179–92.
12. Schroedl F. Neuropeptides in the eye. Trivandrum: Research Signpost; 2009.
13. Schroedl F, Trost A, Strohmaier C, Bogner B, Runge C, Kaser-Eichberger A, Couillard-Despres S, Aigner L, Reitsamer HA. Rat choroidal pericytes as a target of the autonomic nervous system. Cell Tissue Res. 2014; https://doi.org/10.1007/s00441-013-1769-5.
14. Poukens V, Glasgow BJ, Demer JL. Nonvascular contractile cells in sclera and choroid of humans and monkeys. Invest Ophthalmol Vis Sci. 1998;39:1765–74.
15. Goldmann H. Out-flow pressure, minute volume and resistance of the anterior chamber flow in man. Doc Ophthalmol. 1951;5–6:278–356.
16. Friedenwald JS. Contribution to the theory and practice of tonometry. Am J Ophthalmol. 1937;20:985–1024.
17. Silver DM, Farrel ME, Langham ME, O'Brien V, Schilder P. Esimation of pulsatile blood flow from intraocular pressure. Acta Ophthalmol. 1989;67:25–9.

18. Eisenlohr JE, Langham ME. The relationship between pressure and volume changes in living and dead rabbit eyes. Investig Ophthalmol. 1962;1:63–77.
19. Eisenlohr JE, Langham ME, Maumenee AE. Manometric studies of the pressure volume relationship in living and enucleated eyes of individual human subjects. Br J Ophthalmol. 1962;46:536–48.
20. Reitsamer HA, Kiel JW. A rabbit model to study orbital venous pressure, intraocular pressure, and ocular hemodynamics simultaneously. Invest Ophthalmol Vis Sci. 2002;43:3728–34.
21. Kiel JW. The ocular circulation. San Rafael: Morgan & Claypool Life Sciences; 2010.
22. Mäepea O. Pressures in the anterior ciliary arteries, choroidal veins and choriocapillaris. Exp Eye Res. 1992;54:731–6.
23. Kiel JW. The effect of arterial pressure on the ocular pressure-volume relationship in the rabbit. Exp Eye Res. 1995;60:267–78.
24. Bayerle-Eder M, Kolodjaschna J, Wolzt M, Polska E, Gasic S, Schmetterer L. Effect of a nifedipine induced reduction in blood pressure on the association between ocular pulse amplitude and ocular fundus pulsation amplitude in systemic hypertension. Br J Ophthalmol. 2005;89:704–8.
25. Strohmaier C, Runge C, Seyeddain O, Emesz M, Nischler C, Dexl A, Grabner G, Reitsamer HA. Profiles of intraocular pressure in human donor eyes during femtosecond laser procedures: a comparative study. Investig Ophthalmol Vis Sci. 2013; https://doi.org/10.1167/iovs.12-11155.
26. Lavery WJ, Kiel JW. Effects of head down tilt on episcleral venous pressure in a rabbit model. Exp Eye Res. 2013;111:88–94.
27. Kurultay-Ersan I, Emre S. Impact of valsalva maneuver on central choroid, central macula, and disk fiber layer thickness among high myopic and hyperopic patients. Eur J Ophthalmol. 2017;27:331–5.
28. Silver DM, Farrell RA. Validity of pulsatile ocular blood flow measurements. Surv Ophthalmol. 1994;38:S72–80.
29. Kaufmann C, Bachmann LM, Robert YC, Thiel MA. Ocular pulse amplitude in healthy subjects as measured by dynamic contour tonometry. Arch Ophthalmol. 2006;124:1104.
30. Kaufmann C, Bachmann LM, Thiel MA. Comparison of dynamic contour tonometry with Goldmann Applanation tonometry. Investig Opthalmol Vis Sci. 2004;45:3118.
31. Ferrara D, Waheed NK, Duker JS. Investigating the choriocapillaris and choroidal vasculature with new optical coherence tomography technologies. Prog Retin Eye Res. 2016;52:130–55.
32. Beaton L, Mazzaferri J, Lalonde F, Hidalgo-Aguirre M, Descovich D, Lesk MR, Costantino S. Non-invasive measurement of choroidal volume change and ocular rigidity through automated segmentation of high-speed OCT imaging. Biomed Opt Express. 2015;6:1694.
33. Shin JW, Shin YU, Lee BR. Choroidal thickness and volume mapping by a six radial scan protocol on spectral-domain optical coherence tomography. Ophthalmology. 2012;119:1017–23.
34. Wallman J, Wildsoet C, Xu A, Gottlieb MD, Nickla DL, Marran L, Krebs W, Christensen AM. Moving the retina: choroidal modulation of refractive state. Vis Res. 1995;35:37–50.
35. Read SA, Collins MJ, Sander BP. Human optical axial length and defocus. Investig Opthalmol Vis Sci. 2010;51:6262.
36. Nickla DL, Wallman J. The multifunctional choroid. Prog Retin Eye Res. 2010;29:144–68.

第 8 章 晶状体生物力学和调节流体动力学

Daniel B. Goldberg

所有眼组织均会出现年龄相关性改变[1]:角膜变平、内皮细胞消耗,TM 形状发生改变、小梁内皮细胞丢失,晶状体老化及白内障形成,睫状体胶原化,脉络膜血管改变、Bruch 膜增厚,视网膜血管玻璃样变,黄斑部的视杆细胞先于视锥细胞丧失,视网膜色素上皮层随年龄增长而发生形态改变,玻璃体液化伴随分割区消失,巩膜变硬、可能发生钙化,视神经随年龄增长而出现结构改变。

Detorakis 和 Pallikaris[2]开发了一种有效测量 OR 的技术,结果显示,OR 随年龄增长而增加,并与正常眼的调节功能丧失和老视进展相关,亦可导致常见的年龄相关性眼病,包括青光眼和年龄相关性黄斑变性。随着年龄增长,OR 增加会引起物质特性改变、解剖关系改变及健康结缔组织退化。

了解其调节机制及导致老视的眼结构改变,可使我们有效地治疗老视眼。Glasser和 Campbell[3,4]认为,晶状体老化是导致老视发展的主要原因,然而,最近调节功能被描述为一个由晶状体及其周边结构组成的复杂的生物力学系统,具有晶状体与晶状体外成分。有证据表明,老视的发生由晶状体及晶状体外结构的年龄相关性改变所致。

21 世纪,利用 UBM 和 OCT 成像技术,以及人们对眼解剖学与眼的调节结构运动的进一步认识[4-8],计算机动画模型能够展示所有调节结构在调节周期中的同步移动[9,10]。使用基于模型的认知思维,目前可以在不依赖理论的情况下解释和证明调节机制,并证实导致老视的因素。在本章中,我们将阐述晶状体的调节机制,并探讨晶状体及晶状体外结构的生物力学,以及房水与玻璃体的流体动力学。

调节机制

调节及非调节的计算机动画模型(CAMA 2.0)[10]如图 8.1 所示,数字动画如图 8.1 所示。图中显示了所有解剖结构的形态和位置变化,并展示了其是如何相互衔接并作为一个整体发挥作用的。解剖图呈现了所有悬韧带,以及前界膜和 Weiger 韧带的结构和运动。

调节作用通过使晶状体厚度增加及前后囊曲率变陡,改变晶状体的屈光度。许多研究人员指出,悬韧带的结构决定了睫状肌收缩力的分布方式,6 条悬韧带通路如图 8.2 所示,根据其结构和功能可分为 3 组。在调节过程中,睫状体的向前与向心运动使前部悬韧带(Zinn 小带)放松,同时晶状体和晶状体囊的内在弹性导致晶状体变凸。在非调节过程,睫状体松弛并恢复到静息位使前部悬韧带有张力,而当晶状体变平,调节作用丧失。前部悬韧带(由前齿与后齿加上赤道部纤维组成)是第一悬韧带组,其功能是使晶状体收缩与松弛。第二部分是交叉悬韧带,包括前部玻璃体悬韧带(图 8.2 中黄色部分),以及最近发现的 PIZ-LE 悬韧带(赤道部的后方插入晶状体中纬线的韧带,图 8.2 中紫色部分)。交叉悬韧带与 Weiger 韧带一起支撑并固定晶状体和玻璃体,将晶状体维持在由玻璃体前膜形成的中央窝的位置。交叉悬韧带可以防止外力导致的晶状体移位,同时前、后部悬韧带相互作用可保持视觉聚焦。交叉悬韧带的主要功能是支撑晶状体。此外,从模型(图 8.1)可以看出,睫状肌收缩会引起前部玻璃体悬韧带的角度旋转,很可能有助于在调节过程中保持晶状体的形状。悬韧带的第三个功能组是后部悬韧带,其包括中间玻璃体悬韧带(图 8.2 中红色部分)、后部玻璃体悬韧带(图 8.2 中灰色部分)和睫状肌平坦部悬韧带(图 8.2 中绿色部分)。后部悬韧带固定于睫状体并向后延伸至

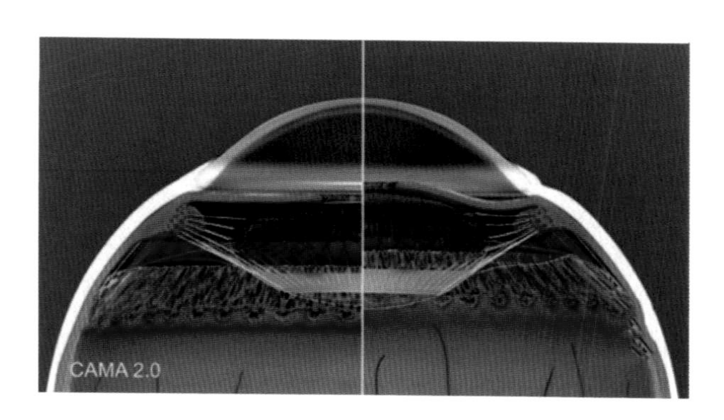

图 8.1　调节作用的计算机动画模型显示调节(右侧)和非调节(左侧)时的结构。https://doi.org/10.1007/000-2a8

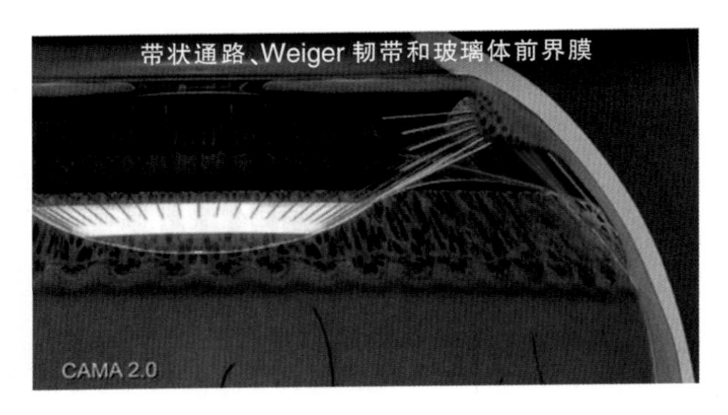

图 8.2 6 条悬韧带通路、Weiger 韧带和玻璃体前界膜。前部悬韧带(蓝色所示)、前玻璃体带(黄色所示)、中间玻璃体带(红色所示)、后玻璃体带(灰色所示)、平坦部(绿色所示)、晶状体赤道后部插入带(紫色所示)、Weiger 韧带(白色所示)。

后部的插入带,附着在 Bruch 膜和脉络膜的弹性组织上。当睫状肌收缩时,附着于脉络膜弹性组织上的后部悬韧带拉伸,并为非调节状态储存能量。当睫状肌放松时,脉络膜弹性纤维将后部悬韧带和睫状体向后牵拉。当睫状体向后移动时,在前悬韧带的牵拉下,晶状体相对扁平。后部玻璃体悬韧带是位于玻璃体基底部,具有交叉纤维网络的海绵状结构,能够减轻调节力,并防止周边视网膜发生损伤,这正如 Lutjen-Drecoll 所提出的 [5]。后部悬韧带纤维与前部悬韧带纤维产生的相互作用,出现在调节周期中,后部悬韧带纤维将来自睫状肌的张力传递和释放到脉络膜的弹性组织上。

调节机制直到最近才被人们了解的主要原因可能是,认识到非调节状态下脉络膜中 Bruch 膜弹性结构可贮存能量。这种与巩膜的内部形状相一致的弹性结构在锯齿缘后呈环状,并围绕着玻璃体。全身肌肉的运动是通过多组主动肌和拮抗肌来实现前后运动的。在调节的作用下,仅有一条肌肉在收缩,即睫状肌,其作用是在调节过程中释放对晶状体的张力,同时拉伸脉络膜的弹性结构,为非调节时储存能量。因此,调节系统的功能是由一条肌肉提供张力并释放到两个相对的弹性结构。在非调节情况下,脉络膜的弹力将后悬韧带和睫状肌拉回到静息位置。此种生理功能的独特性使调节机制神秘且难以琢磨。

2013 年,Croft[6,7]阐述了脉络膜和视网膜的动态运动,并证明了组织的收缩运动可延伸到锯齿缘后方至少 4.0mm。采用光学相干反射仪的进一步研究[11]显示,脉络膜伸展且变薄可延伸到眼后部的视网膜中央凹,并且在调节过程中出现眼轴变长[12]。因此,调节作用会引起从虹膜/瞳孔到中央凹下方脉络膜的所有葡萄膜层的改变。

Croft 等人[7]证实,在调节过程中,鼻侧象限角膜缘外的巩膜会变形。此外,随着年龄增长,该区域的巩膜向内弯曲。这些变化表明,固定在巩膜突上的睫状肌和葡萄膜对角膜缘区有牵引力。2013 年,Ni 等人[13]证实了角膜体积、曲率和角膜高阶像差会随调节而改变。因此,调节运动也会引起眼球外层结构(巩膜和角膜)改变。

晶状体生物力学

在调节过程中,眼屈光度的增加几乎完全是由晶状体调节的改变所致。调节使晶状体厚度增加及前后囊曲率增大。Fincham[14]证明,当睫状肌收缩导致前部的悬韧带纤维张力松弛时,晶状体和晶状体囊的弹性可使晶状体在调节过程中变凸。当无调节时,前部悬韧带张力增加,向外牵拉囊膜,使晶状体变扁平。晶状体的直径不随调节或年龄增长而增加[15,16]。这一发现与 Schachar 理论相悖。

Fincham[14]证明了晶状体囊的厚度是不均一的,在前表面的中周部最厚,向赤道区逐渐变薄,后囊的周边部增厚,但后极部最薄。晶状体囊膜是一层薄的、透明的弹性膜。在调节过程中,前部悬韧带张力降低,由于晶状体囊的内在弹性,晶状体变凸。当悬韧带张力释放时,晶体囊的不同厚度决定了晶状体的调节形状。在试验中,当晶状体与悬韧带分离后,弹性的晶状体囊及其不同区域的厚度,导致晶状体形状变为调节形态。去除晶状体囊后,晶状体的内容物呈现为不可调节的形状,这表明当悬韧带松弛时,晶状体囊的弹性和形态是晶状体调节形状变化的驱动力。而随着年龄增长,晶状体囊增厚并失去弹性。

晶状体由晶状体纤维细胞构成的晶状体核和皮质组成。囊膜下是一层晶状体上皮细胞,更深层的晶状体上皮细胞分化为晶状体纤维细胞。此过程将持续终身,并导致晶状体厚度随年龄增长而增加, 同时伴随着晶状体的前后表面曲率增加,其直径不会随年龄增长而增加[17]。由于老年人的晶状体厚度和囊膜曲率增加,晶状体的屈光度可能会随着年龄的增长而增加,从而向近视发展;然而,晶状体的折射率随着年龄增长而逐渐下降,这就是“晶状体悖论”的原因[18]。

除了形状会随年龄发生改变,晶状体的弹性也会逐渐下降,其硬度也会增加,直到最终晶状体无法发生光学改变,即使此时睫状肌仍然能够收缩。

调节流体动力学

通过对房水和玻璃体空间进行建模,可以加深对调节流体动力学的理解。图

8.3 演示了调节运动。

房水充满前房和后房。在调节过程中，当晶状体向前移动时，中央前房变浅，同时周边虹膜向后弯曲，周边前房加深。这种虹膜的轮廓通过超声生物显微镜(UBM)检查可以清楚演示[10]。当调节开始时，晶状体向前移动，并与虹膜后方的中心部接触，可能会在调节过程中阻碍房水从后房流向前房。在调节后期，周边前房加深，增加了虹膜对晶状体前囊壁的压力。与此同时，睫状肌收缩拉伸巩膜突，促进房水经TM流出。房水不断地以大约2.5μL/min的速度从睫状突产生并流入后房。"在非调节期，晶状体向后移，虹膜回到静息位置，在调节期间，流入的房水重新补充前房的容量"。睫状肌插入巩膜突和相邻的TM，睫状肌收缩可导致TM拉伸及增加房水流出。这支持了与静态阻力截然不同的TM流出泵模型[19]。脉动性流出的其他来源包括心动周期的收缩期，以及眨眼与眼外肌运动。此外，随着年龄的增长，调节运动减少亦可导致房水的流出减少，从而使患青光眼的概率随年龄增长而增加。通过调节循环，房水的产生和流出达到平衡；然而，在调节期可能出现相对性瞳孔阻滞，导致在调节期间前房的房水净流出、后房的房水净流入。在非调节期间，从后房到前房的流量能够补充前房容积。此外，前房存在房水对流，即靠近角膜的房水温度较低，向下流；靠近晶状体的房水温度较高，向上流[20]。

Croft 等人[6,7]用内镜很好地展示了使用曲安奈德颗粒后，房水在后房的运动。与此同时，房水穿过晶状体周围间隙，向后流入位于 Weiger 韧带和玻璃体向后弓起的周边肩部之间的前玻璃体裂隙。这是后房空间的液体压力超过玻璃体腔压力的证据。这与 Coleman 的调节理论相反，因为 Coleman 理论认为是玻璃体压力使晶状体和前部玻璃体向前运动。Croft 和 Kaufman[7]的研究亦显示，与中间玻璃体悬韧带相邻并相互连接的玻璃体膜及前玻璃体裂隙也被向前拉。这部分玻璃体膜的

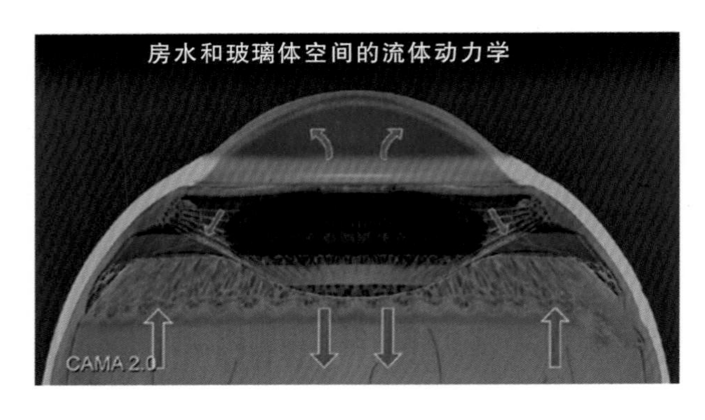

图 8.3 房水和玻璃体空间的流体动力学，调节的早期阶段。https://doi.org/10.1007/000-2a7

调节性向前运动，向前拉动了锯齿缘区域附近和后方的大部分邻近的内玻璃体。从轴向来看，晶状体后囊在调节过程中向后移动，导致Berger间隙后方的玻璃体向后移动。在睫状肌收缩过程中，后房的房水运动可能会产生额外的影响，因为除了晶状体囊的弹性作用外，房水进入玻璃体裂隙的运动可以使晶状体变凸，同时前部玻璃体悬韧带的角度发生旋转。

已有记载的玻璃体腔内的运动包括调节过程中晶状体后移导致的轴性玻璃体后移，以及邻近后部悬韧带的周边前玻璃体前移。玻璃体膜周边前移是由于中间玻璃体悬韧带附着在周边玻璃体上。Worst[21]展示了玻璃体的“池状”结构，这种结构可能影响房水的流动，但是对调节过程中的玻璃体运动需要进一步研究，特别是记录后部玻璃体的运动。Croft等人[22]提出，玻璃体内的后部液体运动可能延伸至ONH，并可能涉及青光眼的发病机制。

Coleman[23,24]及Coleman和Fish[25]的悬链线/液压理论基于随睫状肌收缩顺序测量的玻璃体压力峰值。然而，调节过程中前玻璃体膜的后移和白内障囊外摘除术（ECCE）后囊膜的后移[26]均表明调节过程中的房水压力高于玻璃体压力，且Coleman的玻璃体压力峰值的发现具有误导性。利用针头穿过巩膜和脉络膜来测量玻璃体压力的试验模型似乎可以代表对弹性Bruch膜而不是玻璃体中的压力。无论如何，玻璃体由一种包含在玻璃体膜内的、不含收缩成分的透明凝胶组成。玻璃体内的运动继发于周围结构的运动，如晶状体、睫状体和房水（房水中较高的液压会导致前玻璃体向后弯曲）。玻璃体是一种黏弹性结构，其中水的比例为99%，具有流体和弹性组织的特性。黏弹性组织在应力作用下可以变形并恢复到原来的形状。在应力作用下，黏弹性材料可以重新排列，以适应应力（称为蠕变），随后黏弹性材料恢复到原来的形状。当然，玻璃体为晶状体提供支撑，晶状体和玻璃体的液压交互作用取决于弹性膜中黏弹性组织的物理性质，类似于Coleman模型，其将两个灌满水的气球置于眼球上，晶状体位于前玻璃体中央窝的正前方，并与Weiger韧带相连。

此外，由于后部悬韧带将脉络膜和视网膜向前牵拉，且伴随着睫状肌收缩，Bruch膜中的弹性结构在前后方向伸展，锯齿缘前移约1mm，与睫状体冠的前移和晶状体的调节变化成正比[8]。由于玻璃体前界膜后方的玻璃体被巩膜包裹成形，可能存在作用在赤道前方的玻璃体上的分矢量，其由前向矢量和向心矢量组成，这可以促进玻璃体的调节运动。

老视

老视眼表现为晶状体和晶状体囊增厚、变硬，前囊膜曲率变陡；晶状体赤道部随年龄增长而向前移动，晶状体前部悬韧带附着在晶状体囊上，随之向前移动。在非调节情况下，老视眼的晶状体不会变平，相比25岁人群的正常晶状体，老视眼的晶状体几乎保持在较厚状态。需要注意的是，老视眼的锯齿缘前移明显减少，与睫状体和脉络膜失去弹性有关。晶状体硬化和晶状体硬度随年龄的增长而增加，最终导致晶状体屈光度调节性改变的能力完全丧失。Croft等人[6]和Richdale等人[7]指出，晶状体调节、睫状体冠运动和锯齿缘运动均成比例减少；在老视眼中，睫状肌保持收缩能力和调节运动，但最终晶状体会完全丧失调节能力；随着年龄增长，OR增加且失去弹性，会对所有眼组织产生影响。该模型并没有证明晶状体和晶状体囊的改变会决定老视的阶段。显然，除晶状体以外的其他结构，包括睫状体和脉络膜弹性结构在内的结构老化也是导致老视的主要因素。虽然睫状肌发生退行性变，但在晶状体停止调节后很长时间内，其仍保持收缩能力。一个75岁的老视眼模型显示，当晶状体和锯齿缘的调节运动停止时，残留的睫状肌还在运动，这表明晶状体和脉络膜弹性结构的年龄相关性改变都会导致调节运动随着年龄的增长而减退。

关于老视的病因，强有力的观点认为晶状体的老化，包括晶状体囊增厚和弹性丧失，以及晶状体核的生长和硬化均是至关重要的。然而，锯齿缘和脉络膜弹性结构的运动能力呈比例丧失，这是眼球壁变硬、晶状体及其周围结构弹性丧失及功能恶化的证据。还需要进一步的研究来确定每个限制性因素（晶状体、脉络膜、悬韧带和睫状肌）所起的相对作用。这些知识将有助于引导未来对老视治疗性处理的发展，例如，可能采取单独治疗来逆转晶状体硬化，如飞秒激光晶状体软化；采用治疗的方法来补偿脉络膜弹性丧失，如巩膜激光或巩膜植入术；可能还有药物可以逆转晶状体与脉络膜调节结构的弹性丧失。基于我们对调节生物力学的进一步理解，最有希望的是开发出更好的调节性人工晶状体。

（唐琼燕 译　周晓煜 校）

参考文献

1. Grossniklaus HE, Nickerson JM, Edelhauser HF, et al. Anatomic alterations in aging and age-related diseases of the eye. Invest Ophth Vis Sci. 2013;54(14):ORSF 23–7.
2. Detorakis ET, Pallikaris IG. Ocular rigidity: biomechanical role, in vivo measurements and clinical significance. Clin Exp Ophthalmol. 2013;41(1):73–81.
3. Glasser A, Campbell MC. Presbyopia and the optical changes in the human crystalline lens with age. Vis Res. 1998;38(2):209–29.
4. Glasser A, Campbell MC. On the potential causes of presbyopia. Vis Res. 1999;39(7):1267–72.
5. Lutjen-Drecoll E, Kaufman PL, Wasielewski R, et al. Morphology and accommodative function of the vitreous zonule in human and monkey eyes. Invest Ophthalmol Vis Sci. 2010;51(3):1554–64.
6. Croft MA, McDonald JP, Katz A, et al. Extralenticular and lenticular aspects of accommodation and presbyopia in human versus monkey eyes. Invest Ophthalmol Vis Sci. 2013;54(7):5035–48.
7. Croft MA, Nork TM, McDonald JP, et al. Accommodative movements of the vitreous membrane, choroid and sclera in young and presbyopic human and non-human primate eyes. Invest Ophthalmol Vis Sci. 2013;54(7):5049–58.
8. Richdale K, Sinnott MA, Bullimore MA, et al. Quantification of age-related and per diopter accommodative changes of the lens and ciliary muscle in the emmetropic human eye with age and accommodation. Invest Ophthalmol Vis Sci. 2013;54(2):1095–105.
9. Goldberg DB. Computer-animated model of accommodation and theory of reciprocal zonular action. Clin Ophthalmol. 2011;5:1559–66.
10. Goldberg DB. Computer-animated model of accommodation and presbyopia. J Cataract Refract Surg. 2015;41(2):437–45.
11. Woodman EC, Read SA, Collins MJ. Axial length and choroidal thickness changes accompanying prolonged accommodation in myopes and emmetropes. Vis Res. 2012;72:34–41.
12. Zhong J, Tao A, Xu Z, et al. Whole eye axial biometry during accommodation using ultra-long scan depth optical coherence tomography. Am J Ophthalmol. 2014;157:1064–9.
13. Ni Y, Liu X, Lin Y, et al. Evaluation of corneal changes with accommodation in young and presbyopic populations using Pentacam high resolution Scheimpflug system. Clin Exp Ophth. 2013;41:244–50.
14. Fincham EF. The mechanism of accommodation. Br J Ophthalmol. 1937;21:5.
15. Wendt M, Croft MA, McDonald PL, et al. Lens diameter and thickness as a function of age and pharmacologically stimulated accommodation in rhesus monkeys. Exp Eye Res. 2008;86:746–52.
16. Strenck SA, Semmlow JL, Strenck LM, et al. Age-related changes in human ciliary muscle and lens: a magnetic resonance imaging study. Invest Ophthalmol Vis Sci. 1999;40:1162–9.
17. Glasser A. Accommodation. In: Kaufman PL, Alm A, editors. Adler's physiology of the eye. 11th ed; 2011. p. 40–70.
18. Atchison DA, Markwell EL, Kasthurirangan S, et al. Age-related changes in optical and biometric characteristics of emmetropic eyes. J Vis. 2008;8:29.
19. Johnstone MA. The aqueous outflow system as a mechanical pump. Evidence from examination of tissue and aqueous movement in human and non-human primates. J Glauc. 2004;13:421.
20. Kaufman PL, True Gabelt BA. Production and flow of aqueous humor. In: Kaufman PL, Alm A, editors. Adler's physiology of the eye. 11th ed; 2011. p. 285–6.
21. Worst JGF. Cisternal systems of the fully developed vitreous in young adults. Trans Ophthalmol Soc UK. 1977;97:550.
22. Croft MA, Lutjen-Drecoll E, Kaufman PL. Age related posterior ciliary muscle restriction—a link between trabecular meshwork and optic nerve head physiology. Exp Eye Res. 2016;2016:1–3.
23. Coleman DJ. Unified model for accommodative mechanism. Am J Ophthalmol. 1970;69:1063–79.
24. Coleman DJ. On the hydraulic suspension theory of accommodation. Trans Am Ophthalmol

Soc. 1986;84:846–68.
25. Coleman DJ, Fish SK. Presbyopia, accommodation and the mature catenary. Ophthalmology. 2001;108:1544–51.
26. Croft MA, Heatley G, McDonald JP, et al. Accommodative movements of the lens/capsule and the strand that extends between the posterior vitreous zonule insertion zone and the lens equator, in relation to the vitreous face and aging. Ophthalmic Physiol Opt. 2016;36:21–32.

第 9 章

眼球壁硬度和眼生物力学对年龄相关性老视发病机制的影响

Ann Marie Hipsley, Brad Hall

生物力学是研究力学定律与生命系统的运动与结构间关系的学科。生物力学原理的应用在了解生物体内部机制的力和功能方面起着关键的作用。在过去10年间,越来越多的文献报道了与眼部组织特性相关的眼生物力学在临床应用中的重要性。眼生物力学是一个新兴研究领域,且眼科领域的转化生物力学取得了重大进展,这为青光眼、近视和圆锥角膜等眼病建立了更有效的治疗和处理方法[1]。眼球前节模型已经出现,但关于此领域的文献很少。研究者大多致力于研究眼球后部巩膜的特征[2-6]。然而,最近关于巩膜的生物力学特征的研究发现,巩膜生物力学硬度的逐渐增加与视力调节的相应丧失存在相关性。一项研究对年龄匹配的猪眼球前段交联的体外实验,探讨OR和调节能力之间的关系[7],使用2%戊二醛进行化学巩膜交联,并使用自定义的测量系统分别测量每只眼的OR,与非交联对照组相比,化学交联组的OR显著增加,且交联组和非交联组都与30岁和60岁的人OR具有很好的相关性。研究者使用一种新型激光巩膜治疗,在交联和非交联组眼中,通过改变巩膜组织的弹性模量来降低OR,结果显示OR及年龄相关的生物力学功能障碍可逆转。

调节机制涉及复杂的生物力学,以实现"随需应变"的晶状体形状变化来看清楚不同距离的物体[8]。当观察远处的物体时,睫状肌松弛,悬韧带在张力下牵拉晶状体,使之变平[9]。相反,在看近处的物体时,睫状肌收缩,前部悬韧带松弛,晶状体的张力松弛,晶状体借助自身的弹性特征恢复到自然的凸面形状[9,10]。Goldberg将这种作用于晶状体的悬韧带张力的生物力学关系描述为互惠的悬韧带功能[11]。通常将调节能力描述为晶状体在远近焦点变化时,动态改变屈光度以看清物体的能力[12]。然而,调节的机制更为复杂,且涉及晶体状和晶状体以外的成分[11,13-19]。

晶状体、晶状体囊、悬韧带、睫状肌、巩膜和脉络膜均在调节机制中起着重要的生物力学作用[11,13-22]。随着年龄增长,晶状体和晶状体以外的改变使调节力减弱,从而导致老视[14,15,20,23-28]。

了解生物力学对于阐明调节功能的复杂性及年龄相关性眼病(青光眼、AMD)和近视发生的生物力学功能异常特别有用[29,30]。晶状体的年龄相关性变化早已被认识和报道[31-34]。然而,近期的研究进展已经证明了在老视过程中所有眼组织是如何硬化的[16,29]。这项研究收集了更多的证据,表明年龄相关性晶状体以外结构的生物力学特性改变与临床调节功能的丧失有关,如 OR、悬韧带的结构变化及脉络膜的弹性丧失[16,29]。这些新发现已改变了我们对调节机制是如何与光学需求协同工作,并且为恢复眼的这一功能开辟了新思路,而不仅仅是在角膜或晶状体上进行屈光性矫正。

晶状体的生物力学

晶状体是眼的一部分,其作用如同快速变焦镜,在看物体时可以改变焦距,以看清不同距离的物体。透明晶状体的平均屈光力为 20D[35]。晶状体的最外层是晶状体囊,其主要由Ⅳ型胶原构成,包裹晶状体形成一层透明包膜[36]。这层包膜(晶状体囊)内是晶状体皮质和晶状体核(最内侧)。晶状体皮质及晶状体核由呈同心环状排列的纤维细胞构成,这些纤维细胞主要由 α、β、γ 晶状体蛋白组成,且为晶状体提供了独特的生物力学特性[37]。Fischer 观察发现,年轻人的晶状体弹性模量分别为前后向 $750N/m^2$,赤道方向为 $850N/m^2$,可使晶状体在睫状肌的作用下改变形状,从而改变焦距[38]。睫状肌的力通过前部晶体悬韧带和晶体前囊传递到晶状体。晶状体囊更容易塑形弹性物质[如橡胶球($1.5\times10^6N/m^2$)],而不是较硬的物质[如铸铁球($1.65\times10^{11}N/m^2$)][39]。因此,晶状体囊对于调节机制是至关重要的,因为晶状体的形变直接影响着晶状体的屈光力。式 (9.1) 描述了晶状体的中央屈光力 (COP), 等式中 n_l 和 n_a 分别代表晶状体和房水相对于玻璃体的折射率,r_a 和 r_p 分别代表晶状体前表面与后表面的曲率半径,t 代表晶状体的中心厚度[40]。

$$COP=\frac{n_1-n_a}{r_a}-\frac{n_1-n_a}{r_p}+\frac{t(n_1-n_a)^2}{r_a r_p n_1} \quad (9.1)$$

当视远距离物体时,晶状体处于非调节状态,此时悬韧带维持对晶状体的“预拉伸”张力。当睫状肌收缩时,悬韧带张力缓解,使晶状体变形,以聚焦于不同距离的近处物体[9]。在调节过程中,因为晶状体恢复其自然的凸面形状,晶状体每增加1D屈光力,其厚度增加0.043~0.085mm(图9.1)[13,41-47]。睫状肌(环形、纵向、辐射状)的力量使晶状体厚度增加,可直接增加晶状体的COP[公式(9.1)]。同时相应降低晶状体前、后表面的曲率半径,从而进一步增加晶状体的COP[式(9.1)][27,28]。随着晶状体厚度增加,每增加1D屈光力,晶状体赤道部的直径相应减小0.07~1.12mm[13,24,48]。该定量测量借助OCT和MRI检查完成。此外,有一些研究证明,在调节过程中,伴随着晶体厚度及前、后表面曲率半径发生改变,晶状体的前、后表面也会分别向前、后方向产生轻度位移[27,49-51],与晶状体厚度、前后曲率半径的相应变化相一致,这进一步增加了调节能力。这种精密的设计可以使晶状体能够在所有距离上(从10cm到无限远处每个可能的焦点)进行非常准确的调节,实现完美的"按需"视物[52]。

年龄相关性晶状体的生物力学改变

透明晶状体不是静止的,随着年龄的增加,其在非调节及调节状态下都经历了许多生物力学改变。透明晶状体随着年龄增长而逐渐变黄[53]。晶状体囊的弹性随着年龄增长而增加[54]。然而,晶状体的硬度随着年龄增长而增加,在前后向及赤道方向,其弹性模量是年轻时的3倍,高达3000N/m²[10]。与晶状体的皮质相比,晶状体核的硬度增加则更为显著[55]。较硬的晶状体对睫状肌力具有更强的抵抗力,更不易在晶状体囊的作用下改变形状[56]。这些年龄相关性改变带来了晶状体生物力学功能障碍,从而导致了调节机制下降和晶状体调节的COP减小等问题。随着年龄增加,晶状体的整体重量亦增加了150%[57],这可能会在力的使用方面对调节系统产生影响,因为晶状体越重,越不容易移动。此外,随年龄增长而持续增加的晶状体皮质亦会影响晶状体的厚度[33]。有令人信服的证据支持这样的观点,即在非调节状态下,晶状体的前/后(AP)厚度和赤道部直径随着年龄增长而增加,影响了调节状态下睫状肌对晶状体施加的力量,从而影响了

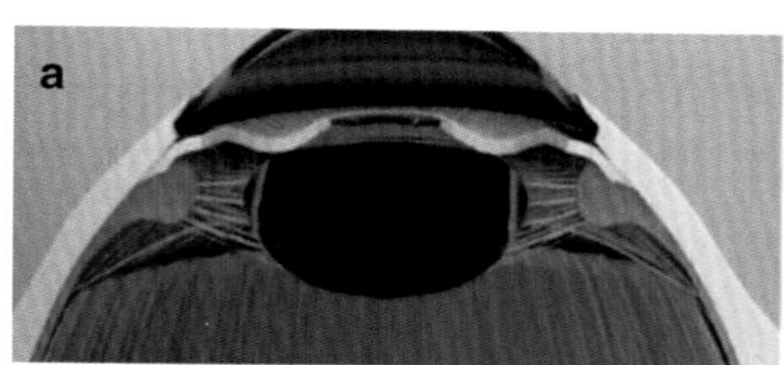

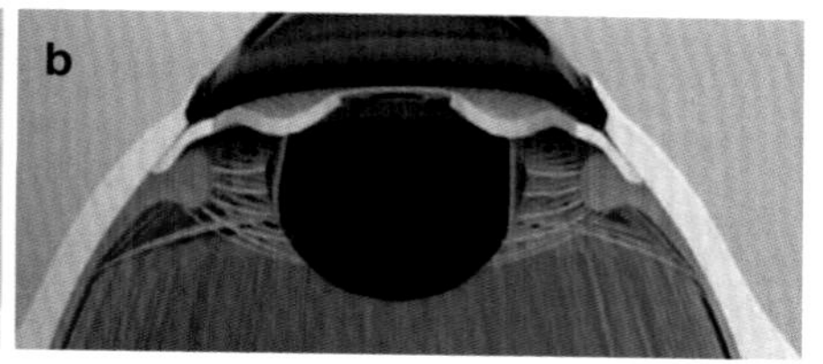

图9.1 视远(a)和视近(b)时调节机制的电脑动画模型。

调节状态下晶状体的 COP[13,14,24,31,58-60]。晶状体皮质的持续增长减少了晶状体周围间隙，前部悬韧带处于更加松弛的状态，不能处于更理想的生物力学“预拉伸”状态，从而使晶状体无法恢复到完全的非调节状态[14]。这不但减少了晶状体按睫状肌的需求移动的可活动范围，而且显著降低了调节反射中神经肌肉系统的潜能，从而降低了由此产生的动态调节潜力[14,24,34]。此外，晶状体皮质的增长可造成前悬韧带附着点位置偏移，亦可降低其在非调节状态下的张力，从而进一步影响调节的潜能[61-63]。伴随年龄增长的另一个改变是晶状体前、后表面曲率半径增加，这也会降低晶状体潜在的 COP[13,31,58,64,65]。

值得注意的一点是，在调节过程中发生的晶状体赤道部直径和 AP 厚度变化并未受到年龄增长的影响[13,41,44]。这提示我们，尽管随年龄增长，晶状体发生了很多生物力学改变，除晶状体以外的参与调节的结构未发生年龄相关性功能障碍，晶状体仍有足够的能力来改变 COP，以看清近处的物体，因此，为了充分理解生物力学功能对调节机制改变 COP 的能力的影响，必须同时考虑晶状体和晶状体以外的成分，结合在各种距离上实现清晰质量的双目视觉所涉及的光学和视觉功能。

眼球壁硬度与老视

老视的字面意思是“老化眼”[12]，传统概念上，其可与调节功能丧失互换使用。然而，必须强调的是，调节功能丧失仅仅是眼衰老(或老视)的一种临床表现。随着年龄增长，晶状体及其周围组织会发生许多变化，这些变化可能会导致调节功能丧失(图 9.2)。有文献报道，随着年龄增长，玻璃体膜、周边脉络膜、巩膜、睫状肌和悬韧带均可对调节能力的丧失产生影响[13-15,19]。近期的研究显示，与年龄相关的调节功能丧失与晶状体以外的因素(主要是悬韧带、脉络膜和巩膜)有关[66,67]。睫状肌不仅具有视觉调节系统的功能，而且在房水流体力学(流出/流入、pH 值调节和 IOP)中起着关键作用[68-70]。睫状肌由平滑肌组成，其结构复杂，包括 3 种不同方向的纤维：环状纤维、放射状纤维和纵向纤维[71]。最内侧的是 Müller 肌(环状肌)，其纤维的方向呈环状，收缩时可降低前部悬韧带的张力[71]。最外侧是 Brücke 肌(纵向肌)，其纤维的方向呈纵向，收缩时向前牵拉脉络膜[71]。在环状纤维和纵向纤维之间是放射状肌，其纤维方向呈放射状，收缩时向前牵拉睫状肌[71]。随着年龄增长，纵向肌和放射状肌减少，而环状肌增大，但是这些变化似乎不会影响睫状肌的收缩力[24,72-74]。

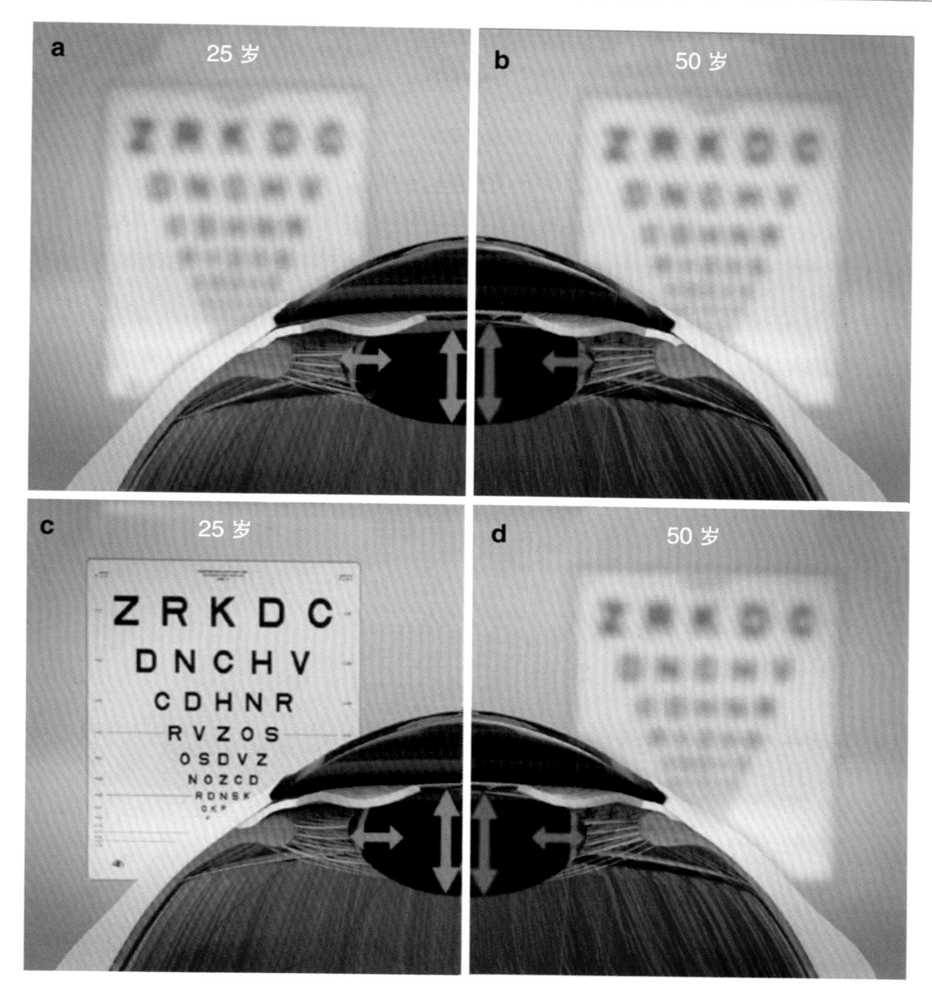

图 9.2　调节机制的计算机动画模型：(a)正常眼视远；(b)远视眼视远；(c)正常眼视近；(d)老视眼视近。

巩膜突与锯齿缘之间的距离变化作为一种可测量的因素，能够用于评估调节能力。在调节过程中，睫状肌的运动将锯齿缘向上和向内向巩膜突方向牵拉，通过睫状肌收缩，对晶状体进行微调，以实施调节的能力。随着年龄增长，这种距离明显减少约 85%[14]。晶状体外解剖结构另一个重要的生物力学作用是后插入区–晶状体赤道悬韧带(PIZ–INS–LE)的功能[15]。Croft 等研究者采用 UBM 检查确定了 PIZ–INS–LE 的一个附着区(后插入区)，中间和后部玻璃体悬韧带，以及与锯齿缘相邻的平坦部悬韧带。随着年龄增长，脉络膜硬化，引起晶状体向上向内的纵向肌的力量减弱。这被认为是青年人健康眼在调节过程中，睫状肌从锯齿缘到巩膜突的移动距离减少的原因[16]。Croft 等测量了与 COP 相关的两个标志点（巩膜突和锯齿缘）之间距离的变化，发现 0.1mm 的移动相当于 1D 的 COP[14]。

正如 Goldberg 所描述的，悬韧带之间有一种复杂的作用和生物力学关系，并认为这种关系是相互的[11]。例如，当前部晶状体悬韧带松弛时，其对晶状体的张力减少，从而使晶状体向前改变形状。相应的，后部悬韧带被拉紧，后囊向后移动[16]。此外，随着年龄增长，玻璃体-悬韧带复合体变硬，失去了其原有的弹性或有效地处理力从睫状肌到晶状体传递的控制能力[29,66,67,75]。此外，在青年人眼的调节和失调过程中，脉络膜和睫状肌被认为存在激动/协同作用。睫状肌的肌力在调节过程中由弹性的脉络膜机制支持，其作用是通过储存能量的方式使得系统回到调节放松状态。然而，老化眼球的脉络膜弹性变差，从而抑制睫状肌的调节和放松的力量，成为老年人眼调节作用的阻碍[76]。同时我们了解到，随着年龄增长，由于 OR 增加，巩膜鼻侧区在调节过程中不易变形。这对调节产生了额外的拮抗力，进一步影响睫状肌将力传递到晶状体的生物力学效率，从而导致 COP 能力下降。

眼球壁硬度对调节功能丧失的影响

OR 增加或巩膜及角膜组织“变硬”与年龄增长相关，这支持了老视与眼球壁变硬具有共同的生物力学因素的观点[29,67]。OR 可能影响调节复合体的生物力学关系和功能，从而导致老视眼的调节功能丧失[75,77,78]。OR 也可能通过影响脉络膜的弹性回缩，降低眼组织从调节状态返回到非调节状态的能力[11,67,79]。由于晶状体形态不可能充分调整，从而失去了“预拉伸”悬韧带的张力与改变晶状体形状的能力，这造成了重要的生物力学功能异常。

巩膜是由致密的不规则结缔组织组成的，包括胶原纤维（50%~75%）、弹性纤维（2%~5%）和蛋白多糖[80]，其弹性模量约为 $1.61\times10^6 N/m^2$[79,81]。年龄对包括巩膜在内的所有结缔组织都有显著的影响。随着年龄增长，巩膜的结缔组织开始交联，并在蛋白链之间形成化学键。这些交联降低了结缔组织的弹性，使巩膜变硬，弹性模量约增加 $2.85\times10^6 N/m^2$[79,81]。“巩膜硬化”的同时伴随着代谢性生理性应激的增加[82]，形成与巩膜老化有关的病理生理循环，即当受到睫状肌收缩力时，巩膜的顺应性降低。这种生物力学的功能异常变成恶性循环，导致调节效能降低，并潜在地干扰位于巩膜壳下方的眼部器官的其他生理功能。

超过组织愈合能力的慢性应力可导致慢性炎症和最终的细胞死亡，即从技术上描述了衰老的病理生理学[83]。导致巩膜顺应性丧失的巩膜材料特性变化的潜在因素可能包括年龄相关性和种族相关性的胶原交联物增加，以及弹性蛋白驱动的回弹力丧失和(或)胶原微结构改变[84]。随着这种病理生理学的进展，巩膜可能会对下方的结构施加压力和应力，进一步造成生物力学功能障碍，特别是那些与调节有关的功能，这不仅影响视觉调节，还影响眼器官的其他生理功能[85]。

巩膜组织内与年龄相关的材料特性和结构变化也会影响巩膜纤维结缔组织的活动性，直接导致顺应性丧失。这会造成巩膜内的蛋白多糖(PG)的正常维持和更新减少，从而导致 PG 丢失和最终的组织萎缩[86]。然而，如果巩膜结缔组织的顺应性和活动性得到恢复，PG 的损失可以逆转并恢复其韧性[87]。改善老化巩膜特性的潜力可以恢复睫状肌的生物力学效率，从而更有效地改变晶状体形态。

老视：理论与治疗

Helmholtz 的调节理论，即随着年龄增长，晶状体硬度增加及调节力下降[9]，这也是老视的传统定义。依照此传统定义，老视的治疗是调整眼的光学系统，使近处物体能够在视轴上形成清晰聚焦。无创性的框架镜或角膜接触镜均为常见的治疗手段，而角膜或晶状体的手术也已经得到广泛应用[88,89]。这些手术治疗方法旨在创造一种多焦状态或改变非球面状态，从而建立大焦深的清晰视觉[88]。这些方案并不是为了让老视眼恢复真正生理性的调节功能，而且可能会牺牲一部分的远视力、双眼视觉和视近时的立体视觉[90-92]。

Schachar 及其同事认为，老视是由于随着年龄增长，晶状体周围空间减少而使晶状体受挤压[93-95]。基于这个理论，出现了数种巩膜植入物的迭代和应用，试图抬高巩膜，以增加晶体与睫状肌之间的空间、缓解晶状体周围的拥挤状态、拉紧前部悬韧带，从而恢复眼的调节能力。有些证据指出，此种治疗对恢复近视力有效，然而由于患者满意度低和结果不尽如人意，大多数版本的巩膜植入物已经被弃用[96]。唯一具有欧盟标志的巩膜植入物是 VisAbility Micro-Insert scleral implant (Refocus Group，Dallas，TX，USA)，当前处于美国 FDA 的临床试验阶段[97]。尽管存在着眼前节缺血、植入物感染、植入物移位及结膜下糜烂的风险，植入该巩膜植入物后的视力结果和患者满意度还是令人满意的[98]。

根据 OR 对老视的发病机制及调节力丧失有巨大影响的理论，巩膜激光治疗方法得到发展。前睫状体激光切除(LaserACE)是第一种新兴的此类巩膜激光疗法。LaserACE 是一种眼部激光疗法，其目的是通过切断巩膜层间的纤维和微纤维来制造“去交联”效应。采用 600μm 大小的激光斑，在调节的关键解剖区域对应的巩膜基质上制作 5mm×5mm 的微消融（微切除）矩阵（图 9.3）。其结果是提高了巩膜对睫状肌张力的顺应性。3 个关键的巩膜区域如下[11,14,16,82,100]。

- 区域 1：睫状肌起点的巩膜突（距解剖学角膜缘 0.5~1.1mm）。
- 区域 2：睫状肌中段（距解剖学角膜缘 1.1~4.9mm）。
- 区域 3：睫状肌纵向肌纤维插入处，其后紧邻后部玻璃体韧带插入锯齿缘处（距解剖学角膜缘 4.9~5.5mm）。

LaserACE 使用钇铝石榴石（Er：YAG）激光（VisioLite®）在巩膜上进行微消融，旨在增加巩膜的顺应性。这将减轻硬化的巩膜对其下方调节结构所施加的压缩力和载荷应力。有证据表明，LaserACE 通过使巩膜去交联而降低巩膜组织的硬度。一项发表在 2013 年美国白内障和屈光手术学会（ASCRS）年会的研究[7]，使用化学交联的离体猪眼巩膜模拟老视患者（60 岁）的 OR，在进行 LaserACE 治疗后，猪眼的 OR 下降 30%，差异具有统计学意义（图 9.4；P=0.0009）。经过 LaserACE 治疗后，猪眼巩膜的硬度恢复到了老视发生前（约 30 岁人眼）的 OR。

相关研究亦显示了 LaserACE 能改善调节能力。一项对 40 例患者的 80 只眼进行的多中心前瞻性研究测量了患者的术前及 LaserACE 术后 18 个月的调节能力[100]，采用 iTrace 动态像差仪（Tracey Technologies，Houston，TX）或 COAS Shack-Hartmann 动态视标像差仪（AMO Wavefront Sciences，Albuquerque，NM）测量调节力[101]，研究结果如图 9.5 所示。LaserACE 术后，患者调节力增加幅度的平均值为 1.25~1.5D，并一直持续到术后 18 个月，没有患者丧失调节力。在另一项研究中，对 3 例患者（平均年龄为 59.3 岁）的 6 只眼进行了 LaserACE，对术后的有效焦

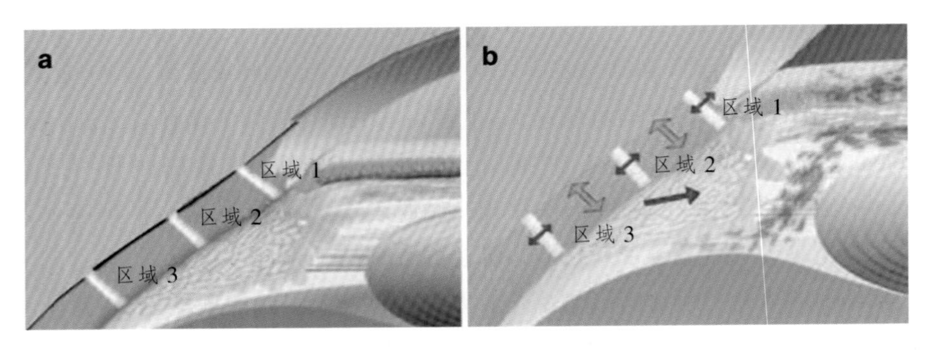

图 9.3 LaserACE 手术步骤。(a)从解剖学的角膜缘开始测量的 3 个重要区域。(b)恢复的机械效率和提高的生物力学移动性（手术目的）。(Reprinted with permission from [99].)

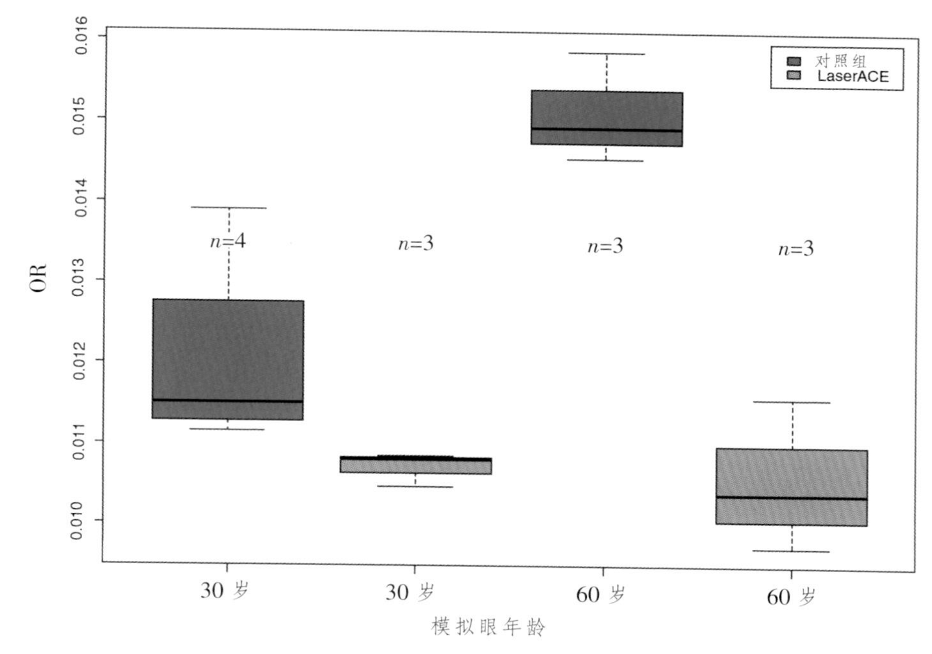

图 9.4　猪眼 LaserACE 治疗组(绿色所示)和对照组(蓝色所示)OR 的箱形图。上下边缘数值分别是第 75 位百分数和第 25 位百分数,箱内部的加粗横线代表中位数,外部的直线代表整个数据范围。

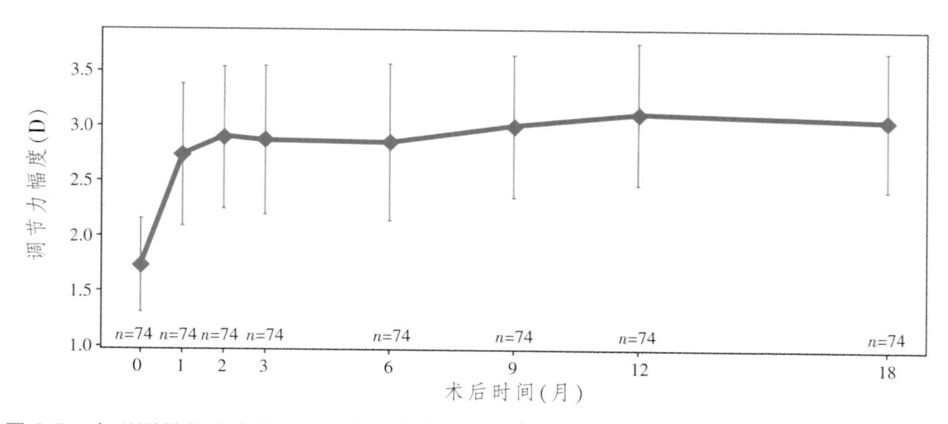

图 9.5　客观测量的患者调节力幅度。误差条代表平均值±标准差。(Reprinted with permission from SLACK Incorporated[101].)

点范围(EROF)、真实的生理调节功能及伪调节功能进行了长达 13 年的跟踪随访[102],采用 iTrace 动态像差仪(TX)的波前相差仪进行测量。EROF 是可接受的模糊程度对应的焦点范围,其代表了真实的生理调节力和伪调节的总和,其结果汇总在图 9.6。术前临床检查显示,所有患者的调节力平均值为(0.92±0.61)D。所有患者的 6 只眼术后 EROF 较术前提高了(1.56±0.36)D。术后 EROF 包括(0.23±0.24)D 的真调节和(1.33±0.38)D 的伪调节。此结果是有意义的,因为如果这些老视患者未接受 LaserACE 治疗,他们是很难具有真调节功能的。

通过改善 OR 来恢复调节能力,对患者的视力有显著作用。一项由美国伦理委员会(IRB)批准的 3 期临床试验,LaserACE 术后 24 个月对 26 例患者的 52 只眼进行了随访,测量了患者的远(4m)、中(60cm)、近(40cm)视力[99]。采用 ETDRS 研究的标准视力表进行视力测量,其结果见图 9.7。LaserACE 术后患者的未矫正视力、矫正的中距离视力及远视力均有提高或维持稳定。患者术后 24 个月的裸眼视力及近视力较术前显著提高。单眼的裸眼视力及矫正近视力(logMAR)分别由术前的+0.36±0.20 和+0.34±0.18 提高到了术后 24 个月的+0.25±0.18(P=0.000 05)和+0.21±0.18(P=0.000 000 02)。与此相似,双眼的裸眼视力及矫正近视力分别由术前的+0.20±0.16 和+0.21±0.17 提高到了术后 24 个月的+0.12±0.14 (P=0.001)和+0.11±0.12(P=0.0003)。Randot 立体视检查结果显示,患者的立体视觉从术前的(74.8±30.3)s/arc 提高至术后 24 个月的(58.8±22.9)s/arc(P=0.012)。立体视觉的提高提示患者随年龄丢失的双眼视觉得到了恢复,同时亦可提高随年龄失去的双眼

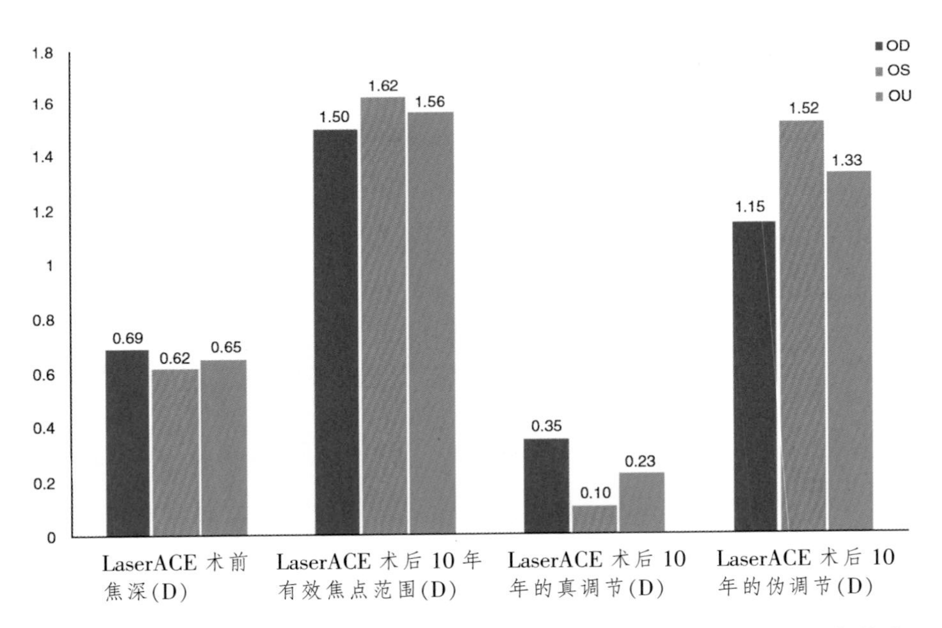

图 9.6 患者的平均焦深、有效焦点范围、真调节、伪调节:OD(深蓝色所示),OS(绿色所示),OU(浅蓝色所示)。(Adapted with permission from [102].)

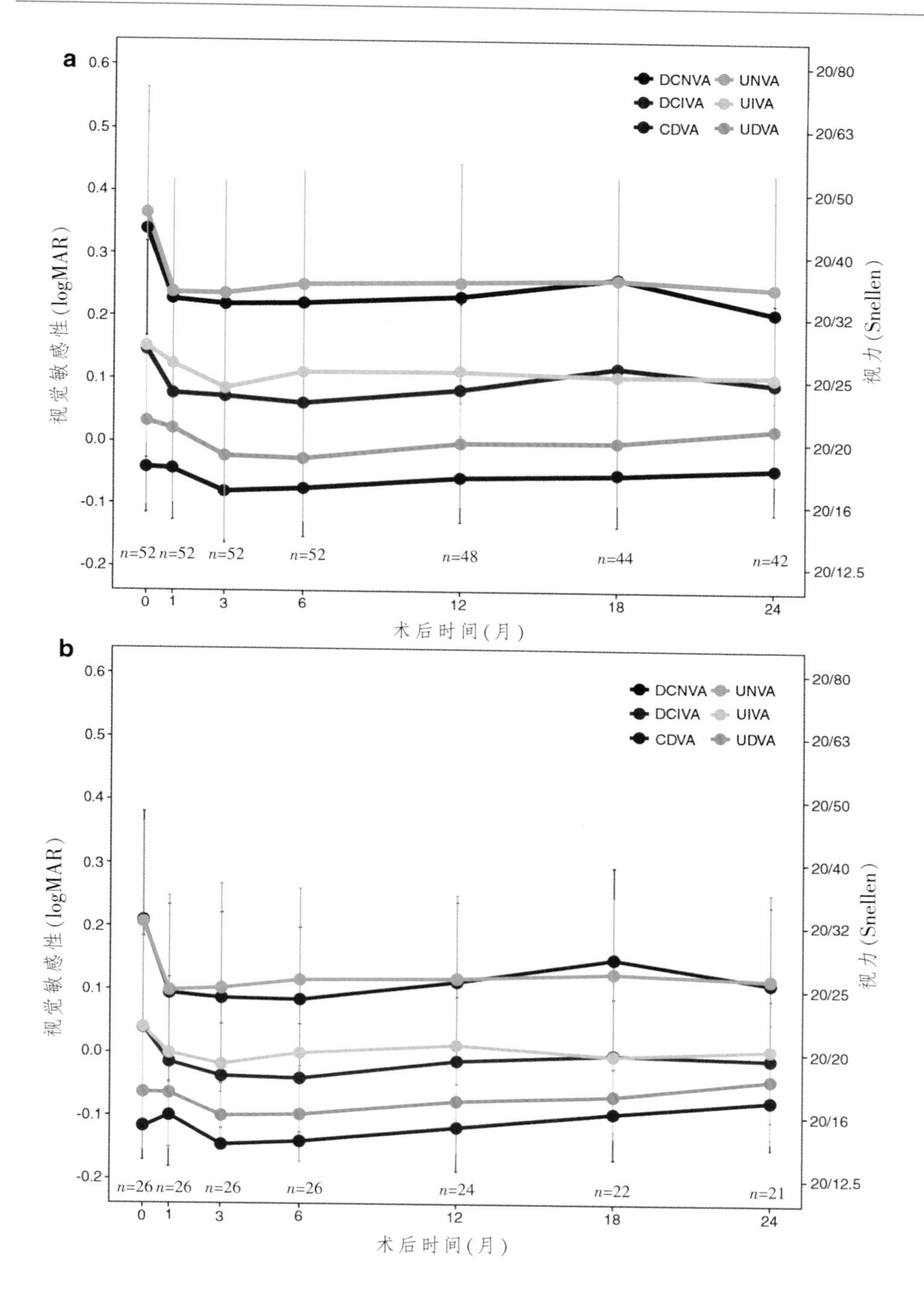

图 9.7　患者(a)单眼及(b)双眼的远(4m)、中(60cm)、近(40cm)裸眼(浅色所示)和矫正(深色所示)视力。误差条代表平均值±标准差。(Reprinted with permission from [99].)

视功能与视觉质量所必需的成分。

最新一代的巩膜激光疗法被称为激光巩膜显微手术(LSM)。动物实验和生物力学研究显示,为了提高巩膜的顺应性来达到改善调节功能的效果,有必要将生理功能的关键区域由3个扩展到5个(图9.8),这5个区域如下。

- 区域0:距解剖学的角膜缘(AL)0~1.3mm;从AL到睫状肌/巩膜突的上方边界。
- 区域1:距AL 1.3~2.8mm;从巩膜突到环形肌的下方边界。
- 区域2:距AL 2.8~4.7mm;从环形肌下方边界到放射状肌的下方边界。
- 区域3:距AL 4.7~6.6mm;从放射状肌的下方边界到后玻璃体悬韧带区的上方边界。
- 区域4:距AL 6.6~7.3mm;从后玻璃体悬韧带区的上方边界到锯齿缘的上方边界。

LSM使用波长为2.94μm的YAG激光(Er:YAG激光,VisioLite®)在巩膜完成排列成阵列的显微手术,目的是解除覆盖在睫状肌上的巩膜组织的交联。LSM的早期结果显示,患者的远(4m)、中(60cm)及近(40cm)视力均有显著提高(图9.9)[103],对16例40岁以上患者的32只眼进行了LSM手术治疗,术前检查提示患者的调节力丧失,近视力均低于20/50。术后1个月的视力测量使用糖尿病早期视网膜病变研究(ETDRS)logMAR视力表测量,患者的双眼未矫正视力(logMAR)在近距离(40cm;UNVA)、中距离(60cm;UIVA)、远距离(4m;UDVA))分别从术前的+0.48±0.16、+0.30±0.15、-0.01±0.12提高到了术后3个月的+0.27±0.17(P<0.001)、+0.08±0.13(P=0.008)、-0.10±0.10(P=0.05)。同时,患者的双眼矫正的近(40cm;DCNVA)、中(60cm;DCIVA)、远(4m;DCDVA)视力(logMAR)分别从术前的+0.49±0.15、+0.31±0.15、-0.06±0.10提高到了术后3个月的+0.26±0.19(P=0.003)、+0.09±0.14

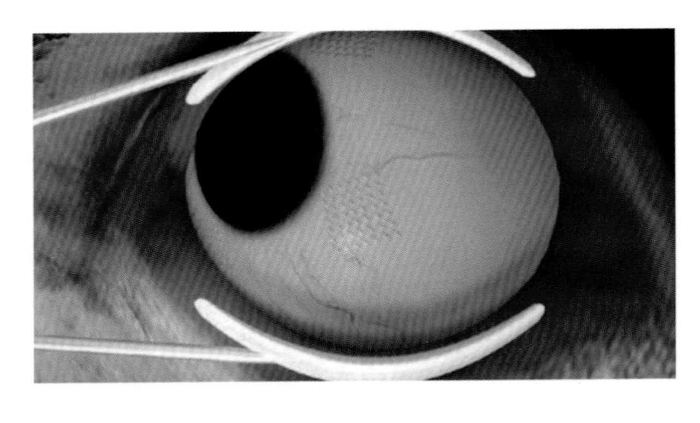

图9.8 LSM手术5个具有重要生理和生物力学功能的解剖区域。

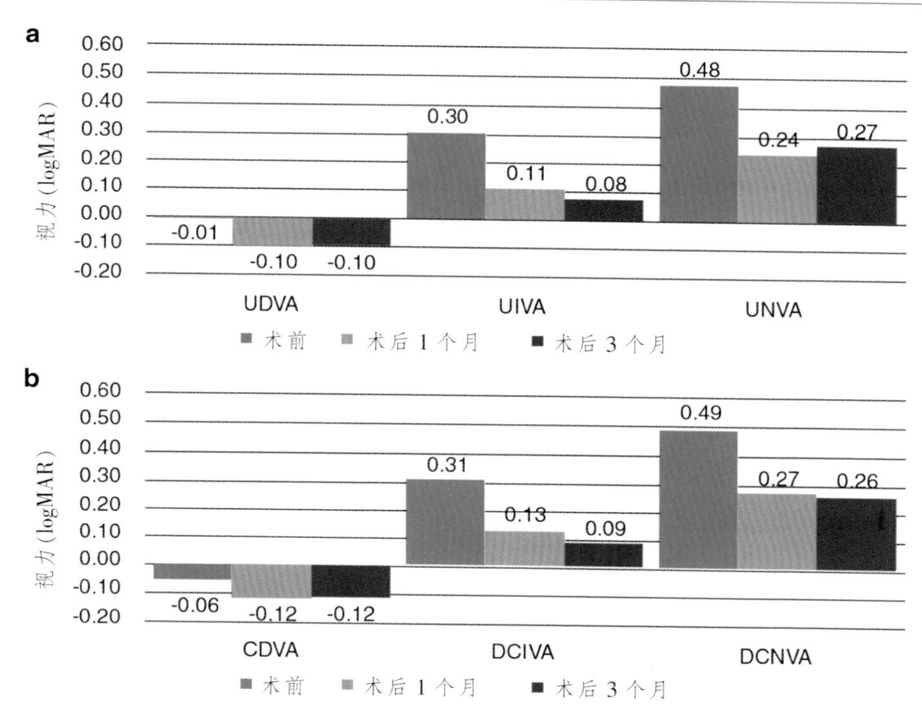

图 9.9　患者（a）双眼裸眼及（b）双眼矫正的远（4m）、中（60cm）、近（40cm）视力平均值。*n*=32 只眼（16 例患者）。

（*P*=0.001）、–0.12±0.09（*P*>0.05）。这些早期的试验结果是非常令人鼓舞的，同时也有力地证实了以前的发现。

总结

综上所述，最近的文献已阐明，晶状体及晶状体外的结构，包括晶状体囊、悬韧带、脉络膜、玻璃体、巩膜、睫状肌，均在调节过程中起着关键作用。这些结构像身体中的所有其他结缔组织一样，均随着年龄的增长而受到影响。随着年龄增长，OR 增加会对所有的眼球结构产生应力和应变，且影响调节能力和生物力学效率。

巩膜疗法可能在治疗老视的年龄相关性生物力学缺陷方面发挥重要作用，因为其至少提供了一种手段来解决随年龄增长而在临床上表现为调节能力丧失的真正病因。LaserACE 和 LSM 治疗，利用激光对巩膜的微穿孔来恢复较柔韧的生物力学特性，似乎是安全的手术，并可以提高老年人的视力。这些技术仍有待进一步探索和优化。眼生物力学领域尚处于初级阶段，然而，随着生物测量学、成像技术和研究焦点不断改进，关于调节复合体如何工作及其相互间如何影响眼部器官的信息已不是遥不可及。这是一个亟待研究的领域，然而，调节生物力学的意义比单纯的近视力丢失更重要，值得进一步研究。而进一步研究可能会揭示出比我们目前所关注的更重要的问题。目前仍有一些典型的问题有待解决，因此需要在这一领域进行更多的研究，以进一步确定和了解导致OR 和老视的所有相关生物力学因素。值得注意的是，我们仍然不完全了解调节过程中的生物力学，目前还没有一个全眼调节模型能够完全概括光学、生理和神经肌肉功能的生物力学相互作用。此外，对于年龄相关的 OR，我们缺乏调节和非调节过程中睫状肌力作用于晶状体的复杂生物力学模型。需要进行更多的生物力学研究，以解释本章提及的调节丧失的所有生理学意义，以进一步阐明老视功能障碍与年龄相关性组织改变之间的关系。有关调节的复杂生物力学的基础研究仍然需要了解老视的潜在综合机制。不断改进模型并更好地了解调节的生物力学规律和动力学，可以预防甚至推迟年龄相关性眼功能障碍和疾病发生。

（赵丽蓓 译 赵阳 校）

参考文献

1. Girard MJ, Dupps WJ, Baskaran M, et al. Translating ocular biomechanics into clinical practice: current state and future prospects. Curr Eye Res. 2015;40:1–18.
2. Pavlatos E, Perez BC, Morris HJ, et al. Three-dimensional strains in human posterior sclera using ultrasound speckle tracking. J Biomech Eng. 2016;138:021015.
3. MJA G, Downs JC, Burgoyne CF, JKF S. Peripapillary and posterior scleral mechanics—part I: development of an anisotropic hyperelastic constitutive model. J Biomech Eng. 2009;131:051011.
4. Girard MJ, Suh JK, Bottlang M, Burgoyne CF, Downs JC. Scleral biomechanics in the aging monkey eye. Invest Ophthalmol Vis Sci. 2009;50:5226–37.
5. Downs JC. Viscoelastic characterization of peripapillary sclera: material properties by quadrant in rabbit and monkey eyes. J Biomech Eng. 2003;125:124–31.
6. Jia X, Yu J, Liao SH, Duan XC. Biomechanics of the sclera and effects on intraocular pressure. Int J Ophthalmol. 2016;9:1824–31.
7. Hipsley A, Waring GO, Wang J-L, Hsiao E. Novel method using collagen cxl to evaluate ability of laser anterior ciliary excision procedure to decrease ocular rigidity for restoring accommodation. In: American Society of Cataract and Refractive Surgery. San Francisco, CA: ASCRS; 2013.
8. Ethier CR, Johnson M, Ruberti J. Ocular biomechanics and biotransport. Annu Rev Biomed Eng. 2004;6:249–73.
9. von Helmholtz H. Mechanism of accommodation. Helmholtz's treatise on physiological optics, Vol 1, Trans from the 3rd German ed. 1924;143–172.

10. Fisher RF. The elastic constants of the human lens. J Physiol. 1971;212:147–80.
11. Goldberg DB. Computer-animated model of accommodation and presbyopia. J Cataract Refract Surg. 2015;41:437–45.
12. Millodot M. Dictionary of optometry and visual science. 7th ed. Oxford, UK: Elsevier Health Sciences; 2014. p. xix–8.
13. Richdale K, Sinnott LT, Bullimore MA, et al. Quantification of age-related and per diopter accommodative changes of the lens and ciliary muscle in the emmetropic human eyelens and ciliary muscle with age and accommodation. Invest Ophthalmol Vis Sci. 2013;54:1095–105.
14. Croft MA, McDonald JP, Katz A, et al. Extralenticular and lenticular aspects of accommodation and presbyopia in human versus monkey eyes. Invest Ophthalmol Vis Sci. 2013;54:5035–48.
15. Croft MA, Nork TM, McDonald JP, et al. Accommodative movements of the vitreous membrane, choroid, and sclera in young and presbyopic human and nonhuman primate eyes. Invest Ophthalmol Vis Sci. 2013;54:5049–58.
16. Lütjen-Drecoll E, Kaufman PL, Wasielewski R, Ting-Li L, Croft MA. Morphology and accommodative function of the vitreous zonule in human and monkey eyes. Investig Ophthalmol Vis Sci. 2010;51:1554–64.
17. Nankivil D, Manns F, Arrieta-Quintero E, et al. Effect of anterior zonule transection on the change in lens diameter and power in cynomolgus monkeys during simulated accommodation. Invest Ophthalmol Vis Sci. 2009;50:4017–21.
18. Croft MA, Glasser A, Heatley G, et al. Accommodative ciliary body and lens function in rhesus monkeys, I: Normal lens, zonule and ciliary process configuration in the iridectomized eye. Invest Ophthalmol Vis Sci. 2006;47:1076–86.
19. Strenk SA, Strenk LM, Guo S. Magnetic resonance imaging of the anteroposterior position and thickness of the aging, accommodating, phakic, and pseudophakic ciliary muscle. J Cataract Refract Surg. 2010;36:235–41.
20. Croft MA, Heatley G, McDonald JP, Katz A, Kaufman PL. Accommodative movements of the lens/capsule and the strand that extends between the posterior vitreous zonule insertion zone & the lens equator, in relation to the vitreous face and aging. Ophthalmic Physiol Opt. 2016;36:21–32.
21. Croft MA, Lutjen-Drecoll E, Kaufman PL. Age-related posterior ciliary muscle restriction– a link between trabecular meshwork and optic nerve head pathophysiology. Exp Eye Res. 2017;158:187–9.
22. Flugel-Koch CM, Croft MA, Kaufman PL, Lutjen-Drecoll E. Anteriorly located zonular fibres as a tool for fine regulation in accommodation. Ophthalmic Physiol Opt. 2016;36:13–20.
23. Tamm S, Tamm E, Rohen JW. Age-related changes of the human ciliary muscle. A quantitative morphometric study. Mech Ageing Dev. 1992;62:209–21.
24. Strenk SA, Semmlow JL, Strenk LM, et al. Age-related changes in human ciliary muscle and lens: a magnetic resonance imaging study. Invest Ophthalmol Vis Sci. 1999;40:1162–9.
25. Pardue MT, Sivak JG. Age-related changes in human ciliary muscle. Optom Vis Sci. 2000;77:204–10.
26. Bito LZ, Miranda OC. Accommodation and presbyopia. Ophthalmol Annual. 1989;1989:103–28.
27. Dubbelman M, Van der Heijde GL, Weeber HA. Change in shape of the aging human crystalline lens with accommodation. Vis Res. 2005;45:117–32.
28. Brown N. The change in shape and internal form of the lens of the eye on accommodation. Exp Eye Res. 1973;15:441–59.
29. Detorakis ET, Pallikaris IG. Ocular rigidity: biomechanical role, in vivo measurements and clinical significance. Clin Exp Ophthalmol. 2013;41:73–81.
30. Pallikaris IG, Kymionis GD, Ginis HS, et al. Ocular rigidity in patients with age-related macular degeneration. Am J Ophthalmol. 2006;141:611–5.
31. Glasser A, Campbell MC. Presbyopia and the optical changes in the human crystalline lens with age. Vis Res. 1998;38:209–29.
32. Glasser A, Campbell MC. On the potential causes of presbyopia. Vis Res. 1999;39:1267–72.
33. Fisher R. Presbyopia and the changes with age in the human crystalline lens. J Physiol Lond. 1973;228:765–79.

34. Koretz JF, Cook CA, Kaufman PL. Aging of the human lens: changes in lens shape at zero-diopter accommodation. J Opt Soc Am A. 2001;18:265–72.
35. Smith G. The optical properties of the crystalline lens and their significance. Clin Exp Ophthalmol. 2003;86:3–18.
36. Barnard K, Burgess SA, Carter DA, Woolley DM. Three-dimensional structure of type iv collagen in the mammalian lens capsule. J Struct Biol. 1992;108:6–13.
37. Truscott RJ. Presbyopia. Emerging from a blur towards an understanding of the molecular basis for this most common eye condition. Exp Eye Res. 2009;88:241–7.
38. Atchison DA. Accommodation and presbyopia. Ophthalmic Physiol Opt. 1995;15:255–72.
39. Cambridge University Engineering Department. Materials data book. 2003;13.
40. Schachar RA. The mechanism of accommodation and presbyopia. Amsterdam: Kugler Publications; 2012.
41. Laughton DS, Sheppard AL. Davies LN. A longitudinal study of accommodative changes in biometry during incipient presbyopia. Ophthalmic Physiol Opt. 2016;36:33–42.
42. Sheppard AL, Evans CJ, Singh KD, et al. Three-dimensional magnetic resonance imaging of the phakic crystalline lens during accommodation. Invest Ophthalmol Vis Sci. 2011;52:3689–97.
43. Richdale K, Bullimore MA, Zadnik K. Lens thickness with age and accommodation by optical coherence tomography. Ophthalmic Physiol Opt. 2008;28:441–7.
44. Koretz JF, Cook CA, Kaufman PL. Accommodation and presbyopia in the human eye. Changes in the anterior segment and crystalline lens with focus. Invest Ophthalmol Vis Sci. 1997;38:569–78.
45. Ostrin L, Kasthurirangan S, Win-Hall D, Glasser A. Simultaneous measurements of refraction and a-scan biometry during accommodation in humans. Optom Vis Sci. 2006;83:657–65.
46. Bolz M, Prinz A, Drexler W, Findl O. Linear relationship of refractive and biometric lenticular changes during accommodation in emmetropic and myopic eyes. Br J Ophthalmol. 2007;91:360–5.
47. Garner LF, Yap MK. Changes in ocular dimensions and refraction with accommodation. Ophthalmic Physiol Opt. 1997;17:12–7.
48. Richdale K, Bullimore MA, Sinnott LT, Zadnik K. The effect of age, accommodation, and refractive error on the adult human eye. Optom Vis Sci. 2016;93:3–11.
49. Beauchamp R, Mitchell B. Ultrasound measures of vitreous chamber depth during ocular accommodation. Am J Optom Physiol Opt. 1985;62:523–32.
50. Coleman DJ. Unified model for accommodative mechanism. Am J Ophthalmol. 1970;69:1063–79.
51. Raphael J. Accommodational variations in Israel, 1949-1960. Br J Physiol Opt. 1961;18:181–5.
52. Mordi JA, Ciuffreda KJ. Static aspects of accommodation: age and presbyopia. Vis Res. 1998;38:1643–53.
53. Artigas Verde J, Felipe Marcet A, Navea A, et al. Age-induced change in the color of the human crystalline lens. Acta Ophthalmol. 2011;89 https://doi.org/10.1111/j.1755-3768.2011.256.x.
54. Fisher RF. Elastic constants of the human lens capsule. J Physiol. 1969;201:1–19.
55. Heys KR, Cram SL, Truscott RJ. Massive increase in the stiffness of the human lens nucleus with age: the basis for presbyopia? Mol Vis. 2004;10:956–63.
56. Weeber HA, van der Heijde RG. On the relationship between lens stiffness and accommodative amplitude. Exp Eye Res. 2007;85:602–7.
57. Glasser A, Campbell MC. Biometric, optical and physical changes in the isolated human crystalline lens with age in relation to presbyopia. Vis Res. 1999;39:1991–2015.
58. Rosen AM, Denham DB, Fernandez V, et al. In vitro dimensions and curvatures of human lenses. Vis Res. 2006;46:1002–9.
59. Cook CA, Koretz JF, Pfahnl A, Hyun J, Kaufman PL. Aging of the human crystalline lens and anterior segment. Vis Res. 1994;34:2945–54.
60. Dubbelman M, van der Heijde GL, Weeber HA. The thickness of the aging human lens obtained from corrected scheimpflug images. Optom Vis Sci. 2001;78:411–6.
61. Farnsworth PN, Shyne SE. Anterior zonular shifts with age. Exp Eye Res. 1979;28:291–7.
62. Sakabe I, Oshika T, Lim SJ, Apple DJ. Anterior shift of zonular insertion onto the anterior surface of human crystalline lens with age. Ophthalmology. 1998;105:295–9.

63. Brown N. The shape of the lens equator. Exp Eye Res. 1974;19:571–6.
64. Brown N. The change in lens curvature with age. Exp Eye Res. 1974;19:175–83.
65. Dubbelman M, Van der Heijde GL. The shape of the aging human lens: curvature, equivalent refractive index and the lens paradox. Vis Res. 2001;41:1867–77.
66. Wilde GS. Measurement of human lens stiffness for modelling presbyopia treatments. (Doctoral dissertation, Oxford University) 2011.
67. Pallikaris IG, Kymionis GD, Ginis HS, Kounis GA, Tsilimbaris MK. Ocular rigidity in living human eyes. Invest Ophthalmol Vis Sci. 2005;46:409–14.
68. Read SA, Collins MJ, Becker H, et al. Changes in intraocular pressure and ocular pulse amplitude with accommodation. Br J Ophthalmol. 2010;94:332–5.
69. Crawford K, Kaufman PL. Pilocarpine antagonizes prostaglandin f2α-induced ocular hypotension in monkeys: evidence for enhancement of uveoscleral outflow by prostaglandin f2α. Arch Ophthalmol. 1987;105:1112–6.
70. Croft MA, Kaufman PL. Accommodation and presbyopia: the ciliary neuromuscular view. Ophthalmol Clin. 2006;19:13–24.
71. Tamm ER, Lutjen-Drecoll E. Ciliary body. Microsc Res Tech. 1996;33:390–439.
72. Fisher RF. The mechanics of accommodation in relation to presbyopia. Eye (Lond). 1988;2(Pt 6):646–9.
73. Fisher R. The force of contraction of the human ciliary muscle during accommodation. J Physiol Lond. 1977;270:51–74.
74. Koretz JF, Kaufman PL, Neider MW, Goeckner PA. Accommodation and presbyopia in the human eye–aging of the anterior segment. Vis Res. 1989;29:1685–92.
75. Dastiridou AI, Tsironi EE, Tsilimbaris MK, et al. Ocular rigidity, outflow facility, ocular pulse amplitude, and pulsatile ocular blood flow in open-angle glaucoma: a manometric study. Invest Ophthalmol Vis Sci. 2013;54:4571–7.
76. Schor CM. Bharadwaj SR. a pulse-step model of accommodation dynamics in the aging eye. Vis Res. 2005;45:1237–54.
77. Dastiridou AI, Ginis HS, De Brouwere D, Tsilimbaris MK, Pallikaris IG. Ocular rigidity, ocular pulse amplitude, and pulsatile ocular blood flow: the effect of intraocular pressure. Invest Ophthalmol Vis Sci. 2009;50:5718–22.
78. Ravalico G, Toffoli G, Pastori G, Croce M, Calderini S. Age-related ocular blood flow changes. Invest Ophthalmol Vis Sci. 1996;37:2645–50.
79. Friberg TR, Lace JW. A comparison of the elastic properties of human choroid and sclera. Exp Eye Res. 1988;47:429–36.
80. Watson PG, Young RD. Scleral structure, organisation and disease. Exp Eye Res. 2004;78:609–23.
81. Eilaghi A, Flanagan JG, Tertinegg I, et al. Biaxial mechanical testing of human sclera. J Biomech. 2010;43:1696–701.
82. Hipsley A, Dementiev D. Visiodynamics theory: a biomechanical application for the aging eye and LaserAceTM natural vision restoration. In: Ashok G, K MC EHJ, Roberto P, editors. Mastering the techniques of corneal refractive surgery. New Delhi: Jaypee Brothers Pvt Ltd; 2006. p. 490–506.
83. Diamant J, Keller A, Baer E, Litt M, Arridge R. Collagen; ultrastructure and its relation to mechanical properties as a function of ageing. Proc R Soc Lond B Biol Sci. 1972;180:293–315.
84. Grytz R, Fazio MA, Libertiaux V, et al. Age- and race-related differences in human scleral material properties. Invest Ophthalmol Vis Sci. 2014;55:8163–72.
85. Swartz TS, Rocha KM, Jackson M, et al. Restoration of accommodation: new perspectives. Arq Bras Oftalmol. 2014;77:V–VII.
86. Shephard RJ, Wetzler HP. Physiology and biochemistry of exercise. J Occup Environ Med. 1982;24:440.
87. Buckwalter J. Maintaining and restoring mobility in middle and old age: the importance of the soft tissues. Instr Course Lect. 1996;46:459–69.
88. Charman WN. Developments in the correction of presbyopia II: surgical approaches. Ophthal Physiol Optics. 2014;34:397–426.
89. Charman WN. Developments in the correction of presbyopia I: spectacle and contact lenses. Ophthal Physiolog Opt. 2014;34:8–29.

90. O'Keefe M, O'Keeffe N. Corneal surgical approach in the treatment of presbyopia. J Clin Exp Ophthalmol. 2016;7:1–4.
91. Evans BJW. Monovision: a review. Ophthalmic Physiol Opt. 2007;27:417–39.
92. Gil-Cazorla R, Shah S, Naroo SA. A review of the surgical options for the correction of presbyopia. Br J Ophthalmol. 2015;100:62–70.
93. Schachar RA. Zonular function: a new hypothesis with clinical implications. Ann Ophthalmol. 1993;26:36–8.
94. Schachar RA. Pathophysiology of accommodation and presbyopia. Understanding the clinical implications. J Fla Med Assoc. 1994;81:268.
95. Schachar RA. Cause and treatment of presbyopia with a method for increasing the amplitude of accommodation. Ann Ophthalmol. 1992;24:445.
96. Malecaze FJ, Gazagne CS, Tarroux MC, Gorrand J-M. Scleral expansion bands for presbyopia. Ophthalmology. 2001;108:2165–71.
97. Trials USNIoHC. A clinical trial of the visability micro insert system for presbyopic patients.
98. Charters L. Refocus scleral implants for presbyopia. Ophthalmol Times. 2013;
99. Hipsley A, Ma DH-K, Sun C-C, et al. Visual outcomes 24 months after LaserACE. Eye Vis. 2017;4:15.
100. Hipsley A, McDonald M. Laser scleral matrix microexcisions (laserace/erbium yag laser). In: Pallikaris IG, Plainis S, Charman WN, editors. Presbyopia: origins, effects, and treatment. Thorofare, NJ: Slack Incorporated; 2012. p. 219–25.
101. Hipsley A, Ma DH, Rocha KM, Hall B. Laser scleral microporation procedure. In: Wang M, editor. Surgical correction of presbyopia: the fifth wave. Thorofare, NJ: Slack Incorporated; 2019.
102. Hipsley A, Hall B, Rocha KM. Long-term visual outcomes of laser anterior ciliary excision. Am J Ophthalmol Case Rep. 2018;10:38–47.
103. Jackson MA, Hipsley A, Ma DH, et al. Multi-center clinical trial results of laser scleral microporation in presbyopic eyes. In: American Society of Cataract and Refractive Surgery. Virtual annual meeting; 2020.

第 10 章 房水流出阻力中的小梁网生物力学特性

Vijay Krishna Raghunathan

引言

原发性开角型青光眼(POAG)、AMD 与白内障为全球最常见的 3 种可导致视力下降的年龄相关性眼病。其中,POAG 和 AMD 为不可逆性视力丧失。尽管纤维化、氧化和衰老被认为是重要的致病因素,但这些疾病的病因和进展是多因素的[1,2]。细胞外基质的动态变化导致组织变硬是纤维化的一个关键。对这种“刚度”的测量取决于组织类型、样品制备或测量方法。组织生物力学性质的改变涉及细胞对微环境改变做出反应。无论如何,组织生物力学特性的改变对细胞如何应对其微环境的变化具有深远影响。对 TM 也是确实如此。TM 负责眼内大约 80%的房水排出,TM 的功能障碍是房水流出阻力的主要部位,降低 IOP 是青光眼(导致老年人不可逆性失明的主要原因[3-9])患者唯一可改变的危险因素。POAG 房水流出阻力的增加取决于很多因素:衰老、基质组成成分/形态/力学、细胞内和细胞间孔隙的丧失和(或)斑块样物质沉积、节段性区域改变、细胞丢失和(或)小梁坍塌。随着年龄增长,细胞外基质聚积、小梁增厚和 TM 细胞丢失均可能发生[10-14]。Lutjen-Drecoll 等[15]证实,随着年龄增长,TM 的弹性纤维增厚,而包括中心核的弹性蛋白改变很微小。Tripathi 的经典研究[16,17]显示,TM 中的基质蛋白含量升高,推测其可能导致排出阻力增加。过去 40 年的研究数据尚未证明 TM 的分子机制或力学改变可导致青光眼发生与进展,这种厚度的增加可能是青光眼或老年人的生物力学改变,但尚未得到证明。

流出通道生物力学研究的重要性

眼前节结构复杂，包括角膜、晶状体、虹膜、睫状体、TM 和施氏管(SC)。TM 和 SC 位于前房角内，主要功能为调节和引流房水。TM 是一个相当复杂的结构(图 10.1)，其主要由 3 个结构和功能不同的区域组成[18–22]。由前向后，首先是厚度<20μm 的近小管组织(JCT)或筛状区(外引流阻力的主要部位)，其通过不连续的基底膜与 SC 内壁的内皮细胞相分隔。JCT 位于疏松纤维细胞外基质(ECM)上方，由 2~5 层细胞组成，嵌入各种各样的大分子。接下来是角巩膜小梁网(CTM)，其由 8~15 层厚的Ⅰ/Ⅲ型胶原蛋白(Col Ⅰ/Ⅲ)构成的小梁束/板层和

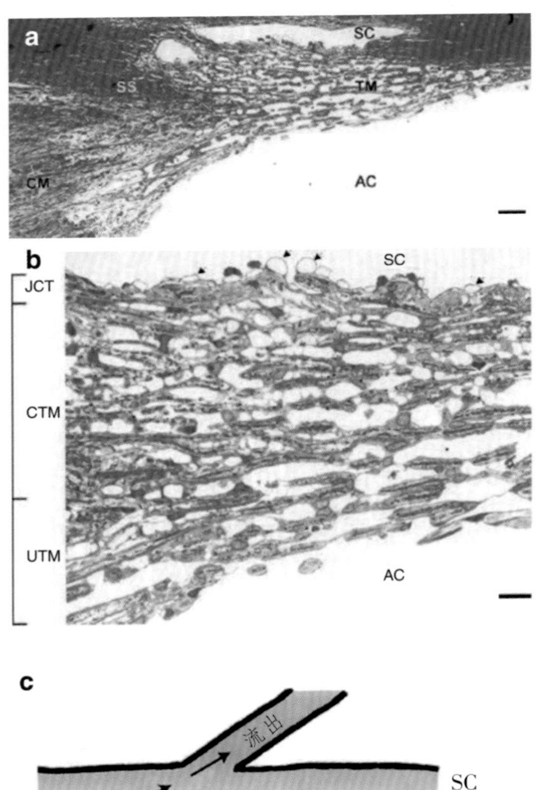

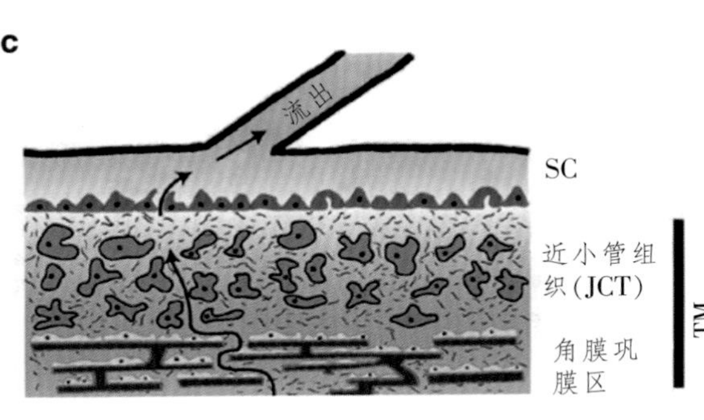

图 10.1 小梁网(TM)。(a)TM 将前房房水与施氏管(SC)分隔开。AC，前房；SS，巩膜距；CM，睫状肌。比例尺为 20μm。(b)TM 放大图显示的 3 个区域。UTM，葡萄膜小梁网；CTM，角巩膜小梁网；JCT，近小管组织。比例尺为 5μm。(c)示意图说明经 TM 的流出方向。{ (a,b) are reproduced with permission from Tamm [18].}

弹性纤维组成。每层均被富含层粘连蛋白和Ⅳ型胶原蛋白(Col Ⅳ)的基板上细胞所覆盖。其后方紧邻 1~3 层葡萄膜小梁网 (UTM),其板层比角巩膜小梁网(CTM)要薄。这些结构共同形成了一个海绵状的过滤器,其孔隙度在三层间均不相同。

约 75%的房水经 TM 和 SC 流出[23,24]。目前认为,内壁细胞仅提供了 10%左右的总阻力[25]。由于 JCT 的 TM 细胞呈非连续性,所以大部分外引流阻力积聚在近集合管的细胞外基质(ECM)中。ECM 由纤维状支架蛋白质(如纤维连接蛋白、层粘连蛋白、胶原蛋白等)、非结构基质细胞蛋白质[如富含半胱氨酸的分泌型酸性蛋白(SPARC)、基质 γ 羧基谷氨酸蛋白、骨膜蛋白、CCN 蛋白家族、血小板反应蛋白、肌腱蛋白等]和糖基化蛋白多糖组成。在 TM 中观察到的常见的蛋白聚糖是糖胺聚糖[(硫酸软骨素、硫酸乙酰肝素、透明质酸等)和多能蛋白聚糖、串珠蛋白聚糖、核心蛋白聚糖、双糖链蛋白聚糖等]。其共同为组织提供结构和力学性能,并为细胞提供足够的附着表面,作为承重结构起作用。此外,通过各种配体提呈,ECM 可以结合、隔离和稳定信号分子,以调节重要的细胞过程,如迁移、增殖、分化和决定细胞结局。

任何组织的细胞和基质之间的密切作用为其力学性能做出贡献。任何一种成分在定义这些性能的作用时都不能被孤立。生物力学刺激,如机械性拉伸、脉动式运动、压缩、剪切、压力、静态细胞引导信号等均为组织中细胞微环境必要的组成部分。众所周知,细胞对动态机械力,如剪切应力、压力和拉伸的反应敏感[26,27]。然而,组织中存在过多的被动生物物理组织特性,如硬度或纳米拓扑结构,可以改变细胞增殖、迁移、表达和分化[28-32]。虽然这些线索在短暂的时间内可能是被动的,但其能够随着时间、刺激和(或)干预而改变。在过去 10 年间,许多研究已经证明生物物理刺激涉及对组织内环境的平衡、发育、分化和疾病的影响。因此,最重要的是要把这些参数放在组织功能的背景下。生物物理、生物化学和遗传因素共同作用,动态控制细胞和细胞外微环境。采用其他细胞系统进行研究显示,在较硬的培养基上培养的细胞具有更强的收缩张力[33-36]。已有报道显示,TM 细胞具有收缩性[37,38],在 POAG 组织中观察到的基质变化,被认为是导致引流通道阻力的原因[39-41]。与此同时,Rho 信号传导及其降低 IOP 的重要性,是开发靶向常规房水流出途径的新型药物的目标[42-44]。

尽管生物物理学对细胞行为的重要性及其介导 IOP 的潜力已得到证实,但房水外流通道的复杂性使认识其完整的力学表征成为困难。约 10 年前,Overby

等[45]提出了一个范例，即JCT和内壁的内皮细胞通过协同作用控制排出阻力。该领域的最新数据表明，流出阻力不仅局限于SC，当体外切除TM后，传统流出途径的远端血管的房水流出阻力处于动态范围[46]。因此，研究完整的力学特性表征是非常迫切的。这对于解释所涉及组织的大量异质性和各向异性结构，以及这些特性在疾病中如何变化至关重要。值得注意的是，目前还没有确定的标准来定义眼组织的力学性能。尽管存在这些挑战，许多实验室已经在利用各种技术来表征材料特性，以及确定这些特性如何影响细胞行为和外引流功能方面取得了重大进展。在本章中，我们将进一步探讨已发表的数据，以及生物力学与TM力学生物学和流出阻力的相关性。此处不再讨论有关SC的数据。

定义生物材料力学性能的参数

生物材料(如组织)由于其复杂的组成结构而难以被定义，包括ECM、细胞、可溶性因子和组织间液等。TM是独特的，因为其可能具有各向同性(方向无关)和各向异性(方向相关)的特性，胶原纤维层绕圆周排列高度一致，而JCT疏松堆积的基质排列是随机的。此外，根据TM的解剖结构，虽然可能有某些局部区域的材料被认为是均匀的，但总体上其是完全不均匀的。例如，通过TM的流出被认为是分段的，即存在高、低和中流速区，这些区域在特定基质/基质细胞蛋白的表达上存在显著差异[47-53]。然而，这些节段之间是否存在内在的结构变化，以及这些变化是否随时间、刺激、疾病而变化却是未知的。同样的，与胶原纤维成直线排列的细胞可能会受到“接触引导”和静态拉伸的作用。据推测，房水系统的行为类似于机械泵[54,55]，能够产生周期性应变，从而将周期性的拉伸和压缩传递给组织/细胞/细胞外基质。因此，细胞所受到的力是切向的，并且垂直于其在基质纤维/束的排列，同时结合可能的脉动运动，组织(细胞和基质)可能会受到局部和整体拉伸和压缩载荷。将横向应变与相应轴向应变之比的负值定义为泊松比(ν)，对于任何给定的材料，这种特性基本上是恒定的。各向同性材料的ν为1.0~0.5。对于大多数工程材料通常$0.2<\nu<0.5$；对于具有弹性变形的不可压缩材料，$\nu=0.5$，而$\nu=0$表明横向应变无变化。

结合上述属性，定义眼部生物组织的力学特性最常用的术语是弹性模量，通常简称为“刚度”，即材料在应力(施加在单位面积上的力)作用下抵抗形变的趋势的量度。当在平面上施加载荷时，应力与应变之比(每原长度形变的变化)

被定义为杨氏模量。当材料的特性使得应力和应变之间呈线性关系时,使用杨氏模量是正确的。然而,情况往往不是这样,生物材料的模量随应变的量、速率及载荷方向的不同而变化。因此,组织的“刚度”通常被称为弹性模量/表观弹性模量/拉伸模量等,具体取决于所使用的方法。也就是说,除非考虑到样品的制备方法、仪器/技术及使用的参数,否则无法将TM组织刚度的测量结果视为绝对的。尽管如此,文献报道的数值在很大程度上提供了有关稳态和疾病之间差异的信息。

注:基本参数的定义

弹性模量:弹性模量是材料的属性,用来定义其在不同载荷下如何形变。当施加载荷时,弹性材料的结构和性能不会发生永久不可逆的变化。描述形变和作用力之间关系的因子被称为“弹性常数”,模量只是其中一个常数。在生物科学研究中,刚度和弹性模量经常是可以互换使用的,这存在争议。然而,在工程学领域中,刚度指的是整个系统的力-形变关系,而不是材料的固有属性。因此,定义TM力学特性最常用的参数是弹性模量,其被定义为杨氏模量。需要注意的是,杨氏模量通常是指通过拉伸试验确定的模量,其定义如下:对于各向同性材料,当施加单轴拉伸应力时,轴向应力和轴向应变之间存在线性关系的初始斜率被定义为拉伸弹性模量或杨氏模量(E),即 $E = \sigma/\varepsilon$,单位为 N/m^2 或Pa。这种线性关系又被称为胡克定律(图10.2)。

黏弹性:许多材料都有弹性成分和黏性成分,其应力-应变关系取决于“时间”。需要指出的是,黏弹性材料在去除施加的力后会恢复到原来的形状(弹性响应),但在较长的时间内不会恢复(黏性响应)。图10.2显示了弹性载荷和黏弹性载荷(又称为迟滞现象)之间的差异。细胞和组织具有黏弹性特性,细胞膜上的微小扰动会引起弹性反应,而较大的力会消除这种弹性反应。

已报道的小梁网的力学特征

实际上,鲜有研究在体外或离体情况下评估TM结构的力学特性。已报道的最常见的参数是弹性模量;目前对于TM的黏弹性特性所知甚少。这些测量是直

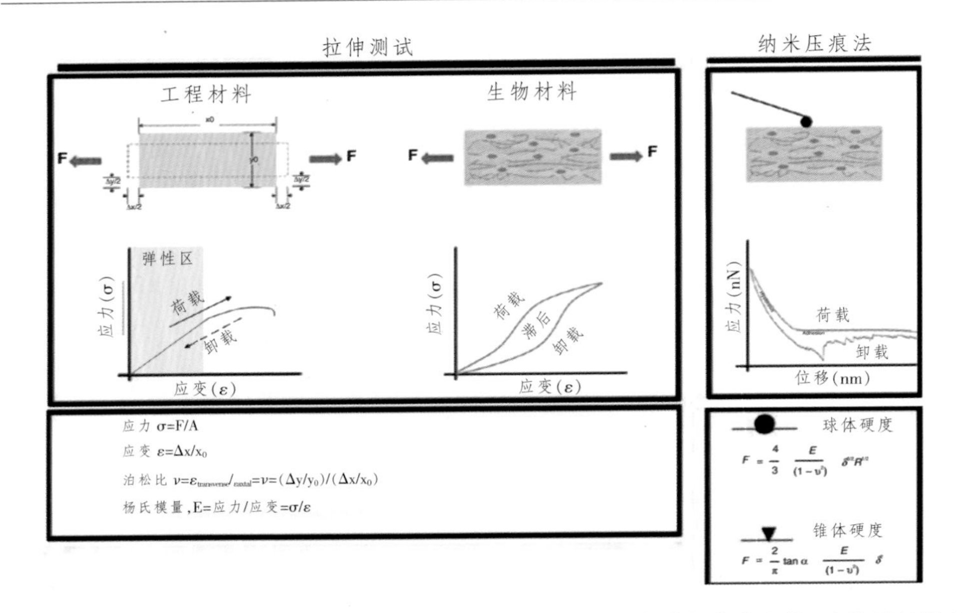

图 10.2 拉伸测试与纳米压痕法。工程材料与生物材料的单轴拉伸性能的比较。生物材料具有黏弹性和滞后特性。纳米压痕法可以测定材料的局部而不是大部分区域的力学性能。图中给出了弹性模量定义的一般方程。F,力;E,弹性模量;δ,压痕;R,球面压痕半径;α,球面压痕半径;A,区域;ν,材料泊松比;ε,应变;σ,应力。

接或间接进行的。据我们所知,还没有任何研究报道过TM组织在人体内的力学特性。此外,用于降低IOP的药物对TM生物力学的影响在很大程度上是缺乏的。然而,最近的研究结合了成像和计算方法,这在准确描述TM方面有很大的希望。

人类

TM在恒定的周向应力的作用下,除了调节细胞骨架动力学外,还通过细胞外基质的动态重塑来承受压缩载荷。原子力显微镜(AFM)利用压痕技术,确定局部环境下的力学性能,是适用于TM的方法。约10年前,人TM JCT侧的弹性模量是用原子力显微镜[56]定量的。此项研究非常重要,首次报道了从青光眼捐献者中分离的人TM的表观弹性模量(约80kPa,约20倍)明显高于正常捐献者(约4kPa)。人们对组织的制备方式持怀疑态度,并猜测用于黏附样本的氰基丙烯酸酯胶水可能导致了人为的高值。然而,在同一研究中,研究者发现沿TM的弹性模量值范围很大,这表明可能存在一些区域性差异。最近,Vranka等人通过AFM揭示了TM(JCT侧)的弹性模量在不同房水流出区域存在差异:1个标准大气压下,在24小时离体眼前节灌流培养中,正常TM结构低流量(LF)区的平均值约为7kPa,高流量(HF)区约为3kPa[53]。此外,他们还证明了正常组织在2个标准大气压下持续作用24小时,HF区变得更软(约1.3kPa),而LF区变得更硬(约9.7kPa)。在最近的一项后续研究中,Raghunathan等人[57]发现,青光眼LF区组织的平均弹性模量约为75kPa,而青光眼HF区组织的平均弹性模量约为2kPa。这两项最近的研究均未用任何胶样物质作为固定剂,以黏附TM组织[58]及测量JCT。这些数据与Last等[56]报道的青光眼性TM的数值一致。在另一项研究[59]中,使用AFM发现,正常眼TM的弹性模量约为1.37kPa,青光眼TM的弹性模量约为2.75kPa,两组的HF区和LF区之间均无明显差异;在这项研究中,TM没有从角膜–巩膜隐窝中被分离出来,因此测量很可能是在葡萄膜/角膜–巩膜侧进行的,很可能远离JCT。

单轴拉伸试验是测定组织力学性能最常用、最传统的方法,已报道来源于正常眼和青光眼供体的人TM的拉伸模量。据Camras等[60-62]报道,青光眼TM的杨氏模量为51.5MPa,而非青光眼组织的杨氏模量为12.5MPa。此外,Camras等[60]也注意到,不同节段的TM亦有不同的模量,这意味着TM可能表现出节段性力学,提示存在节段性流出[49,51,63-66],然而尚未进行相关研究。这些值似乎与Last等[56]的发现相矛盾,但我们有必要了解这两项研究使用的方法有很大差异。此外,组织中的纤维结构组分可以表现出大量的各向异性,使得拉伸测试高度依赖于样品的定向。所有这些挑战都体现在TM中。此外,报道的弹性模量值取决于以下因素:①施加的应力/应变;②水化状态;③组织切除与测量之间的时间;④与组织夹持装置的对齐性;⑤温度;⑥储存与浸泡介质;⑦被测试组织的精确定位/解剖位置[67-70]。任何用于确定软组织力学性能的方法都必须在测试过程中模拟其原来的环境。在拉伸试验中,角膜–巩膜部分的作用可能比JCT更大。然而,已报道的TM值明显大于巩膜生物力学值的原因还不清楚。拉伸测试的一个主要因素是用于保持组织的夹持力。在TM测量中,尚不清楚这些是什么,或者其如何影响模量值的结果。此外,拉伸试验告诉我们组织的整体特性,而不考虑细胞和基质成分各自的单独作用,也不考虑不同节段区域的作用。

其他方法也被用来估计TM的模量,尤其是通过结合OCT成像和工程模型。Johnson等[71]基于TM和SC厚度的变化,采用简化几何的线性弹性材料在同样载荷下的梁弯曲分析模型,估计TM的弹性模量为128kPa。随后,Pant

等[72]采用近乎不可压缩的新胡克固体模型，通过反有限元建模（FEM）估计TM的弹性模量为5.75kPa。在上述方法中，虽然Pant等[72]估算的值与Last[56]、Vranka[53]、Raghunathan[57]和Wang等[59]使用AFM报道的值更接近，但未考虑TM压缩性的影响。所以，需要谨慎地对从FEM和AFM获取的数值进行比较，因为施加载荷的方法是不同的，即在OCT成像中为张力，而在AFM中为压缩力。有趣的是，Wang等[59]利用FEM估计正常TM模量为（70±20）kPa，青光眼TM模量为（97±19）kPa，是Pant等[72]估计的10~15倍。这两项研究的主要区别在于收集、分析图像的方法不同，从而用于创建FEM所需的网格。此外，造成这两项研究中数值差异的一个主要因素是计算SC的面积和厚度的方法。

非人灵长类动物

关于眼房水流出系统的结构及其对IOP的影响，已经在人类和动物中进行了多年的研究。在现有可获得的动物模型中，通过对非人灵长类动物（NHP）进行次全激光光凝TM诱发试验性青光眼，被认为是最能预测药物对人类疗效的模型[73]。该模型的形态学和流体动力数据表明，TM和邻近的SC内壁的纤维化减少了常规房水流出的面积，导致流畅易度降低，IOP升高[74-78]。此外，在NHP的试验性青光眼ExGl视野测试中，能观察到类似POAG患者典型的中-周部弓形视野缺损和IOP升高等改变[79]。此外，亦有证据提出，试验性青光眼的房水流出主要通过小部分未激光的TM，因而提出该组织在结构和功能上均具有动态补偿的能力，能适应房水流量增加[76]。然而，对于NHP TM的力学特性及其是否与青光眼有关，我们知之甚少。据我们所知，仅有一项研究[80]报道了NHP的弹性模量；经AFM测定，对照组动物的平均弹性模量为（3.3±0.32）kPa，而NHP的试验性青光眼中未被激光照射的TM区域约为300Pa（0.30kPa）。这些资料提示，对NHP慢性IOP升高的试验性青光眼的动态代偿现象，以及较软的TM可促进外引流增加，通过正常灵长类动物眼未激光的TM细胞补偿IOP增加的能力，以及改变JCT区域中基质的组成及其力学特性来减少眼的总体流出。然而，该研究的一个主要限制是对之前给予NHP局部药物的作用机制或种类缺乏了解，以及需要间歇性或频繁地治疗来控制试验性青光眼过高的IOP。

小鼠

由于小鼠易于进行基因操作，能够进行治疗，并且其常规的房水流出途径与人类相似，因此被广泛用于研究 TM 的病理生理学。然而，啮齿类动物 TM 的力学特性虽然备受关注，但其操作相当具有挑战性，因此只有少数研究报道了采用各种方法测定小鼠 TM 的弹性模量。第一份报道由 Li 等[81]结合及频域 OCT 成像和数学建模提出，他们对这些测量做出了以下假设：SC 管腔减少是由 TM 变形引起的，SC 的宽度发生了变化，SC 管腔内的压力与 IOP 无关，TM 是线性弹性的。在 7 天或 10 天后，对照眼的弹性模量为 2.16kPa，BMP2 过表达眼（作为高 IOP 模型）的弹性模量分别为 3.46kPa 或 5.01kPa。值得注意的是，用于数学建模的参数在各组小鼠中都是相同的，因此未考虑动物之间解剖和压力参数的差异或区域差异。

最近，Wang 等[82]在整个眼球灌注后厚度为 10~20μm 的矢状面冰冻切片中测量了 TM 的模量，他们对两种冰冻技术进行了比较，一种使用冷冻保护剂（15%甘油），另一种未使用。在这项初步研究中，研究者们比较了应用冷冻保护剂的 5 只眼（C57BL/6J）的 TM 和未用冷冻保护剂的 11 只眼（CBA/J）的 TM，发现房水流畅易度与 TM 模量之间无相关性，使用冷冻保护剂的冰冻切片 TM 的弹性模量为（3.22±1.84）kPa，而未使用冷冻保护剂的冰冻切片 TM 的弹性模量为（3.84±3.37）kPa。本研究未考虑对节段性流出的观察。在后续研究中，据 Wang 等[83]报道，18 只 C57BL/6J 小鼠的 TM 模量为（2.20±1.12）kPa，而 10 只 CBA/J 小鼠的 TM 模量为（3.08±3.55）kPa。此外，他们还证实，使用地塞米松处理 14 天小鼠的 TM 模量为（2.38±1.31）kPa，而载体对照的小鼠为（1.99±0.91）kPa。这是首次有研究报道使用地塞米松对两个小鼠品系（C57BL/6J 和 CBA/J）进行处理后，TM 模量与流出阻力之间存在微小但显著的相关性，但与 IOP 无关。这一点尤为重要，力学特性首次被认为会影响房水排出的阻力。虽然再水化的冷冻切片已被用于 AFM，但对于非眼科研究人员，该研究仍有一定局限性。这种冷冻-融解循环是否会改变有助于组织抗压性的 GAG 含量尚未被报道或讨论。

兔

利用 AFM，我们报道了成年新西兰白兔 TM（JCT 侧）的弹性模量为（1.03±

0.55)kPa，在活体接受3周0.1%(w/v)的地塞米松局部治疗后，其模量提高了3倍，为(3.89±2.55)kPa。在笔者的研究中，无论IOP发生何种测量变化，均观察到TM的力学性能变化。尽管已经有报道，类固醇药物可引起人类和小鼠IOP升高，但尚未确定类固醇对兔眼IOP变化或TM结构生物力学是否存在长期影响[84,85]。

大鼠

Huang等[86]报道了一种估测大鼠眼TM弹性模量的方法。这涉及使用伊文思蓝(一种非特异性TM示踪剂)灌注眼，平铺眼前节，然后用AFM测量TM的葡萄膜侧的压陷来估计弹性模量，最后用压痕值和非胡克材料的数学模型来验证模量测量值。报道的TM几何平均弹性模量为(162±1.2)Pa。

猪

通过AFM和拉伸试验对猪TM的弹性模量进行了评估。据Camras等[60,62]报道，猪TM的拉伸弹性模量为2.49MPa，而据Yuan等[87]报道，通过AFM测得的压痕模量为1.38kPa。

在解释AFM模量测量时需要考虑的事项

样品制备：生物样品的制备是生物力学特性描述的关键。使用AFM的主要优点之一是不需要对组织进行固定或脱水，并且可以在不需要进行固定或脱水的仿生环境中表达特征。固定生物样品最常见的方法是使用氰基丙烯酸酯或纤维蛋白基胶，但这可能引起人为假象[88,89]。对于非常小的样本，可以使用Cell-Tak或多聚-L-赖氨酸。虽然可以通过尽可能减少胶样物质用量来减少误差或去除人为的伪数据，但样品制备最好是客观和可控的。该问题逐渐被人们认识，且无胶方法正在开发中[58,90]。同样的，应优先避免组织冻融，以防止组织成分发生改变。

解剖部位：这是对TM进行AFM检测时的一个必须考虑的因素。采用以下3个主要区域来定义TM，即葡萄膜-巩膜网、角膜-巩膜网及近集合管与筛板丛。因此，无论测量是在JCT侧还是葡萄膜/角膜-巩膜侧进行的，均至关重要。此外，细胞在每个区域的差异及其对力学的贡献均无明确的定义。根据TM区域的不同，细胞可以形成覆盖ECM结构的薄板，也可能分散在整个ECM中，偶尔形成间隙和黏附连接。TM 中的弹性纤维呈周向排列，而 JCT 组织呈具有较大开放间隙的松散排列。在进行试验时，也应该考虑 TM 的节段性流动区域。

水合介质：活体内的组织是含水的，因此在进行 AFM 检测时必须充分和适当地进行水合。生理性缓冲液，如磷酸盐缓冲生理盐水或 Hank 二价平衡盐溶液（Ca^{2+}/Mg^{2+}），将最大限度地减少静电相互作用和渗透压，并防止潜在的人为假象。

悬臂的考虑：由于 AFM 依赖于悬臂梁的偏离，合适的悬臂硬度（弹簧常数）应与样品的硬度相匹配。也就是说，如果用一个硬的悬臂来测量一个较软的样品，大的形变不会导致可检测到的悬臂偏离。同时，弹簧常数不能太小，这样通过缓冲液的运动所产生的拖曳力就会产生明显的偏离。此外，用于测量的介质的渗透压和黏度对悬臂的偏离可能产生影响，因此需着重考虑这些因素。此外，在每次试验前，校准悬臂的弹簧常数和光敏性是至关重要的。对于所有样本，悬臂靠近的速度和压陷深度的最佳参数应保持一致。当对黏弹性组织使用弹性近似值时，必须小心控制悬臂靠近的速度。

压痕器的形状与深度：对于 AFM 分析来说，这是获得力与压痕曲线的关键因素。用于拟合力–压痕曲线的模型均具有几何特征：硬度锥体、球形体或平柱形体[91,92]。如果将悬臂修改为球形，球体的直径对压痕深度和随后的弹性模量分析有很大影响[93-96]。对于较薄的样品，如组织或细胞衍生的基质，必须考虑潜在基底过硬的影响。为了减轻基质的影响，一般规则是将压痕深度限制在样品总厚度的 10%左右[97,98]。此外，由于生物组织的黏弹性特性，检测时的压痕速度是至关重要的。

细胞的重要性或小梁网的力生物学概况

除了采用遗传性或采用皮质类固醇给药制作高 IOP 模型外，我们对 TM 生物学的理解（包括细胞信号通路的研究），大多来自传统的细胞培养，即从整个眼球或角巩膜缘分离的原代人类 TM 细胞在硬的非生理性聚苯乙烯/组织培养塑料（TCP）或玻璃底盘培养皿上进行培养。这些表面的弹性模量约大于 1GPa，要比 TM 细胞在自然环境中感受到的大几个数量级，与体内富含 ECM 的形态相比，体外培养的 ECM 通常形态平坦，化学上没有类似

TM 组织那样的功能异质性。大量文献记录了细胞在体外呈现相关基质生物物理性质(硬度、形态、化学和物理异质性、孔隙度)时的巨大生物学特性差异[99,100]。显然,TCP 培养皿不能提供可能对于决定细胞结局至关重要的必要线索。

考虑的唯一因素,即基质的硬度,一些研究已证明,当在具有仿生弹性模量的水凝胶上培养 TM 细胞时,存在或缺乏多种可溶性因子的情况下,细胞反应存在差异。例如,Schlunck 等[101]证明,细胞扩散和局部黏附的大小、FAK 激活、血清诱导的 ERK 磷酸化、应力纤维对 α-SMA 的表达和募集,所有这些都随着基质硬度的增加而增加。这进一步证明,在不同的基质中,纤维连接蛋白沉积的形态是不同的。有趣的是,在软凝胶中观察到肌动蛋白和 αB-晶状体蛋白的含量升高。随后,Han 等人[102]进一步发现,伴随基质硬度的增加和 TGF-β 的刺激,可以观察到类似 POAG 中的蛋白质(Ⅵ型胶原蛋白、αSMA、纤维连接蛋白等)表达,并部分通过非 Smad 信号通路(ERK、AKT 或 PI3K)介导。此前已经揭示出,基质硬度的增加会增加 HTM 细胞中分泌卷曲相关蛋白 1(SFRP1,Wnt 通路强效拮抗剂[103])的表达水平[104]。用类固醇处理的 TM 细胞,分泌卷曲相关蛋白(SFRP)会随着细胞衰老而增加,并且 SFRP 的增加也会促进这些细胞的衰老[105]。使用地塞米松处理、Wnt 抑制(经典和非经典)或复制性衰老均可增加在玻璃/塑料表面培养的 TM 细胞的硬度[106-108]。Wnt 信号通路在培养于不同硬度底物上的细胞中的调节作用尚待评估。

在其他研究中,Wood 等[109]、Thomasy 等[110,111]发现,基质硬度部分通过力学传感器 YAP 和 YAZ 调节 TM 细胞对肌动蛋白断裂(由微丝解聚剂-B 引起)的反应,而在较软基质上的细胞增殖和附着较差。这些研究的进一步数据说明,在正常或青光眼组织硬度的水凝胶上培养的 TM 细胞,与在 TCP 上培养的 TM 细胞对微丝解聚剂-B 的反应不同,即在较软的凝胶上,经微丝解聚剂-B(Lat-B)处理后,ECM 蛋白表达显著降低,细胞对力学传感器的反应降低。McKee 等[112]证实,黏附在较硬基质上的原代 HTM 细胞对 Lat-B 的反应明显更强,这表明在具有较硬的 HTM 的青光眼中,Lat-B 治疗的效果最为显著。这还显示出对 HTM 细胞硬度的反弹作用, 因为 Lat-B 处理后肌动蛋白细胞骨架正在重组。考虑到许多应用细胞骨架调节剂降低 IOP 的临床试验正在进行,由于临床前测试是在不相关的基质上进行的,许多药物可能会被无意中认为无效。

其他生物力学刺激，如拉伸刺激（由 ECM 的各向异性或脉动引起的动态应变），对 TM 细胞的行为也具有深远影响。由于各向异性，基质具有或潜在具有的静态拉伸，足以以尺寸依赖的方式增加 TM 细胞中肌球蛋白和蛋白聚糖的表达[113]。非形态静态拉伸可提高 TM 细胞中水通道蛋白-1 的水平，并与乳酸脱氢酶的释放呈负相关，表明其可能具有细胞保护作用[114]。从非眼系统来看，很明显，周期性和静态应变差异性地调节力学传感器（整合素和局部黏附复合物），进而不同程度地影响下游大量信号级联反应。与此相似，在体外培养的 TM 细胞中，由周期性应变诱导的动态拉伸已被证明会影响多种细胞功能和基因/蛋白表达，并不是所有的基因/蛋白质都以相似或预期的方式被调控。另一方面，周期性应变可以改变肌动蛋白的细胞骨架，瞬时降低 αB-晶状体蛋白，显著增加 IL-6 的分泌和转录，提高金属蛋白酶-2（MMP-2）、金属蛋白酶-14（MMP-14）和金属蛋白酶组织抑制剂-1（TIMP-1）的产量，但不增加 MMP9 或 TIMP-2 的分泌，增加细胞外 ATP 和腺苷的分泌，增加蛋白激酶 B 的磷酸化，提高脊椎动物孤独激酶的表达，自毒素的分泌，调节 mTOR 信号/自噬等[115-126]。这种现象并非 TM 组织独有，在几乎所有组织/疾病模型中都普遍存在。基质硬度是否在拉伸作用介导的细胞中起作用还有待观察。因此，在 2D 表面上对 TM 细胞生物力学的研究仍在继续。为了尝试采用仿生学的方法，我们实验室和其他实验室已经开始使用 3D 支架或细胞衍生的基质来评估 TM[57,108,127-129]，这些模型已被用于评估药物的作用[129]或简单地证明病理基质能够将健康细胞向青光眼表型转化[57]。

总结

本章概述并不详尽，但旨在展示 TM 力学测量及其对生物学影响的复杂性和差异性。其自身机制变化不足以了解以下基本问题：什么驱动了流出阻力？流出阻力如何调节随后升高的 IOP？从现有知识来看，采用将生物力学与细胞生物学相结合的方法，使用先进的工具来剖析与细胞骨架/ECM/组织重塑有关的信号传导途径，将是理想的研究手段。多光子显微镜和二次谐波成像能力的最新进展，能够提供细胞和细胞外结构和蛋白质的高分辨率空间分布。特别是，其有助于解决组织结构、细胞和 ECM 蛋白之间的关联[130-132]。除了静态成像，最近还通过相敏 OCT[55]对 TM 的动态运动进行了活体成像，从而实现了 TM 在体内的实时可视化。将来自各种技术的所有数据结合在一起，使用计算机预测数学建模，亦是今后的研究趋势。具有 TM 特征的计算模型将提供可预测药物对房水引流及 IOP 调节影响有价值的信息，减少药物开发可能需要的动物研究数量。

（张新月 译　赵阳 校）

参考文献

1. Seddon JM. Genetic and environmental underpinnings to age-related ocular diseases. Invest Ophthalmol Vis Sci. 2013;54:ORSF28–30. https://doi.org/10.1167/iovs.13-13234.
2. Chew EY. Nutrition effects on ocular diseases in the aging eye. Invest Ophthalmol Vis Sci. 2013;54:ORSF42–7. https://doi.org/10.1167/iovs13-12914.
3. Quigley HA. Open-angle glaucoma. N Engl J Med. 1993;328:1097–106. https://doi.org/10.1056/NEJM199304153281507.
4. Johnson M. What controls aqueous humour outflow resistance? Exp Eye Res. 2006;82:545–57. https://doi.org/10.1016/j.exer.2005.10.011.
5. Gottanka J, Johnson DH, Martus P, Lutjen-Drecoll E. Severity of optic nerve damage in eyes with POAG is correlated with changes in the trabecular meshwork. J Glaucoma. 1997;6:123–32.
6. Lutjen-Drecoll E. Morphological changes in glaucomatous eyes and the role of TGFbeta2 for the pathogenesis of the disease. Exp Eye Res. 2005;81:1–4. https://doi.org/10.1016/j.exer.2005.02.008.
7. Rohen JW, Lutjen-Drecoll E, Flugel C, Meyer M, Grierson I. Ultrastructure of the trabecular meshwork in untreated cases of primary open-angle glaucoma (POAG). Exp Eye Res. 1993;56:683–92.
8. Quigley HA, Broman AT. The number of people with glaucoma worldwide in 2010 and 2020. Br J Ophthalmol. 2006;90:262–7. https://doi.org/10.1136/bjo.2005.081224.
9. Klein R, Klein BE. The prevalence of age-related eye diseases and visual impairment in aging: current estimates. Invest Ophthalmol Vis Sci. 2013;54:ORSF5–ORSF13. https://doi.org/10.1167/iovs.13-12789.
10. Alvarado J, Murphy C, Polansky J, Juster R. Age-related changes in trabecular meshwork cellularity. Invest Ophthalmol Vis Sci. 1981;21:714–27.
11. Alvarado J. Presence of matrix vesicles in the trabecular meshwork of glaucomatous eyes. Graefes Arch Clin Exp Ophthalmol. 1982;218:171–6.
12. Alvarado J, Murphy C, Juster R. Trabecular meshwork cellularity in primary open-angle glaucoma and nonglaucomatous normals. Ophthalmology. 1984;91:564–79. https://doi.org/10.1016/S0161-6420(84)34248-8.
13. Miyazaki M, Segawa K, Urakawa Y. Age-related changes in the trabecular meshwork of the normal human eye. Jpn J Ophthalmol. 1987;31:558–69.
14. McMenamin PG, Lee WR, Aitken DA. Age-related changes in the human outflow apparatus. Ophthalmology. 1986;93:194–209.
15. Lütjen-Drecoll E, Rohen JW. Morphology of aqueous outflow pathways in normal and glaucomatous eyes. In: Ritch R, Shields MB, Krupin T, editors. The glaucomas. St. Louis: Mosby; 1996. p. 89–123.
16. Tripathi RC. Pathologic anatomy of the outflow pathway of aqueous humour in chronic simple glaucoma. Exp Eye Res. 1977;25:403–7. https://doi.org/10.1016/S0014-4835(77)80035-3.
17. Tripathi RC, Tripathi BJ. Contractile protein alteration in trabecular endothelium in pri-

mary open-angle glaucoma. Exp Eye Res. 1980;31:721–4. https://doi.org/10.1016/S0014-4835(80)80056-X.
18. Tamm ER. The trabecular meshwork outflow pathways: structural and functional aspects. Exp Eye Res. 2009;88:648–55. https://doi.org/10.1016/j.exer.2009.02.007.
19. Lütjen-Drecoll E. Functional morphology of the trabecular meshwork in primate eyes. Prog Retina Eye Res. 1999;18:91–119. https://doi.org/10.1016/S1350-9462(98)00011-1.
20. Lütjen-Drecoll E, Schenholm M, Tamm E, Tengblad A. Visualization of hyaluronic acid in the anterior segment of rabbit and monkey eyes. Exp Eye Res. 1990;51:55–63. https://doi.org/10.1016/0014-4835(90)90170-Y.
21. Lütjen-Drecoll E, Tektas OY. In: Dartt DA, editor. Encyclopedia of the eye. New York: Academic Press; 2010. p. 224–8.
22. Tektas O-Y, Lütjen-Drecoll E. Structural changes of the trabecular meshwork in different kinds of glaucoma. Exp Eye Res. 2009;88:769–75. https://doi.org/10.1016/j.exer.2008.11.025.
23. Toris CB, Yablonski ME, Wang Y-L, Camras CB. Aqueous humor dynamics in the aging human eye. Am J Ophthalmol. 1999;127:407–12.
24. Toris CB, Koepsell SA, Yablonski ME, Camras CB. Aqueous humor dynamics in ocular hypertensive patients. J Glaucoma. 2002;11:253–8.
25. Johnson M, Shapiro A, Ethier CR, Kamm RD. Modulation of outflow resistance by the pores of the inner wall endothelium. Invest Ophthalmol Vis Sci. 1992;33:1670–5.
26. Janmey PA, McCulloch CA. Cell mechanics: integrating cell responses to mechanical stimuli. Annu Rev Biomed Eng. 2007;9:1–34. https://doi.org/10.1146/annurev.bioeng.9.060906.151927.
27. Mendez MG, Janmey PA. Transcription factor regulation by mechanical stress. Int J Biochem Cell Biol. 2012;44:728–32. https://doi.org/10.1016/j.biocel.2012.02.003.
28. Discher DE, Janmey P, Wang YL. Tissue cells feel and respond to the stiffness of their substrate. Science. 2005;310:1139–43. https://doi.org/10.1126/science.1116995.
29. Janmey PA, Wells RG, Assoian RK, McCulloch CA. From tissue mechanics to transcription factors. Differentiation. 2013;86:112–20. https://doi.org/10.1016/j.diff.2013.07.004.
30. Engler A, et al. Substrate compliance versus ligand density in cell on gel responses. Biophys J. 2004;86:617–28. https://doi.org/10.1016/S0006-3495(04)74140-5.
31. Engler AJ, Rehfeldt F, Sen S, Discher DE. In: Yu-Li W, Dennis ED, editors. Methods in cell biology, vol. 83. New York: Academic Press; 2007. p. 521–45.
32. Engler AJ, Sen S, Sweeney HL, Discher DE. Matrix elasticity directs stem cell lineage specification. Cell. 2006;126:677–89. https://doi.org/10.1016/j.cell.2006.06.044.
33. Califano JP, Reinhart-King CA. The effects of substrate elasticity on endothelial cell network formation and traction force generation. Conf Proc IEEE Eng Med Biol Soc. 2009;2009:3343–5. https://doi.org/10.1109/iembs.2009.5333194.
34. Califano JP, Reinhart-King CA. Substrate stiffness and cell area predict cellular traction stresses in single cells and cells in contact. Cell Mol Bioeng. 2010;3:68–75. https://doi.org/10.1007/s12195-010-0102-6.
35. Casey MK-R, Shawn PC, Joseph PC, Brooke NS, Cynthia AR-K. The role of the cytoskeleton in cellular force generation in 2D and 3D environments. Phys Biol. 2011;8:015009.
36. Kraning-Rush CM, Carey SP, Califano JP, Reinhart-King CA. Quantifying traction stresses in adherent cells. Methods Cell Biol. 2012;110:139–78. https://doi.org/10.1016/b978-0-12-388403-9.00006-0.
37. Lepple-Wienhues A, Stahl F, Wiederholt M. Differential smooth muscle-like contractile properties of trabecular meshwork and ciliary muscle. Exp Eye Res. 1991;53:33–8. https://doi.org/10.1016/0014-4835(91)90141-Z.
38. Wiederholt M, Lepple-Wienhues A, Stahl E. Electrical properties and contractility of the trabecular meshwork. Exp Eye Res. 1992;55(Suppl 1):41. https://doi.org/10.1016/0014-4835(92)90345-S.
39. Fuchshofer R, Tamm ER. In: Dartt DA, editor. Encyclopedia of the eye. New York: Academic Press; 2010. p. 28–36.
40. Tamm ER, Braunger BM, Fuchshofer R. In: Hejtmancik JF, John MN, editors. Progress in molecular biology and translational science, vol. 134. New York: Academic Press; 2015. p. 301–14.

41. Braunger BM, Fuchshofer R, Tamm ER. The aqueous humor outflow pathways in glaucoma: a unifying concept of disease mechanisms and causative treatment. Eur J. Pharm Biopharm. 2015;95:173–81. https://doi.org/10.1016/j.ejpb.2015.04.029.
42. Rao PV, Deng P, Sasaki Y, Epstein DL. Regulation of myosin light chain phosphorylation in the trabecular meshwork: role in aqueous humour outflow facility. Exp Eye Res. 2005;80:197–206. https://doi.org/10.1016/j.exer.2004.08.029.
43. Pattabiraman PP, Rao PV. Mechanistic basis of Rho GTPase-induced extracellular matrix synthesis in trabecular meshwork cells. Am J Physiol Cell Physiol. 2010;298:C749–63. https://doi.org/10.1152/ajpcell.00317.2009.
44. Ren R, et al. Netarsudil increases outflow facility in human eyes through multiple mechanisms. Invest Ophthalmol Vis Sci. 2016;57:6197–209. https://doi.org/10.1167/iovs.16-20189.
45. Overby DR, Stamer WD, Johnson M. The changing paradigm of outflow resistance generation: towards synergistic models of the JCT and inner wall endothelium. Exp Eye Res. 2009;88:656–70. https://doi.org/10.1016/j.exer.2008.11.033.
46. McDonnell F, Dismuke WM, Overby DR, Stamer WD. Pharmacological regulation of outflow resistance distal to Schlemm's Canal. Am J Physiol Cell Physiol. 2018; https://doi.org/10.1152/ajpcell.00024.2018.
47. Carreon TA, Edwards G, Wang H, Bhattacharya SK. Segmental outflow of aqueous humor in mouse and human. Exp Eye Res. 2017;158:59–66. https://doi.org/10.1016/j.exer.2016.08.001.
48. Cha EDK, Xu J, Gong L, Gong H. Variations in active outflow along the trabecular outflow pathway. Exp Eye Res. 2016;146:354–60. https://doi.org/10.1016/j.exer.2016.01.008.
49. de Kater AW, Melamed S, Epstein DL. Patterns of aqueous humor outflow in glaucomatous and nonglaucomatous human eyes. A tracer study using cationized ferritin. Arch Ophthalmol. 1989;107:572–6.
50. Hann CR, Bahler CK, Johnson DH. Cationic ferritin and segmental flow through the trabecular meshwork. Invest Ophthalmol Vis Sci. 2005;46:1–7. https://doi.org/10.1167/iovs.04-0800.
51. Swaminathan SS, Oh D-J, Kang MH, Rhee DJ. Aqueous outflow: segmental and distal flow. J Cataract Refract Surg. 2014;40:1263–72. https://doi.org/10.1016/j.jcrs.2014.06.020.
52. Vranka JA, Acott TS. Pressure-induced expression changes in segmental flow regions of the human trabecular meshwork. Exp Eye Res. 2016; https://doi.org/10.1016/j.exer.2016.06.009.
53. Vranka JA, et al. Biomechanical rigidity and quantitative proteomics analysis of segmental regions of the trabecular meshwork at physiologic and elevated pressures. Invest Ophthalmol Vis Sci. 2018;59:246–59. https://doi.org/10.1167/iovs.17-22759.
54. Johnstone MA. The aqueous outflow system as a mechanical pump - evidence from examination of tissue and aqueous movement in human and non-human primates. J Glaucoma. 2004;13:421–38. https://doi.org/10.1097/01.ijg.0000131757.63542.24.
55. Li P, Shen TT, Johnstone M, Wang RK. Pulsatile motion of the trabecular meshwork in healthy human subjects quantified by phase-sensitive optical coherence tomography. Biomed Opt Express. 2013;4:2051–65. https://doi.org/10.1364/boe.4.002051.
56. Last JA, et al. Elastic modulus determination of normal and glaucomatous human trabecular meshwork. Invest Ophthalmol Vis Sci. 2011;52:2147–52. https://doi.org/10.1167/iovs.10-6342.
57. Raghunathan VK, et al. Glaucomatous cell derived matrices differentially modulate non-glaucomatous trabecular meshwork cellular behavior. Acta Biomater. 2018;71:444–59. https://doi.org/10.1016/j.actbio.2018.02.037.
58. Morgan JT, Raghunathan VK, Thomasy SM, Murphy CJ, Russell P. Robust and artifact-free mounting of tissue samples for atomic force microscopy. BioTechniques. 2014;56:40–2. https://doi.org/10.2144/000114126.
59. Wang K, et al. Estimating human trabecular meshwork stiffness by numerical modeling and advanced OCT imaging. Invest Ophthalmol Vis Sci. 2017;58:4809–17. https://doi.org/10.1167/iovs.17-22175.
60. Camras LJ, Stamer WD, Epstein D, Gonzalez P, Yuan F. Differential effects of trabecular meshwork stiffness on outflow facility in normal human and porcine eyes. Invest Ophthalmol Vis Sci. 2012;53:5242–50. https://doi.org/10.1167/iovs.12-9825.
61. Camras LJ, Stamer WD, Epstein D, Gonzalez P, Yuan F. Circumferential tensile stiffness of glaucomatous trabecular meshwork. Invest Ophthalmol Vis Sci. 2014;55:814–23. https://doi.org/10.1167/iovs.13-13091.

62. Camras LJ, Stamer WD, Epstein D, Gonzalez P, Yuan F. Erratum. Invest Ophthalmol Vis Sci. 2014;55:2316. https://doi.org/10.1167/iovs.12-9825a.
63. Chang JY, Folz SJ, Laryea SN, Overby DR. Multi-scale analysis of segmental outflow patterns in human trabecular meshwork with changing intraocular pressure. J Ocul Pharmacol Ther. 2014;30:213–23. https://doi.org/10.1089/jop.2013.0182.
64. Keller KE, Bradley JM, Vranka JA, Acott TS. Segmental versican expression in the trabecular meshwork and involvement in outflow facility. Invest Ophthalmol Vis Sci. 2011;52:5049–57. https://doi.org/10.1167/iovs.10-6948.
65. Overby DR. The role of segmental outflow in the trabecular meshwork. ARVO SIG, e-SIG # 1221, 2010.
66. Stamer WD, Acott TS. Current understanding of conventional outflow dysfunction in glaucoma. Curr Opin Ophthalmol. 2012;23:135–43. https://doi.org/10.1097/ICU.0b013e32834ff23e.
67. Hatami-Marbini H, Etebu E. Hydration dependent biomechanical properties of the corneal stroma. Exp Eye Res. 2013;116:47–54. https://doi.org/10.1016/j.exer.2013.07.016.
68. Hatami-Marbini H, Rahimi A. Effects of bathing solution on tensile properties of the cornea. Exp Eye Res. 2014; https://doi.org/10.1016/j.exer.2013.11.017.
69. Hatami-Marbini H, Rahimi A. Evaluation of hydration effects on tensile properties of bovine corneas. J Cataract Refract Surg. 2015;41:644–51. https://doi.org/10.1016/j.jcrs.2014.07.029.
70. Hatami-Marbini H, Rahimi A. The relation between hydration and mechanical behavior of bovine cornea in tension. J Mech Behav Biomed Mater. 2014;36:90–7. https://doi.org/10.1016/j.jmbbm.2014.03.011.
71. Johnson M, Schuman JS, Kagemann L. Trabecular meshwork stiffness in the living human eye. Invest Ophthalmol Vis Sci. 2015;56:3541.
72. Pant AD, Kagemann L, Schuman JS, Sigal IA, Amini R. An imaged-based inverse finite element method to determine in-vivo mechanical properties of the human trabecular meshwork. J Model Ophthalmol. 2017;1:100–11.
73. Stewart WC, Magrath GN, Demos CM, Nelson LA, Stewart JA. Predictive value of the efficacy of glaucoma medications in animal models: preclinical to regulatory studies. Br J Ophthalmol. 2011;95:1355–60. https://doi.org/10.1136/bjo.2010.188508.
74. Johnstone MA, Grant WM. Pressure-dependent changes in structures of the aqueous outflow system of human and monkey eyes. Am J Ophthalmol. 1973;75:365–83.
75. Zhang Y, Toris CB, Liu Y, Ye W, Gong H. Morphological and hydrodynamic correlates in monkey eyes with laser induced glaucoma. Exp Eye Res. 2009;89:748–56. https://doi.org/10.1016/j.exer.2009.06.015.
76. Melamed S, Epstein DL. Alterations of aqueous humour outflow following argon laser trabeculoplasty in monkeys. Br J Ophthalmol. 1987;71:776–81.
77. Melamed S, Pei J, Epstein DL. Delayed response to argon laser trabeculoplasty in monkeys. Morphological and morphometric analysis. Arch Ophthalmol. 1986;104:1078–83.
78. Koss MC, March WF, Nordquist RE, Gherezghiher T. Acute intraocular pressure elevation produced by argon laser trabeculoplasty in the cynomolgus monkey. Arch Ophthalmol. 1984;102:1699–703.
79. Harwerth RS, et al. Visual field defects and neural losses from experimental glaucoma. Prog Retin Eye Res. 2002;21:91–125.
80. Raghunathan V, et al. Biomechanical, ultrastructural, and electrophysiological characterization of the non-human primate experimental glaucoma model. Sci Rep. 2017;7:14329. https://doi.org/10.1038/s41598-017-14720-2.
81. Li G, et al. Disease progression in iridocorneal angle tissues of BMP2-induced ocular hypertensive mice with optical coherence tomography. Mol Vis. 2014;20:1695–709.
82. Wang K, Read AT, Sulchek T, Ethier CR. Trabecular meshwork stiffness in glaucoma. Exp Eye Res. 2017;158:3–12. https://doi.org/10.1016/j.exer.2016.07.011.
83. Wang K, et al. The relationship between outflow resistance and trabecular meshwork stiffness in mice. Sci Rep. 2018;8:5848. https://doi.org/10.1038/s41598-018-24165-w.
84. Whitlock NA, McKnight B, Corcoran KN, Rodriguez LA, Rice DS. Increased intraocular pressure in mice treated with dexamethasone. Invest Ophthalmol Vis Sci. 2010;51:6496–503. https://doi.org/10.1167/iovs.10-5430.

85. Weinreb RN, Polansky JR, Kramer SG, Baxter JD. Acute effects of dexamethasone on intraocular pressure in glaucoma. Invest Ophthalmol Vis Sci. 1985;26:170–5.
86. Huang J, Camras LJ, Yuan F. Mechanical analysis of rat trabecular meshwork. Soft Matter. 2015; https://doi.org/10.1039/c4sm01949k.
87. Yuan F, Camras LJ, Gonzalez P. Trabecular meshwork stiffness in ex vivo perfused porcine eyes. Invest Ophthalmol Vis Sci. 2011;52:6693.
88. Ebenstein DM, Pruitt LA. Nanoindentation of biological materials. Nano Tod. 2006;1:26–33. https://doi.org/10.1016/S1748-0132(06)70077-9.
89. Oyen ML. Nanoindentation of biological and biomimetic materials. Exp Tech. 2013;37:73–87. https://doi.org/10.1111/j.1747-1567.2011.00716.x.
90. Dias JM, Ziebarth NM. Anterior and posterior corneal stroma elasticity assessed using nanoindentation. Exp Eye Res. 2013;115:41–6. https://doi.org/10.1016/j.exer.2013.06.004.
91. Harding J, Sneddon I. The elastic stresses produced by the indentation of the plane surface of a semi-infinite elastic solid by a rigid punch. Cambridge: Cambridge University Press; 2008. p. 16–26.
92. Love AEH. Boussingesq's problem for a rigid cone. Q J Math. 1939;10:161–75.
93. Cheng L, Xia X, Scriven LE, Gerberich WW. Spherical-tip indentation of viscoelastic material. Mech Mater. 2005;37:213–26. https://doi.org/10.1016/j.mechmat.2004.03.002.
94. Cheng Y-T, Cheng C-M. Relationships between initial unloading slope, contact depth, and mechanical properties for spherical indentation in linear viscoelastic solids. Mater Sci Eng A. 2005;409:93–9. https://doi.org/10.1016/j.msea.2005.05.118.
95. Rodriguez ML, McGarry PJ, Sniadecki NJ. Review on cell mechanics: experimental and modeling approaches. Appl Mech Rev. 2013;65:060801. https://doi.org/10.1115/1.4025355.
96. Rodríguez R, Gutierrez I. Correlation between nanoindentation and tensile properties: influence of the indentation size effect. Mater Sci Eng A. 2003;361:377–84. https://doi.org/10.1016/S0921-5093(03)00563-X.
97. Oliver WC, Pharr GM. Improved technique for determining hardness and elastic modulus using load and displacement sensing indentation experiments. J Mater Res. 1992;7:1564–83.
98. Pharr G, Oliver W, Brotzen F. On the generality of the relationship among contact stiffness, contact area, and elastic modulus during indentation. J Mater Res. 1992;7:613–7.
99. Gasiorowski JZ, Murphy CJ, Nealey PF. Biophysical cues and cell behavior: the big impact of little things. Annu Rev Biomed Eng. 2013;15:155–76. https://doi.org/10.1146/annurev-bioeng-071811-150021.
100. Gasiorowski JZ, Russell P. Biological properties of trabecular meshwork cells. Exp Eye Res. 2009;88:671–5. https://doi.org/10.1016/j.exer.2008.08.006.
101. Schlunck G, et al. Substrate rigidity modulates cell–matrix interactions and protein expression in human trabecular meshwork cells. Invest Ophthalmol Vis Sci. 2008;49:262–9. https://doi.org/10.1167/iovs.07-0956.
102. Han H, Wecker T, Grehn F, Schlunck G. Elasticity-dependent modulation of TGF-β responses in human trabecular meshwork cells. Invest Ophthalmol Vis Sci. 2011;52:2889–96.
103. Morgan JT, Murphy CJ, Russell P. What do mechanotransduction, Hippo, Wnt, and TGFbeta have in common? YAP and TAZ as key orchestrating molecules in ocular health and disease. Exp Eye Res. 2013;115:1–12. https://doi.org/10.1016/j.exer.2013.06.012.
104. Raghunathan VK, et al. Role of substratum stiffness in modulating genes associated with extracellular matrix and mechanotransducers YAP and TAZ. Invest Ophthalmol Vis Sci. 2012;54:378–86.
105. Babizhayev MA, Yegorov YE. Senescent phenotype of trabecular meshwork cells displays biomarkers in primary open-angle glaucoma. Curr Mol Med. 2011;11:528–52.
106. Morgan JT, Raghunathan VK, Chang Y-R, Murphy CJ, Russell P. Wnt inhibition induces persistent increases in intrinsic stiffness of human trabecular meshwork cells. Exp Eye Res. 2015;132:174–8.
107. Morgan JT, Raghunathan VK, Chang Y-R, Murphy CJ, Russell P. The intrinsic stiffness of human trabecular meshwork cells increases with senescence. Oncotarget. 2015; https://doi.org/10.18632/oncotarget.3798.
108. Raghunathan VK, et al. Dexamethasone stiffens trabecular meshwork, trabecular meshwork cells, and matrix. Invest Ophthalmol Vis Sci. 2015;56:4447–59. https://doi.org/10.1167/

iovs.15-16739.

109. Wood JA, et al. Substratum compliance regulates human trabecular meshwork cell behaviors and response to latrunculin B. Invest Ophthalmol Vis Sci. 2011;52:9298–303. https://doi.org/10.1167/iovs.11-7857.
110. Thomasy SM, Wood JA, Kass PH, Murphy CJ, Russell P. Substratum stiffness and latrunculin B regulate matrix gene and protein expression in human trabecular meshwork cells. Invest Ophthalmol Vis Sci. 2012;53:952–8. https://doi.org/10.1167/iovs.11-8526.
111. Thomasy SM, Morgan JT, Wood JA, Murphy CJ, Russell P. Substratum stiffness and latrunculin B modulate the gene expression of the mechanotransducers YAP and TAZ in human trabecular meshwork cells. Exp Eye Res. 2013;113:66–73. https://doi.org/10.1016/j.exer.2013.05.014.
112. McKee CT, et al. The effect of biophysical attributes of the ocular trabecular meshwork associated with glaucoma on the cell response to therapeutic agents. Biomaterials. 2011;32:2417–23. https://doi.org/10.1016/j.biomaterials.2010.11.071.
113. Russell P, Gasiorowski JZ, Nealy PF, Murphy CJ. Response of human trabecular meshwork cells to topographic cues on the nanoscale level. Invest Ophthalmol Vis Sci. 2008;49:629–35. https://doi.org/10.1167/iovs.07-1192.
114. Baetz NW, Hoffman EA, Yool AJ, Stamer WD. Role of aquaporin-1 in trabecular meshwork cell homeostasis during mechanical strain. Exp Eye Res. 2009;89:95–100. https://doi.org/10.1016/j.exer.2009.02.018.
115. Liton PB, et al. Induction of IL-6 expression by mechanical stress in the trabecular meshwork. Biochem Biophys Res Commun. 2005;337:1229–36. https://doi.org/10.1016/j.bbrc.2005.09.182.
116. Porter KM, Jeyabalan N, Liton PB. MTOR-independent induction of autophagy in trabecular meshwork cells subjected to biaxial stretch. Biochim Biophys Acta. 2014;1843:1054–62. https://doi.org/10.1016/j.bbamcr.2014.02.010.
117. Okada Y, Matsuo T, Ohtsuki H. Bovine trabecular cells produce TIMP-1 and MMP-2 in response to mechanical stretching. Jpn J Ophthalmol. 1998;42:90–4. https://doi.org/10.1016/S0021-5155(97)00129-9.
118. Wu J, et al. Endogenous production of extracellular adenosine by trabecular meshwork cells: potential role in outflow regulation. Invest Ophthalmol Vis Sci. 2012;53:7142–8. https://doi.org/10.1167/iovs.12-9968.
119. Luna C, et al. Extracellular release of ATP mediated by cyclic mechanical stress leads to mobilization of AA in trabecular meshwork cells. Invest Ophthalmol Vis Sci. 2009;50:5805–10. https://doi.org/10.1167/iovs.09-3796.
120. Maddala R, Skiba NP, Rao PV. Vertebrate lonesome kinase regulated extracellular matrix protein phosphorylation, cell shape, and adhesion in trabecular meshwork cells. J Cell Physiol. 2017;232:2447–60. https://doi.org/10.1002/jcp.25582.
121. Iyer P, et al. Autotaxin-lysophosphatidic acid axis is a novel molecular target for lowering intraocular pressure. PLoS One. 2012;7:e42627. https://doi.org/10.1371/journal.pone.0042627.
122. Mitton KP, et al. Transient Loss of αB-crystallin: an early cellular response to mechanical stretch. Biochem Biophys Res Commun. 1997;235:69–73. https://doi.org/10.1006/bbrc.1997.6737.
123. Tumminia SJ, et al. Mechanical stretch alters the actin cytoskeletal network and signal transduction in human trabecular meshwork cells. Invest Ophthalmol Vis Sci. 1998;39:1361–71.
124. WuDunn D. The effect of mechanical strain on matrix metalloproteinase production by bovine trabecular meshwork cells. Curr Eye Res. 2001;22:394–7.
125. Bradley JM, et al. Effects of mechanical stretching on trabecular matrix metalloproteinases. Invest Ophthalmol Vis Sci. 2001;42:1505–13.
126. Bradley JM, Kelley MJ, Rose A, Acott TS. Signaling pathways used in trabecular matrix metalloproteinase response to mechanical stretch. Invest Ophthalmol Vis Sci. 2003;44:5174–81.
127. Raghunathan VK, et al. Transforming growth factor Beta 3 modifies mechanics and composition of extracellular matrix deposited by human trabecular meshwork cells. ACS Biomater Sci Eng. 2015;1:110–8. https://doi.org/10.1021/ab500060r.
128. Torrejon KY, et al. Recreating a human trabecular meshwork outflow system on microfab-

ricated porous structures. Biotechnol Bioeng. 2013;110:3205–18. https://doi.org/10.1002/bit.24977.
129. Torrejon KY, et al. TGFβ2-induced outflow alterations in a bioengineered trabecular meshwork are offset by a rho-associated kinase inhibitor. Sci Rep. 2016;6:38319. https://doi.org/10.1038/srep38319.
130. Chu ER, Gonzalez JM, Tan JCH. Tissue-based imaging model of human trabecular meshwork. J Ocul Pharmacol Ther. 2014;30:191–201. https://doi.org/10.1089/jop.2013.0190.
131. Gonzalez JM, Hamm-Alvarez S, Tan JCH. Analyzing live cellularity in the human trabecular meshwork. Invest Ophthalmol Vis Sci. 2013;54:1039–47. https://doi.org/10.1167/iovs.12-10479.
132. Gonzalez JM, Heur M, Tan JCH. Two-photon immunofluorescence characterization of the trabecular meshwork in situ. Invest Ophthalmol Vis Sci. 2012;53:3395–404. https://doi.org/10.1167/iovs.11-8570.

第 11 章 房水流出

Goichi Akiyama, Thania Bogarin, Sindhu Saraswathy, Alex S. Huang

房水、房水流出通道与眼压的作用

在众多变量中，稳定的视功能要求硬度适中的眼球，以提供可预测的光学和清晰的视路。房水及其眼内流出通道[房水流出通道(AHO)]可通过以下多种功能实现这一要求：房水以氧气和微小/大分子的形式提供营养，如为无血管的组织(如晶状体与角膜)提供葡萄糖。AHO 通过房水外引流产生 IOP，可稳定眼球与角膜的屈光，以获得稳定的光学效果。房水作为一种液体，可以冲洗掉眼内的颗粒物(如炎症颗粒)，如果用一种光学透明、固体的介质(如角膜)替代房水，将会引起瘢痕且阻挡光线。房水作为透明的液体，允许光线不间断地通过，如果以血液替代房水光线通过会受阻。因此，像任何生理过程一样，AHO 对眼器官功能是至关重要的，当 AHO 发生障碍时，可引起相关的眼病，如高 IOP 和青光眼等。

眼压与房水流出通道的解剖

IOP 有许多决定因素，其是一种液体的产生与外引流之间平衡的产物(在眼部水平调节或作为来自更远端的液体的后备调节)。这种关系在 Goldman 方程中加以模拟，即 IOP=(F)(R)+EVP[IOP(mmHg)]；F=房水产生量(μL/min)；R=流出阻力[(mmHg·min)/μL]，EVP=上巩膜静脉压[(mmHg)][1]。

解剖学上，房水由睫状体上皮细胞层产生(在 Goldman 方程中为“F”)，通过三种机制发生，即超滤、被动扩散和主动分泌[2,3]。房水的产生是由中枢调节的[2,4]，且是降低 IOP 的主要治疗靶点。然而，其在疾病病理生理学中的作用尚未确定。

房水产生后，即通过虹膜和晶状体之间进入前房，流向存在两个流出通路(小梁和葡萄膜巩膜)的房角。在小梁流出通道中,房水通过 TM(Goldman 方程中“R”的主要来源)依次进入 SC、集合管(CC)和巩膜内静脉丛,最终到达房水静脉和上巩膜静脉[2]。上巩膜静脉压(EVP)来源于上巩膜静脉,可因病理性远端静脉充血(如颈动脉-海绵窦瘘[5])而改变,从而影响 Goldman 方程。

由于存在第二条流出通道(非常规/葡萄膜巩膜通道)[6],Goldman 方程可扩展为 IOP=(Fin-Fout)(R)+EVP,其中“Fin”代表房水的产生,“Fout”代表经葡萄膜巩膜途径流出[7]。在葡萄膜巩膜流出通道中,房水穿过房角的睫状体,引流进入睫状体间隙,经巩膜进入睫状体上间隙或进入淋巴管[7,8]。

由于小梁的引流代表了大部分的房水引流(50%~85%)[9,10],与葡萄膜巩膜引流通道相比,其引流的速度更快[11],且在眼表的位置比葡萄膜巩膜引流更表浅。此外,其性能下降与高眼压性青光眼有关[12],这是本章的重点,其被定义为小梁、常规或简单的 AHO。

正常眼与患眼的房水流出阻力

Morton Grant 使用尸体人眼进行了开创性的工作,证明了房水引流的主要阻力(50%~75%)来自 TM[12](图 11.1)。TM 是一个多层的生物过滤器[13]与单向阀门,其目的是防止血液反流到眼内导致视力障碍,特别是房水引流阻力已被确定来自邻近小管 TM 与连续的 SC 内侧壁之间的边界[13]。Morton Grant 注意到,在青光眼中,TM 对房水外引流阻力增加可用来解释 IOP 升高[12](图 11.1)。在细胞水平上,这种阻力的增加被假设为源于细胞外基质(ECM)沉积增加[13]、漏斗理论[13]、TM 的生物力学/硬度发生改变[14],以及有缺陷的细胞孔形成[15]。除 TM 外,Morton Grant 还确认了附加阻力和 TM 疾病后的潜在影响。正常眼在小梁切开术(去除 TM)后,仍存在残余阻力,意味着在 TM 后的远端流出通道(SC 至巩膜上静脉)区域仍存在阻力[12,16](图 11.1)。在青光眼中,虽然小梁切开术降低了流出阻力,但远端残余的流出阻力不仅存在,而且比正常眼的远端流出阻力还高(图 11.1)[12,16]。事实上,与正常眼相比,青光眼的远端流出阻力增加的幅度(约 2 倍)与整体阻力增加的幅度(约 2.5 倍)大致相同[12,16](图 11.1),这意味着青光眼不仅是一种 TM 流出阻力疾病,而且可能是一种全眼流出阻力疾病,需要用分子机制来解释 TM 和 TM 后流出阻力的改变。

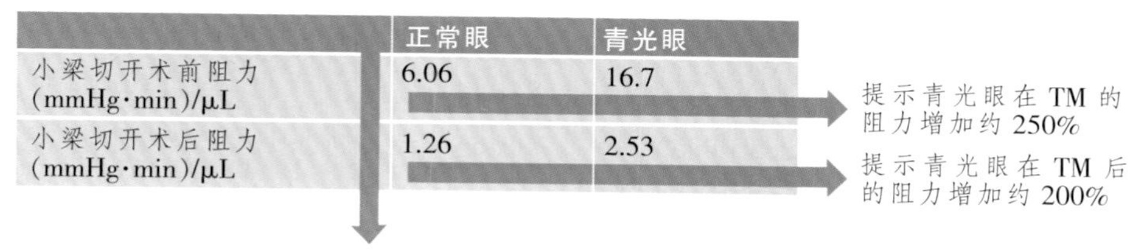

图 11.1 青光眼作为一种阻力性疾病，在 TM 和 TM 后均存在阻力。房水流畅系数数据来自 Grant, WM(1963)[12]，正常眼的数据(n=15)来自表 5[12]，开角型青光眼的数据(n=6)来自表 8[12]。对房水流畅系数值取平均值，计算倒数，以确定阻力。图中整理了正常眼和青光眼在小梁切开术前和术后测得的阻力。垂直箭头显示在正常眼和青光眼中，小梁切开术后阻力均下降，这表明眼外流的主要阻力来自 TM。然而，小梁切开术后，仍存在残余阻力，这体现了远端(TM 后)流出阻力的存在。第一个箭头显示，与正常眼相比，青光眼的流出阻力增加，说明整体阻力增加是青光眼 IOP 升高的原因。第二个箭头显示，小梁切开术后，与正常眼相比，青光眼远端(TM 后)阻力增加，其幅度与总体阻力(上水平箭头所示)大致相同。这表明青光眼的潜在病理学影响了整个眼睛、TM 和 TM 后。此处青光眼指开角型青光眼。

转化生长因子的影响

在许多机体的活动中，转化生长因子(TGF-β)是体内纤维化的主要调节因子。在眼中，TGF-β 的多个信号通路已被认为与眼部功能有关，包括维持角膜的完整性和调节伤口愈合[17]。在 AHO 中，TGF-β 亦与青光眼和 TM 有关。例如，在常规白内障手术中，许多研究小组发现，与正常眼相比，青光眼患者的房水样本中的 TGF-β 水平有所升高[18-21]。在分子水平上，TGF-β 可导致在细胞水平上 TM 的细胞外基质沉积增加及 TM 硬度增加。事实上，TGF-β 甚至与青光眼眼后节的病理生理学有关，其水平升高可能会影响视神经附近的巩膜硬度，潜在地增加视神经对高 IOP 的结构脆弱性[22]。

为了理解 TGF-β 对远端房水流出的影响，重要的是要记住，虽然流出阻力(及因此导致的 IOP)增加，但正常眼和青光眼的总 AHO 应该是相同的。这是因为：①在大多数眼中，房水的产生是相对稳定的；②房水流出量必须与房水流入量相等。在任何时间，如果房水流出量多于流入量，随着时间的推移，前房最终会消失。因此，完整的眼是一个恒流系统，只是在青光眼中(由于 AHO 阻力增加)，需要更大的动力(升高的 IOP)才能使房水达到相同的流出率。

实际上，任何与青光眼性 TM 改变有关的房水病理因子，在流过 TM 后也可能改变远端流出通道。与视神经附近 TGF-β 介导的巩膜变化相似，在远端流出通道周围的巩膜中也可见 TGF-β 介导的变化，α-平滑肌肌动蛋白和纤维连接蛋白 EDA 水平升高[23]。这可能解释了 Morton Grant 所发现的病理性远端流出阻力[12]。

因此，为了更好地研究 AHO，特别是远端的 AHO，我们需要更好的工具来可视化房水流动的位置和方式。小梁/常规 AHO 的成像工具可以分为两类：结构性成像与功能性成像，每一类又细分为静态与实时方法。

结构性房水流出通道评估

结构性 AHO 评估聚焦于对物理流出途径本身的评估。静态方法(包括组织学技术)下，只有在组织处理和切片后才能观察到流出通道的存在。而实时方法，如 OCT，可用于活体受试者，并适用于纵向研究，如干预前后的研究。

静态结构性房水流出通道评估

静态结构性 AHO 评估对于揭示流出通道的基本解剖结构和研究疾病是非常重要的。尤其对于 TM 来说，已有强有力的文献证明[13]。对于远端的流出通道来说也是如此。几十年前，对高眼压性青光眼的组织学评估提示，其远端 AHO 通路硬化[24]，最近，发现高 IOP 可使组织疝入 CC 内[25]。使用电子显微镜发现，流出通道比直接通路和开口更复杂，如 CC 可以有不同的构型，如标准的环形 SC 后壁上的直接椭圆形开口)或非典型复合体(由拴系的瓣或桥构成)[26]。因此，虽然揭示了基本的病理学改变，但这些方法的缺点是依赖于组织切片取样，因此需要更多的方法来观察眼周 360°的 AHO。

为了更好地将 AHO 作为完整眼睛中的一个单元可视化，早期关于 AHO 通路结构解剖的工作也使用了铸型剂，将铸型剂注射到眼内，让其聚合，然后在去除或消化眼组织后作为三维(3D)铸型分离出来[27,28]。这样做的好处是可以识别从 SC 到巩膜上静脉围绕角膜缘的整个周向流出通路。其缺点是需要稳固的(超生理的)压力来输送药物，以及极有可能导致人为的解剖学改变。最近，在生理压力下灌注固定的眼进行了 3D 显微 CT[29]。将 AHO 识别为透光信号，SC 和 CC 均可被重建并通过 3D 图像呈现[29]。在此情况下，虽然呈现了整个眼球的 AHO，但这种方法的缺点是不能应用于活体受试者。

实时结构性房水流出通道评估

为了更好地在活体受试者中研究结构性AHO,进行更流行纵向研究,眼前节OCT的改变是关键。TM、SC和CC可通过结构性OCT实现可视化。TM测量已在不同种族[30]和不同年龄[31]的活体患者中进行。基于相位的OCT(ph-OCT)在非人类灵长类动物[32]的摘除眼和活体人眼[33]中都显示出脉动式TM运动。同时采用数字脉搏血氧仪同步成像发现,脉动式TM运动与数字脉搏同步(尽管存在时间偏差),提示脉动式TM运动起源于心脏搏动。

已有学者采用OCT对SC和CC进行研究。与3D显微CT类似,充满液体的SC和CC均可提供清晰的OCT低反射信号,可被识别。然而,OCT具有适用于尸体人眼、完整的活体正常眼[34]和青光眼患者[35]的优点。现已开发了使用OCT图像对SC和CC进行自动分割的方法[36],沿角膜缘360°外推SC,形成3D图像(图11.2),显示SC具有较宽或较窄的节段性解剖结构[36]。在包括人类在内的各种活体物种中,毛果芸香碱[37]、ROCK激酶抑制剂[38]和激光小梁成形术[39]均被报道可以增加SC的大小。IOP升高的作用则与其相反[40]。

虽然能够研究活体受试者的AHO结构,但OCT也存在局限性,在某些情况下是眼前节所特有的。例如,眼后节的OCT成像涵盖了5~6mm的范围,并且可以通过50~100次扫描指导手术决策,而眼前节的AHO所覆盖的距离要大得多。对于环状AHO路径的3D重建,在一个病例中需使用超过5000次B扫描[36]。因为要完成完整的AHO OCT成像,必须覆盖沿角膜缘的整个圆周[2XπX半径(平均6mm)=37.68mm,是视网膜OCT距离的6~7倍]。相关结构(如CC)也很小,OCT并

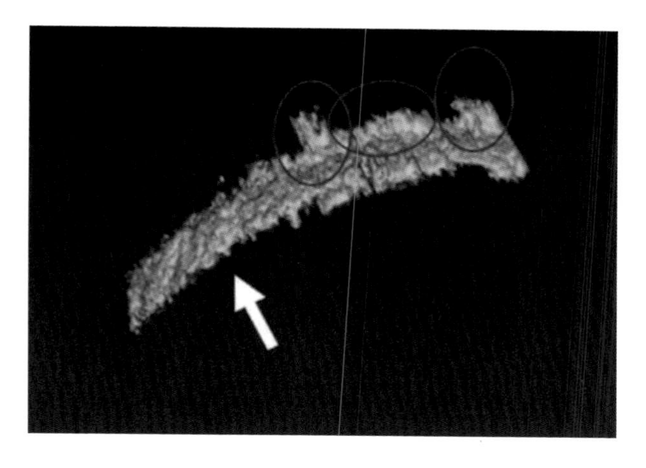

图11.2 OCT对AHO的结构性评估。通过前节OCT检查一例35岁男性的右眼角膜缘周围,自动分割识别流出管腔(SC和CC),重建后显示小的3D片段,包含SC(白色箭头所示)和CC(蓝色圆圈所示)。

不能总是保证将其结构真实地呈现出来。典型的商用 OCT 的 B 扫描之间的距离约为 35μm，可能遗漏约 10μm 大小的 CC。在 SC 和 CC 后方，低反射的 OCT 管腔并不一定与 AHO 相关，因为动脉、淋巴管和非 AHO 静脉也存在。最重要的是，后节 OCT 具有跟踪和参考功能，可以长期观察同一视网膜位置的成像 [41]，而前节 OCT 无此功能。因此，研究人员很难知道跨两个节段的 AHO 成像是否真的在相同的方向上成像相同的结构。只需改变图像采集角度，就可以使单个 SC 在不同的图像采集过程中显得更大或更小。

最后，尽管能将 AHO 结构可视化，但结构特征与实际流体流动之间的关系尚不清楚。例如，目前尚不清楚复杂的 CC 管腔与简单的 CC 管腔或较大的 OCT 流出管腔与较小的 OCT 流出管腔是否必然等同于更容易或更困难的 AHO。在 OCT 显示的 AHO 中，一条大的通道可能代表一条低阻力的且易于房水外流的通道，或者是因流出困难而停滞撑大的液体袋。因此，虽然通过前节 OCT 进行 AHO 成像具有无创性的巨大优势，但在未来，需要进行更多关于 AHO 结构映射的前节 OCT 的研究，以及技术进步。那时，对流体流动的功能性评估也可能更容易理解。

功能性房水流出通道评估

在功能性 AHO 评估中，将示踪剂引入眼内，并作为 AHO 的替代物进行追踪。因此，基于示踪剂的研究是一种替代方法，其只关注“流体流向哪里”，而不考虑解剖细节。静态和实时方法之间的区别在于示踪剂的选择和可视化的方法。

静态功能性房水流出通道评估

静态功能性 AHO 的评估常使用金粒子、荧光微球、量子点等示踪剂，其大小为 0.01~20μm[15,25,42–45]。由于水(房水的主要成分)的分子质量为 18g/mol，这些较大的示踪剂(103~107Da)通常会滞留在 TM 中，因此需要进行眼部解剖，通过显露 TM 的全(组织)标本包埋或包含 AHO 途径的固定组织学切片来可视化示踪剂的位置。由于示踪剂在滤过点积聚，静态 AHO 成像非常有利于显示 TM 或 CC 处的流动。不幸的是，这些方法不适用于活体试验对象。

静态方法是最早被提出的用于呈现节段性 AHO 的方法之一。早期研究使用死后的奶牛眼和人眼分离的眼前节器官进行培养，可以获得量化的 TM 组织的荧光摄取量。在组织切片中，通过将观察到示踪剂的长度(L)除以 TM 切片的总长度(TL)来确定有效过滤长度百分比(PEFL)(PEFL=L/TL)[25]。结果发现，AHO 并不是均匀地分布在角膜缘周围,而是集中在节段性区域。

静态方法在研究基本的TM/SC的生物学和节段性AHO方面也很有用。在以电子显微镜分析SC细胞的研究中，采用金颗粒分布分析发现,Rho-Kinase激酶抑制剂可以消除AHO节段化[42]。在荧光微球研究中,野生型小鼠的节段性TM摄取在富含半胱氨酸的酸性分泌糖蛋白(SPARC)突变体中变得更加均匀[43]。

为了探索高流量和低流量TM区域之间潜在的生物学差异,通过荧光微珠积聚来识别这些区域,并分离以证实其生物学差异。在低流量人TM中,观察到多功能蛋白聚糖(一种大的细胞外基质蛋白多糖)在RNA和蛋白水平增加[44]。采用一些免疫荧光证实的基因表达分析揭示高流量区域的胶原和基质金属蛋白酶增加[45]。从结构上看,低流量区域的生物力学硬度较高,且伴有弹性模量增加[14]。

对于TM细胞,在电子显微镜水平,微米大小的孔隙(I孔,液体流经细胞的细胞内孔;B孔,细胞间在细胞旁流动的边界孔)被假设为可以使液体通过SC内壁和近小管TM之间的连续边界[15]。节段性示踪剂的积聚与总孔和B孔的密度呈正相关,提示细胞旁孔代表跨过SC管壁经内皮细胞过滤的主要通道[15]。

实时功能性房水流出通道评估

由于静态的功能性AHO评估方法不适用于活体受试者,为了引入临床,现已开发出实时方法。在这种方法下,示踪剂是可溶性的,并使用了临床和手术室中的仪器。总的来说,在活体受试者中,主要有3种方法可以实时可视化AHO:巩膜上静脉流体波、黏小管造影术和房水血管造影术。

巩膜上静脉流体波

巩膜上静脉流体波(EVFW)是在手术室使用标准白内障手术灌注设备开发的[46]。通过将透明的灌注液输入前房,在活体患者的眼表通过外科显微镜观察巩膜上静脉的血液消失情况,以确定AHO通路。当进行回顾性研究时,发现可观察到巩膜上静脉流体波的患者与小梁消融术的高手术成功率之间存在统计学相关性[47]。该技术的优点是便于进行眼前节手术的临床医生接受和熟悉。然而,其也存在以下缺点:首先,使用商业超声乳化仪器将灌注液灌注到眼内时会以高压和超生理压力的方式进行。其次,依赖信号的丧失或巩膜上静脉的消失可能是一个挑战。信号丢失路径需要外科医生在推进灌注液前识别、记录和记住巩膜上静脉模式,以确定丢失的内容。

黏小管造影术

黏小管造影术(有时称之为管道造影术)是另一种直接将荧光示踪剂[例如,荧光素、吲哚菁绿(ICG)或台盼蓝]引入SC的实时方法[48-50]。这种方法可以在行深层巩膜切除术或黏小管成形术过程中直接向SC内注入示踪剂。此外,在黏小管成形术中,光纤导管从眼内退出,通过注入黏弹剂来实现黏小管成形术,在此过程中,可以用荧光示踪剂代替黏弹剂。黏小管造影术虽然显示了远端AHO的解剖结构,但是其未显示生理性AHO,因为示踪剂是在TM之后(在SC中)引入的。因此,其呈现的AHO与360°小梁切开术后更相似。此外,直接向SC内注射示踪剂或通过黏小管成形术导管注射示踪剂会有较高的(超生理)压力,在黏小管成形术导管退出眼外时引入示踪剂将无法同时将示踪剂输送到周向流出通道的所有部分。

房水血管造影术

为了弥补黏小管造影术的不足,设计了房水血管造影术。房水血管造影术是从临床和手术室开始,从床旁到实验室再到床旁的过程中发展起来的[16,51,52]。将临床设备[如Spectralis HRA+OCT(海德堡工程,德国海德堡)]和手术室设备(刀片和导管)引入实验室,以开发房水血管造影术。使用尸体眼,在生理压力下将荧光素或ICG注入猪[52]、牛[53]、猫[54]和人眼内[52,55](图11.3),并使用Spectralis的血管造影功能对AHO进行成像。这类似于在静脉注射示踪剂后,使用Spectralis可视化视网膜血流[56],不同之处是其将示踪剂注入前房,并且血管造影相机聚焦于眼表。

无论对哪种物种进行测试,都能观察到节段性的AHO模式[52-55]。通过同时采用眼前节OCT,验证血管造影模式为AHO。有血管造影信号的区域显示了能够承载AHO的巩膜内腔[52-55](图11.4)。可固定的荧光右旋糖酐也可提供房水血管造影信号,而且可在血管造影固定之后捕获。有血管造影信号的区域可显示荧光右旋糖酐留存在AHO中[52-55](图11.5)。

在实验室中,房水血管造影术可用于研究外引流的基本概念。对尸体人眼进行房水血管造影术后,可识别并解剖邻近高流量和低流量血管造影区域的TM,从而丰富了生物学差异。免疫荧光和生物化学检测显示多功能蛋白聚糖和TGF-β通路蛋白质水平升高[57]。这支持了TGF-β在调节流出和静态功能性AHO评估的结果。此外,考虑到房水血管造影术是从眼表观察的(手术医生唯一能看到的视角,因为手术医生不可能在不打开眼球而观察内部的情况下看到眼内TM捕获较

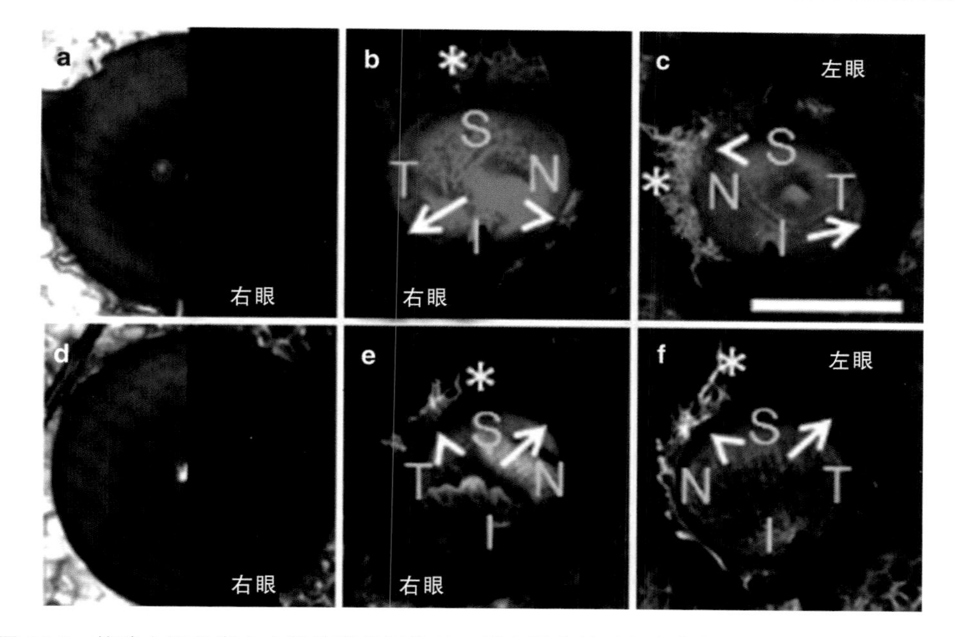

图 11.3 摘除人眼的房水血管造影术图像对 2 例未明确是否患有青光眼的女性受试者(a~c 为受试者 1,d~f 为受试者 2) 的摘除眼球进行房水血管造影术,IOP 为 10mmHg。对两例受试者的右眼和左眼进行了研究,并在 10~25s.a/d 下显示,这两名受试者右眼的混合 cSLO 红外图像(b,e)和注射前背景图像(a,d)如图所示。S,上方;T,颞侧,N,鼻侧;I,下方。比例尺=1cm。(Adapted from Saraswathy et al. (2016) PLoS One Jan 25;11 (1):e0147176.doi: https://doi.org/10.1371/journal.pone.0147176. eCollection 2016 [52].)

多的示踪剂),这些结果证实了临床和外部房水血管造影模式反映了眼内潜在的 TM 的生物学缺陷。

为了将房水血管造影术引入活体测试,开发了 FLEX 模块(海德堡工程)。FLEX 模块是一种改良的手术吊杆臂,Spectralis 可安装在其上,用于任何体位的血管造影或 OCT 成像。使用 FLEX 模块,在手术室内可使用荧光素和 ICG 对活体非人类的灵长类动物[58]和人类[59]进行房水血管造影术(图 11.6)。其结果同样显示出节段性 AHO 模式。同时,为了验证血管造影信号是否与外引流相兼容,使用多模式成像,同时打开 OCT 扫描血管造影结构,显示巩膜内腔能够携带房水[58,59]。行房水血管造影术的同时,红外图像显示房水血管造影术中血管与巩膜上静脉重叠[58,59]。除节段模式外,还观察到与 ph-OCT[32,33]结果相似的脉动特征,且记录到了罕见的动态行为,具有或没有房水血管造影信号的区域能够失去或出现信号[58,59]。这首次表明,AHO 不是静止的,而是可以穿过眼球移动的,从而揭示了其潜在的

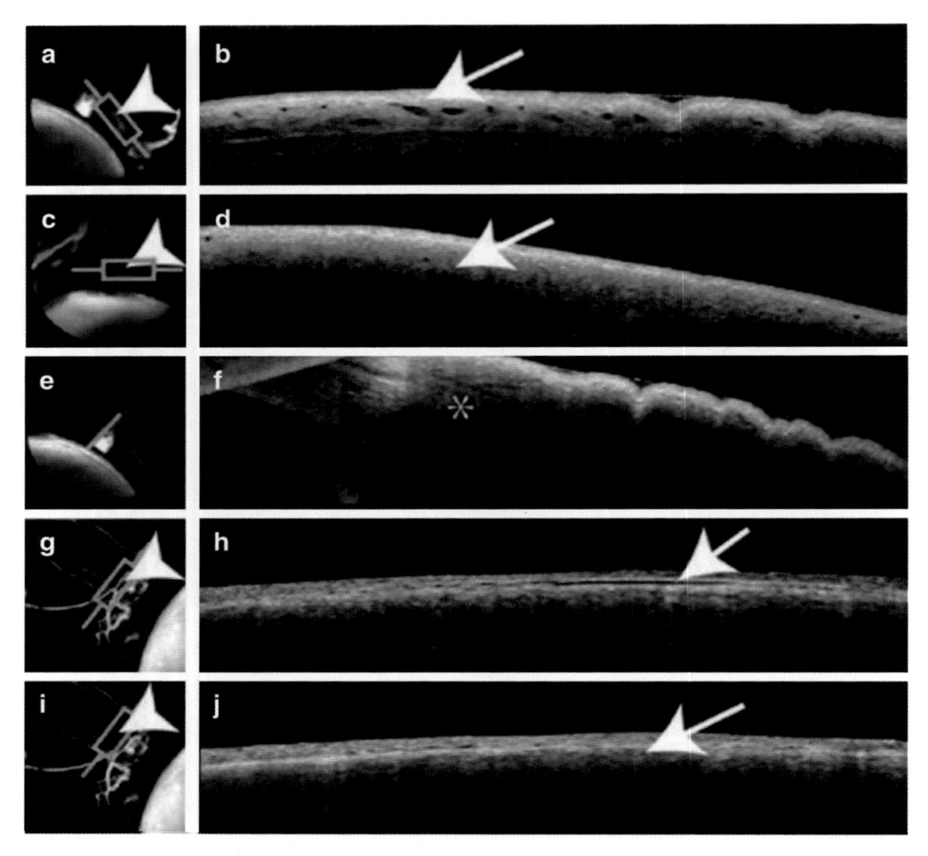

图 11.4 房水血管造影术和 OCT 图像。在猪眼中同时进行前节 OCT 和房水血管造影术。(a,g)房水血管造影术中阳性区域(箭头所示)与 OCT 上(b,h)巩膜内腔相关(箭头所示)。(c,i)相反,房水血管造影术中缺乏区域(箭头所示)(d,j)在 OCT 上无巩膜内腔(箭头所示)。(e)房水血管造影术中阳性区域可能与经典的“侧路 Y”房水静脉(星号所示)相关。(Adapted from Saraswathy et al.(2016) PLoS One Jan 25;11(1):e0147176. doi: https://doi.org/10.1371/journal.pone.0147176. eCollection 2016 [52].)

调节点。

Spectralis HRA 既可以检测荧光素,又可以检测 ICG,因此还开发出了序贯性血管造影,即在单只眼中先进行 ICG 血管造影,然后进行荧光素血管造影[53,55]。这建立了一种方法,可以确定特定眼的 ICG 血管造影模式基线,然后进行干预,再进行荧光素房水血管造影术术,以测试干预的效果。该方法首先在实验室中使用尸体牛眼[53]和人眼[55]进行测试,结果表明小梁旁路术(iStent Inject;Glaukos 公司)能够挽救最初血管造影信号较低的区域。这种方法被进一步改进并用于活体试验

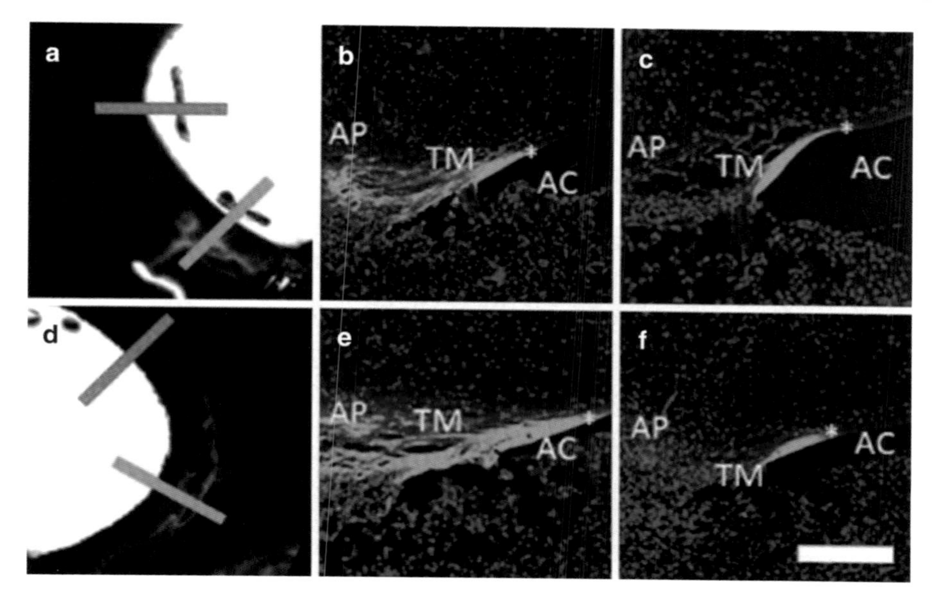

图 11.5 房水血管造影术定位 AHO 通路。使用 3kD 固定荧光右旋糖酐对猪眼进行房水血管造影术，图示代表性的两只眼(a~c 和 d~f)。房水血管造影术显示阳性(a，d；绿线所示)或减少(a，d；红线所示)区域，然后切片。在第一只眼(a~c)中，阳性(图 a 中的绿线对应图 b)而非阴性(图 a 中的红线对应图 c)区域显示右旋糖酐在流出途径内被捕获，在第二只眼(d~f)中，阳性(图 d 中的绿线对应图 e)而非阴性(图 d 中的红线对应图 f)区域也显示右旋糖酐在流出途径内被捕获，注意所有病例角膜后弹力层的非特异性荧光程度相似(星号所示)。AP，房水丛；TM，小梁网；AC，前房。比例尺=100μm。(Adapted from Saraswathy et al. (2016) PLoS One Jan 25;11 (1): e0147176.doi: https://doi.org/10.1371/journal.pone.0147176. eCollection 2016 [52].)

中，试验显示出类似的结果，在青光眼患者中，荧光素房水血管造影评估显示，最初较差的 ICG 血管造影区域在小梁旁路支架植入术后得到改善[23]。

结论

总之，AHO 对于稳定视力至关重要，其在组织营养和光学中发挥作用。然而，AHO 的失调可导致 IOP 升高，这是青光眼视神经病变的最大危险因素。越来越多的证据表明，远端 AHO 和节段性 AHO 具有重要性，AHO 有许多决定因素，开创性的工作早已确立了 TM 在房水流出阻力中的关键作用。将 AHO 作为一个整体(包括 TM 及其远端)进行研究至关重要，需要在实验室和临床方面开发出更好的研究结构和功能的工具。

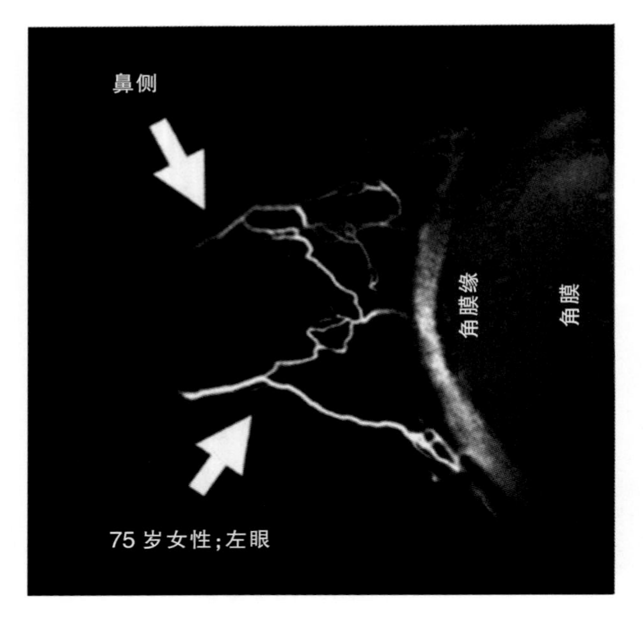

图11.6　一位活体正常人的房水血管造影1例75岁亚洲女性在常规白内障手术中进行了房水血管造影，在20mmHg压力下将ICG引入前房，要求患者注视颞侧，暴露眼的角膜缘后鼻侧部分，箭头指向Y形血管造影房水和巩膜上静脉。

致谢

这项研究的资金来自马里兰州贝塞斯达的美国国立卫生研究院[R01EY030501(ASH)]、2016年预防失明研究职业发展奖(ASH)，以及预防失明研究(New York，NY)的拨款。

(林琳 译　张新月 校)

参考文献

1. Brubaker RF. Goldmann's equation and clinical measures of aqueous dynamics. Exp Eye Res. 2004;78(3):633–7.
2. Goel M, Picciani RG, Lee RK, Bhattacharya SK. Aqueous humor dynamics: a review. Open Ophthalmol J. 2010;4:52–9.
3. Civan MM, Macknight AD. The ins and outs of aqueous humour secretion. Exp Eye Res. 2004;78(3):625–31.
4. Ruskell GL. An ocular parasympathetic nerve pathway of facial nerve origin and its influence on intraocular pressure. Exp Eye Res. 1970;10(2):319–30.
5. Phelps CD, Thompson HS, Ossoinig KC. The diagnosis and prognosis of atypical carotid-cavernous fistula (red-eyed shunt syndrome). Am J Ophthalmol. 1982;93(4):423–36.
6. Johnson M, McLaren JW, Overby DR. Unconventional aqueous humor outflow: a review. Exp Eye Res. 2017;158:94–111.

7. S HA, Structure NWR. Mechanism of uveoscleral outflow. In: Francis BA, Sarkisian SR, Tan JC, editors. Minimally invasive glaucoma surgery. New York: Thieme; 2017.
8. Yucel YH, Johnston MG, Ly T, et al. Identification of lymphatics in the ciliary body of the human eye: a novel "uveolymphatic" outflow pathway. Exp Eye Res. 2009;89(5):810–9.
9. Toris CB, Yablonski ME, Wang YL, Camras CB. Aqueous humor dynamics in the aging human eye. Am J Ophthalmol. 1999;127(4):407–12.
10. Bill A, Phillips CI. Uveoscleral drainage of aqueous humour in human eyes. Exp Eye Res. 1971;12(3):275–81.
11. Bill A. Conventional and uveo-scleral drainage of aqueous humour in the cynomolgus monkey (Macaca irus) at normal and high intraocular pressures. Exp Eye Res. 1966;5(1):45–54.
12. Grant WM. Experimental aqueous perfusion in enucleated human eyes. Arch Ophthalmol. 1963;69:783–801.
13. Johnson M. What controls aqueous humour outflow resistance? Exp Eye Res. 2006;82(4):545–57.
14. Vranka JA, Staverosky JA, Reddy AP, et al. Biomechanical rigidity and quantitative proteomics analysis of segmental regions of the trabecular meshwork at physiologic and elevated pressures. Invest Ophthalmol Vis Sci. 2018;59(1):246–59.
15. Braakman ST, Read AT, Chan DW, et al. Colocalization of outflow segmentation and pores along the inner wall of Schlemm's canal. Exp Eye Res. 2015;130:87–96.
16. Huang AS, Mohindroo C, Weinreb RN. Aqueous humor outflow structure and function imaging at the bench and bedside: a review. J Clin Exp Ophthalmol. 2016;7(4)
17. Tandon A, Tovey JC, Sharma A, et al. Role of transforming growth factor Beta in corneal function, biology and pathology. Curr Mol Med. 2010;10(6):565–78.
18. Tripathi RC, Li J, Chan WF, Tripathi BJ. Aqueous humor in glaucomatous eyes contains an increased level of TGF-beta 2. Exp Eye Res. 1994;59(6):723–7.
19. Tamm ER, Fuchshofer R. What increases outflow resistance in primary open-angle glaucoma? Surv Ophthalmol. 2007;52(Suppl 2):S101–4.
20. Ochiai Y, Ochiai H. Higher concentration of transforming growth factor-beta in aqueous humor of glaucomatous eyes and diabetic eyes. Jpn J Ophthalmol. 2002;46(3):249–53.
21. Inatani M, Tanihara H, Katsuta H, et al. Transforming growth factor-beta 2 levels in aqueous humor of glaucomatous eyes. Graefes Arch Clin Exp Ophthalmol. 2001;239(2):109–13.
22. Quigley HA. The contribution of the sclera and lamina cribrosa to the pathogenesis of glaucoma: diagnostic and treatment implications. Prog Brain Res. 2015;220:59–86.
23. Huang AS, Penteado RC, Papoyan V, Voskanyan L, Weinreb RN. Aqueous angiographic outflow improvement after trabecular microbypass in glaucoma patients. Ophthalmol Glaucoma. 2019;2(1):11–21.
24. Dvorak-Theobald G, Kirk HQ. Aqueous pathways in some cases of glaucoma. Am J Ophthalmol. 1956;41(1):11–21.
25. Battista SA, Lu Z, Hofmann S, et al. Reduction of the available area for aqueous humor outflow and increase in meshwork herniations into collector channels following acute IOP elevation in bovine eyes. Invest Ophthalmol Vis Sci. 2008;49(12):5346–52.
26. Bentley MD, Hann CR, Fautsch MP. Anatomical variation of human collector channel orifices. Invest Ophthalmol Vis Sci. 2016;57(3):1153–9.
27. Ashton N. Anatomical study of Schlemm's canal and aqueous veins by means of neoprene casts. Part I. Aqueous veins. Br J Ophthalmol. 1951;35(5):291–303.
28. Van Buskirk EM. The canine eye: the vessels of aqueous drainage. Invest Ophthalmol Vis Sci. 1979;18(3):223–30.
29. Hann CR, Bentley MD, Vercnocke A, et al. Imaging the aqueous humor outflow pathway in human eyes by three-dimensional micro-computed tomography (3D micro-CT). Exp Eye Res. 2011;92(2):104–11.
30. Chen RI, Barbosa DT, Hsu CH, et al. Ethnic differences in trabecular meshwork height by optical coherence tomography. JAMA Ophthalmol. 2015;133(4):437–41.
31. Gold ME, Kansara S, Nagi KS, et al. Age-related changes in trabecular meshwork imaging. Biomed Res Int. 2013;2013:295204.
32. Hariri S, Johnstone M, Jiang Y, et al. Platform to investigate aqueous outflow system structure and pressure-dependent motion using high-resolution spectral domain optical coherence

tomography. J Biomed Opt. 2014;19(10):106013.
33. Li P, Shen TT, Johnstone M, Wang RK. Pulsatile motion of the trabecular meshwork in healthy human subjects quantified by phase-sensitive optical coherence tomography. Biomed Opt Express. 2013;4(10):2051–65.
34. Kagemann L, Wollstein G, Ishikawa H, et al. Visualization of the conventional outflow pathway in the living human eye. Ophthalmology. 2012;119(8):1563–8.
35. Kagemann L, Wollstein G, Ishikawa H, et al. Identification and assessment of Schlemm's canal by spectral-domain optical coherence tomography. Invest Ophthalmol Vis Sci. 2010;51(8):4054–9.
36. Huang AS, Belghith A, Dastiridou A, et al. Automated circumferential construction of first-order aqueous humor outflow pathways using spectral-domain optical coherence tomography. J Biomed Opt. 2017;22(6):66010.
37. Li G, Farsiu S, Chiu SJ, et al. Pilocarpine-induced dilation of Schlemm's canal and prevention of lumen collapse at elevated intraocular pressures in living mice visualized by OCT. Invest Ophthalmol Vis Sci. 2014;55(6):3737–46.
38. Li G, Mukherjee D, Navarro I, et al. Visualization of conventional outflow tissue responses to netarsudil in living mouse eyes. Eur J Pharmacol. 2016;787:20–31.
39. Skaat A, Rosman MS, Chien JL, et al. Microarchitecture of Schlemm Canal before and after selective laser trabeculoplasty in enhanced depth imaging optical coherence tomography. J Glaucoma. 2017;26(4):361–6.
40. Kagemann L, Wang B, Wollstein G, et al. IOP elevation reduces Schlemm's canal cross-sectional area. Invest Ophthalmol Vis Sci. 2014;55(3):1805–9.
41. Huang AS, Kim LA, Fawzi AA. Clinical characteristics of a large choroideremia pedigree carrying a novel CHM mutation. Arch Ophthalmol. 2012;130(9):1184–9.
42. Sabanay I, Gabelt BT, Tian B, et al. H-7 effects on the structure and fluid conductance of monkey trabecular meshwork. Arch Ophthalmol. 2000;118(7):955–62.
43. Swaminathan SS, Oh DJ, Kang MH, et al. Secreted protein acidic and rich in cysteine (SPARC)-null mice exhibit more uniform outflow. Invest Ophthalmol Vis Sci. 2013;54(3):2035–47.
44. Keller KE, Bradley JM, Vranka JA, Acott TS. Segmental versican expression in the trabecular meshwork and involvement in outflow facility. Invest Ophthalmol Vis Sci. 2011;52(8):5049–57.
45. Vranka JA, Bradley JM, Yang YF, et al. Mapping molecular differences and extracellular matrix gene expression in segmental outflow pathways of the human ocular trabecular meshwork. PLoS One. 2015;10(3):e0122483.
46. Fellman RL, Grover DS. Episcleral venous fluid wave: intraoperative evidence for patency of the conventional outflow system. J Glaucoma. 2014;23(6):347–50.
47. Fellman RL, Feuer WJ, Grover DS. Episcleral venous fluid wave correlates with trabectome outcomes: intraoperative evaluation of the trabecular outflow pathway. Ophthalmology. 2015;122(12):2385–91.e1.
48. Grieshaber MC. Ab externo Schlemm's canal surgery: viscocanalostomy and canaloplasty. Dev Ophthalmol. 2012;50:109–24.
49. Zeppa L, Ambrosone L, Guerra G, et al. Using canalography to visualize the in vivo aqueous humor outflow conventional pathway in humans. JAMA Ophthalmol. 2014;132(11):1281.
50. Grieshaber MC, Pienaar A, Olivier J, Stegmann R. Clinical evaluation of the aqueous outflow system in primary open-angle glaucoma for canaloplasty. Invest Ophthalmol Vis Sci. 2010;51(3):1498–504.
51. Huang AS, Francis BA, Weinreb RN. Structural and functional imaging of aqueous humour outflow: a review. Clin Exp Ophthalmol. 2018;46(2):158–68.
52. Saraswathy S, Tan JC, Yu F, et al. Aqueous angiography: real-time and physiologic aqueous humor outflow imaging. PLoS One. 2016;11(1):e0147176.
53. Huang AS, Saraswathy S, Dastiridou A, et al. Aqueous angiography with fluorescein and indocyanine green in bovine eyes. Transl Vis Sci Technol. 2016;5(6):5.
54. Snyder KC, Oikawa K, Williams J, Kiland JA, Gehrke S, Teixeira LBC, Huang AS, McLellan GJ. Imaging distal aqueous outflow pathways in a spontaneous model of congenital glaucoma. Transl Vis Sci Technol. 2019;8(5):22.
55. Huang AS, Saraswathy S, Dastiridou A, et al. Aqueous angiography-mediated guidance of trabecular bypass improves angiographic outflow in human enucleated eyes. Invest Ophthalmol

Vis Sci. 2016;57(11):4558–65.
56. Keane PA, Sadda SR. Imaging chorioretinal vascular disease. Eye (Lond). 2010;24(3):422–7.
57. Saraswathy S, Bogarin T, Barron E, Francis BA, Tan JCH, Weinreb RN, Huang AS. Segmental differences found in aqueous angiographic-determined high – and low-flow regions of human trabecular meshwork. Exp Eye Res. 2020;196:108064.
58. Huang AS, Li M, Yang D, et al. Aqueous angiography in living nonhuman primates shows segmental, pulsatile, and dynamic angiographic aqueous humor outflow. Ophthalmology. 2017;124(6):793–803.
59. Huang AS, Camp A, Xu BY, et al. Aqueous angiography: aqueous humor outflow imaging in live human subjects. Ophthalmology. 2017;124(8):1249–51.

第12章 眼球壁硬度和眼压测量

Jibran Mohamed-Noriega, Keith Barton

引言

在目前青光眼患者的管理中,唯一被证明可以降低青光眼进展速度的可改变因素是IOP。IOP可以通过手指触诊、有创的眼内测压或通过眼球壁外层进行IOP测量等方法评估。本章我们将探讨不同眼压计的作用原理,以及OR和术后OR改变对IOP影响。

什么是眼压计? 不同眼压计的说明

压平眼压计

Goldmann 压平眼压计

Goldmann压平眼压计(GAT)是目前IOP测量的金标准,由Hans Goldmann和Theo Schmidt于1957年发明[1]。随后,利用不同的原理陆续发明了各种仪器用于IOP测量。新仪器的持续发展反映了临床医生对目前可用眼压计某些方面的不满。临床使用的理想眼压计应该是一种价格低廉、易于使用的仪器,在患者不受伤害的同时以精确的方式准确测量真实IOP,并捕捉与青光眼管理相关的所有IOP特征。然而,目前所有的眼压计都不能满足这些要求。包括GAT在内的多种眼压计目前存在的问题是其依赖于Imbert Fick定律。这一定律主要在眼科文献中被描述,并发现其在建模练习中几乎无效[2]。其假设一个球体(P)内充满液体,被一层干燥的、极薄的、弹性完美的薄膜包围,其内部的压力与将膜的一个区域(A)压平所需的力(W)成正比。

$$W=P\times A$$

然而,构成眼球壁的各层(角膜或巩膜)既不是非常薄的,也不是弹性完美的。此外,角膜被一层泪膜覆盖,产生的表面张力会吸引GAT测压头。为了克服这些违反前述公式中要求的假设的情况,Goldmann将角膜压平阻力(b)和泪膜产生的表面张力(s)纳入公式。

$$W+s=P\times A+b$$

GAT压平了7.35mm^{2}的角膜面积,该面积有两个理论上的好处:①在该区域,表面张力(s)和压平阻力(b)相互抵消,因此理论上达到了力之间的平衡;②压平角膜所需的克力值(W)乘以10等于IOP值(mmHg)(图12.1c)。

非接触式眼压计

使用GAT需要员工培训和表面麻醉,这些要求促使公司生产只需少量培训即可操作、不直接接触角膜并且不需要表面麻醉的眼压计。1972年,Grollman报道了第一个非接触式眼压计(NCT)测量IOP的原理[3]。

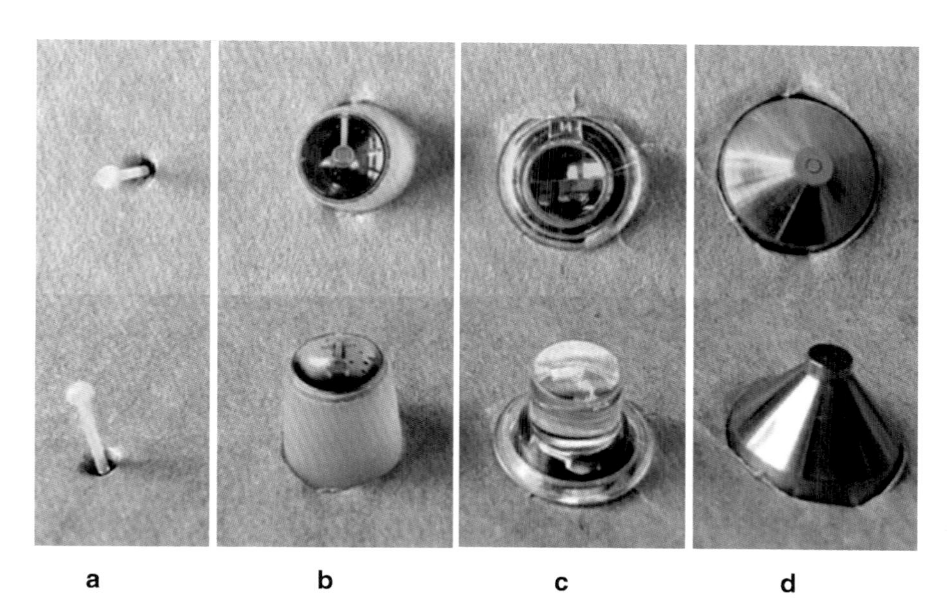

图12.1 一些最常用的眼压计的测压头、侧面和底部。(a)iCare眼压计。(b)动态轮廓眼压计(DCT)。(c)一次性GAT。(d)Tonopen眼压计。

NCT与GAT的原理类似,也采用压平眼压测量法。角膜被压平的固定面积是 $10.18mm^2$,但与GAT需要接触角膜不同,NCT采用空气射流压平角膜。传感器测量压平角膜预定区域所需的空气压力来估计IOP。当被压平的角膜像平面镜一样反射仪器发出的光并被光学传感器记录下来时,该仪器就能识别角膜达到预期的压平程度。

气动眼压计

1965年,当许多临床医生认为IOP几乎是参与青光眼发病的唯一因素时,Durham等人[4]报道了一种能够连续测量IOP的仪器。这种新仪器被称为气动压平眼压计,因为其与GAT的原理类似,但其使用气流将直径为5mm(面积为 $19.6mm^2$)的硅胶膜移向角膜,直到其压平了相当于硅胶膜的面积。传感器测量气体压平 $19.6mm^2$ 角膜表面所需的力来估计IOP,并在移动图表上连续绘制IOP测量的脉动征。

Shiotz压陷眼压计

在GAT被发明之前,使用最广泛的仪器是Hjalmar Shiotz于1905年设计的压陷眼压计。患者取仰卧位,根据不同重量的柱塞造成的角膜压陷深度测量IOP。主要原理是当IOP较低(或较高)时,已知的力(柱塞和砝码的重力)会使眼角膜压陷较多(或较少)。

受角膜生物力学影响较小的眼压测量仪器设计

新型眼压计试图绕过角膜生物力学,以获得受这些特征影响较少、更接近真实IOP的测量值。

Pascal动态轮廓眼压计(DCT)

2002年,Kanngiesser[5]提出了一种全新的眼压测量方法,其目的是减少角膜厚度和曲率半径的影响。其根据理想形状设计了一个直径为7mm、表面为凹面(曲率半径为10.5mm)的Goldmann式测压头,可以连续、直接地记录压力。在凹面的中心安装了一个压电式压力传感器,将Goldmann式测压头安装在裂隙灯上,操作者将测压头向前移动,直到其刚好接触到角膜(图12.1b)。测压头与角膜保持接触5~10秒,其凹面形状与角膜的凸面形状相吻合,角膜形变最小,使压电传感器能够连续记录其压力。这种连续测量IOP的能力使得眼球在舒张期和收缩期的IOP值被记录下来。这些数值之间的差值为眼脉动振幅(OPA),而舒张期的数值则为 IOP 值。

压平共振眼压计(ART)

2000 年,一种基于振动技术的新型压电传感器被开发出来,被用于测量 IOP[6,7]。这种眼压计可作为便携式仪器或安装在裂隙灯中使用。其有一个直径为 4mm 的 Goldmann 式测压头,以恒定的力接触角膜,并测量与角膜接触时的振动频率变化。根据频率变化,使用软件计算出角膜被压平的面积,并利用与 GAT 相同的 Imbert-Fick 定律计算 IOP。与角膜的连续接触(2 秒)使仪器可以产生多次 IOP 读数并计算出一个最终结果。

用于测量眼压和角膜生物力学的仪器设计

某些仪器采取了不同的方法来减少角膜生物力学的影响。这些仪器测量的是角膜生物力学的一些特征,这些特征可能是 IOP 估计的误差来源。这些设备产生对角膜生物力学特性的度量,并基于角膜生物力学特性,最终报告一个类似于压平眼压测量或进行校正后的 IOP 值。

眼反应分析仪(ORA)

在“压平眼压计”一节中详细介绍了这种设备可以作为测量 OR 的替代仪器。简而言之,其是首个可以测量角膜生物力学特性的设备。2005 年,Reichert 公司发表了其新仪器的第一个检验结果,该仪器结合了一种类似于 NCT 的空气喷射器和一个电光瞄准探测系统,测量角膜中央 3.0mm 的眼球曲率在 20 毫秒内的变化[8]。该公司创造了术语“角膜滞后”,指的是角膜在压平时记录的两个 IOP 测量值之间的差异(CH=P1-P2),术语“角膜阻力因子”指的是 P1 与 P2 的差值,其中常数(k)代表压力和 CCT 之间的关系(CRF=P1-kP2)。在 20 毫秒的测量过程中,气流推动角膜,使其从凸起的曲率变为凹陷的曲率。在这种角膜曲率的变化过程中,角膜在向内和向外运动过程中被压平了两次。来源于向内和向外压平的 IOP 值的差异主要是由角膜组织的弹性所吸收的能量造成的。

可视化角膜 Scheimpfug 技术(Corvis ST)

为了更好地描述角膜的生物力学特性,OCULUS 公司(Optikgeraete GmbH)在 2011 年展示了一款结合 NCT 原理和超高速 Scheimpflug 摄像头的仪器的首批成果[9]。该传感器测量初次角膜压平所需的空气喷射力,并提供与 NCT 类似的 IOP

读数。单张 Scheimpflug 图像被用来测量中央角膜厚度。每秒 4330 帧的视频输出被用来测量各种参数，如第一次和第二次压平的长度和速度，以及达到峰值凹陷的振幅和时间。临床报道展示了许多生物力学特征，包括未校正的和根据 CCT 校正的 IOP 值。

便携式仪器

手持式压平眼压计（Perkins 眼压计）

为了将 GAT 的用途扩大到筛查项目、仰卧位测量和动物研究，E. S. Perkins 在 1965 年发表了基于与 GAT 相同原理的手持式眼压计的特点[10]。这种设备重约 1kg，便于携带，并且可以在仰卧位使用。

Tonopen 眼压计

1959 年，Mackay 和 Marg 描述了一种更快、自动、准确、可重复、温和，并能提供直接读数的眼压计。这种新型眼压计结合了压平和压陷眼压测量法的特点[10]。与 GAT 类似，其使用了一个约 $7mm^2$ 的压平面积，并与一个直径约 1.5mm 的小柱塞相结合，以类似压陷测压的方式进行电子测量[11]。缩小用于直接在压平的角膜上测量 IOP 的活塞尺寸是为了减少角膜的生物力学特性的影响。最初的 Mackay-Marg 眼压计已不再在市场上销售，基于类似的原理，Tonopen 眼压计便携、易于使用且不受体位影响[12]（图 12.1d）。

iCare 眼压计

20 世纪 30 年代，振动眼压计是一种使用小锤子以恒定的已知速度敲击角膜的动态反应来测量 IOP 的新型眼压计[13]。多年来，这种眼压计被重新命名为“回弹式眼压计”，并成为一种商业化的便携式设备[14]。这种设备被设计成无需局部麻醉，便于携带，并且基于除压平或压陷以外的眼压测量原理。该设备使用一个直径为 1mm 的探头，以已知的速度撞击角膜，设备测量探头在撞击后反弹时的减速度（图 12.1a）。

压平共振眼压计

上文所述的 ART[参见“压平共振眼压计（ART）”]可通过手持式适配器作为便携式眼压计使用。由于眼压计的测压头在手握时自动向角膜方向移动，其可以在任何体位获得 IOP 测量值。

便携式非接触眼压计

自 20 世纪 80 年代末 Pulsair 眼压计商业化以来,NCT 技术问世[15]。最近又开发了一种更新、更轻、更便携的版本,即 PT-100 眼压计,其采用了同样的便携式 NCT 技术[16]。

表 12.1 简要总结了各种眼压计测量 IOP 的机制、优点和缺点、与 GAT 相比的 IOP 结果,以及 OR 影响的程度。然而,所有可用的仪器都在一定程度上受到真实 IOP 以外的力量的影响,所以对结果的解释应谨慎。

眼球壁硬度和眼压计之间的关系

OR 是一个最初由 Friedenwald 提出的眼科概念,以阐明不同眼压计 IOP 读数存在巨大差异的原因[22]。OR 被定义为眼球对膨胀力产生的阻力的一种度量,是眼球的形态特征和材料特性共同作用的结果。另一方面,描述 IOP 和容积之间关系的最合适的工程术语是弹性,其由杨氏模量计量,并使用帕斯卡(Pa)作为计量单位。弹性能够作为研究眼球的材料特性和形态特征的独立因子[23]。杨氏模量或弹性模量,被定义为应力(单位面积的载荷)和应变(单位长度的位移)之比。关于角膜特性变化,如厚度、曲率和弹性模量,对 GAT 影响的数学模型显示,所有这些因素都会影响 GAT 测量,但弹性模量的变化对其影响最大[24]。

无论用什么术语来解释眼内的压力-容积关系,OR 或杨氏模量都被认为是对 IOP 读数影响最大的变量[25,26]。然而,在临床实践中,CCT 是最常研究的变量,尽管其只代表眼球形态特征的一个方面, 并不测量材料特性。此外, 数学模型显示,CCT 的变化只能解释预测 IOP 读数中 2.87mmHg 的差异[24]。

关于 ORA,在“压平眼压计”一节有更详细的描述。但必须提及的是,已有广泛研究表明,其中的生物力学变量(CH 和 CRF)有时被用来代替 OR 或弹性。然而,这些变量似乎只代表眼球生物力学特性的一小部分,而不是全部弹性或 OR 指标。例如,在接受 CXL 的圆锥角膜患者中,在手术前后,其 CH 和 CRF 都没有发生变化[27],而在 CXL 后,角膜的弹性模量增加了 4 倍[28]。由此看来,CH 和 CRF 代表角膜的黏弹性,而不是全部的 OR 或杨氏弹性模量。

眼球壁硬度对各种眼压计眼压读数的影响

如前所述,OR 对 IOP 测量有影响,但这种影响的程度在各种眼压计测量中有

表 12.1 各种眼压计的优点、缺点,以及与 GAT 读数和 OR 的关系

作用机制	眼压计	优点	缺点	与 GAT 相比的 IOP 结果[17]a	OR 影响的程度
压陷	Shiotz	经济实惠,易于使用	直接接触,仰卧位	–0.24(–6.6~6.1)[a]	显著
压平	GAT	价格合理,使用最广泛	直接接触,需要培训	参考	中度
	NCT	易于使用,无须接触	昂贵	0.2 (?3.8 ~4.3)[a]	中度
	Perkins	价格合理,与 GAT 的机制相同	直接接触,需要培训	–1.2(–5.2~2.8)[a]	中度
	气动眼压计	可用于眼压描记法,报告眼脉冲波形	直接接触,需要培训	5.5(0.8~10.2)[b]	最小
混合	Tonopen	便携式设备,不受位置的影响,易于使用	昂贵,每例患者均需要更换活塞	–0.2(–6.2~5.9)[a]	中度
回弹	iCare	便携式设备,有一个版本不受位置的影响,易于使用,不需要麻醉	昂贵,每例患者均需要更换探针	0.9(–4.3~6.1)[a]	中度
较少受到角膜生物力学的影响	DCT	报告眼脉冲振幅	昂贵,每例患者均需要更换活塞	1.8(–2.9~6.5)[a]	最小
	ART	便携式或使用裂隙灯,不受位置影响,易于使用	直接接触	1.7(–4.3~7.6)[b]	中度
NCT+角膜生物力学评估	ORA	易于使用,无须接触	昂贵	1.5(–3.9~7.0)[a]	中度[c]
	Corvis ST	易于使用,无须接触	非常昂贵	–3.8(–7.5~–0.2)[b]	中度[c]

[a] 合并估计数据显示与 GAT 比较的平均差(不同眼压计测量的平均 IOP 减去平均 GAT IOP)[17]。

[b] 数据来自单一文献[18-21]。

[c] 使用基于生物力学变量的校正来提高准确性,可最大限度地减小影响程度。

所不同(表 12.1)。在下文中,我们将根据作用机制对使用最广泛和新型的眼压计进行分类,并讨论 OR 如何影响 IOP 读数。

压平眼压计

与用液压计直接测量 IOP 相比,眼球的材料特性或形态特征的差异,如 CCT、角膜散光、角膜曲率和眼轴长度,都会导致 OR 发生变化,影响压平眼压计的 IOP 读数[29]。例如,用眼压计的测压头或用空气喷射来压平的面积(GAT 为 7.35mm^2、NCT 为 10.18mm^2、气动眼压计为 19.6mm^2)都会受到 OR 的影响。因此,如果 OR 较高或较低,产生相同的压平面积所需的压力也会相应地增大或减小。此外,压陷所引起的房水置换量也会因角膜曲率等形态特征的不同而变化[30]。

OR 对 NCT 测量 IOP 的影响中,一个独特的因素是角膜压平所需的时间。在其他生物力学特征相似的情况下,NCT 中由空气喷射器产生的压平作用可能更多地受到 OR 变化的影响,因为与 GAT 较慢的手动压平相比,其压平速度很快(8~20 毫秒)[31]。

使用 NCT 测量 IOP 的 ORA 和可视化角膜生物力学分析仪(Corvis ST),与其他 NCT 设备受到的影响类似。然而,其优点是可以测量导致压平眼压测量法不准确的眼球生物力学特性[32]。较新的数据后处理方法有助于确定更好地代表杨氏弹性模量的角膜参数[27,33,34]。对这些更新的更好代表 OR 的生物力学参数进行调整,可以更好地估计真实 IOP。然而,还需要进一步的研究来比较这些新的 IOP 校正值和液压计直接测量值,进一步确定其是否更准确。

压陷眼压计

Shiotz 眼压计假设了一个平均巩膜硬度,在 OR 较高或较低的受试中,如远视和近视,分别产生意想不到的 IOP 读数。这种眼压计明显受到 OR 的影响,因为其 IOP 值是通过柱塞相对于平台的下降程度(将角膜向内推)直接测量的[35]。此外,相比其他眼压计,这种技术会置换更多的房水,进一步影响 IOP 读数。

混合压陷和压平眼压计

这种眼压计受 CCT 的影响比压平眼压计更小,这是由其压陷面积非常小和综合作用机制导致的[32]。此外,与压平眼压计相比,其受到 OR 因老化而增加的影响更小[31]。

回弹式眼压计

这种眼压计的一个关键变量是触发前探头与眼的距离(建议 3~5mm),以及探头和角膜的接触角度(建议<25°)。这些变量将影响 OR 涉及的不同参数对最终 IOP 读数的影响。

这种 IOP 测量方法似乎受到 CCT 的显著影响[36],这已在健康受试者中得到证实,在有青光眼和厚角膜的儿童中,影响更为显著[37]。在 IOP 值>21mmHg 和角膜较厚的儿童中,与 GAT 相比,一致性范围为-21.08~10.04mmHg。这种差异可以部分地用 CCT 来解释,但必须有其他几个变量参与,才能产生非常大的一致性范围。例如,据报道,CH 与 iCARE 回弹式眼压计获得的 IOP 读数明显相关[38]。这表明某些生物力学特征可能对这种眼压计有较大的影响。

动态轮廓眼压计

动态轮廓眼压计(DCT)研发的目的是在测量 IOP 时尽量减少角膜形变来降低角膜生物力学的影响。事实证明,在尸体眼或活体眼测量中,与其他眼压计相比,其受角膜生物力学的影响较小,也更加准确。DCT 比 GAT 和气动眼压计更准确[39,40]。对有角膜病变的患者进行的研究发现,与 GAT 相比,其受 CCT 的影响较小[41]。

压平共振眼压计

ART 基于眼的声阻抗,用一个共振传感器测量角膜压平的面积。有研究指出,与衰老相关的前房容积的缓慢减少可能会影响眼阻抗,并有可能低估老年人的 IOP 值[42]。一项对健康的年轻人和健康的老年人的研究发现,老年人的Goldmann 压平眼压计眼压测量值(GAT-IOP)较高,而压平共振眼压计眼压测量值(ART-IOP)在两个年龄组中是一样的。如果角膜上皮受损,探头直接接触到角膜深层,声阻抗也可能升高并低估 IOP 读数。如果角膜不够湿润,声阻抗也可能会减弱并高估 IOP 读数。这种眼压计的另一个特点是,其要求测压头在角膜上较好地居中。对同一个受试者进行重复测量时,与 GAT 相比,其精度较低的可能原因是无法实现良好的居中[43]。当 IOP>21mmHg 时,这种眼压计明显高估了结果,可能是由于 IOP 对 OR 的影响,而与 CCT 无关。

术后眼球壁硬度的变化对各种眼压计的影响

术后 IOP 读数变化的研究很复杂，有以下几个原因：①手术过程本身有可能引起 IOP 的实际变化；②不同个体间及个体内部复杂且不同的愈合过程；③手术技术的可变性引起不同个体或同一个体的不同眼的不同形态学变化。第 16 章更详细地讨论了 OR 与手术之间的关系。在本节中，我们将简要介绍一些外科手术影响 IOP 测量的可能原因。

屈光手术

以屈光为目的的改变角膜的手术方式不断演变，反映出人们一直在努力寻找对角膜生物力学影响较小、不太可能引起角膜膨隆，从而对眼压计影响较小的方案。然而，较新的手术技术[如全飞秒激光小切口基质透镜取出术（SMILE）与 LASIK[44]]并没有被证明可以减少对角膜生物力学的影响[45]，但大多数眼压计似乎受到了其影响[46]。

所有的屈光手术都会在某种程度上影响构成 OR 的一些变量。角膜的形态是通过其厚度、曲率、地形的减少和特定层的选择性变化而改变的。角膜的材料特性也会受到伤口愈合过程的影响。眼压计对角膜生物力学特性依赖程度越高，其影响就越大。因此，受角膜生物力学影响较小的眼压计，如 DCT，在屈光手术后测量的 IOP 值比那些受角膜生物力学影响较大的眼压计更接近术前 IOP 值。因此，有人认为 DCT 对这类患者而言是一种更准确的眼压计[47]。另一种方法是基于术前数据、手术数据、术后变化、年龄或各种变量组合的校正公式，以克服手术后 GAT-IOP 的变化[48]。这种方法在统计学上是有效的，然而当个体化时，其结果不够准确，不能用于临床。

交联术

角膜交联术对 IOP 测量的影响很难评估，因为该手术被用于进行性圆锥角膜患者。根据定义，这些患者的角膜与压平眼压测量法 Imbert-Fick 定律预设的理想 IOP 测量中的角膜相差甚远。交联术改变了角膜曲率、厚度、地形图和胶原纤维的微结构，但在少数报道了 IOP 的研究中，这些变化似乎很小[49]。

角膜移植术

各种类型的角膜移植和长期使用类固醇后，青光眼的发病风险增加，因此准确的IOP记录对于避免严重和不可逆转的青光眼损害至关重要。术后IOP的预期变化和角膜结构的显著改变使得评估最准确的IOP测量方式变得非常困难。即使我们假设术后的实际IOP与移植前相同,角膜的材料和形态特性也会发生改变,所有类型的眼压计都会受到影响。不同的眼压计会受到不同的影响,取决于移植的类型[50-53]。例如,越来越常见的板层移植会显著增加CCT,而受此参数影响较大的眼压计会得出较差的结果[53]。最后必须强调的是,有研究指出,在角膜移植术后随访期间,不同的眼压计会产生明显不同的IOP测量结果且一致性范围非常大[54]。

玻璃体切割术

切除玻璃体并以气体或硅油取代,会影响ORA测得的角膜生物力学。然而,尚未测量的OR其他参数也可能发生变化。睫状体平坦部切口引起的结构变化,脉络膜厚度和血流的变化[55],以及硅油或气体的直接影响[56,57]都可能通过不同的机制影响OR。例如,在硅油置换后,用不同的眼压计测量的IOP值会发生变化[58]。

巩膜扣带术

过去,眼压计已被证明会受到巩膜扣带术过程的不同影响[59],因为其会影响OR的几个参数。前房角和前房深度[60]、脉动眼血流[61]和眼脉动振幅[62]在巩膜扣带术后明显下降,这可能是造成IOP值变化的原因。

人工角膜

在这种手术后,眼前节的严重形态变化和角膜的缺失使得准确测量IOP变得几乎不可能。鉴于顽固性青光眼在这类手术后极为常见,因此无法准确测量IOP是角膜移植手术成功的障碍之一。有人提出用压陷法的巩膜眼压计、Tonopen眼压计、气动眼压计或回弹式眼压计作为监测IOP的选择[63,64],但总的来说,在上述情况下测量IOP是非常具有挑战性的。

青光眼手术

小梁切除术、深部巩膜切除术和青光眼引流装置除了会实际降低IOP外,还会改变OR,影响IOP测定。据报道,角膜曲率的变化、眼轴缩短及CH增加都会对IOP测量产生不同的影响[65]。

临床意义

OR 会影响所有 IOP 测量读数，但影响的程度因人而异，同一个受试体不同眼的 IOP 读数也不尽相同。OR 对不同眼压计获得的测量结果的影响取决于许多因素，这些因素大致可分为眼球中特定结构的形态变化或构成眼组织材料的变化。在临床实践中，眼科护理专业人员面临的挑战是眼压计之间的差异和 IOP 测量的低精确度。重要的是，异常的 IOP 值对患者的管理有不同的影响，这取决于不同的临床状况。

以下 4 种情况涵盖了临床医生所面临的大部分管理困境。

1.意外发现原本健康的眼出现高 IOP：典型的例子是在常规验光检查中用 NCT 测量出高 IOP。在这种情况下，必须重复测量，用其他眼压计（通常是 GAT）确认 IOP。例如，2017 年，英国国家卫生与临床优化研究所（NICE）的青光眼指南更改了根据 IOP 升高来确定需要转诊给眼科医生的患者建议。转诊的 IOP 阈值从 21mmHg 提高到 24mmHg，并建议在两次独立的就诊时均记录 IOP 值[66]。

2.青光眼视神经病变患者意外出现低 IOP：在排除了低 IOP 的病理原因（睫状体脱离、葡萄膜炎、视网膜脱离等）后，必须寻找可能降低OR 的原因（CCT 薄、CH 低、既往屈光手术史等）。

3.青光眼视神经病变患者的 IOP 意外升高：在确认患者具有良好的用药依从性后，应考虑导致高估 IOP 的因素（CCT 厚、CH 高等）。最后，临床医生应记住，IOP 只是检查的一部分，临床决策应得到其他重要参数的支持，如视野、视神经地形图评估或视网膜神经纤维层检测。

4.眼科手术后出现意外的异常 IOP：在术后早期，把 IOP 过高或过低视为手术的直接结果很重要，除非证明其不是由手术本身造成的。手术后出现低 IOP 或 IOP 升高的情况并不少见，但无法完全预测何时会发生。如果在术后后期出现意想不到的 IOP 值，应考虑以下由手术引起的可能高估或低估真实 IOP 的眼部变化，如一过性角膜水肿引起的 CCT 增加，缝合引起的角膜曲率变化，青光眼手术或巩膜扣带术后眼轴（AL）缩短或延长，眼内手术后脉络膜厚度或血流变化。

以下是经常讨论的话题和与日常实践有关的临床注意事项。

1.利用 CCT 校正 IOP：CCT 与 IOP 之间的关系促使一些研究者开发了回归模

型来说明 CCT 对真实 IOP 的影响。尽管这可能对人群数据分析有用，但普适的回归模型和方程对于个体患者来说不够精确。在临床实践中，校正 CCT 比较安全的做法是将患者分为薄 CCT、正常 CCT 和厚 CCT 三组，并以此作为真实 IOP 可能被高估或低估的粗略指导。

2.通过测量其他眼部参数的仪器对 IOP 进行自动校正：使用 ORA 和 Corvis ST 测量影响 OR 的几个参数，可以根据这些仪器使用的 NCT 技术来校正记录的 IOP。需要强调的是，任何校正都有高估或低估 IOP 的风险，不应被视为真实 IOP 的直接记录，而是合并校正后的 IOP。

3.交替使用不同眼压计的 IOP 读数：即使在比较两类眼压计的研究中平均 IOP 读数相似，也不能认为读数可以互换。当对单个受试的 IOP 值进行比较时，一致性范围可能非常大，大量患者报告相似的平均值可能会对单个患者的结果产生误导。

（周晓煜 译　张新月 校）

参考文献

1. Goldmann H, Schmidt T. Applanation tonometry. Ophthalmologica. 1957;134(4):221–42.
2. GGl C, Fitt AD, Sweeney J. On the validity of the Imbert-Fick Law: mathematical modelling of eye pressure measurement. World J Mech. 2016;06(03):17.
3. Grolman B. A new tonometer system. Am J Optom Arch Am Acad Optom. 1972;49(8):646–60.
4. Durham DG, Bigliano RP, Masino JA. Pneumatic applanation tonometer. Trans Am Acad Ophthalmol Otolaryngol. 1965;69(6):1029–47.
5. Kanngiesser HE, Robert YA. Dynamic contour tonometry. Invest Ophthalmol Vis Sci. 2002;43(13):301.
6. Eklund A, Backlund T, Lindahl OA. A resonator sensor for measurement of intraocular pressure–evaluation in an in vitro pig-eye model. Physiol Meas. 2000;21(3):355–67.
7. Eklund A, Hallberg P, Linden C, Lindahl OA. An applanation resonator sensor for measuring intraocular pressure using combined continuous force and area measurement. Invest Ophthalmol Vis Sci. 2003;44(7):3017–24.
8. Luce DA. Determining in vivo biomechanical properties of the cornea with an ocular response analyzer. J Cataract Refract Surg. 2005;31(1):156–62.
9. Roberts CJ, Mahmoud AM, Ramos I, Caldas D, Silva RSD. Factors influencing corneal deformation and estimation of intraocular pressure. Invest Ophthalmol Vis Sci. 2011;52(14):4384.
10. Mackay RS, Marg E. Fast, automatic, electronic tonometers based on an exact theory. Acta Ophthalmol. 1959;37:495–507.
11. Moses RA. The Mackay-Marg tonometer. A report to the committee on standardization of tonometers. Trans Am Acad Ophthalmol Otolaryngol. 1962;66:88–95.
12. Hessemer V, Rossler R, Jacobi KW. Comparison of intraocular pressure measurements with the Oculab Tono-Pen vs manometry in humans shortly after death. Am J Ophthalmol. 1988;105(6):678–82.
13. Dekking HM, Coster HD. Dynamic tonometry. Ophthalmologica. 1967;154(1):59–74.
14. Kontiola A. A new electromechanical method for measuring intraocular pressure. Doc

Ophthalmol. 1996;93(3):265–76.
15. Fisher JH, Watson PG, Spaeth G. A new handheld air impulse tonometer. Eye (Lond). 1988;2(Pt 3):238–42.
16. Muller A, Godenschweger L, Lang GE, Kampmeier J. Prospective comparison of the new indentation tonometer TGdC-01, the non-contact tonometer PT100 and the conventional Goldmann applanation tonometer. Klin Monatsbl Augenheilkd. 2004;221(9):762–8.
17. Cook JA, Botello AP, Elders A, Fathi Ali A, Azuara-Blanco A, Fraser C, et al. Systematic review of the agreement of tonometers with Goldmann applanation tonometry. Ophthalmology. 2012;119(8):1552–7.
18. Barkana Y, Gutfreund S. Measurement of the difference in intraocular pressure between the sitting and lying body positions in healthy subjects: direct comparison of the iCare pro with the Goldmann applanation tonometer, Pneumatonometer and Tonopen XL. Clin Exp Ophthalmol. 2014;42(7):608–14.
19. Ottobelli L, Fogagnolo P, Frezzotti P, De Cilla S, Vallenzasca E, Digiuni M, et al. Repeatability and reproducibility of applanation resonance tonometry: a cross-sectional study. BMC Ophthalmol. 2015;15:36.
20. Nakao Y, Kiuchi Y, Okimoto SA. Comparison of the corrected intraocular pressure obtained by the Corvis ST and Reichert 7CR Tonometers in Glaucoma patients. PLoS One. 2017;12(1):e0170206.
21. Jain AK, Saini JS, Gupta R. Tonometry in normal and scarred corneas, and inpostkeratoplasty eyes: a comparative study of the Goldmann, the ProTon and the Schiotz tonometers. Indian J Ophthalmol. 2000;48(1):25–32.
22. Friedenwald J. Contribution to the theory and practice of tonometry. Am J Ophthalmol. 1937;20(10):985–1024.
23. Young WC, Budynas RG. Roark's formulas for stress and strain. New York: McGraw-Hill; 2001.
24. Liu J, Roberts CJ. Influence of corneal biomechanical properties on intraocular pressure measurement: quantitative analysis. J Cataract Refract Surg. 2005;31(1):146–55.
25. Sit AJ, Lin SC, Kazemi A, McLaren JW, Pruet CM, Zhang X. In vivo noninvasive measurement of Young's Modulus of elasticity in human eyes: a feasibility study. J Glaucoma. 2017;26(11):967–73.
26. Eisenlohr JE, Langham ME, Maumenee AE. Manometric studies of the pressure-volume relationship in living and enucleated eyes of individual human subjects. Br J Ophthalmol. 1962;46(9):536–48.
27. Spoerl E, Terai N, Scholz F, Raiskup F, Pillunat LE. Detection of biomechanical changes after corneal cross-linking using ocular response analyzer software. J Refract Surg (Thorofare, NJ 1995). 2011;27(6):452–7.
28. Wollensak G, Spoerl E, Seiler T. Stress-strain measurements of human and porcine corneas after riboflavin-ultraviolet-A-induced cross-linking. J Cataract Refract Surg. 2003;29(9):1780–5.
29. Whitacre MM, Stein R. Sources of error with use of Goldmann-type tonometers. Surv Ophthalmol. 1993;38(1):1–30.
30. Abdalla MI, Hamdi M. Applanation ocular tension in myopia and emmetropia. Br J Ophthalmol. 1970;54(2):122–5.
31. Tonnu PA, Ho T, Newson T, El Sheikh A, Sharma K, White E, et al. The influence of central corneal thickness and age on intraocular pressure measured by pneumotonometry, non-contact tonometry, the Tono-Pen XL, and Goldmann applanation tonometry. Br J Ophthalmol. 2005;89(7):851–4.
32. Mollan SP, Wolffsohn JS, Nessim M, Laiquzzaman M, Sivakumar S, Hartley S, et al. Accuracy of Goldmann, ocular response analyser, Pascal and TonoPen XL tonometry in keratoconic and normal eyes. Br J Ophthalmol. 2008;92(12):1661–5.
33. Matalia J, Francis M, Tejwani S, Dudeja G, Rajappa N, Sinha Roy A. Role of age and myopia in simultaneous assessment of corneal and extraocular tissue stiffness by air-puff applanation. J Refract Surg (Thorofare, NJ 1995). 2016;32(7):486–93.
34. Shih PJ, Huang CJ, Huang TH, Lin HC, Yen JY, Wang IJ, et al. Estimation of the corneal Young's modulus in vivo based on a fluid-filled spherical-Shell model with Scheimpflug imaging. J Ophthalmol. 2017;2017:5410143.

35. Patel H, Gilmartin B, Cubbidge RP, Logan NS. In vivo measurement of regional variation in anterior scleral resistance to Schiotz indentation. Ophthalmic Physiol Opt. 2011;31(5):437–43.
36. Dey A, David RL, Asokan R, George R. Can corneal biomechanical properties explain difference in tonometric measurement in normal eyes? Optometry Vis Sci. 2018;95(2):120–8.
37. Dahlmann-Noor AH, Puertas R, Tabasa-Lim S, El-Karmouty A, Kadhim M, Wride NK, et al. Comparison of handheld rebound tonometry with Goldmann applanation tonometry in children with glaucoma: a cohort study. BMJ Open. 2013;3(4)
38. Chui W-S, Lam A, Chen D, Chiu R. The influence of corneal properties on rebound tonometry. Ophthalmology. 2008;115(1):80–4.
39. Kniestedt C, Nee M, Stamper RL. Accuracy of dynamic contour tonometry compared with applanation tonometry in human cadaver eyes of different hydration states. Graefes Arch Clin Exp Ophthalmol. 2005;243(4):359–66.
40. Boehm AG, Weber A, Pillunat LE, Koch R, Spoerl E. Dynamic contour tonometry in comparison to intracameral IOP measurements. Invest Ophthalmol Vis Sci. 2008;49(6):2472–7.
41. Ozbek Z, Cohen EJ, Hammersmith KM, Rapuano CJ. Dynamic contour tonometry: a new way to assess intraocular pressure in ectatic corneas. Cornea. 2006;25(8):890–4.
42. Johannesson G, Hallberg P, Ambarki K, Eklund A, Linden C. Age-dependency of ocular parameters: a cross sectional study of young and elderly healthy subjects. Graefes Arch Clin Exp Ophthalmol. 2015;253(11):1979–83.
43. Salvetat ML, Zeppieri M, Tosoni C, Brusini P. Repeatability and accuracy of applanation resonance tonometry in healthy subjects and patients with glaucoma. Acta Ophthalmol. 2014;92(1):e66–73.
44. Sefat SM, Wiltfang R, Bechmann M, Mayer WJ, Kampik A, Kook D. Evaluation of changes in human corneas after femtosecond laser-assisted LASIK and Small-Incision Lenticule Extraction (SMILE) using non-contact tonometry and ultra-high-speed camera (Corvis ST). Curr Eye Res. 2016;41(7):917–22.
45. Fernandez J, Rodriguez-Vallejo M, Martinez J, Tauste A, Pinero DP. Corneal biomechanics after laser refractive surgery: unmasking differences between techniques. J Cataract Refract Surg. 2018;44(3):390–8.
46. Yao WJ, Crossan AS. An update on postrefractive surgery intraocular pressure determination. Curr Opin Ophthalmol. 2014;25(4):258–63.
47. Aristeidou AP, Labiris G, Katsanos A, Fanariotis M, Foudoulakis NC, Kozobolis VP. Comparison between Pascal dynamic contour tonometer and Goldmann applanation tonometer after different types of refractive surgery. Graefes Arch Clin Exp Ophthalmol. 2011;249(5):767–73.
48. De Bernardo M, Capasso L, Caliendo L, Vosa Y, Rosa N. Intraocular pressure evaluation after myopic refractive surgery: a comparison of methods in 121 eyes. Semin Ophthalmol. 2016;31(3):233–42.
49. Meiri Z, Keren S, Rosenblatt A, Sarig T, Shenhav L, Varssano D. Efficacy of corneal collagen cross-linking for the treatment of Keratoconus: a systematic review and meta-analysis. Cornea. 2016;35(3):417–28.
50. Murugesan V, Bypareddy R, Kumar M, Tanuj D, Anita P. Evaluation of corneal biomechanical properties following penetrating keratoplasty using ocular response analyzer. Indian J Ophthalmol. 2014;62(4):454–60.
51. Faramarzi A, Feizi S, Najdi D, Ghiasian L, Karimian F. Changes in corneal biomechanical properties after Descemet stripping automated endothelial keratoplasty for pseudophakic bullous keratopathy. Cornea. 2016;35(1):20–4.
52. Clemmensen K, Hjortdal J. Intraocular pressure and corneal biomechanics in Fuchs' endothelial dystrophy and after posterior lamellar keratoplasty. Acta Ophthalmol. 2014;92(4):350–4.
53. Achiron A, Blumenfeld O, Avizemer H, Karmona L, Leybowich G, Man V, et al. Intraocular pressure measurement after DSAEK by iCare, Goldmann applanation and dynamic contour tonometry: a comparative study. J Fr Ophtalmol. 2016;39(10):822–8.
54. Salvetat ML, Zeppieri M, Miani F, Tosoni C, Parisi L, Brusini P. Comparison of iCare tonometer and Goldmann applanation tonometry in normal corneas and in eyes with automated lamellar and penetrating keratoplasty. Eye (Lond). 2011;25(5):642–50.
55. Ahn SJ, Woo SJ, Park KH. Choroidal thickness change following vitrectomy in idiopathic epiret-

inal membrane and macular hole. Graefes Arch Clin Exp Ophthalmol. 2016;254(6):1059–67.
56. Teke MY, Elgin U, Sen E, Ozdal P, Ozturk F. Early effects of pars plana vitrectomy combined with intravitreal gas tamponade on corneal biomechanics. Ophthalmologica. 2013;229(3):137–41.
57. Teke MY, Elgin U, Sen E, Ozdal P, Ozturk F. Intravitreal silicone oil induced changes in corneal biomechanics. Int Ophthalmol. 2014;34(3):457–63.
58. Zhang Y, Zheng L, Bian A, Zhou Q. IOP measurement in silicone oil tamponade eyes by Corvis ST tonometer, Goldmann applanation tonometry and non-contact tonometry. Int Ophthalmol. 2017;38(2):697–703.
59. Harbin TS Jr, Laikam SE, Lipsitt K, Jarrett WH 2nd, Hagler WS. Applanation-Schiotz disparity after retinal detachment surgery utilizing cryopexy. Ophthalmology. 1979;86(9):1609–12.
60. Khanduja S, Bansal N, Arora V, Sobti A, Garg S, Dada T. Evaluation of the effect of scleral buckling on the anterior chamber angle using ASOCT. J Glaucoma. 2015;24(4):267–71.
61. Yokota H, Mori F, Nagaoka T, Sugawara R, Yoshida A. Pulsatile ocular blood flow: changes associated with scleral buckling procedures. Jpn J Ophthalmol. 2005;49(2):162–5.
62. Katsimpris JM, Petropoulos IK, Pournaras CJ. Ocular pulse amplitude measurement after retinal detachment surgery. Klin Monatsbl Augenheilkd. 2003;220(3):127–30.
63. Lin CC, Chen A, Jeng BH, Porco TC, Ou Y, Han Y. Scleral intraocular pressure measurement in cadaver eyes pre- and postkeratoprosthesis implantation. Invest Ophthalmol Vis Sci. 2014;55(4):2244–50.
64. Estrovich IE, Shen C, Chu Y, Downs JC, Gardiner S, Straiko M, et al. Schiotz tonometry accurately measures intraocular pressure in Boston type 1 keratoprosthesis eyes. Cornea. 2015;34(6):682–5.
65. Pakravan M, Afroozifar M, Yazdani S. Corneal biomechanical changes following trabeculectomy, phaco-trabeculectomy, Ahmed glaucoma valve implantation and phacoemulsification. J Ophthal Vis Res. 2014;9(1):7–13.
66. Gulland A. Patients with low risk of developing glaucoma should not be referred to specialist care, says NICE. BMJ. 2017;j5100:359.

第13章 眼压描记和眼球壁硬度

Eric Eric Chan ,Carol B.Toris

引言

房水动力学

房水的形成、循环和引流(房水动力学)维持IOP。IOP通过精细的稳态调节保护视神经功能,维持清晰视力。房水由睫状体的睫状突产生,然后分泌到后房,主要通过瞳孔到达前房。前房房水通过两种流出途径之一引流:葡萄膜巩膜途径和TM途径。房水引流异常可以导致IOP升高,增加青光眼的发病风险。青光眼治疗聚焦于房水产生或其引流途径。葡萄膜巩膜引流途径是一种阻力较小的非常规途径,在这一排出途径中,房水从前房进入睫状肌间隙,然后向多个方向流动,包括睫状体上腔和脉络膜上腔、跨过巩膜、通过导静脉和进入脉络膜血管。TM引流途径是常规的、压力依赖性途径,包括TM、SC及一系列通道和静脉。TM引流途径的阻力是葡萄膜巩膜途径的10倍。阻力主要来自从TM层开始的近端引流系统。在TM系统中,位于SC前的邻管区对流出的阻力最大。下一个阻力区域是SC周围的内皮细胞膜和SC本身,其尺寸会因眼脉动振幅而动态变化。远端流出通道位于SC之外,起始于集液管入口,随后进入深层巩膜丛的巩膜内集液管,然后进入浅表的巩膜上静脉和房水静脉。除了巩膜和巩膜上静脉引流系统外,脉络膜血管容积、眼脉动和巩膜硬度也是影响集液管远端流出阻力的因素[1,2]。通过减少流出阻力来降低IOP,是青光眼的一种治疗方式。评估这种阻力是困难的,但很重要,眼压描记是评价人类房水流畅系数的可选择方法。

为了从降低房水流畅系数角度进一步阐明青光眼的病理生理机制,眼压描记在研究中发挥关键作用,但在临床诊断中的价值有限。准确测量房水流畅系数对青光眼非常重要。此外,眼球壁生物力学包括巩膜、角膜和脉络膜的弹性特性,在青光眼中表现不同,因此会影响眼压描记结果。

眼压描记方法

眼压描记设备

眼压描记是一种测量房水流畅系数的方法,即流出阻力的倒数。眼压描记自几十年前开始使用以来就未从根本上发生改变,最初设计的目的就是用于青光眼的诊断。Schiötz 眼压计(图 13.1)和气动眼压计(图 13.2)是两种测量房水流畅系数的设备。

Schiötz 眼压计由曲率半径为 15mm 的足板连接一个具有不同重量(通常为 5.5g、7.5g、10g 或 15g)的柱塞组成。包含足板的载体部分的重量为 11.0g。受检者取仰卧位,眼睛盯着天花板,眼压计放置于角膜上,角膜因足板和柱塞的重量而凹陷。由于眼内液的主要成分是水,具有不可压缩性,压陷角膜不会立即引起眼球总容积变化。相反,房角关闭状态下,因与压力-容积呈负相关,角膜变形和眼内组织扩张引起 IOP 升高。Schiötz 眼压计提供了施加重量时与 IOP 相关的读数(表 13.1)。基于 Jonas Friedenwald 列线图曲线[4](图 13.3),当不施加重量、压痕体积为零时,通过回溯列线图曲线,可以确定施加重量前的 IOP,即稳态 IOP P_0。P_0 被用于确定房水流畅系数[见式(13.1)]。电子 Schiötz 眼压计是一种类似的设备,只是用电子放大器和记录式检流计替代了刻度读数,这意味着测量结果可以连续记录在纸带上,使眼压描记更方便[3,5]。

气动眼压计采用流动的气体,以近似无摩擦方式压平眼球表面。顶端带有塑料传感器并覆盖有一层多孔硅薄膜的圆柱形探头与角膜接触,气体经阀门通过多孔膜进入系统,形成空气轴承。测压头顶端接触角膜后阻止气流通过多孔膜,从而导致系统内气压升高。一旦系统内 IOP 和气体压力达到平衡,电子输出信号就转换成 IOP 测量值。气动眼压计可在仰卧位和坐位下测量 IOP。进行眼压描记时,受检者取仰卧位,将一个 10g 重的砝码放在手持杆上的一个小平台上,然后将测压头放在角膜上 2 分钟或 4 分钟。

文献表明,气动眼压计和 Schiötz 眼压计存在诸多差异[6]。与气动眼压计相比,在定时眼压描记间隔期间,Schiötz 眼压计测压头移动的问题更少。Schiötz 眼压计

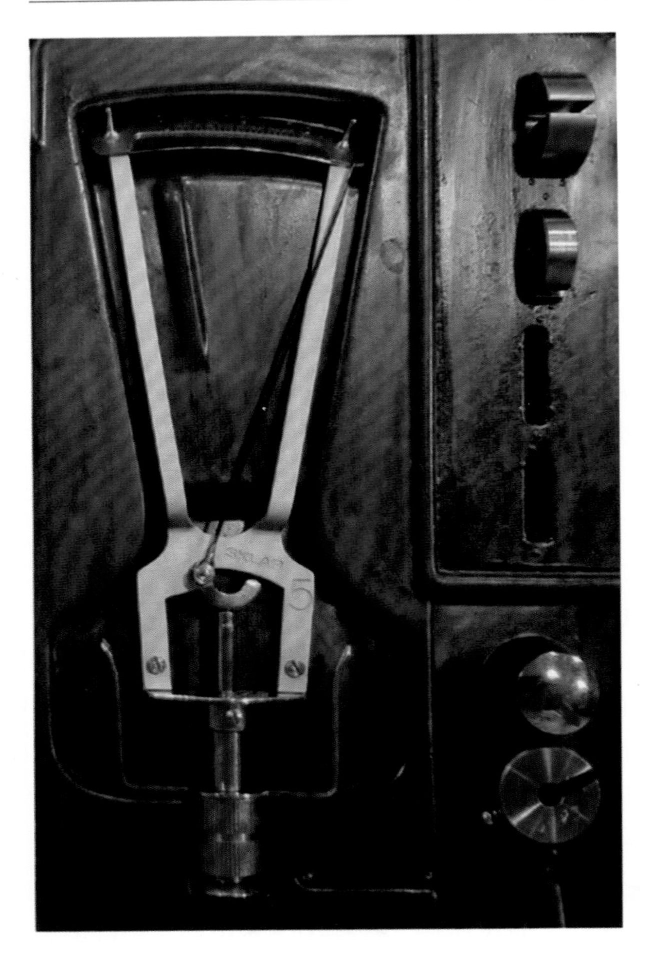

图 13.1 Schiötz 眼压计和不同重量的砝码。

测压头顶端的凹面直径较大,而气动眼压计测压头顶端是平的且直径较小,因此操作时后者的测压头移动的概率更高。因此,尽管两种设备计算的房水流畅系数值相近,但与 Schiötz 眼压计相比,气动眼压计在受检者之间和观察者之间存在更高的测量变异性[7,8]。对于以上任一设备,都有很多的假设和限制,因而需要改进评估人类房水流畅系数的方法。

眼压描记原则

眼压描记的概念基于以下原理:在不同 IOP 下,房水以恒定速率从前房排出(图 13.4)。当一定外力施加于眼球时,一定量的眼内液会在一段时间内排出。施加外力导致的 IOP 改变可以即时测量,因此房水流畅系数可以每分钟每毫米汞柱外力造成的立方毫米(或微升)房水排出量为单位[mm^3/(min·mmHg)]。眼压描记的

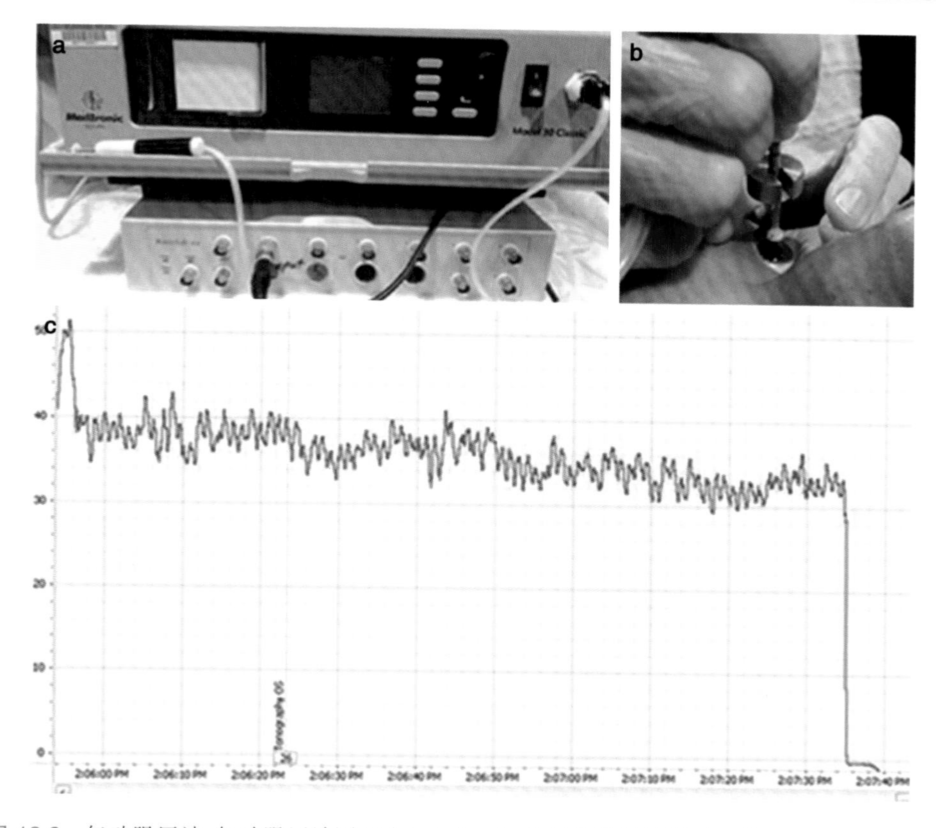

图 13.2 气动眼压计。气动眼压计测压头(a)。将 10g 砝码的眼压计测压头放置于眼球表面(b)。(c)高眼压症患者 2 分钟眼压描记跟踪记录。

房水流畅系数是由包括眼内容积变化和 IOP 在内的其他测量结果衍生出来的一个变量。此外,眼压描记基于多个理论假设,需依靠试验数据计算参考值。

关于眼压描记有几个固有的假设:①房水的排出是连续不断的;②房水的形成是恒定不变的,与 IOP 变化无关。具体来说,眼球容积变化等于房水形成量减去房水流失量,因此假设房水的产生维持恒定,那么眼球容积变化取决于房水的排出量。然而,有研究表明,房水的生成速率受压力影响。随着 IOP 升高,房水生成相应减少,这被称为假性房水流出易度[10];③IOP 本身是房水流出阻力的独立变量,因此 IOP 变化并不会影响房水流出的难易程度;④葡萄膜血管内容量在眼压描记时是恒定的;⑤眼压描记的房水流畅系数用于评价房水通过 TM、SC 和巩膜静脉丛的难易程度;⑥眼压描记前 IOP 稳定,无持续的 IOP 波动[3];⑦眼压描记可因 OR 变化而变化,其包括巩膜硬度和 CH(角膜的一种黏弹性特性)。假定用 OR 的

表 13.1 Schiötz眼压计 4 种不同砝码 IOP 换算表[3]

IOP 读数	IOP(mmHg)			
	5.5g	7.5g	10g	15g
0.0	41.5	59.1	81.7	127.5
0.5	37.8	54.2	75.1	117.9
1.0	34.5	49.8	69.3	109.3
1.5	31.6	45.8	64.0	101.4
2.0	29.0	42.1	59.1	94.3
2.5	26.6	38.8	54.7	88.0
3.0	24.4	35.8	50.6	81.8
3.5	22.4	33.0	46.9	76.2
4.0	20.6	30.4	43.4	71.0
4.5	18.9	28.0	40.2	66.2
5.0	17.3	25.8	37.2	61.8
5.5	15.9	23.8	34.4	57.6
6.0	14.6	21.9	31.8	53.6
6.5	13.4	20.1	29.4	49.9
7.0	12.2	18.5	27.2	46.5
7.5	11.2	17.0	25.1	43.2
8.0	10.2	15.6	23.1	40.2
8.5	9.4	14.3	21.3	38.1
9.0	8.5	13.1	19.6	34.6
9.5	7.8	12.0	18.0	32.0
10.0	7.1	10.9	16.5	29.6
10.5	6.5 1	0.0	15.1	27.4
11.0	5.9	9.0	13.8	25.3
11.5	5.3	8.3	12.6	23.3
12.0	4.9	7.5	11.5	21.4
12.5	4.4	6.8	10.5	19.7
13.0	4.0	6.2	9.5	18.1
13.5		5.6	8.6	16.5
14.0		5.0	7.8	15.1
14.5		4.5	7.1	13.7
15.0		4.0	6.4	12.6
15.5			5.8	11.4
16.0			5.2	10.4
16.5			4.7	9.4
17.0			4.2	8.5
17.5				7.7
18.0				6.9
18.5				6.2
19.0				5.6
19.5				4.9
20.0				4.5

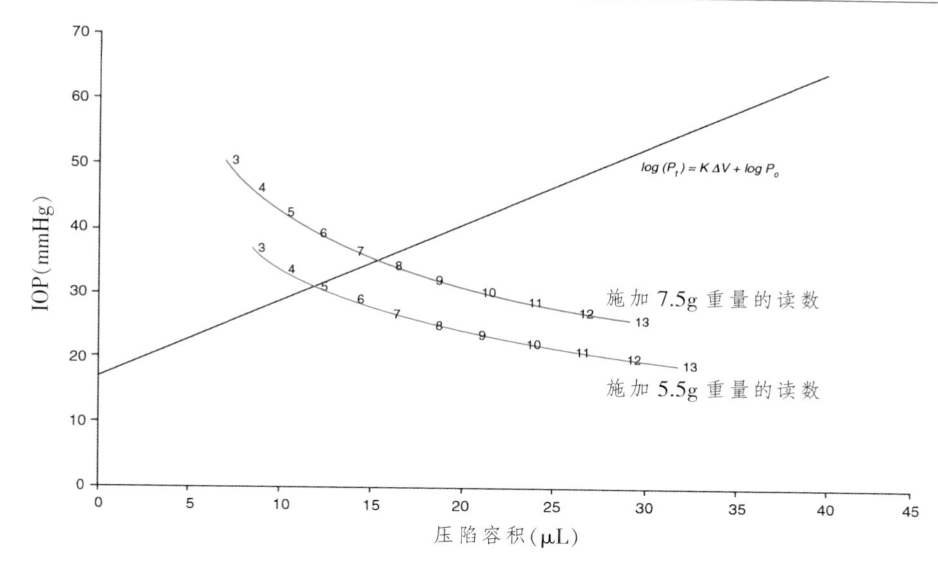

图 13.3 Schiötz 眼压计的 Friedenwald 列线图显示压陷容积 ΔV 和 IOP P_t 的关系。通过对眼施加两个不同的重量进行 IOP 测量,可以确定眼球的稳态压力 P_0 和 OR K[3,4]

平均标准化值计算房水流畅系数,在大多数情况下,OR 也许只增加了一个小的修正系数。

基于这些假设,实际操作中必须考虑预期和意外的误差来源。需要适当地校准测量设备,以保证测量精确,任何有意识的和无意识的行为都会影响眼压描记,咳嗽可以干扰测量,持续的 Valsalva 动作可以使 IOP 升高,眼球运动和眼睑挤压可以影响读数的准确性,角膜水肿和瘢痕造成的角膜不规则改变,以及角膜曲率的改变都会影响 IOP 的读数,从而影响眼压描记,测压头顶端的移动可以改变被测角膜的面积,IOP 读数也会随施加压力的变化而变化。在理想状态下,行眼压描记时,患者应取仰卧位,固视正上方,在检查过程中,被测眼的眼睑应保持张大,不眨眼。在不施加额外压力的情况下,手指可以用来保持眼睑张开。为减缓注视眼的泪液蒸发,可用一层薄薄的保鲜膜盖住眼睛,但注意勿接触眼球。测压头垂直角膜放置于受检者眼球表面,保持 2 分钟或 4 分钟[3]。

眼压描记的前期工作

眼压描记是由一系列的方程描述的,这些方程主要由 Jonas Friedenwald、Morton Grant 和 Mauric Langham 开发完善。眼压描记研究的结果总结如下。

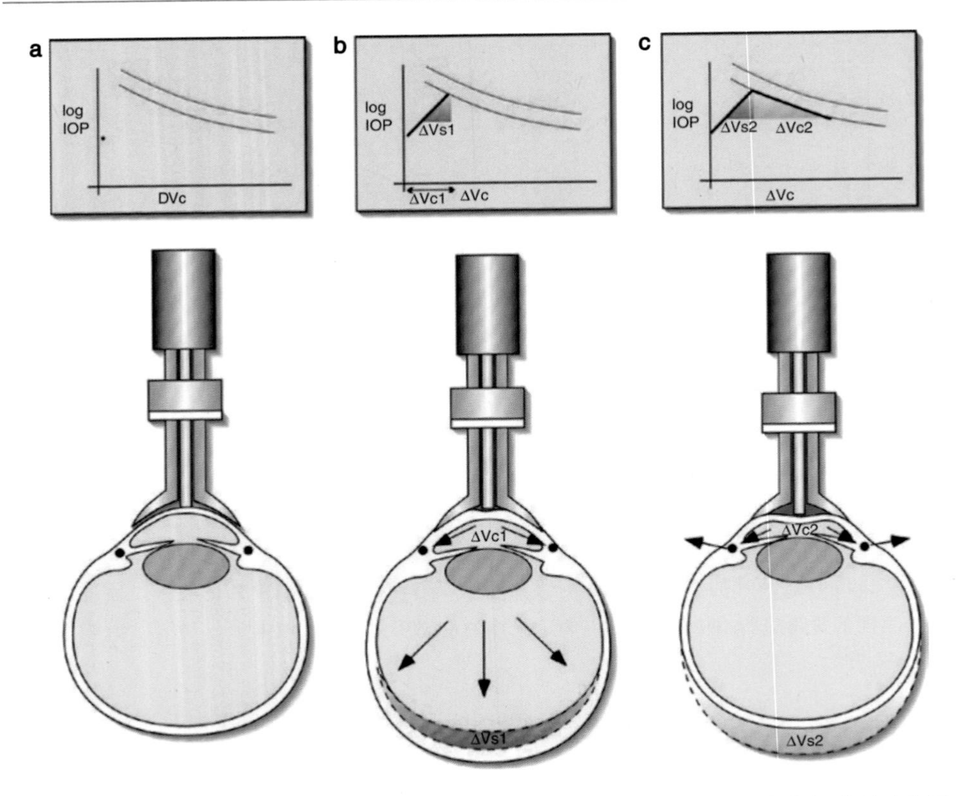

图 13.4 眼压描记的理论基础。(a)示意图和曲线图总结了眼压计测压头在未加砝码时应用于眼睛的效应。(b)示意图和曲线图表示初始的角膜变形量ΔV_{C1}和巩膜扩张量ΔV_{S1}，当将带砝码的测压头放置于眼球表面时，IOP 立即升高。(c)示意图和曲线图概述了眼压描记中的变化，带砝码的测压头迫使眼内液通过 TM，角膜变形量ΔV_{C2}和巩膜收缩量ΔV_{S2}随之改变。综合来看，ΔV_{C2}和ΔV_{S2}表示眼压描记时房水通过流出系统流失的液体量（Choplin, N., and Lundy, D. Atlas of Glancoma. Ed.1, London, 1998, Martin Dunitz Ltd., with permission.）[9]。

$$C=\frac{\triangle V_s+\triangle V_c}{\left[P_{avg}-\left(P_0+P_s\right)\right]t} \tag{13.1}$$

C 是房水流出系数；ΔV_s 是眼压描记时，压力改变引起巩膜扩张导致的眼球容积变化；ΔV_c 是角膜压陷导致的眼球容积变化；P_0 是眼压描记开始前的 IOP；P_s 是眼压描记时，根据上巩膜静脉压变化的校正后的稳态压；P_{avg} 是测量初始 IOP 和终末 IOP 的平均值；t 是眼压描记测量的持续时间。目前计算房水流畅系数用眼压描记前的初始压平压力作为 P_0。1950 年，Morton Grant 提出了式(13.1)的简化公式，其中，总容积变化 ΔV 用单一变量表示，不考虑上巩膜静脉压 P_s：

$$C = \frac{\triangle V}{\left[P_{avg} - P_0\right]t} \tag{13.2}$$

此外，巩膜壁硬度的计算公式如下：

$$K = \frac{\log P_1 - \log P_0}{V_1 - V_0} \tag{13.3}$$

式中，K 是巩膜硬度系数；P_0 和 V_0 分别表示不施加外力的稳态压力和稳态容积；P_1 和 V_1 分别表示施加的压力和容积。这些方程由 Friedenwald、Grant 和 Langham 建立并改进，将在下一节中讨论[4,5,11]。

Friedenwald 最初用 Schiötz 眼压计研究离体兔眼的 IOP。眼球与开放的压力计相连，Schiötz 眼压计的刻度读数与不同砝码下的 IOP 测量值匹配。随后，Friedenwald 根据平均巩膜硬度（以 0.0215μL 计算）绘制了 IOP 列线图。确切地说，关键方程式假设角膜压陷容积和 IOP 之间存在一个比例常数，该常数表示 OR 系数。重排式（13.3）为：

$$\log P_1 = K\triangle V + \log P_0 \tag{13.4}$$

以压陷体积为 x 轴，IOP 为 y 轴，从而得到等效于 $y=ax+b$ 的线性图。Schiötz 眼压计在不同砝码下的刻度读数也可以绘制成叠加图（图 13.3）。将两种不同砝码下测量的 IOP 值绘制成一条直线，y 轴截距为 P_0，表示不施加外力前的 IOP（即稳态压力），K 为直线斜率，表示巩膜硬度。已知 P_0，即可计算出房水流畅系数。Friedenwald 仅计算了眼压计测压头压陷角膜引起的眼内容积的变化，而没有将由其他因素引起的体积变化纳入变量，如眼眶组织受压引起的球后凹陷或脉络膜血管体积的变化[4]。离体眼的 OR 高于活体眼，这主要是因为离体眼缺乏流动的脉络膜血流[12]。

Grant 用 Schiötz 电子眼压计更深入地研究了眼压描记，当时其允许对 Schiötz 刻度的测量进行连续的图形记录，他用 4 种不同砝码（5.5g、7.5g、10g 和 15g）对正常眼进行了 5 分钟的眼压描记测试，在这个测试中，P_{avg} 为半分钟间隔内的平均压力变化。根据测试结果，Grant 开发了他自己的表格用于评估施加不同砝码的体积排出和相应的 Schiötz 眼压计刻度读数（表 13.2）。表 13.2 是在考虑了平均巩膜硬度的基础上推导出来的。如前所述，Grant 方程表示分子中单个变量改变引起的眼球容积总变化。利用类似的方程，Grant 发现正常眼房水流畅系数的平均值为

表 13.2 使用不同砝码在不同眼压计刻度读数下眼内容积变化(μL)[5]

Schiøtz 眼压读数	眼内容积变化(μL)			
	5.5g	7.5g	10g	15g
0	0.0	0.0	0.0	0.0
1	3.1	2.6	2.4	2.0
2	6.3	5.4	4.8	4.1
3	9.5	8.2	7.2	6.1
4	12.7	11.0	9.6	8.3
5	16.0	13.8	12.1	10.4
6	19.5	16.7	14.6	12.5
7	22.8	19.7	17.3	14.8
8	26.3	22.9	20.1	17.2
9	29.9	26.1	22.8	19.6
10	33.7	29.8	25.7	22.2
11	37.3	32.6	28.7	24.8
12	41.2	36.0	31.7	27.6
13	45.3	39.6	34.7	30.5
14	49.4	43.4	38.2	33.5
15	53.7	47.3	41.5	36.7

0.243/μL,范围在 0.15~0.34l/μL[5]。

Langham 用气动眼压计对志愿者的正常眼和青光眼进行眼压描记。测量时,受试者取仰卧位,将带 10g 砝码的测压头放置在角膜上 2 分钟或 4 分钟,在进行眼压描记前使用 Goldmann 压平眼压计和气动眼压计测量坐位压,以确定 P_0。利用收集到的试验数据,他开发了由 IOP 变化引起巩膜膨胀,进而导致眼内容积变化 V_s 的对应表格(表 13.3),以及在眼压描记过程中由角膜变形引起的眼内容积变化 V_c 的对应表格(表 13.4)。他还比较了仰卧位下,Schiötz 眼压计和气动眼压计的 IOP 测量值,发现在正常眼和青光眼中,Schiötz 眼压计的测量值均低于气动眼压计,青光眼的测量值是正常眼的 2 倍。他利用气动眼压计计算出正常眼房水流畅系数平均值为 (0.28±0.01)μL/(min·mmHg), 而青光眼的房水流畅系数平均值为(0.16±0.01)μL/(min·mmHg),两者的平均值具有统计学差异[11]。

表 13.3 IOP 从 10mmHg 增加到 50mmHg，每增加0.5mmHg 所需的眼内容积变化[11]

P	V_s	P	V_s	P	V_s
10.0	0.0	23.5	28.2	37.0	45.3
10.5	1.7	24.0	29.0	37.5	45.8
11.0	3.1	24.5	29.5	38.0	46.4
11.5	4.5	25.0	30.2	38.5	46.8
12.0	5.8	25.5	30.9	39.0	47.3
12.5	7.0	26.0	31.8	39.5	47.8
13.0	8.2	2.5	32.2	40.0	48.4
13.5	9.4	27.0	32.9	40.5	49.0
14.0	10.5	27.5	33.6	41.0	49.6
14.5	11.7	28.0	34.2	41.5	50.1
15.0	12.5	28.5	34.7	42.0	50.6
15.5	13.8	29.0	35.5	42.5	51.3
16.0	14.7	29.5	36.1	43.0	51.8
16.5	15.8	30.0	36.6	43.5	52.5
17.0	16.8	30.5	37.2	44.0	53.0
17.5	17.8	31.0	37.9	44.5	53.5
18.0	18.8	31.5	38.5	45.0	54.0
18.5	19.7	32.0	39.2	45.5	54.7
19.0	20.6	32.5	39.9	46.0	55.3
19.5	21.5	33.0	40.5	46.5	56.0
20.0	22.5	33.5	41.1	47.0	56.6
20.5	23.3	34.0	41.7	47.5	57.0
21.0	24.2	34.5	42.3	48.0	57.6
21.5	25.0	35.0	42.8	48.5	58.3
22.0	25.8	35.5	43.4	49.0	58.9
22.5	26.7	36.0	44.0	49.5	59.5
23.0	27.5	36.5	44.6	50.0	59.9

眼球壁硬度和眼压描记

OR 显著影响眼压描记测量[13-16]。OR 包括巩膜硬度和角膜生物力学。巩膜生物力学特性因眼部解剖区域、年龄和疾病状态而不同。研究表明[17]，人体巩膜标本的后极部厚度为 1062μm，前部厚度为 716μm，角巩膜缘厚度为 767μm。当机械应力作用于巩膜时，前巩膜比后巩膜更硬。较厚的后巩膜可提供额外的抗应力载荷，以抵消降低的机械硬度。同样，巩膜随着年龄增长而变薄，但硬度增加[18]。

表 13.4 施加 10g 砝码时 IOP 和角膜形变体积的关系[11]

P	V_c
15	26.5
16	25.0
17	23.5
18	22.0
19	20.7
20	19.5
21	18.2
22	17.0
23	16.0
24	15.0
25	14.3
26	13.7
27	13.0
28	12.4
29	11.8
30	11.2
31	10.5
32	9.9
33	9.3
34	8.7
35	8.2
36	7.8
37	7.4
38	7.0
39	6.7
40	6.4
41	6.1
42	5.8

随着眼内容积和 IOP 发生变化，巩膜也表现出黏弹性：随着应力载荷增加(无论是容积还是压力)，巩膜表现出线性拉伸，一旦应力解除(比如暂时性头向下倒立)即恢复原状。然而，在长期恒定应力载荷下(如 PACG)，巩膜从初始状态到缓慢逐步机械蠕变，最后永久拉伸变形[19]。与青光眼相比，非青光眼的蠕变率更低[18]。I 型胶原、胶原酶(ECM 的基质金属蛋白酶)和可收缩的成纤维细胞(如α平滑肌肌动蛋白)的相互作用可能是调节巩膜动态和慢性变化的微观因素。当

进行眼压描记和解释房水流畅系数计算值时,需要考虑这些影响巩膜硬度的因素[19]。

当比较压陷式和压平式眼压测量时,角膜生物力学引起的IOP测量误差应该特别注意[20]。Goldmann压平式眼压计是首选的压平眼压计,其被认为是评价其他眼压计的金标准。Goldmann眼压计的测压头顶端直径为3.06mm,压陷角膜的体积极小,导致眼内液排出0.45μL,IOP相应升高0.5mmHg。

通过比较Schiötz眼压计和压平眼压计的IOP测量值发现,由于Schiötz眼压计的直径更大,同时引起的眼内容积置换更多,由此推测OR影响IOP和房水流畅系数测量值。与压平眼压计相比,Schiötz眼压计测量的IOP越高表明OR越高,反之则表明OR越低。更广义地说,OR与眼球容积成反比,与IOP成正比。OR对房水流畅系数计算的影响主要表现在巩膜扩张引起的眼球容积变化[21]。房水流畅系数方程假定了一个平均OR常数,该常数已经被Friedenwald、Grant和Langham纳入相应的表格,用于描述眼压描记时眼球容积的预期变化。因此,基于平均OR常数计算房水流畅系数,OR越高则实际房水流畅系数越低,OR越低则实际房水流畅系数越高。数学上,修正因子将式(13.1)校正为:

$$C=\frac{\triangle V_s\times\frac{K_N}{K}+\triangle V_c}{\left[P_{avg}-\left(P_0+P_s\right)\right]t} \tag{13.5}$$

其中$\frac{K_N}{K}$为OR修正因子,K_N表示正常OR系数,K表示实际OR系数。这种压力-容积关系已根据经验数据进行了改进,得出了一个更准确的常数[22]。利用所有研究活体眼压描记的发表数据,我们建立了最佳拟合曲线,以确定一定IOP下的眼球容积变化方程式:

$$\Delta V=V\left(C+C_0x\ln P+C_1xP\right) \tag{13.6}$$

其中C、C_0和C_1为最佳拟合曲线导出的常数,ΔV为稳态眼球容积,P为IOP,ΔV为预期眼球容积变化。由于OR和IOP变化的影响,利用外推法得到的离体眼眼球容积变化大于Friedenwald最初的估算值[22]。活体数据和测量能提供更真实的计算,这是因为眼球壁血管内和血管外液体是影响OR的决定性因素[22]。

总结

眼压描记是研究房水流畅系数和房水动力学的重要手段,对于了解青光眼的发病机制尤为重要。IOP是可调节的治疗靶点,通过调节IOP可以预防或延缓青光眼的进展。研究房水流畅系数提供了一种检查因引流不足而导致IOP升高的阻力通路的方法。尽管眼压描记依赖于多个假设,而且由于人群OR差异导致测量结果可能存在差异,但该方法已经表明房水流畅系数在青光眼和正常眼中的差异。眼压描记数据提供了总房水流出阻力的一般测量,包括近端TM到远端巩膜和巩膜上静脉通道。利用更进一步的方法区分远端TM、葡萄膜巩膜通道的阻力区域,结合眼压描记,有可能生成更明确的房水流出前房的动力学图。

致谢

本研究得到凯斯西储大学预防失明项目无限制的基金支持。

(周艳丹 译 张新月 校)

参考文献

1. Carreon T, van der Merwe E, Fellman RL, Johnstone M, Bhattacharya SK. Aqueous outflow - a continuum from trabecular meshwork to episcleral veins. Prog Retin Eye Res. 2017;57:108–33.
2. Xin C, Wang RK, Song S, Shen T, Wen J, Martin E, et al. Aqueous outflow regulation: optical coherence tomography implicates pressure-dependent tissue motion. Exp Eye Res. 2017;158:171–86.
3. Drews R. Manual of tonography. St. Louis, MO: The C. V. Mosby Company; 1971.
4. Friedenwald J. Contribution to the theory and practice of tonometry. Am J Ophthalmol. 1937;20:985–1024.
5. Grant WM. Tonographic method for measuring the facility and rate of aqueous flow in human eyes. Arch Ophthalmol. 1950;44(2):204–14.
6. Jain MR, Marmion VJ. A clinical evaluation of the applanation pneumatonograph. Br J Ophthalmol. 1976;60(2):107–10.
7. Feghali JG, Azar DT, Kaufman PL. Comparative aqueous outflow facility measurements by pneumatonography and Schiotz tonography. Invest Ophthalmol Vis Sci. 1986;27(12):1776–80.
8. Wheeler NC, Lee DA, Cheng Q, Ross WF, Hadjiaghai L. Reproducibility of intraocular pressure and outflow facility measured by pneumatic tonography and Schiotz tonography. J Ocul Pharmacol Ther. 1998;14(1):5–13.
9. Choplin NT, Lundy DC. Atlas of glaucoma. 1st ed. London: Martin Dunitz; 1998.
10. Toris CB, Yablonski ME, Wang YL, Camras CB. Aqueous humor dynamics in the aging

human eye. Am J Ophthalmol. 1999;127(4):407–12.

11. Langham ME, Leydhecker W, Krieglstein G, Waller W. Pneumatonographic studies on normal and glaucomatus eyes. Adv Ophthalmol. 1976;32:108–33.
12. Ebneter A, Wagels B, Zinkernagel MS. Non-invasive biometric assessment of ocular rigidity in glaucoma patients and controls. Eye (Lond). 2009;23(3):606–11.
13. Moses RA, Becker B. Clinical tonography; the scleral rigidity correction. Am J Ophthalmol. 1958;45(2):196–208.
14. Dastiridou AI, Ginis HS, De Brouwere D, Tsilimbaris MK, Pallikaris IG. Ocular rigidity, ocular pulse amplitude, and pulsatile ocular blood flow: the effect of intraocular pressure. Invest Ophthalmol Vis Sci. 2009;50(12):5718–22.
15. Detorakis ET, Pallikaris IG. Ocular rigidity: biomechanical role, in vivo measurements and clinical significance. Clin Exp Ophthalmol. 2013;41(1):73–81.
16. Moses RA. Constant-pressure tonography. AMA Arch Ophthalmol. 1958;59(4):527–31.
17. Elsheikh A, Geraghty B, Alhasso D, Knappett J, Campanelli M, Rama P. Regional variation in the biomechanical properties of the human sclera. Exp Eye Res. 2010;90(5):624–33.
18. Coudrillier B, Tian J, Alexander S, Myers KM, Quigley HA, Nguyen TD. Biomechanics of the human posterior sclera: age- and glaucoma-related changes measured using inflation testing. Invest Ophthalmol Vis Sci. 2012;53(4):1714–28.
19. McBrien NA, Jobling AI, Gentle A. Biomechanics of the sclera in myopia: extracellular and cellular factors. Optom Vis Sci. 2009;86(1):E23–30.
20. Becker B, Gay AJ. Applanation tonometry in the diagnosis and treatment of glaucoma: an evaluation of decreased scleral rigidity. AMA Arch Ophthalmol. 1959;62(2):211–5.
21. Drance SM. The coefficient of scleral rigidity in normal and glaucomatous eyes. Arch Ophthalmol. 1960;63:668–74.
22. Silver DM, Geyer O. Pressure-volume relation for the living human eye. Curr Eye Res. 2000;20(2):115–20.

第 14 章
与年龄相关的眼球壁硬度的变化

George Kontadakis ,George Kymionis

引言

OR 是一个眼生理学参数,涉及多种疾病的病理生理学机制和临床过程。虽然其仅指眼球压力和体积变化之间的数学关系,但由于眼球结构的复杂性,其受到眼解剖中不同元素对压力变化反应的影响[1]。因此,这些解剖学要素的任何变化也会影响 OR 本身。

年龄对眼部生理功能的影响在眼的所有结构中都是明显的。随着年龄增长,眼会发生许多解剖学变化,这些变化通常包括细胞丢失,如角膜内皮细胞丢失;退行性过程,如玻璃体液化;物质积聚,如玻璃膜疣[2,3]。

在衰老过程中发生的 ECM 的分子变化,以及血管系统的结构和功能的变化也已被检测到。这种变化发生在全身,并导致了在生理衰老过程中各种组织行为的改变。

这些变化的结果是角膜和巩膜硬度的增加,以及脉络膜[4-6]的生物力学特性的改变。所有这些改变共同导致了文献中所描述的 OR 的改变。OR 的改变是正常衰老过程的一部分。巩膜和角膜的硬度随着年龄增长而增加,脉络膜的生物力学特性也发生改变[4-6]。许多试验研究证实,所有这些参数会导致 OR 随年龄增长而发生变化。

眼球壁硬度随年龄变化的报道

自从对 IOP 和 OR 的早期研究被报道以来,一些文献已经描述了年龄与 OR 的关系。早在 1872 年,Pfluger[7]对尸体眼进行的一项研究表明,老年人眼的校准的

IOP 差异归因于硬度的增加。Muller[8]在尸体眼中也得出了同样的结论。Kalfa[9]构建了一个弹性曲线，发现由于硬度增加，老年人眼的上升曲线更陡。

Friedenwald[10]在对 OR 的里程碑式的研究中，报道了 15 岁以上人群的 500 只活体眼的测量结果，在这项研究中，作者采用 Schiotz 眼压计，使用了两个或多个不同重量的砝码进行了一组 IOP 测量。由于老年人的 OR 增加，该研究计算出的硬度在人群中的分布(以年龄作为函数)呈正偏态分布。在不同的年龄组中，30 岁以下和 30~50 岁的受试者的 OR 呈正态分布和相似正态分布，而 60 岁以上年龄组的 OR 开始增加并表现出偏态。尽管如此，年龄较大组的硬度变化范围大，即使是在老年受试者中，也可以测量出与年轻组相似的低硬度。在健康眼中，硬度的变化相对较小，因此在老年人中发现有意义的差异。因此，Friedenwald 在活体研究中认为，硬度是受衰老影响的眼部生理学参数之一。

其他使用与 Friedenwald 类似方法的研究也得出了同样的结论。近年来，还出现了许多基于其方法的其他研究。Kiritoshi[11]、Leydhecker[12]和 Goodside[13]都发现，硬度系数随着年龄增长而增加，尽管后两项研究的结果并不完全明确。

Gaasterland 等人[14]用配对电子压陷眼压计读数对比评估了 18~26 岁年轻健康眼和 49~81 岁老年健康眼的 OR。作者试图评估年龄对 IOP 参数的影响并得出结论：除了其他影响因素外，OR 也受年龄的影响，因为其在年龄较大的人群中显著增加。

其他使用配对压陷眼压计的研究也表明，硬度随着年龄增长而增加。Singh 等人[15]在印度的一项研究中发现，50 岁以上人体的 OR 明显增加。Wong 和 Yap[16]报道了一组数据，研究对象为 19~30 岁的年轻人群和 57~90 岁的老年人群，作者发现老年人的 OR 增加，但没有显著的统计学意义。Lam 等人[17]最近对 118 名健康受试者进行了线性回归分析，证明巩膜硬度随着年龄的增长而显著增加。研究者排除了高度近视的受试者，以消除眼轴长度的影响。

此外，已有研究使用测压法评估年龄的影响。Perkins[18]使用了不适合角膜移植的尸体摘除眼，并发现了硬度和年龄之间的显著相关性。

最近，Pallikaris 等人发表了一项对 79 只活体眼[19]进行 OR 测量的研究，该研究纳入了接受白内障手术的患者，使用一种专门开发的与前房直接连通的液压系统，通过压力测量法确定麻醉眼的硬度。研究排除了青光眼、高眼压症和既往有手术史的眼。在本研究中，测量的 OR 涵盖了临床常见的 IOP 范围(10~35mmHg)。研究者分析了该结果与其他参数的相关性，如年龄、眼轴长度、CCT，以及有无糖尿病、高血压和 AMD。该研究纳入患者的年龄为 27~91 岁，平均年龄为 65 岁。患者的年龄与测量的 OR 呈正相关，由此证实了此前尸体眼和间接体内研究的发现。除了与眼轴长度相关的几乎没有达到统计学意义的硬度下降的趋势外，没有发现其他相关的趋势。这是最大的年龄与人 OR 相关性的活体研究。

此外，年龄对 OR 的整体影响已在人类和其他灵长类动物体外巩膜硬度研究中得到证实。Girard 等人[20]研究了猴后巩膜的非均匀、各向异性、非线性的生物力学特性与年龄的关系，研究者发现老年猴的后巩膜明显比年轻猴更硬，可能影响了 ONH。Friberg 和 Lace[21]评估了人类眼库中眼巩膜条的弹性模量，也发现巩膜条的硬度随着年龄增长而增加。

巩膜硬度随年龄的变化可能是由老化导致巩膜生理学参数变化引起的[4]。角膜和巩膜的力学特性是由纤维结缔组织组成的 ECM 来控制的。ECM 的生物力学特性主要受基质成分的特定组成和浓度影响，也受翻译后的修饰影响，如糖基化和交联[22,23]。老化过程对 ECM 微观结构和随后的交联产生较大影响。老化的巩膜弹性纤维在外层区域的组成纤维直径较大，在中心区域电子密度发生改变，提示了弹性蛋白分子改变和纤维变性[24]。老年标本的电子显微镜研究发现，随着年龄增长，角膜表现为胶原纤维间距离减少，胶原纤维破裂，并在后部基质中出现小的无胶原间隙[23]。据 Brown 等人[25]报道，人类巩膜平均每 10 年失去约 1%的含水量，而组织脱水与亲水性硫酸基糖胺多糖的逐渐丧失有关。蛋白多糖是另一种主要的 ECM 成分，也已被证实在人眼组织中随着年龄增长而发生改变。与年龄性组织硬化增加相关的最重要的代谢过程之一是大分子的非酶糖基化[26]。角膜和巩膜中的脂质和钙水平也随着年龄增长而显著增加[27]。随着年龄增长，脉络膜也发生了毛细血管退化和脉络膜厚度的变化[5]。研究人员正在认识到与年龄相关的 ECM 成分和微观结构的改变及其导致的眼组织硬度变化所起的作用越来越重要，这可能会导致发生病理学改变的青光眼疾病[27]。

尽管有理论背景和大量的试验数据支持 OR 随着年龄增长而增加，但也有一些研究不支持这一点，甚至给出了相反的结果。

Leydhecker[12]对 1497 只眼的研究发现，硬度随着年龄增长的变化很小，在其和 Goodside[13]的研究中，某些年龄组的 OR 比年轻组要小。Armaly[28]在一项包括 519 例患者的研究中发现，患者的 OR 在 40~50 岁时达到最大值。Lavergne 等人[29]没有发现明显的年龄相关性变化。Schneider 等人[30]在包括 770 例年龄在 62~98 岁患者的研究中，没有发现 OR 增加。

Ytteborg 等人[31]使用不同眼压计对 166 只眼进行了一个大规模的活体研究。该研究使用了 Goldmann 眼压计和 Mueller 电子眼压计，柱塞重量为 5.5g。研究对象的年龄为 12~92 岁，研究者将其分为 4 个年龄组。对相邻两组进行比较时发现，OR 出现下降的趋势，但没有达到统计学意义，但在比较年轻组与年老组时，OR 有显著性差异。在同一项研究中，对 50 只尸体眼进行了测压法研究，结果显示，随着年龄增长，OR 有轻微但无明显统计学意义的增加。

Drance 等人[32]在坐位下使用压平眼压计及 10g 砝码的 Shchiotz 眼压计来计算 OR。根据年龄对 790 只眼进行了分析，年龄为 10~70 岁。将受试者按年龄分组，每个年龄组跨度为 10 岁，每组的平均 OR 没有差异，尽管硬度值与 Friedenwald[33]计算的值相似。Schneider 等人[30]也使用了不同眼压计测量法，发现随着年龄变化，OR 无显著差异。

尽管结果矛盾，但主流观点认为 OR 是受年龄影响的，并参与了与年龄相关的眼部病理学演变，如青光眼和 AMD。Pallikaris 团队对 AMD 患者进行了一项压力测量研究[34]。本研究包括干性或新生血管性 AMD 患者及年龄匹配的对照组受试者。通过临床检查和荧光血管造影来确定患者的黄斑健康状况。对所有患者都进行白内障手术，并在手术前在手术室进行如前所述的硬度测量[19]。研究者没有发现 AMD 患者和对照组之间的任何差异，但通过亚组分析，他们发现新生血管性 AMD 患者和非新生血管性 AMD 患者或对照组之间存在显著差异。因此研究者认为，这提示硬度增加参与了新生血管性 AMD 的发展。

在另一项对开角型青光眼患者和对照组采用相同方法的研究中，没有发现患者和对照组的 OR 存在差异[35]。在本研究中，患者和对照组在年龄和眼轴长度上相匹配，除白内障外，没有其他眼部合并症。本研究尽管未能提供开角型青光眼中巩膜扩张性改变的证据，但本研究显示，房水流畅系数存在显著的统计学差异。

结论

自早期的 OR 研究以来，通过各种测量方法证明了 OR 随年龄增长而增加。眼生理学随年龄增长发生的变化支持这一结果。然而，并不是所有的研究都支持这一观点，尽管这种差异可能归因于不同研究使用的测量方法不同。尽管如此，OR 仍然是眼生理学的一个重要参数，其可能参与了年龄相关性眼病的发展过程。

（彭满强　译　张新月　校）

参考文献

1. Detorakis ET, Pallikaris IG. Ocular rigidity: biomechanical role, in vivo measurements and clinical significance. Clin Exp Ophthalmol. 2013;41:73–81.
2. Lin JB, Tsubota K, Apte RS. A glimpse at the aging eye. NPJ Aging Mech Dis. 2016;2:16003.
3. Grossniklaus HE, Nickerson JM, Edelhauser HF, et al. Anatomic alterations in aging and age-related diseases of the eye. Investig Ophthalmol Vis Sci. 2012;54:7378.
4. Geraghty B, Whitford C, Boote C, et al. Age-related variation in the biomechanical and structural properties of the corneo-scleral tunic. Cham: Springer; 2015. p. 207–35.
5. Chirco KR, Sohn EH, Stone EM, et al. Structural and molecular changes in the aging choroid: implications for age-related macular degeneration. Eye. 2017;31:10–25.
6. Ravalico G, Toffoli G, Pastori G, et al. Age-related ocular blood flow changes. Investig Ophthalmol Vis Sci. 1996;37:2645–50.
7. Pfluger E. Beiträge zur Ophthalmo Tonometrie. Arch Augen- und Ohren. 1872;2:1.
8. Müller HK. Augendruck und Lebensalter. Arch Augenh. 1942;105:504.
9. Kalfa S. Über den Innenaugendruck regulierenden Gefässreflex und seine Bedeutung für die Pathogenese des Glaukoms. Arch Augenh. 1932;106:271.

第 15 章 眼球壁硬度与眼轴长度

Anna I. Dastiridou

眼轴长度与眼球壁硬度关系的基本原理

根据各种数学表达式（主要是 Friedenwald 公式，以及多年来其他研究人员提出的公式）来表征 OR 及其系数，显然 OR 受眼球容积的影响[1-8]。在 Friedenwald 的原始论文中，K 值被设定为代表一个（更基本的）参数 k 除以眼球体积 V[1]。在临床实践中，眼球体积的最佳替代指标是眼轴长度。对晶状体透明的正常眼来说，这也可能意味着 OR 与屈光不正有关。事实上，随着近视越来越常见，这一点变得越来越重要，全球已有 10 亿人受到近视的影响（见第 21 章）[9]。

眼球壁硬度、眼轴长度与屈光

首次关于 OR 与屈光度相关性的报道来自 Friedenwald 对年轻人的原始研究。在这项分析中，他排除了年龄>50 岁的患者，以排除白内障和经常伴随的近视飘移的影响，以及年龄的影响。这些测量值与理论预测值是一致的，除了在高度近视的情况下，OR 的系数 K 会增加。这可能提示这些病理性近视眼可能已经被拉伸到其弹性极限。此外，Friedenwald 也报道了硬度系数 K 与平均角膜曲率之间的联系[1]。当然，我们认为这主要是由人群在正视化过程中，角膜曲率和眼轴长度之间的强相关性导致的[10]。此外，在 Friedenwald 的原始研究中，他发现 K 值与角膜散光无相关性[1]。此发现可能进一步支持，与其他因素相比，角膜特性及其差异（至少在正常眼中）在最终的 OR 系数中不起主要作用。

在 20 世纪上半叶，其他研究者也研究了 OR 与眼轴长度之间的关系，他们的研究结果与 Friedenwald 的一致。Goldmann[11]亦报道了近视眼的 OR 较低。这在几项研究中再次得到证实，据报道，近视眼的 OR 系数在 0.0060 和 0.0214 之间变化，而在远视眼中，Draeger 报道的 OR 系数>0.021[12-15]。

Castrem 和 Pohjola[16]对年龄在 40 岁以下的人群采用压平眼压计和 10g 砝码的 Schiotz 眼压计来描述屈光度与 OR 的关系，同样发现近视人群的 OR 较对照组或远视组低，但远视组与正视组的 OR 差异无统计学意义。然而，有趣的是，一些近视眼的 OR 系数明显高于该组的平均值，甚至高于远视屈光组的平均值。他们测量的近视组 OR 系数平均值为 0.0162±0.0005（0.0108~0.0255），正视组为 0.0184±0.00029（0.0128~0.0282），远视组为 0.0189±0.0003（0.0115~0.0270）。

Silver 和 Geyer 在他们的原始论文中，分析了当时可用的活体人眼数据[2,3]，并提出了一个数学表达式，该表达式纳入了眼容积，用于计算压力变化引起的体积变化[2,3]。很明显，在他们的研究中，压力–容积关系受到眼容积和组织的其他物质特性的影响。

最后，笔者小组进行的一项研究[17]分析了 OR 与眼轴长度之间的关系。结果表明，在大量人眼中，术中测量的 OR 系数与眼轴长度呈负相关。该研究还发现，眼脉动振幅和脉动眼血流量也均随眼轴长度增加而减小。受试者的中位数眼轴长度为 23.69mm（四分位间距为 3.53mm），测量的 OR 系数为（0.0218±0.0053）/μL（图 15.1）。这些测量结果表明，当眼轴长度较长时，眼球搏动减少，这在眼压描计和气动眼压计测量中也可能很重要。在该研究中，我们没有分析屈光数据，因为被检查眼患有白内障，这可能会人为地改变其屈光度。

然而，重要的是要认识到，对于近视眼，不仅是眼容积，巩膜(及脉络膜)的生物力学特性也可能不同(见第 5 章)。那么，哪个参数更重要？Perkins 为此进行了一项研究，他探讨了近视眼的眼容积较大是否是导致 OR 差异的主要原因。他研究了死后 1~16 天摘除的眼球并得出结论，OR 的大部分变异可以直接归因于眼容积的差异，而不是巩膜生物力学特性的改变[19]。

眼球壁硬度与眼球形状

眼容积也与其形状有关。眼球的形状不是球形的，事实上，这可能在高度近视或高度远视眼中更加明显。因此，眼容积不可能很好地用前后径(即笔者在临床

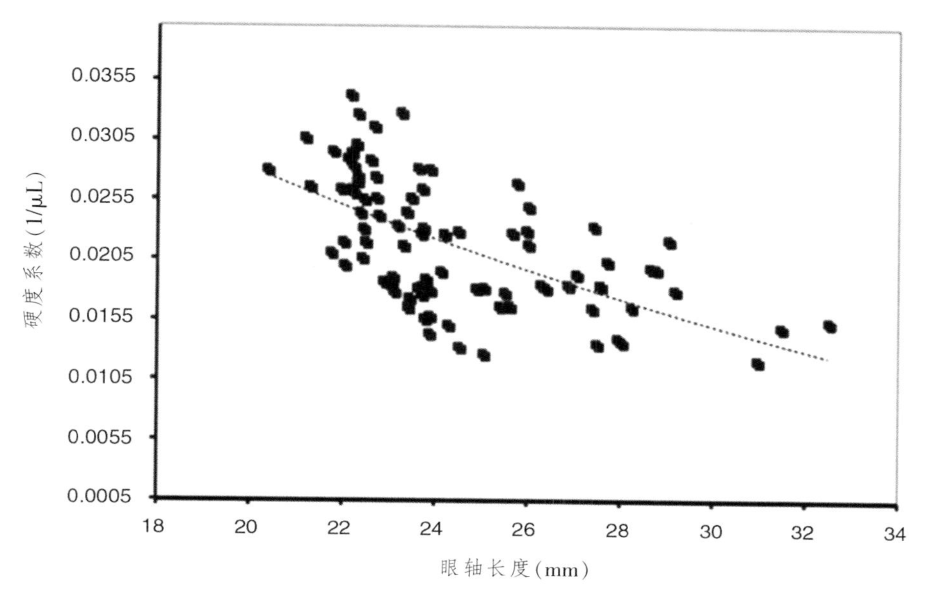

图 15.1　利用 Kotliar 等人[18]提出的相关性,笔者的研究小组[17]在测得的 OR 系数与眼轴长度测量值的散点图。

实践中测量的眼轴长度)来表示。一项关于摘除眼球的研究提供了眼球形状影响 OR 测量的间接证据,在此研究中,Friberg 等人[20]测量了 14 只摘除眼球在巩膜扣带术前后的 OR 值,发现术后 OR 值降低。这种差异源于巩膜扣带术引起的眼形状扭曲,也意味着在引起 IOP 大幅上升之前,可以向眼中注入更多的气体、抗生素等。另一项针对摘除眼球的研究也发现了这种效应[21],在放置扣带时测量的 OR 值显著降低,而在去除扣带后,测量到该效应的可逆性。有趣的是,与金属带所产生的形状变化和眼球壁应力的影响相比,弹性硅胶带材料产生更大的 OR 变化[22]。

如果眼球的外形尺寸相对于眼轴长度有很大变化，这就可以解释在后者和 OR 之间存在一定比例的差异。在 Silver 等人进行的一项研究中(Silver DM,et al. IOVS 2010;51:ARVO E-Abstract 5019),研究者提出了一个公式,将体积与眼轴长度联系起来,他们研究了尸体眼,并报道这种近似值常能提供可接受的准确性。然而,目前还不确定高度近视眼是否会出现较大的偏差。

Tabernero 和 Schaeffel[23]分析了周边屈光现象,并得出结论:与正视眼相比,低度近视眼的周边视网膜形状更不规则。这可能意味着眼容积与 OR 的巨大差异可能与眼轴长度的微小变化有关。此外,OCT 和 3D 磁共振层析成像显示,近视眼的不规则弯曲更多见于伴有视网膜脉络膜病变的眼[24]。这是非常重要的,因为这再次强调了生物力学因素和特定疾病表型之间的联系。

因此,OR 与眼轴长度间的关系在整个眼轴长度范围内不是线性的。例如,患有巩膜葡萄肿的眼球预计对容积增加表现出不同的反应。事实上,近视与低 OR 系数之间的关系也可能受到巩膜特性变化的影响。在动物模型的眼球容积增加的过程中,研究人员发现巩膜壁的膨胀性和厚度发生了变化[25-28]。这些变化与细胞水平、ECM 及脉络膜水平的改变相对应,并导致眼血流的改变[25-27,29-31]。在人眼中,病理性近视患者眼球容积的增加同时伴随着眼前节和后节的变化[32,33]。然而,眼前节的变化在几何学上更为一致,而眼后节的尺寸可能有显著的变化(图 15.2)。众所周知,高度近视可引起严重的后节并发症,包括脉络膜视网膜萎缩、视网膜脱离、近视性黄斑病变和脉络膜新生血管形成[33]。其中一些并发症也可能引起 OR 改变。此外,这个问题可能涉及更多因素,因为 IOP 测量可能是不准确的,特别是在屈光手术后或角膜薄的情况下,而且与一般人群相比,近视眼更

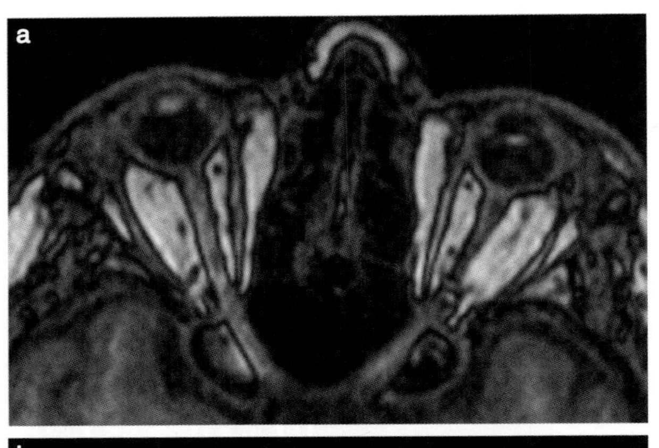

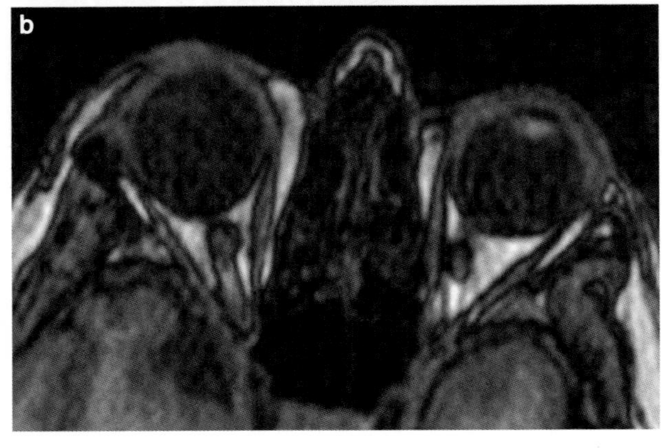

图 15.2 真性小眼球(a)和高度近视(b)的 MRI 成像。

易发展为开角型青光眼[34]。最后，有理论支持，IOP 的机械性载荷驱动了眼球的伸长过程。然而，人们普遍认为，基质和细胞因子参与了近视的巩膜生物力学减弱和眼球延长过程[35]。

其他注意事项

OR 系数 K 与眼轴长度呈负相关，说明在容积固定的玻璃体内注射对不同眼的 IOP 升高的影响不同。向玻璃体内注射产生体积变化并导致压力变化，这种变化在眼轴较短的远视眼中比眼轴较长的近视眼中更明显。Kotliar 等[18]在一项研究中报道了这一点，研究者使用 Schiotz 眼压计测量注射 0.1mL 曲安奈德前后的 IOP。当向较小眼球的玻璃体内注射任何药物时，这一点也很重要。

当使用以压力变化计算体积变化的公式时，眼轴长度或屈光度与 OR 之间的关系也很重要。因此，通过假设一个平均 OR 值，就可以用气动眼压计估算出脉动眼血流量(POBF)，也可以通过眼压描记计算出房水流畅系数。有报道称，与对照组相比，近视眼的 POBF 发生改变，而这些结果中可能的混杂因素是近视眼的 OR 也可能与对照组不同[36-38]。

结论

用压力计或压陷式眼压计测量的 OR 随眼轴长度的变化而变化。眼轴长度较长和(或)近视眼的 OR 值较低，而眼轴长度较短和(或)远视眼的 OR 较高。然而，与上述结论相反，有些高度近视眼可能表现出较高的 OR 系数，其与眼轴长度的关系在近视眼的病理生理学中可能是需要重点考虑的。这点在进行眼压描记、眼脉动振幅和脉动眼血流研究，以及玻璃体内注射时很重要。

(张谱 译 张新月 校)

参考文献

1. Friedenwald JS. Contribution to the theory and practice of tonometry. Am J Ophthalmol. 1937;20:985–1024.
2. Silver DM, Geyer O. Pressure-volume relation for the living human eye. Curr Eye Res. 2000;20:115–20.
3. Mc Bain E. Tonometer calibration. II. Ocular rigidity. AMA Arch Ophthalmol. 1958;60:1080–91.
4. Holland MG, Madison J, Bean W. The ocular rigidity function. Am J Ophthalmol. 1960;50:958–74.
5. McEwen WK, St Helen R. Rheology of the human sclera. Unifying formulation of ocular rigidity. Ophthalmologica. 1965;150:321–46.
6. Woo SL, Kobayashi AS, Lawrence C, et al. Mathematical model of the corneo–scleral shell as applied to intraocular pressure–volume relations and applanation tonometry. Ann Biomed Eng. 1972;1:87–98.
7. Hibbard RR, Lyon CS, Shepherd MD, et al. Immediate rigidity of an eye. I. Whole, segments and strips. Exp Eye Res. 1970;9:137–43.
8. van der Werff TJA. New single-parameter ocular rigidity function. Am J Ophthalmol. 1981;92:391–5.
9. Holden BA, Fricke TR, Wilson DA, Jong M, Naidoo KS, Sankaridurg P, Wong TY, Naduvilath TJ, Resnikoff S. Global prevalence of myopia and high myopia and temporal trends from 2000 through 2050. Ophthalmology. 2016;123:1036–42.
10. Mutti DO, Mitchell GL, Jones LA, Friedman NE, Frane SL, Lin WK, Moeschberger ML, Zadnik K. Axial growth and changes in lenticular and corneal power during emmetropization in infants. Invest Ophthalmol Vis Sci. 2005;46:3074–80.
11. Goldmann H. Un nouveau tonometre applanation. Bull Soc Franc Ophthalmol. 1955;67:474.
12. Goldmann HR, Schmidt T. Der Rigiditatskoeffizient (Friedenwald). Ophthalmologica. 1957;233:330.
13. Lavergne G, Weekers R, Prijot E. Etude clinique de la rigiditkoculaire. Bull Soc Belge Ophtalmol. 1957;116:298.
14. Draeger I. Untersuchungeniiber den Rigidittskoeffizienten. Documenta Ophthalmol. 1959;13:431.
15. Heinzen HR Luder P, Muller A. Untersuchungen zum Rigiditatsfaktor. Ophthalmologica. 1958;135:649.
16. Castren JA, Pohjola S. Refraction and scleral rigidity. Acta Ophthalmol (Copenh). 1961;39:1011–4.
17. Dastiridou AI, Ginis H, Tsilimbaris M, Karyotakis N, Detorakis E, Siganos C, Cholevas P, Tsironi EE, Pallikaris IG. Ocular rigidity, ocular pulse amplitude, and pulsatile ocular blood flow: the effect of axial length. Invest Ophthalmol Vis Sci. 2013;54:2087–92.
18. Kotliar K, Maier M, Bauer S, Feucht N, Lohmann C, Lanzl I. Effect of intravitreal injections and volume changes on intraocular pressure: clinical results and biomechanical model. Acta Ophthalmol Scand. 2007;85:777–81.
19. Perkins ES. Ocular volume and ocular rigidity. Exp Eye Res. 1981;33:141–5.
20. Friberg TR, Fourman SB. Scleral buckling and ocular rigidity. Clinical ramifications. Arch Ophthalmol. 1990;108:1622–7.
21. Johnson MW, Han DP, Hoffman KE. The effect of scleral buckling on ocular rigidity. Ophthalmology. 1990 Feb;97(2):190–5.
22. Whitacre MM, Emig MD, Hassanein K. Effect of buckling material on ocular rigidity. Ophthalmology. 1992;99:498–502.
23. Tabernero J, Schaeffel F. More irregular eye shape in low myopia than in emmetropia. Invest Ophthalmol Vis Sci. 2009;50:4516–22.
24. Ohno-Matsui K, Akiba M, Modegi T, et al. Association between shape of sclera and myopic retinochoroidal lesions in patients with pathologic myopia. Invest Ophthalmol Vis Sci.

2012;53:6046–61.
25. Gottlieb MD, Joshi HB, Nickla DL. Scleral changes in chicks with form deprivation myopia. Curr Eye Res. 1990;9:1157–65.
26. Norton TT. Experimental myopia in tree shrews. Ciba Found Symp. 1990;155:178–94. discussion 194–199
27. Tokoro T, Funata M, Akazawa Y. Influence of intraocular pressure on axial elongation. J Ocul Pharmacol. 1990;6:285–91.
28. Phillips JR, McBrien NA. Form deprivation myopia: elastic properties of sclera. Ophthalmic Physiol Opt. 1995;15:357–62.
29. Reiner A, Shih YF, Fitzgerald ME. The relationship of choroidal blood flow and accommodation to the control of ocular growth. Vis Res. 1995;35:1227–45.
30. Wallman J, Wildsoet C, Xu A, Gottlieb MD, Nickla DL, Marran L, et al. Moving the retina: choroidal modulation of refractive state. Vis Res. 1995;35:37–50.
31. Nickla DL, Wallman J. The multifunctional choroid. Prog Retin Eye Res. 2010;29:144–68.
32. Chang SW, Tsai IL, Hu FR, Lin LL, Shih YF. The cornea in young myopic adults. Br J Ophthalmol. 2001;85:916–20.
33. Grossniklaus HE, Green WR. Pathologic findings in pathologic myopia. Retina. 1992;12:127–33.
34. Marcus MW, de Vries MM, JunoyMontolio FG, Jansonius NM. Myopia as a risk factor for open-angle glaucoma: a systematic review and meta-analysis. Ophthalmology. 2011;118:1989–94.
35. McBrien NA, Jobling AI, Gentle A. Biomechanics of the sclera in myopia: extracellular and cellular factors. Optom Vis Sci. 2009;86:E23–30.
36. James CB, Trew DR, Clark K, et al. Factors influencing the ocular pulse-axial length. Graefes Arch Clin Exp Ophthalmol. 1991;229:341–4.
37. Mori F, Konno S, Hikichi T, et al. Factors affecting pulsatile ocular blood flow in normal subjects. Br J Ophthalmol. 2001;85:529–30.
38. Lam AK, Chan ST, Chan B, et al. The effect of axial length on ocular blood flow assessment in anisometropes. Ophthalmic Physiol Opt. 2003;23:315–20.

第 16 章 眼球壁硬度与眼压

Anna I. Dastiridou

引言

IOP 是指眼组织的压力。其也是青光眼发生和发展最重要的危险因素。根据 OR 的描述,期望 IOP 在眼的生物力学中发挥重要作用[1]。对活体人眼的测量结果表明,压力-容积的关系是非线性的,并且 OR(即压力随体积变化的斜率)随着 IOP 增加而增加[2-11]。然而,关于 IOP 对硬度系数 K 的影响,文献存在不同意见。

IOP 对 OR 的影响

在 20 世纪中叶,OR 与 IOP 的关联是一个重要的研究课题。在那时,因为 Schiotz 眼压计是一种常用的测量 IOP 的重要工具,OR 及其变异性是测量 IOP 误差的另一来源。然而,到了 21 世纪,这种关系对于用气动眼压计计算脉动眼血流量(POBF)或用眼压描记测量房水流畅系数可能具有更重要的意义,因为这些技术是基于测量压力变化的[8,12]。

普遍认为,压力变化与容积变化的速率随着 IOP 的增加而增加。这是在动物研究、摘除的人眼球和活体人眼的研究中发现的[2-11]。在笔者团队先前发表的一项研究中[9],通过在手术室中在超乳手术前使用测压装置进行测量,对活体人眼的压力-容积关系的特征进行了探索。在表面麻醉下测量的压力范围为 15~40mmHg,具有临床意义。基于 Friedwald 的方法[1],用指数曲线来拟合试验数据,R^2 值>0.97,数据可靠。测量过程中,设定平均 K 值为 0.0224/μL,与 Friedenwald 使用的 0.0215 相近。压力-容积曲线的斜率随着 IOP 升高而增大,表明 IOP 越大,眼球变得越僵硬，与上述研究结果一致（图 16.1）。在进行了此类分析的一组眼中，并非每只眼的 K 值和 IOP 之间的关联都是一致的（未发表数据）。散瞳等其他因素都有可能对其造成影响，所有测量都是在仰卧位下对患有白内障的正常眼进行的。尽管如此，IOP 增加的过程可能比药物性 IOP 调节或应用吸盘的过程更接近生理过程。这也是关于活体人眼测量的最大的系列研究。

以往的研究主要集中在硬度系数与 IOP 之间的关系。Ytteborg 对 9 只摘除的眼球进行了压力测量，并表示 OR 系数与 IOP 呈负相关[4]。在其纳入更多摘除人眼球的研究中，再次报道了（使用不同的测量设备）硬度系数随着压力的上升而下降[3]。此外，研究者报道了个体眼之间存在着相当大的差异。Prijot 亦指出，OR 受 IOP 水平的影响，在一定压力范围内并不恒定[2,13,14]。Gloster 和 Perkins 还研究了 K 值与 IOP 之间的关系[15-17]。最初，他们对兔眼进行了测压研究[15]，发现 K 值随着 IOP 的增加而增加，在活体和尸体动物中都是如此，也发现眼与眼之间的 OR 测量值有很大的变异性。然而，尸体人眼的试验结果与此完全相反，K 值随着 IOP 的增加而下降，但眼与眼之间的结果存在很大差异[16,17]，这些测量是在死后眼的原位或摘除眼球上进行的。最后，Grant 和 Trotter 对摘除的人眼进行了测量，在 10~

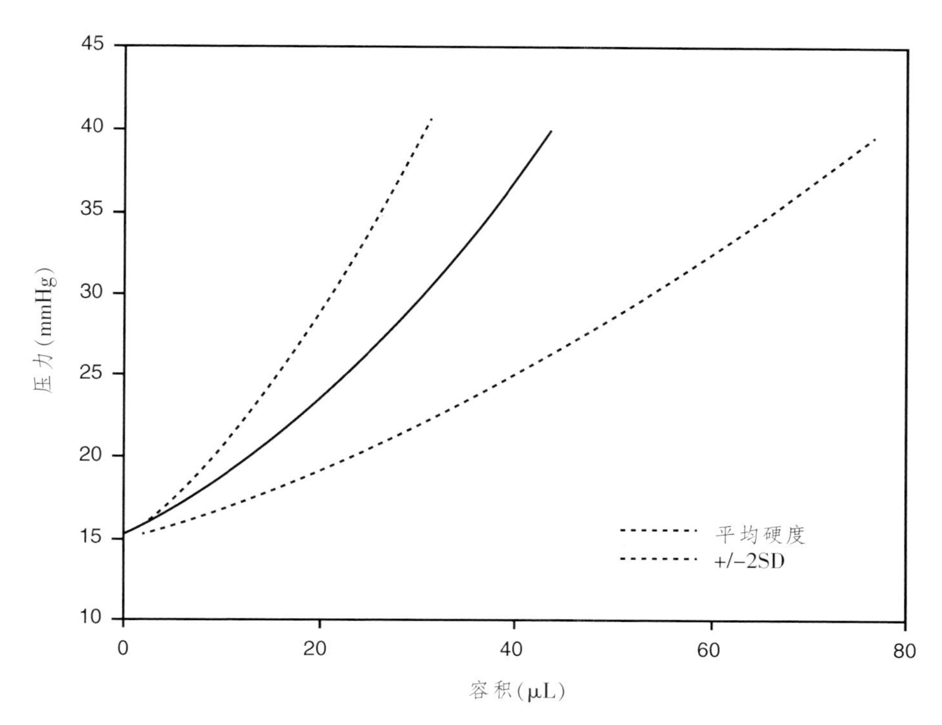

图 16.1　活体人眼的压力–容积关系。（Reproduced with permission from [9].）。

45mmHg 的压力下未观察到 K 值与 IOP 的相关性[18]。

除了 Friedenwald 外，也有人提出了其他公式。最近的分析由 Silver 和 Geyer[19] 完成，他们分析了 5 名研究人员的文献中提供的 21 只计划摘除的活体人眼的压力-容积测量数据。测量是在 8~61mmHg 的压力下进行的，虽然潜在的病理也可能改变结果，但是已经是当时可用于活体人眼的唯一数据。基于这些资料，与来自摘除眼球的 Friedenwald 公式分析的数据相比，Silver 提出了一个新的 OR 表达式，在特定体积增量下，压力上升较小[2-7,13,14]。事实上，压力-容积关系初始被认为受到血液供应的影响，主要是来自脉络膜的血液，动物实验显示，其也受到全身血压的影响[20]。由于血液供应在测量中的作用[3,6]，活体眼和尸体眼的测量结果也是不同的。事实上，Silver 和 Geyer 提出，在临床和研究中，其公式在评估容积变化方面可能更准确。

最后，眼的生物力学特性的其他指标似乎也会受到 IOP 施加的机械载荷的影响。在喷气式测量中，角膜变形的空间和时间特点似乎在很大程度上受到 IOP 的影响[21]。视神经组织和筛板的变形也受到 IOP 的影响[22,23]。因为眼球壁生物力学特性的差异似乎会影响眼压计的读数，这使得生物力学和青光眼之间的相互关系也变得更加复杂。

眼脉动振幅、脉动眼血流及其与 IOP 的关系

IOP 波动与心跳相关。每次心脏收缩时，心脏都会向眼血管泵入一股血液。脉动的幅度代表眼脉动振幅（OPA）。有多种方法可以测量 OPA，但目前主要的 IOP 测量方法有动态轮廓眼压计、帕斯卡眼压计和气动眼压计测量法。

脉动眼血流（POBF）是一个重要参数，指与心率相关的眼血流量占总血流量的百分比。其代表了随着每一次心跳进入眼内的血流量。为了对 POBF 进行定量，采用压力-容积关系将实时压力记录转化为容积变化[12,25]，这就是气动测量法的原理。POBF 是脉络膜循环的一个主要参数，而视网膜的作用被认为只占 POBF 的一小部分。已有报道，年龄、眼轴长度、体位和眼病都会影响 OPA 和 POBF[26-34]。

在笔者团队发表的一项研究中[9]，探索了 IOP（和 OR）与 OPA 和POBF 的关系。我们能够人工调节 IOP 和容积，从而测量每只眼的 OR，因此有能力提高对 POBF 计算的准确性。根据研究结果，OPA 和 POBF 都受到 IOP 的影响（图 16.2）。后来在一组开角型青光眼患者中亦有报道[10]。升高的 IOP 导致 OPA 升高及 POBF 降

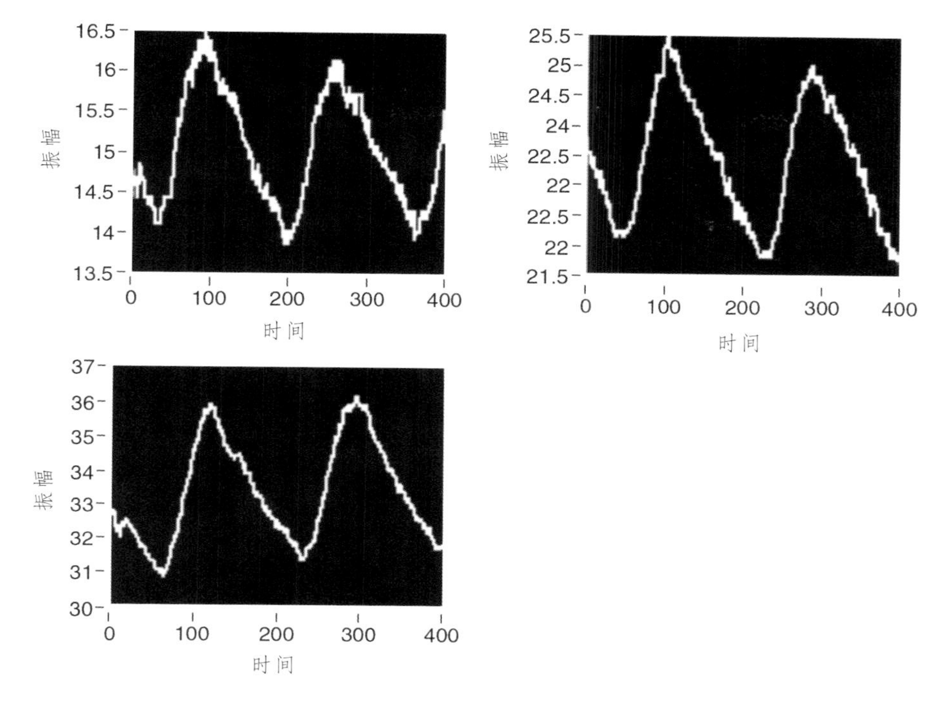

图16.2 在3种不同IOP水平下,前房微容积输注后的实时压力记录。

低(图16.3)。事实上,将IOP从15mmHg增加到40mmHg会导致OPA增加91%,POBF减少29%,还发现硬度系数与OPA呈正相关(图16.4)。这种变化在控制了其他变量,如年龄、平均血压和脉率后仍然显著。

关于IOP与OPA的关系,不同文献存在分歧。在一项动物实验中,研究者发现OPA与IOP呈正相关[35]。Langham通过吸盘的方式进行,研究发现在人眼中,OPA水平随着IOP增加而下降。而在一些使用动态轮廓眼压计的研究中,结论显示OPA水平随着IOP增加而增加[37-39]。此外,亦有报道指出,POBF在原发性开角型青光眼患者、正常眼压青光眼患者及对照组中,均随着IOP变化而变化[40-43]。在我们的研究中,此种关系同样存在于正常眼和IOP升高(15~40mmHg)的开角型青光眼中[10]。

在测量的过程中,会有一系列问题发生。增加的IOP意味着一定程度上的容积改变,将导致更显著的IOP改变及较大的OPA。与此同时,增加的IOP会导致眼内灌注压下降及血流量下降,甚至出现不同的脉动模式,以稳定血流量。此时,增加的压力导致通过外引流通道离开眼内的房水量增加。

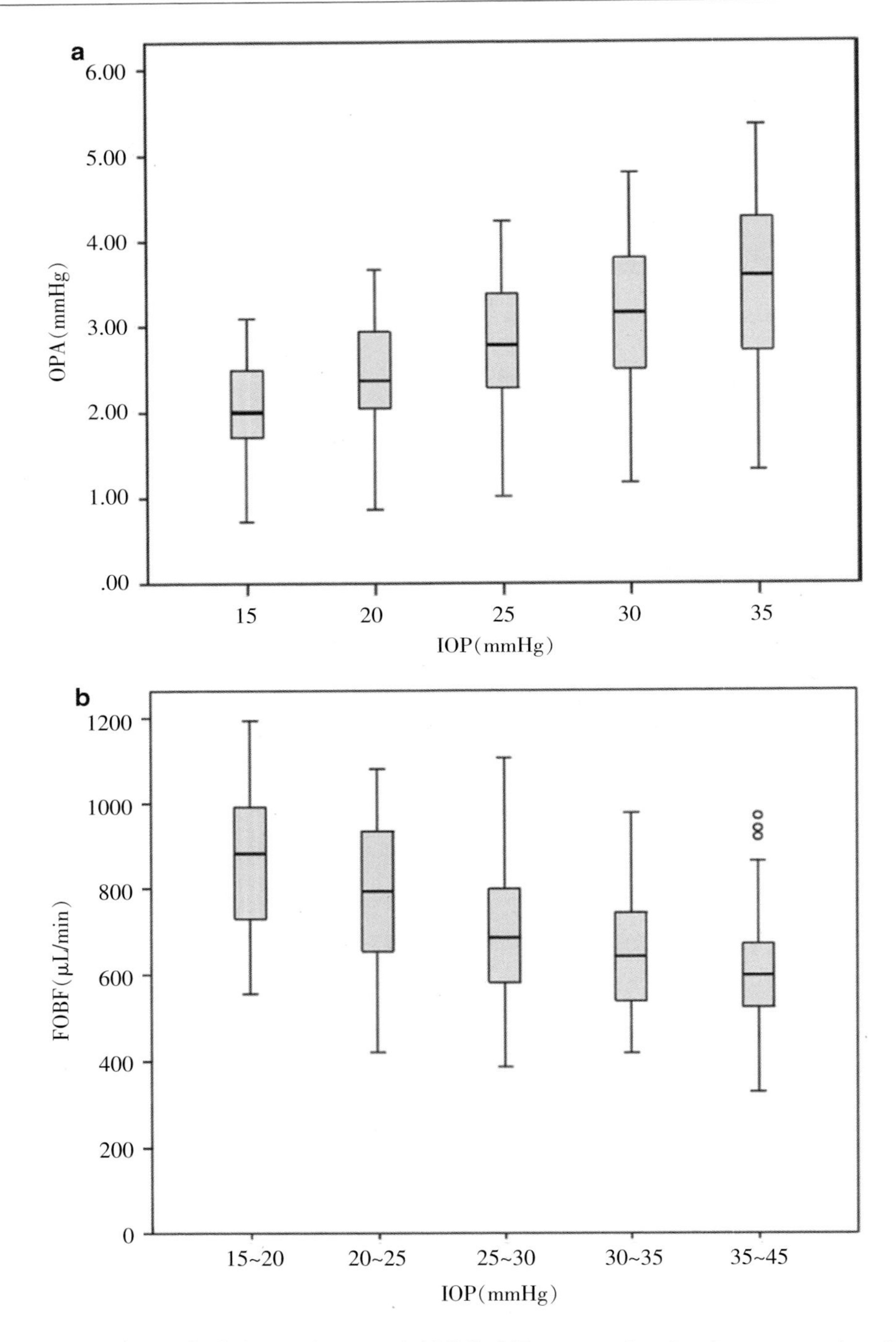

图 16.3 5 种 IOP 水平下 OPA 和 POBF 之间的关系图。(Reproduced with permission from [9].)。

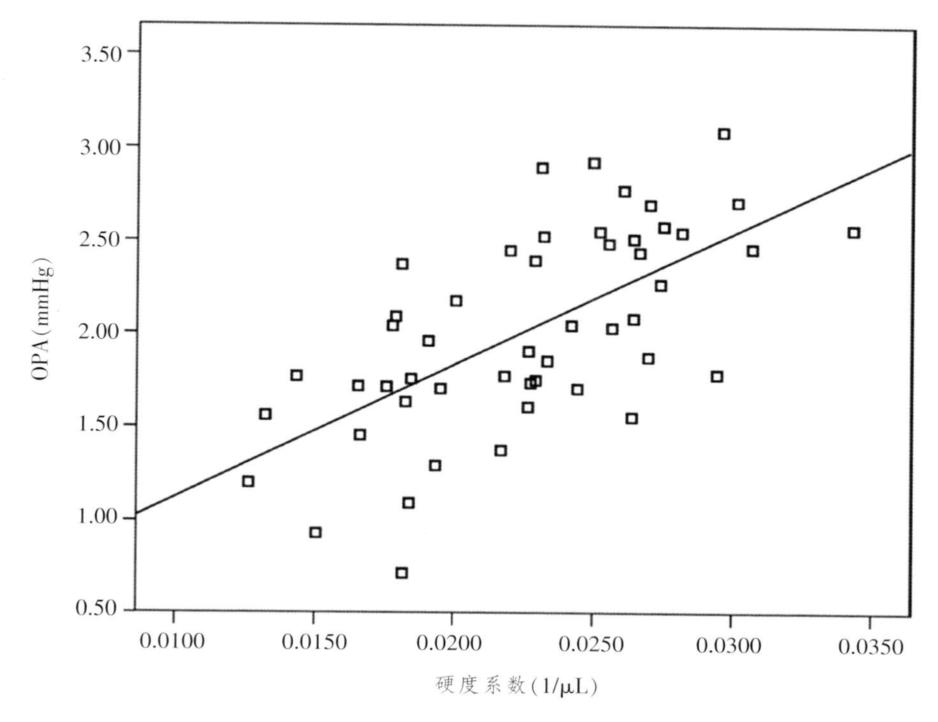

图 16.4 IOP 为 15mmHg 时的 OPA 与 OR 系数 K(r=0.650)之间的关系散点图。(Reproduced with permission from [9].)。

结论

虽然有些迹象表明,硬度系数可能随 IOP 的变化而改变,但在其他研究中尚未得到证实。然而,有相当多的证据提出,活体人眼的压力-容积关系受 IOP 水平的影响,而正常眼和青光眼的 IOP 水平对 OPA 和 POBF 均有影响。

(唐一雄 译 周晓煜 校)

参考文献

1. Friedenwald JS. Contribution to the theory and practice of tonometry. Am J Opthalmol. 1937;20:985.
2. Prijot E, Contribution à. l'étude de la tonométrie et de la tonographie en ophtalmologie. Docum Ophthamol. 1961;15:1–225.

3. Ytteborg J. The effect of intraocular pressure on rigidity coefficient in the human eye. Acta Ophthalmol. 1960;38:548–61.
4. Ytteborg J. Further investigations of factors influencing size of rigidity coefficient. Acta Ophthalmol. 1960;38:643–57.
5. Ytteborg J. Influence of bulbar compression on rigidity coefficient of human eyes, in vivo and enucleated. Acta Ophthalmol. 1960;38:562–77.
6. Ytteborg J. The role of intraocular blood volume in rigidity measurements on human eyes. Acta Ophthalmol. 1960;38:410–35.
7. Eisenlohr JE, Langham ME, Maumenee AE. Manometric studies of the pressure-volume relationship in living and enucleated eyes of individual human subjects. Br J Ophthalmol. 1962;46:536–48.
8. Karyotakis NG, Ginis HS, Dastiridou AI, Tsilimbaris MK, Pallikaris IG. Manometric measurement of the outflow facility in the living human eye and its dependence on intraocular pressure. Acta Ophthalmol. 2015;93:e343–8.
9. Dastiridou AI, Ginis HS, De Brouwere D, Tsilimbaris MK, Pallikaris IG. Ocular rigidity, ocular pulse amplitude, and pulsatile ocular blood flow: the effect of intraocular pressure. Invest Ophthalmol Vis Sci. 2009;50:5718–22.
10. Dastiridou AI, Tsironi EE, Tsilimbaris MK, Ginis H, Karyotakis N, Cholevas P, Androudi S, Pallikaris IG. Ocular rigidity, outflow facility, ocular pulse amplitude, and pulsatile ocular blood flow in open-angle glaucoma: a manometric study. Invest Ophthalmol Vis Sci. 2013;54:4571–7.
11. Dastiridou AI, Ginis H, Tsilimbaris M, Karyotakis N, Detorakis E, Siganos C, Cholevas P, Tsironi EE, Pallikaris IG. Ocular rigidity, ocular pulse amplitude, and pulsatile ocular blood flow: the effect of axial length. Invest Ophthalmol Vis Sci. 2013;54:2087–92.
12. Silver DM, Farrell RA. Validity of pulsatile ocular blood flow measurements. Surv Ophthalmol. 1994;38(suppl):S72–80.
13. Prijot E. La rigidité de l'oeil humain. Acta Ophthalmol. 1958;36:865–73.
14. Prijot E, Weekers R. Contribution à l'étude de la rigidité de l'oeil humain normal. Ophthalmologica. 1959;138:1–9.
15. Gloster J, Perkins ES. Distensibility of the eye. Br J Ophthalmol. 1957;41:93–102.
16. Gloster J, Perkins ES. Ocular rigidity and tonometry. Proc R Soc Med. 1957;50:667–74.
17. Gloster J, Perkins ES. Distensibility of the human eye. Br J Ophthalmol. 1959;43:97–101.
18. Grant WM, Trotter RR. Tonographic measurements in enucleated eyes. AMA Arch Ophthalmol. 1955;53:191–200.
19. Silver DM, Geyer O. Pressure-volume relation for the living human eye. Curr Eye Res. 2000;20:115–20.
20. Kiel JW. The effect of arterial pressure on the ocular pressure volume relationship in the rabbit. Exp Eye Res. 1995;60(3):267–78.
21. Kling S, Marcos S. Contributing factors to corneal deformation in air puff measurements. Invest Ophthalmol Vis Sci. 2013;54:5078–85.
22. Beotra MR, Wang X, Tun TA, Zhang L, Baskaran M, Aung T, Strouthidis NG, Girard MJA. In vivo three-dimensional lamina cribrosa strains in healthy, ocular hypertensive, and glaucoma eyes following acute intraocular pressure elevation. Invest Ophthalmol Vis Sci. 2018;59:260–72.
23. Bedggood P, Tanabe F, McKendrick AM, Turpin A, Anderson AJ, Bui BV. Optic nerve tissue displacement during mild intraocular pressure elevation: its relationship to central corneal thickness and corneal hysteresis. Ophthalmic Physiol Opt. 2018;38:389–99.
24. Liu J, Roberts CJ. Influence of corneal biomechanical properties on intraocular pressure measurement: quantitative analysis. Cataract Refract Surg. 2005;31:146–55.
25. Silver DM, Farrell RA, Langham ME, et al. Estimation of pulsatile ocular blood flow from intraocular pressure. Acta Ophthalmol. 1989;191(suppl):25–9.
26. Geyer O, Silver DM, Mathalon N, et al. Gender and age effects on pulsatile ocular blood flow. Ophthalmic Res. 2003;35(5):247–50.
27. Ravalico G, Toffoli G, Pastori G, et al. Age-related ocular blood flow changes. Invest Ophthalmol Vis Sci. 1996;37(13):2645–50.
28. Kothe AC. The effect of posture on intraocular pressure and pulsatile ocular blood flow in

normal and glaucomatous eyes. Surv Ophthalmol. 1994;38(suppl):S191–7.
29. Lam AK, Wong S, Lam CS, et al. The effect of myopic axial elongation and posture on the pulsatile ocular blood flow in young normal subjects. Optom Vis Sci. 2002;79(5):300–5.
30. James CB, Smith SE. Pulsatile ocular blood flow in patients with low tension glaucoma. Br J Ophthalmol. 1991;75(8):466–70.
31. Fontana L, Poinoosawmy D, Bunce CV, et al. Pulsatile ocular blood flow investigation in asymmetric normal tension glaucoma and normal subjects. Br J Ophthalmol. 1998;82(7):731–6.
32. Mori F, Konno S, Hicichi T, et al. Pulsatile ocular blood flow study: decreases in exudative age related macular degeneration. Br J Ophthalmol. 2001;85(5):531–3.
33. Chen SJ, Cheng CY, Lee FL, et al. Pulsatile ocular blood flow in asymmetric exudative age related macular degeneration. Br J Ophthalmol. 2001;85(12):1411–5.
34. MacKinnon JR, O'Brien C, Swa K, et al. Pulsatile ocular blood flow in untreated diabetic retinopathy. Acta Ophthalmol Scand. 1997;75(6):661–4.
35. Lawrence C, Schlegel WA. Ophthalmic pulse studies. I. Influence of intraocular pressure. Invest Ophthalmol. 1966;5(5):515–25.
36. Langham ME, To'Mey KF. A clinical procedure for the measurements of the ocular pulse-pressure relationship and the ophthalmic arterial pressure. Exp Eye Res. 1978;27:17–25.
37. Kaufmann C, Bachmann LM, Robert YC, et al. Ocular pulse amplitude in healthy subjects as measured by dynamic contour tonometry. Arch Ophthalmol. 2006;124:1104–8.
38. Stalmans I, Harris A, Vanbellinghen V, et al. Ocular pulse amplitude in normal tension and primary open angle glaucoma. J Glaucoma. 2008;17:403–7.
39. Knecht PB, Bosch MM, Michels S, Mannhardt S, Schmid U, Bosch MA, Menke MN. The ocular pulse amplitude at different intraocular pressure: a prospective study. Acta Ophthalmol. 2011;89:e466–71.
40. Quaranta L, Manni G, Donato F, et al. The effect of increased intraocular pressure on pulsatile ocular blood flow in low tension glaucoma. Surv Ophthalmol. 1994;38(suppl):S177–81. discussion S182
41. Aydin A, Wollstein G, Price LL, et al. Evaluating pulsatile ocular blood flow analysis in normal and treated glaucomatous eyes. Am J Ophthalmol. 2003;136(3):448–53.
42. Kerr J, Nelson P, O'Brien C. A comparison of ocular blood flow in untreated primary open-angle glaucoma and ocular hypertension. Am J Ophthalmol. 1998;126(1):42–51.
43. Kerr J, Nelson P, O'Brien C. Pulsatile ocular blood flow in primary open-angle glaucoma and ocular hypertension. Am J Ophthalmol. 2003;136(6):1106–13.

第 17 章 眼球壁硬度与角膜疾病

Argyrios Tzamalis, Esmaeil Arbabi, David A. Taylor

引言

在过去的几十年中，人们对角膜的生物力学特性越来越感兴趣。角膜由具有黏性和弹性成分的组织构成[1,2]，任何能够改变角膜结构的因素都可能影响角膜的生物力学特性。横向排列的胶原纤维形成三维网状组织，在角膜基质特定的黏弹性结构中起着主要作用，也是决定角膜形状的重要因素[3]。

角膜形状的细微改变可以影响眼睛的光学特性[2,4]。这些改变可以由角膜疾病（如扩张性疾病）或屈光手术引起[5-8]。这些疾病或手术不仅影响角膜的结构和光学特性，还会对角膜的力学特性产生很大影响[7,8]。由于这些特性可能对疾病的进展做出重大贡献，还可以让我们预测角膜生物力学行为，改善治疗结果，因此，了解角膜生物力学就变得至关重要了。除了屈光手术和角膜疾病外，角膜生物力学的评估也是青光眼诊断和治疗中应该考虑的一个因素，因为这个变量可以显著影响 IOP 的测量，即使在正常人群中，也可以导致不准确的眼压计读数，特别是在屈光手术后[9-12]。

评估角膜生物力学设备的开发是将实验室理论应用于临床实践的重要一步，基于双向模式非接触压平眼压计的眼反应分析仪（ORA，Reichert，Buffalo，NewYork，USA）和使用 Scheimpflug 角膜变形成像技术的 CorVis ST（OculusOptikgeräte GmbH，Wetzlar，Germany）是目前临床评估角膜生物力学特性的主要活体测量技术，其他仍在研究中的方法包括 Brillouin 显微镜、超声弹性成像、散斑干涉术和分析角膜变化的高频超声技术。近年来，尽管对角膜生物力学的测量和了解已经取得了重大进展，活体评估眼生物力学涉及独特和复杂的变量，尤其是 IOP，可能会阻碍"经典"生物力学指数的确定，如弹性模量。因此，对这些设备提供的测量参数的理解和结果的解释就显得非常重要。

OR 与角膜生物力学

OR 是对眼球施加的膨胀力所产生的抵抗力的一种度量,描述人眼压力和容积之间的变化,主要涉及巩膜和角膜的弹性[13]。在现代角膜生物力学参数,如 CH 和 CRF, 被用来分析角膜的弹性和黏性之前,OR 被试图用来评估角膜生物力学特性,尤其是圆锥角膜患者[14-17]。

尽管 Foster 等 1978 年的初步研究显示,正常眼和圆锥角膜眼的 OR 没有任何差异[14],其他一些作者报道,扩张性角膜的 OR 显著降低[15-17]。此外,其中一些研究发现,角膜变薄与 OR 有关[17]。另一方面,Pallikaris 等对活体人眼的 OR 进行研究发现,OR 系数与 CCT 没有显著相关性,他们主张 CCT 的变化可能影响角膜硬度,但是对 OR 的影响较小[18]。然而,正如 Kalenak 等人所指出的,Friedenwald 关于 OR 的概念[13]是通过经验获得的,眼球弹性应该用基础工程学术语(如杨氏模量)来界定[19]。

屈光手术对 OR 的影响也已经被研究,在一些研究中,其结果存在争议。Kymionis 等使用一种有创的 OR 测量装置对兔眼进行研究,一只眼行屈光性角膜切削术(-10.00D,5mm 光学区),对侧眼作为对照,5 周后测量 OR,结果显示两只眼的 OR 并没有差异[20]。相反,Cronenberger 等使用不同的眼压计对 LASIK 术后的人眼进行测量,发现手术可以引起 OR 的明显变化[21]。

近年来,已经开发了多种测量活体角膜生物力学特性的方法,产生了新的生物力学变量,如 CH 和 CRF,但是,其与 OR 的关系尚不完全清楚。经过努力,Lin 等证明,在正常眼中,CRF 与 OR 呈显著负相关,而 CH 与 OR 之间没有相关性[22]。在解释其结果的时候,研究者指出 CRF 之所以与 OR 有关,是因为 CRF 主要反映眼组织的弹性,而 CH 与 OR 无关,可能反映的是组织的黏性[22]。

角膜结构与生物力学

由于胶原的方向和密度不同,角膜各层之间的结构和解剖差异很大。角膜每一层都在生物力学阻力方面起到或多或少的作用,部分层次对角膜硬度几乎没有贡献,因为其完全是由细胞组成的。

已经证实,与基质层相比,上皮细胞层和内皮细胞层的贡献很小,尽管其有调控角膜水化状态的能力,可以间接影响角膜硬度[23]。Bowman 层有密集的胶原板层,在维持角膜稳定性方面起着重要作用,特别是屈光手术后[24]。因此,大部分角膜生物力学特性可归因于角膜基质层,前部基质和后部基质也不相同。Dua 等最近描述了后弹力层前板层[25],其对生物力学的贡献仍在研究当中,据推测其具有机械性强度,其被认为对角膜硬度有显著贡献。

上皮层的角膜生物力学

角膜上皮层是角膜前面 50μm 的薄层,近期对其在角膜硬度中的作用也进行了研究,其结果存在争议。Yoo 等通过牛眼的蠕变试验发现,与角膜基质层相比,上皮层具有更高的固有硬度[26],这与 Elsheik 等的研究结果相反,Elsheik 等首先通过人角膜膨胀试验来评估上皮层对整体角膜硬度的贡献,结果发现其远低于角膜基质层[23]。上述差异可归因于使用的测量方法不同,以及定义角膜生物力学的模量不同。近年来,Thomasy 等使用 AFM 来评估兔角膜上皮层的生物力学特性,结论是上皮层的生物力学强度低于角膜的其他层[27]。同样的技术也被用于人眼角膜,结果显示基底膜的弹性模量平均是(7.5±4.2)kPa,范围是 2~15kPa,远高于兔眼[28]。

Bowman 膜的角膜生物力学

Bowman 膜是光滑的无细胞层,不能再生,成人的 Bowman 膜厚度为 8~12μm[29],由随机排列的胶原纤维形成的密集网状结构组成,后表面与角膜基质层的胶原纤维相融合,因此,可能在稳定角膜曲率方面起着重要作用[24]。在生物力学特性方面,尽管 Bowman 层遭到破坏是角膜扩张性疾病的一种危险因素,但其并不会对角膜硬度产生实质性影响[30-32]。通过 AFM 发现,Bowman 层的弹性模量高于前基质层,而通过有限元法(FEM)发现,总角膜弯曲硬度的 1/5 要归因于 Bowman 膜和后弹力层[33,34]。

基质层的角膜生物力学

角膜基质层几乎占总角膜厚度的 90%,胶原纤维密度高,因此,其被认为是角膜硬度和总体角膜生物力学特性的主要贡献者。角膜基质层是由众多的胶原板层组成的,在垂直和水平方向上具有择优取向[35]。

ECM 成分在角膜结构及其生物力学行为,以及角膜透明状态中发挥关键作用,胶原纤维的直径是由硫酸角质素蛋白多糖控制的,而纤维间距和板层黏附是由硫酸皮肤素蛋白多糖调控的[36]。另一方面，氨基葡聚糖（GAG）仅在静电水平干扰胶原纤维，然而，其对硫酸蛋白多糖的核心蛋白是至关重要的，当这些核心蛋白水平降低时，与一些扩张性疾病密切相关[37-39]。此外，研究还发现，酸性 GAG 与人角膜基质胶原纤维的组织程度呈正相关[40]。

目前为止，使用包括破坏性的离体和非破坏性的活体的许多方法和技术试图定义角膜基质的生物力学。对于前基质和后基质，以及中央角膜和周边角膜之间，角膜弹性模量和其他特性的差异存在很大的争论。前基质和后基质的胶原板层显示出特定的差异，前基质的密度要高得多，排列也更加复杂，层间有大量的分支[41,42]。

多种研究表明，前基质的弹性模量比后基质更大[27,43-45]，这一点分别通过人角膜和兔角膜的压痕试验和 AFM 得到证实，前基质的角膜硬度几乎要大 3 倍[27,43]。此外，还发现层状结构中的轴向梯度之间存在关联，在角膜有效弹性模量中，轴向梯度相互缠绕[43]。Dias 等通过 AFM 聚焦于人眼角膜，发现平均弹性模量为 89.5kPa（后基质）至 281kPa（前基质）[44]。Labate 等对人角膜基质深度相关的力学各向异性进行研究发现，在组织水平（基质深度为 140μm 时急剧下降）和细胞水平，有独特的各向异性弹性行为[45]。

Mikula 等对基质的弹性模量进行进一步研究，试图用声辐射力弹性显微镜（ARFEM）制作角膜弹性图[46]。他们的研究结果显示，前基质中央区域[前基质为（4.2±1.2）kPa，后基质为（2.3±0.7）kPa]和中间区域[前基质为（3.4±0.7）kPa，后基质为（1.6±0.3）kPa]的平均弹性模量更高，但是，前基质周边区域的弹性模量明显低于后基质[前基质为（1.9±0.7）kPa，后基质为（2.9±1.2）kPa]。有证据表明，后基质周边角膜显得更加错综复杂，因为这一区域胶原板层的倾斜角度更大，这也解释了出现该结果的原因[47]。

Dua 层的角膜生物力学

Dua 层最近被 Dua 等人证实，在电子显微镜下，其是位于后弹力层前板膜的无细胞层，厚度为（10.15±3.6）μm，包含 5~8 个板层，主要由 1 型胶原束横向、纵向及斜向排列而成[15]。其在 7 年前才被描述，因此文献中关于其生物力学反应和特性的数据有限，然而，其被认为是角膜水肿的一个重要因素，研究显示，在急性水肿的控制过程中，通过缝合和前房注射空气稳定 Dua 层，可以迅速恢复后基质的不透明性[48]。

Lombardo 等通过双光子光学显微镜对角膜内皮移植片的显微结构进行研究，在后弹力层（DM）前约 10μm 处，最后方的基质结构发生改变。Dua 层的胶原纤维与 DM 表现为一个相互交织的复合体,不能通过水分离进行分离[49]。因此,尽管 Dua 层似乎在角膜硬度中起着关键作用,对其贡献仍需要进一步研究。

DM 的角膜生物力学

DM 是一层基底膜,充当角膜基质层和内皮层之间的屏障,出生时厚 3μm,成人厚 8~10μm,其结构包含不同种类的胶原(Ⅳ型和Ⅷ型),由其下方的单层鳞状上皮细胞分泌[50]。评估 DM 弹性模量的研究结果多种多样,取决于使用的方法。比如,Last 等[33]使用 AFM 测得的 DM 弹性模量达(50±17.8)kPa,而在其他一些研究中,使用蠕变试验测得的弹性模量明显更高。与晶状体囊膜相比,当应变值为 0.01 时,DM 的硬度增加 3.4~5.2 倍,应力高 2.7~4.6 倍[51]。如前所述,Dua 层的胶原纤维与 DM 形成相互交织的复合体,这就解释了为什么 DM 和 Bowman 膜贡献了差不多 20%的全角膜硬度[52]。DM 的地形图与前基底膜相似,但是孔径更小,导致结构更加致密,这种结构差异可能是所观察到的弹性差异的原因,确定这些值,有助于设计更好的细胞环境模型及人工角膜的生产[52]。

内皮层的角膜生物力学

角膜内皮层是角膜的最内层,可能是角膜最重要的一层,是由独特的六边形细胞组成,其功能是作为阻止房水进入角膜基质的屏障。屏障和主动泵之间的动态平衡控制着角膜的水化,从而保持角膜透明并调控角膜硬度[53]。据报道,2 个月大婴儿的角膜内皮细胞密度高达 5624 个细胞/平方毫米,1 岁时平均为 4252 个细胞/平方毫米,活体角膜内皮细胞的增殖能力有限,因此会随着年龄增加而下降[54]。Yoo 等对牛眼的研究显示,内皮细胞和 DM 的复合体具有非常高的硬度,比角膜其他层都要高[26]。而使用 AFM 对兔眼进行研究时发现,其弹性模量为(4.1±1.7)kPa,比角膜基质层要低[27]。然而,这些研究涉及动物模型,应该严格地进行评估,因为不同物种之间的解剖和微观结构可能不同。

角膜生物力学特性的活体测量

目前,临床上有两种设备可用于描述角膜的生物力学特性。ORA(Reichert,Buffalo,New York,USA)及 Corvis ST(Oculus Optikgeräte GmbH,Wetzlar,Germany)。然而,目前还有许多其他的技术正在进行评估,具备应用于临床实践的潜力,这些设备和技术包括电子散斑干涉技术、高频超声分析、超声弹性成像及 Brillouin 显微镜。

Brillouin 显微镜尚未被应用于临床,但其是一种很有前途的角膜生物力学特性测量技术。Brillouin 显微镜结合了共焦显微镜和超高分辨率光谱仪,对角膜进行非接触的 Brillouin 成像,Brillouin 成像使角膜的空间异质性生物力学特性可视化[55]。其具有使角膜弹性可视化的潜能,并有可能三维、无创测量角膜内弹性模量的深度相关变化。该设备最初被用于牛角膜,Avedro 公司正在开发一种用于人眼的新型商业化设备。这个设备的更多细节及上文提到的其他技术超出了本章的范围,因此,我们仅讨论目前市场上可以购买的供临床使用的两种设备。

Reichert 眼反应分析仪

ORA 是由 Luce 在 21 世纪初开发的,并于 2005 年作为一种能够测量角膜生物力学特性和 IOP 的设备上市,与压平眼压计相比,ORA 测量 IOP 对角膜生物力学特性的依赖性更小,是第一种活体评估角膜生物力学的设备[56]。该系统由一个电磁阀驱动的空气泵、一个红外光发射器、一个光强度探测器和一个位于空气增压箱内的压力传感器组成,其可以分析双向压平过程(在气流压力增加和降低的情况下,角膜快速向内/向外弯曲)中的角膜反应。空气泵产生直线气流,引起角膜向后移动,角膜变形至扁平状态(向内压平)的过程中,红外线同时照射角膜,探测器记录角膜顶点约 3mm 区域反射的红外光信号[57]。向内压平被认为是角膜反射的红外光强度的一个波峰,第一次压平后几毫秒,气流的作用力开始下降,角膜经过第二次压平(向外压平)恢复到初始曲率,这两次压平分别在几毫秒内发生,从而确保眼球位置和眼球搏动不会影响测量结果。

该设备记录两次压平的相关压力,分别称为 P1 和 P2,由于角膜的黏弹性,这两种压力是不一样的,具体来说,角膜的黏性会产生阻尼效应,导致向内压平时评估的 IOP 偏高,向外压平时评估的 IOP 偏低。向内压平(P1)和向外压平(P2)之间的差异被称为 CH。“hysteresis”一词来源于希腊语,意思是“滞后”,通常在物理学和工程学中使用,被用来描述材料或系统不会立即对作用力做出反应,而是缓慢反应,或者消散一部分施加的能量。在向内/向外的作用力下,表现出滞后性的材料都有黏性成分,自然界中纯弹性材料不具有滞后现象,严格来说,CH 主要表示角膜和眼组织的黏性阻尼特性,并不直接反映“阻力”或者“硬度”,因为这些术语与弹性有关,而不是黏性。

ORA 空气泵施加的最大空气压力不是恒定的,相反,其取决于第一次压平压力(P1),P1 是真实 IOP 和个体角膜生物力学特性的一个应变量[56]。因此,第一次压平时,IOP 较低的眼睛受到较低的最大作用力,IOP 较高的眼睛受到较高的最大作用力[57],这对于测量 CH 是至关重要的,滞后是一种依赖速度的现象,严格来说,以相同的速度施加和去除作用力,以及在较大的 IOP 范围内产生相似的眼球变形是很重要的。CH 的度量单位是毫米汞柱(mmHg)。

除了 CH 外,ORA 还可以提供 CRF,CRF 也是从 P1 和 P2 获得的,使用了线性方程中(CRF=P1-kP2)的一个常数(k),常数 k 理论上与角膜的弹性有关,通过经验评估 P1、P2 和 CCT 之间的关系获得。最后,利用 ORA 测量过程中收集到的数据,该设备还可以显示 IOP 测量值(IOPcc),有效补偿角膜厚度这一生物力学变量,该测量的由来和临床解释超出本章的范围。

值得注意的是,在大约 25ms 的测量过程中,ORA 通过光电系统记录 400 个来自角膜反射光信号的数据,监测完整的角膜变形。2.0 及以上版本的 ORA 计算机软件可以计算 37 个“波形”参数,描述角膜向内/向外变形过程中真实的测量信号,这些参数还可以提供额外的信息,在评估角膜生物力学时很有用。2009 年,Reichert 发布了一个与第一代 ORA(2005—2012)相兼容的“圆锥角膜匹配指数”软件。其看起来很有前途,但在临床上仍需要更多的研究来解释这些参数的精准应用和意义[58,59]。

眼 Corvis ST

Corvis ST(CVS)于 2010 年推出,与 ORA 一样,其也使用空气气流使角膜变形[60]。但是,其是通过动态 Scheimpflug 成像分析来提供角膜反应的信息[61,62]。气流的固定最大压力为 25kPa,能使角膜经历几个不同的阶段,在测量的第一阶段(向内),气流使角膜向后移动,直至达到最大凹陷(HC),然后是持续一段时间的角膜振动,随着作用力减弱,角膜经过第二次压平(向外),最终恢复到自然的静止状态。超高速 Scheimpflug 相机使用无紫外线的 455nm 蓝光和单个裂隙光束,水平覆盖 8.5mm 范围的角膜,每秒能够拍摄 4430 帧(30 毫秒捕获大约 140 帧),在气流引起动态变形之前、期间和之后,提供二维可视化的变形过程[61,62]。

在测量过程中,Corvis 系统持续记录施加相应空气压力的时间,因此角膜的状态与特定时间点的空气压力和具体施加的空气压力有关[61]。空气脉冲开始前几毫秒记录为零点,在空气脉冲和角膜运动开始之前,照相机开始拍摄图像,计算角膜厚度和曲率,系统根据角膜厚度和特征描述计算水平子午线上的 Ambrósio 相关厚度,在某种程度上,这相当于 Pentacam 计算的断层扫描相关厚度[63]。角膜对空气压力的反应被描述为多种变形参数。据报道,其中一些参数与组织的机械硬度有关[57,64]。该系统还可以显示角膜变形过程的视频,并将结果绘制成变形幅度、压平长度和速度三张图。Corvis 测量过程可以捕获许多独有的参数,包括但不限于:压平时间、压平变形幅度、压平偏转幅度、压平速度、压平长度(被压平的角膜部分长度)、压平偏转长度、最大变形幅度、最大偏转幅度、最大凹陷时间、峰值距离、最大凹陷半径、最大凹陷变形幅度、最大凹陷偏转幅度、最大凹陷偏转长度,以及整个眼球的运动。此外,更多标准参数也被测定和显示出来,如角膜半径、IOP 和厚度。

最近,一种新的兼具断层扫描生物力学指数功能的分析系统可供 Corvis 使用,这种新的分析系统对圆锥角膜,甚至顿挫型或者亚临床圆锥角膜的识别都具有较高的敏感性和特异性[65],其结果还需要更多的研究来证明。最后,Corvis 还能够提供生物力学补偿的 IOP 值,被称为 bIOP,这是通过有限元分析并考虑 CCT、年龄和动态角膜阻力参数得出的,该测量的由来和临床解释超出本章的范围。

健康人角膜的生物力学研究

自测量生物力学的设备上市之后,在过去的 15 年间,文献已经提供了大量的证据。现有参数与角膜“硬度”之间的直接相关性尚未确定,目前尚不清楚哪些参数最能代表真实的活体角膜弹性模量。因为 ORA 是第一台可用的设备,大多数文献(近 700 篇)介绍的都是使用 ORA 的研究结果,在撰写本章时,使用 Corvis 的文章已约有 175 篇。

在最早的一篇关于活体角膜生物力学的文章中,Shah 等使用 ORA 对 207 只正常眼的 CH、CRF 及 CCT 进行测量,受试的平均年龄为 62.1 岁,发现平均 CH 为 10.7,CRF 为 10.3,CH 和 CRF 与 CCT 在统计学上中度相关。他们得出的结论是,CH、CRF 和 CCT 是相关的,但并不代表相同的物理特性[66]。随后,许多对正常眼的研究也得出相似的结果[5,66–68]。也有关于不同年龄段正常眼 CH 昼夜变化的研究,结果显示,全天几乎是保持不变的[69,70]。迄今为止,3 项针对正常儿童和年轻人的研究表明,儿童的 CH 值高于成年人[71–73]。3 项针对不同年龄患者的研究表明,CH 与年龄呈弱负相关(下降)[74,75]。然而,有离体研究表明,随着年龄增长,角膜的硬度会明显增加[76,77]。我们应该记住的是,CH 与黏性阻尼有关,而不是弹性,因此,CH 随着年龄的增长而降低也就不足为奇了。

白内障术后的角膜生物力学参数

白内障手术仅需要较小的角膜切口,通常不认为其会对角膜产生严重的生物力学影响,手术引起散光的可能性也不大,散光是一种轻微但相对常见的、临床上不希望获得的结果。对白内障术前、术后的生物力学进行研究发现，CH 和 CRF 最初是下降的，1~3 个月后完全恢复[78,79]，这些短期的生物力学变化可能源于角膜水肿和术后伤口的自然愈合过程。也有报道显示，与标准的白内障超声乳化术相比，在术后第 1 个月内，微切口白内障手术的生物力学恢复更快[80]。此外，Denoyer 等的报道显示，相比切口大小，CH 能更好地预测术后由手术引起的散光[81]。

利用 Corvis 对飞秒激光辅助的白内障手术（FLACS）与超声乳化术对角膜生物力学的影响进行研究发现，术后第 1 周，两组的一些参数存在显著差异，与超声乳化术相比，FLACS 对角膜生物力学的影响更小，ORA 研究也得出相似的结果，这些生物力学的变化在术后 1 个月就不再被检测到，表明切口愈合，肿胀减轻[82]。

Fuchs 综合征和角膜移植的角膜生物力学特性

角膜病变通常会导致角膜厚度和角膜几何形状的改变。除了这些常见且易于测量的变量外，研究人员长期以来一直在讨论眼部病变（如 Fuchs 综合征和圆锥角膜）中生物力学的潜在改变，Del Buey 等的研究表明，尽管 Fuchs 组的角膜中央厚度（606μm）较正常对照组（538μm）显著增加，Fuchs 组（6.9）的 CH 较正常对照组（10.3）显著降低，这表明 CH 代表一种组织特性，而不是一种角膜的几何特征[83]。

也有人利用生物力学测量技术对穿透性角膜移植（PK）进行研究，一些学者报道，与正常眼相比，PK 术后眼的 CH 和 CRF 略微降低[84,85]。Corvis 参数也被用来比较正常眼和 PK 眼，最大凹陷时间和 Corvis 半径值显示出显著差异，角膜曲率、供者和受者的角膜大小、供者和受者的年龄与 Corvis ST 获得的生物力学特性之间没有显著关系[86]。

John 等人证明，行后弹力膜撕除的角膜内皮移植（DXEK）术后，尽管角膜厚度明显高于正常眼，CH 显著降低，DXEK 为 6.94，正常眼为 10.51[87]。Clemmensen 和 Hjortdal 也报道，Fuchs 角膜内皮营养不良及 DSAEK 术后，CH 和 CRF 也会降低[88]。尽管角膜厚度明显增加，出人意料的是，DXEK 和 DSAEK 眼的 CH 反而会减少，可能是由于角膜后部 Dua 层和后弹力层的“结合”能力被破坏。

屈光手术的角膜生物力学参数

所有切削、消融和（或）去除角膜组织的屈光手术都会改变角膜的生物力学特性。有充分的证据表明，屈光手术会影响 IOP 测量的准确性，因为术后角膜更薄、更弱，不能像正常角膜那样抵抗眼压计的作用力。当测量角膜生物力学的设备问世后，世界各地的团队开始量化角膜屈光手术对生物力学的影响。

许多研究报道，近视眼和远视眼 LASIK 术后，ORA 测量的 CH 和 CRF 值降低，反映出术后角膜结构减弱[8,89-91]。与远视眼相比，相似的瓣厚度和消融深度下，近视眼的 CH 和 CRF 下降更多。令人惊讶的是，研究表明，术后 CH 的下降与去除的角膜组织数量或比例没有强相关性。这似乎表明，CH 描述的特性并不像我们之前了解的那样，屈光手术引起的生物力学变化可能无法根据几何形状的变化（如厚度）进行预测[91]。对 LASIK 术后生物力学变化的时间曲线也进行了研究，据报道，在术后 1 周、1 个月、3 个月和 6 个月时，CH 和 CRF 降低的情况相似[92]。基于这些指标，角膜的黏弹性似乎不会恢复到术前水平，许多使用 Corvis 的研究表明，大多数 Corvis 参数都发生了显著变化，这与人们预期的生物力学减弱相一致，包括压平长度、速度、变形幅度、最大凹陷和其他相关参数[93,94]。

了解各种制瓣方法与激光消融对生物力学的影响是一个非常有趣的话题。Gatinel 等对仅制作角膜板层瓣、没有激光消融的角膜生物力学变化进行研究，一只眼制作角膜瓣，在术前、手术当天和术后 25 天测量双眼的 CH 和 CRF，对照眼的 CH 和 CRF 没有变化，但是手术眼有明显降低。尽管角膜厚度没有变化，但很明显，瓣的制作有独立的生物力学影响[95]。Hamilton 等对机械角膜刀 LASIK、飞秒制瓣 LASIK 和 PRK 的角膜生物力学变化进行研究，三组的消融深度、delta-CH 或 delta-CRF 没有差异，与 PRK 和显微角膜刀制瓣的 LASIK 相比，FS-LASIK 组的 CH 和 CRF 变化与消融深度的关系更加密切[96]。

最近，关于全飞秒激光小切口角膜基质透镜取出术（SMILE）的研究已经开展，结果显示，该手术也可以显著降低使用 ORA 和 Corvis 的生物力学测量值，ORA 参数 CH 和 CRF，以及大多数 Corvis 参数都发生了显著改变，然而，已经证实 SMILE引起的变化小于 LASIK[97]。在一项比较 SMILE 和 FS-LASIK 的角膜生物力学差异的研究中，术后两组几乎所有的 Corvis 参数都有显著的差异，但是，对初始 CCT、IOP、SE 和术前、术后 CCT 差异相等的眼睛进行组内配对分析，FS-LASIK 和 SMILE 的参数并没有显著变化[98]。这似乎表明，FS-LASIK 和 SMILE 引起的角膜生物力学变化相似，但需要更多的研究来证实这些早期的结果。

令人感兴趣的是，已有研究讨论了角膜生物力学与角膜塑形镜配戴后角膜短期反应之间的关系。在佩戴角膜塑形镜的患者中，CH 与陡峭角膜曲率和角膜中央厚度的变化显著相关，与恢复期陡峭角膜曲率的变化也显著相关。总的来说，CH 值越高，角膜塑形的效果和恢复越慢[99]。

基于现有的证据，角膜屈光手术可以对角膜生物力学特性产生实质性影响。更多使用 ORA、Corvis 及其他生物力学评估工具的研究有助于提高我们对这些变化的了解，理想的情况下，利用这些技术能够改善屈光手术的效果、预防并发症。

圆锥角膜的生物力学参数

圆锥角膜是一种非炎症性疾病，病因尚不明确，以中央角膜逐渐变薄、变陡为特征[100]。扩张性增加被认为是圆锥角膜发病机制中的一个重要因素[101]。因此，了解圆锥角膜的生物力学特性是必需的，人们希望通过对生物力学特性进行测量，比使用传统的诊断设备(如角膜地形图)更早地预测圆锥角膜的进展。此外，识别圆锥角膜倾向的眼睛可以帮助预防医源性角膜扩张症，这是 LASIK 术后一种罕见但可怕的并发症。

Shah 首先报道了，圆锥角膜眼的 ORA 参数 CH 和 CRA 明显低于正常眼[67]，也有很多研究证实了这一点[102-106]。已经证实，圆锥角膜的严重程度与 CH 和 CRA 呈负相关[8]。CRF 似乎能够更好地区分正常眼和圆锥角膜眼，但是单独使用 CRF 识别圆锥角膜的特异性和敏感性较低。Ambrosio 等认为，CRF 的最佳临界值是 9.60，其敏感性、特异性和准确性分别是 90.5%、66%和 77%[107]。Schweitzer 等对 ORA 参数区分正常眼和顿挫型圆锥角膜眼(FFKC)的能力进行评估，对照眼和 FFKC 眼的 CH 和 CRF 平均值有显著差异，当临界值为 9.5 时，敏感性、特异性和准确性与之前的报道相似[108]。

Kerautret 等报道了 1 例患者，双眼 LASIK 术后单眼角膜扩张，术后双眼的 CH 和 CRF 值相似，但是，患眼产生一个显著不同的 ORA 信号波形，与非扩张眼相比，波形压平波峰的振幅较低，波峰下的面积明显降低，尤其是第二波峰[109]，这是屈光手术眼和角膜扩张眼 ORA 波形特征不同的第一个公开证据。

Saad、Gatinel 和 Luce 的研究表明，ORA 波形参数能够显著区分正常眼和顿挫型圆锥角膜眼，波形参数远远优于 CH 和 CRF 参数[110]。Zarei-Ghanavati 等对ORA 波形参数区分 LASIK 术后眼和圆锥角膜眼的能力进行研究，对 CCT 和年龄的差异进行统计学控制后，发现有 7 个参数最有助于区分，结合这些参数，ROC 曲线下的面积为 0.932。研究者得出结论，ORA 波形有助于识别生物力学状态[111]。

ORA 的发明者——David Luce(1935—2017)利用这些波形参数分析正常眼和圆锥角膜，以确定 ORA 波形是否比单独使用 CH 和 CRF 能够更好地区分正常眼和圆锥角膜。将 500 例被临床确诊为圆锥角膜的眼睛，分为重度、中度、轻度和 FFKC，与 836 例正常眼的信号进行比较，在所研究的参数中，12 个被纳入圆锥角膜匹配指数(KMI)，与 CH 和 CRF 相比，其鉴别正常眼和圆锥角膜眼的敏感性和特异性更高[112]。Rocha 等对正常眼、可疑圆锥角膜、圆锥角膜及非对称圆锥角膜患者(一只眼有明显圆锥角膜,对侧眼角膜地形图正常)ORA 的 KMI 进行研究,KMI 与角膜地形图确认的正常眼、可疑圆锥角膜和圆锥角膜相一致,还与非对称圆锥角膜中圆锥角膜眼的地形图指数相一致,但是在角膜地形图正常的对侧眼,KMI 显示为顿挫型圆锥角膜[113]。

虽然 KMI 软件在检测圆锥角膜方面似乎很有前途,制造商(Reichert 公司)表示软件尚未更新,以适应硬件升级后的第二代和第三代 ORA。监管机构对新参数的批准,以及更大的公司聚焦于 ORA 在青光眼中的应用均是一种挑战。

角膜胶原交联的 ORA 和 Corvis 测量

CXL 是世界上第一种旨在阻止圆锥角膜进展的治疗方法,通过基质中化学键合交联的形成来实现。许多学者使用 ORA 和 Corvis 研究了 CXL 对角膜生物力学测量的影响。多篇已发表的文献显示,CXL 治疗后,ORA 测得的 CH 和 CRF 没有显著变化[114]。Bak-Nielsen 等使用 Corvis ST 评估 CXL 的影响,在标准 Corvis 变形参数方面,未治疗和 CXL 治疗的圆锥角膜患者与正常人存在明显差异,而未治疗的圆锥角膜患者和 CXL 治疗的圆锥角膜患者没有明显差异[115]。许多人认为这些发现与预期结果相反,导致一些人提出质疑,ORA 和 Corvis 检测交联引起的生物力学变化是否足够敏感,还有一些人质疑,在活体圆锥角膜患者中,交联能否引起可测量的生物力学变化[116]。

Spoerl 等对 CXL 治疗前后 ORA 波形参数的变化进行研究发现,虽然 CH 和 CRF 没有改变,但是许多波形特征被 CXL 改变,第二波峰下面积被认为是最有可能检测 CXL 治疗后生物力学变化的 ORA 参数。研究者得出的结论,CXL 治疗后,圆锥角膜患者的角膜显示出生物力学特性变化,与正常眼角膜中观察到的结果不同[117]。

在更多最近的研究中,交联后的角膜和未治疗的圆锥角膜的一些新的 Corvis 参数存在差异。Fuchsluger 等对 CXL 治疗前后的一组眼睛(n=10)进行测量发现,与未治疗的圆锥角膜眼和健康眼相比,交联后的圆锥角膜眼在第一次压平长度-第二次压平长度(A1L-A2L)、第二次压平速度和变形幅度均显著增加。Vinciguerra 等报道了一系列动态角膜反应的 Corvis 参数,SP-A1 和 SP-HC 显著升高,1/R、DefA 和 DA 比率显著降低。然而,值得注意的是,这两个研究均发现,CXL 治疗前后角膜厚度和 IOP 有统计学意义的显著变化,这可能会影响角膜硬度参数[118,119]。

一些 ORA 波形参数和新的 Corvis 参数有希望被用于区分交联和未治疗的圆锥角膜,很显然,在这方面还需要进行更多的研究。

青光眼与角膜生物力学

青光眼是一种视神经病变，涉及视神经结构损伤及与之相关的视力丧失，虽然这些改变发生在眼后节，但是，在过去的20年间，有充足的证据表明，角膜为青光眼的诊断提供了有用信息。OHTS是有史以来持续时间最长、规模最大的青光眼试验，其发现角膜厚度与青光眼的发展独立相关，甚至比IOP更有意义。自OHTS发表以来，已有数百篇研究角膜生物力学与青光眼风险之间关系的论文发表。

早期发表的文献研究了CH测量与青光眼之间的相关性，Congdon等对230例患者随访5年，确定低CH与进行性视野丧失有关，而非CCT[120]。许多研究者发现，POAG患者的CH显著降低，且与CCT和IOP无关[121,122]。

Anand等对非对称进展的青光眼患者的CH进行研究发现，尽管两眼的CCT或Goldmann IOP没有差异，CH较低的一只眼具有较好的分辨能力，但视野较差[123]。同一团队随后的研究证实，CH与青光眼的进展速度有关，在153例患者的153眼中(平均年龄为61.3岁，平均视野检测次数为8.5次，平均随访时间为5.3年)，与非进展的眼睛相比，进展的眼睛的CCT和CH较低。在多变量分析中，只有IOP峰值、年龄和CH有统计学意义[124]。在Medeiros的一项前瞻性纵向研究中，相比CCT，CH能更好地解释更大的视野指数变化(分别为17.4%和5.2%)，IOP对青光眼进展速度的影响取决于CH水平[125]。在一项类似的研究中，对怀疑为视野前青光眼的一组患者随访超过4年，发现基线CH较低的眼睛进展成青光眼视野缺损的可能性更大，CH每下降1mmHg，进展成青光眼的风险增加21%[126]。

总之，对活体角膜生物力学进行评估，是预测角膜行为随年龄、眼部疾病或者屈光手术发生变化的基础。尽管已经有大量关于这个问题的研究，大多数研究使用的是ORA和Corvis ST，由于缺乏一致性及足够的证据，无法得出普遍可信的结论。进一步的临床研究及新技术的影响，可能使临床医生能够预测各种眼科治疗的临床效果，从而引入更安全、更有效的新疗法。

(李宽舒 译　叶长华 校)

参考文献

1. Nyquist GW. Rheology of the cornea: experimental techniques and results. Exp Eye Res. 1968;7(2):183–8.
2. Woo SL, Kobayashi AS, Lawrence C, Schlegel WA. Mathematical model of the corneo-scleral shell as applied to intraocular pressure-volume relations and applanation tonometry. Ann Biomed Eng. 1972;1(1):87–98.

3. Winkler M, Shoa G, Xie Y, et al. Three-dimensional distribution of transverse collagen fibers in the anterior human corneal stroma. Invest Ophthalmol Vis Sci. 2013;54(12):7293–01.
4. Asejczyk-Widlicka M, Pierscionek BK. Fluctuations in intraocular pressure and the potential effect on aberrations of the eye. Br J Ophthalmol. 2007;91:1054–8.
5. Piñero DP, Nieto JC, Lopez-Miguel A. Characterization of corneal structure in keratoconus. J Cataract Refract Surg. 2012;38:2167–83.
6. Krueger RR, Dupps WJ Jr. Biomechanical effects of femtosecond and microkeratome-based flap creation: prospective contralateral examination of two patients. J Refract Surg. 2007;23:800–7.
7. Kohnen T, Bühren J. Corneal first-surface aberration analysis of the biomechanical effects of astigmatic keratotomy and a microkeratome cut after penetrating keratoplasty. J Cataract Refract Surg. 2005;31:185–9.
8. Ortiz D, Piñero D, Shabayek MH, Arnalich-Montiel F, Alió JL. Corneal biomechanical properties in normal, post-laser in situ keratomileusis, and keratoconic eyes. J Cataract Refract Surg. 2007;33:1371–5.
9. Del Buey MA, Lavilla L, Ascaso FJ, Lanchares E, Huerva V, Cristóbal JA. Assessment of corneal biomechanical properties and intraocular pressure in myopic Spanish healthy population. J Ophthalmol. 2014;905129:2014.
10. Ogbuehi KC, Osuagwu UL. Corneal biomechanical properties: precision and influence on tonometry. Cont Lens Anterior Eye. 2014;37:124–231.
11. Liu J, Roberts CJ. Influence of corneal biomechanical properties on intraocular pressure measurement: quantitative analysis. J Cataract Refract Surg. 2005;31:146–55.
12. Shin J, Kim TW, Park SJ, Yoon M, Lee JW. Changes in biomechanical properties of the cornea and intraocular pressure after myopic laser in situ keratomileusis using a femtosecond laser for flap creation determined using ocular response analyzer and Goldmannn Applanation tonometry. J Glaucoma. 2015 Mar;24(3):195–201.
13. Friedenwald JS. Contribution to the theory and practice of tonometry. Am J Opt. 1937;20:985–1024.
14. Foster CS, Yamamoto GK. Ocular rigidity in keratoconus. Am J Ophthalmol. 1978;86:802–6.
15. Hartstein J, Becker B. Research into the pathogenesis of keratoconus: a new syndrome: low ocular rigidity, contact lenses and keratoconus. Arch Ophthalmol. 1970;84:728–9.
16. Edmund C. Corneal elasticity and ocular rigidity in normal and keratoconic eyes. Acta Ophthalmol (Copenh). 1988;66(2):134–40.
17. Brooks AM, Robertson IF, Mahoney AM. Ocular rigidity and intraocular pressure in keratoconus. Aust J Ophthalmol. 1984;12(4):317–24.
18. Pallikaris IG, Kymionis GD, Ginis HS, Kounis GA, Tsilimbaris MK. Ocular rigidity in living human eyes. Invest Ophthalmol Vis Sci. 2005;46(2):409–14.
19. Kalenak JW, White O. More ocular elasticity? Ophthalmology. 1991;98:411–2.
20. Kymionis GD, Diakonis VF, Kounis G, et al. Ocular rigidity evaluation after photorefractive keratectomy: an experimental study. J Refract Surg. 2008;24(2):173–7.
21. Cronemberger S, Guimaraes CS, Calixto N, et al. Intraocular pressure and ocular rigidity after LASIK. Arq Bras Oftalmol. 2009;72(4):439–43.
22. Lin S-C, Kazemi A, McLaren JW, Moroi SE, Toris CB, Sit AJ. Relationship between ocular rigidity, corneal hysteresis, and corneal resistance factor. Invest Ophthalmol Vis Sci. 2015;56(7):6137.
23. Elsheikh A, Alhasso D, Rama P. Assessment of the epithelium's contribution to corneal biomechanics. Exp Eye Res. 2008;86:445–51.
24. Dawson DG, Grossniklaus HE, Edelhauser HF, McCarey BE. Biomechanical and wound healing characteristics of corneas after excimer laser keratorefractive surgery. J Refract Surg. 2008;24:S90–6.
25. Dua HS, Faraj LA, Said DG, Gray T, Lowe J. Human corneal anatomy redefined: a novel pre-Descemet's layer (Dua's layer). Ophthalmology. 2013;120:1778–85.
26. Yoo L, Reed J, Gimzewski JK, Demer JL. Mechanical interferometry imaging for creep modeling of the cornea. Invest Ophthalmol Vis Sci. 2011;52(11):8420–4.
27. Thomasy SM, Raghunathan VK, Winkler M, et al. Elastic modulus and collagen organization of the rabbit cornea: epithelium to endothelium. Acta Biomater. 2014;10(2):785–91.

28. Torricelli AA, Singh V, Santhiago MR, et al. The corneal epithelial basement membrane: structure, function, and disease. Invest Ophthalmol Vis Sci. 2013;54(9):6390–400.
29. Hogan MJ, Alvarado JA, Weddell E. Histology of the human eye. Philadelphia: WB Saunders; 1971.
30. Krachmer JH, Feder RS, Belin MW. Keratoconus and related noninflammatory corneal thinning disorders. Surv Ophthalmol. 1984;28(4):293–322.
31. Kremer I, Eagle RC, Rapuano CJ, Laibson PR. Histologic evidence of recurrent keratoconus seven years after keratoplasty. Am J Ophthalmol. 1995;119(4):511–2.
32. Seiler T, Matallana M, Sendler S, Bende T. Does Bowman's layer determine the biomechanical properties of the cornea? Refract Corneal Surg. 1992;8(2):139–42.
33. Last JA, Thomasy SM, Croasdale CR, et al. Compliance profile of the human cornea as measured by atomic force microscopy. Micron. 2012;43(12):1293–8.
34. Shih PJ, Wang IJ, Cai WF, Yen JY. Biomechanical simulation of stress concentration and intraocular pressure in corneas subjected to myopic refractive surgical procedures. Sci Rep. 2017;7(1):13906.
35. Aghamohammadzadeh H, Newton RH, Meek KM. X-ray scattering used to map the preferred collagen orientation in the human cornea and limbus. Structure. 2004;12:249–56.
36. Michelacci Y. Collagens and proteoglycans of the corneal extracellular matrix. Braz J Med Biol Res. 2003;36:1037–46.
37. Scott JE. Proteoglycan-fibrillar collagen interactions. Biochem J. 1988;252:313–23.
38. Kao WW-Y, Liu C-Y. Roles of lumican and keratocan on corneal transparency. Glycoconj J. 2002;19:275–85.
39. Funderburgh J, Funderburgh M, Rodrigues M, Krachmer J, Conrad G. Altered antigenicity of keratan sulfate proteoglycan in selected corneal diseases. Invest Ophthalmol Vis Sci. 1990;31:419–28.
40. Praus R, Goldman J. Glycosaminoglycans in human comeal buttons removed at keratoplasty. Ophthalmic Res. 1971;2:223–30.
41. Bueno JM, Gualda EJ, Artal P. Analysis of corneal stroma organization with wavefront optimized nonlinear microscopy. Cornea. 2011;30(6):692–701.
42. Komai Y, Ushiki T. The three-dimensional organization of collagen fibrils in the human cornea and sclera. Invest Ophthalmol Vis Sci. 1991;32(8):2244–58.
43. Winkler M, Chai D, Kriling S, et al. Non-linear optical macroscopic assessment of 3-D corneal collagen organization and axial biomechanics. Invest Ophthalmol Vis Sci. 2011;52(12):8818–27.
44. Dias JM, Ziebarth NM. Anterior and posterior corneal stroma elasticity assessed using nanoindentation. Exp Eye Res. 2013;115:41–6.
45. Labate C, Lombardo M, De Santo MP, et al. Multiscale investigation of the depth-dependent mechanical anisotropy of the human corneal stroma. Invest Ophthalmol Vis Sci. 2015;56(6):4053–60.
46. Mikula ER, Jester JV, Juhasz T. Measurement of an elasticity map in the human cornea. Invest Ophthalmol Vis Sci. 2016;57(7):3282–6.
47. Abass A, Hayes S, White N, Sorensen T, Meek KM. Transverse depth-dependent changes in corneal collagen lamellar orientation and distribution. J R Soc Interface. 2015;12(104):20140717.
48. Chérif HY, Gueudry J, Afriat M, et al. Efficacy and safety of pre-Descemet's membrane sutures for the management of acute corneal hydrops in keratoconus. Br J Ophthalmol. 2015;99(6):773–7.
49. Lombardo M, Parekh M, Serrao S, et al. Two-photon optical microscopy imaging of endothelial keratoplasty grafts. Graefes Arch Clin Exp Ophthalmol. 2017;255(3):575–82.
50. Johnson DH, Bourne WM, Campbell RJ. The ultrastructure of Descemet's membrane. I. Changes with age in normal cornea. Arch Ophthalmol. 1982;100:1942.
51. Danielsen CC. Tensile mechanical and creep properties of Descemet's membrane and lens capsule. Exp Eye Res. 2004;79(3):343–50.
52. Last JA, Liliensiek SJ, Nealey PF, Murphy CJ. Determining the mechanical properties of human corneal basement membranes with atomic force microscopy. J Struct Biol. 2009;167:19–24.

53. Srinivas SP. Dynamic regulation of barrier integrity of the corneal endothelium. Optom Vis Sci. 2010;87:E239–54.
54. Bourne WM, Nelson LR, Hodge DO. Central corneal endothelial cell changes over a ten year period. Invest Ophthalmol Vis Sci. 1997;38:779.
55. Scarcelli G, Pineda R, Yun SH. Brillouin optical microscopy for corneal biomechanics. Invest Ophthalmol Vis Sci. 2012 Jan 20;53(1):185–90. https://doi.org/10.1167/iovs.11-8281.
56. Luce DA. Determining in vivo biomechanical properties of the cornea with an ocular response analyzer. J Cataract Refract Surg. 2005;31(1):156–62.
57. Roberts CJ. Concepts and misconceptions in corneal biomechanics. J Cataract Refract Surg. 2014;40(6):862–9. https://doi.org/10.1016/j.jcrs.2014.04.019.
58. Mikielewicz M, Kotliar K, Barraquer RI, Michael R. Air-pulse corneal applanation signal curve parameters for the characterisation of keratoconus. Br J Ophthalmol. 2011;95(6):793–8.
59. Wolffsohn JS, Safeen S, Shah S, Laiquzzaman M. Changes of corneal biomechanics with keratoconus. Cornea. 2012;31(8):849–54.
60. Hong J, Xu J, Wei A, Deng SX, Cui X, Yu X, Sun X. A new tonometer—the Corvis ST tonometer: clinical comparison with noncontact and Goldmannn applanation tonometers. Invest Ophthalmol Vis Sci. 2013;54:659–65.
61. Ambrosio R Jr, Ramos I, Luz A, et al. Dynamic ultra-high speed Scheimpflug imaging for assessing corneal biomechanical properties. Rev Bras Oftalmol. 2013;72
62. Ambrósio R Jr, Ramos I, Luz A, et al. Dynamic ultra high speed Scheimpflug imaging for assessing corneal biomechanical properties. Rev Bras Oftalmol. 2013;72:99–102. https://doi.org/10.1590/S0034-72802013000200005.
63. Ambrósio R Jr, Caiado AL, Guerra FP, Louzada R, Roy AS, Luz A, Dupps WJ, Belin MW. Novel pachymetric parameters based on corneal tomography for diagnosing keratoconus. J Refract Surg. 2011;27(10):753–8. https://doi.org/10.3928/1081597X-20110721-01.
64. Piñero DP, Alcón N. In vivo characterization of corneal biomechanics. J Cataract Refract Surg. 2014;40(6):870–87. https://doi.org/10.1016/j.jcrs.2014.03.021.
65. Ambrósio R Jr, Lopes BT, Faria-Correia F, Salomão MQ, Bühren J, Roberts CJ, Elsheikh A, Vinciguerra R, Vinciguerra P. Integration of Scheimpflug-based corneal tomography and biomechanical assessments for enhancing ectasia detection. J Refract Surg. 2017 Jul 1;33(7):434–43. https://doi.org/10.3928/1081597X-20170426-02.
66. Shah S, Laiquzzaman M, Cunliffe I, et al. The use of the Reichert ocular response analyser to establish the relationship between ocular hysteresis, corneal resistance factor and central corneal thickness in normal eyes. Cont Lens Anterior Eye. 2006;29(5):257–62.
67. Shah S, Laiquzzaman M, Bhojwani R, Mantry S, Cunliffe I. Assessment of the biomechanical properties of the cornea with the ocular response analyzer in normal and keratoconic eyes. Invest Ophthalmol Vis Sci. 2007;48:3026–31.
68. Touboul D, Roberts C, Kerautret J, Garra C, Maurice-Tison S, Saubusse E, Colin J. Correlations between corneal hysteresis, intraocular pressure, and corneal central pachymetry. J Cataract Refract Surg. 2008;34:616–22.
69. Laiquzzaman M, Bhojwani R, Cunliffe I, et al. Diurnal variation of ocular hysteresis in normal subjects: relevance in clinical context. Clin Exp Ophthalmol. 2006;34(2):114–8.
70. Kida T, Liu JH, Weinreb RN. Effect of 24-hour corneal biomechanical changes on intraocular pressure measurement. Invest Ophthalmol Vis Sci. 2006;47(10):4422–6.
71. Kirwan C, O'Keefe M, Lanigan B. Corneal hysteresis and intraocular pressure measurement in children using the Reichert ocular response analyzer. Am J Ophthalmol. 2006;142:990–2.
72. Song Y, Congdon N, Li L, Zhou Z, Choi K, Lam DSC, Pang CP, Xie Z, Liu X, Sharma A, Chen W, Zhang M. Corneal hysteresis and axial length among Chinese secondary school children: the Xichang Pediatric Refractive Error Study (X-PRES) report no. 4. Am J Ophthalmol. 2008;145:819–26.
73. Lim L, Gazzard G, Chan YH, et al. Cornea biomechanical characteristics and their correlates with refractive error in Singaporean children. Invest Ophthalmol Vis Sci. 2008;49(9):3852–7.
74. Kida T, Liu JH, Weinreb RN. Effects of aging on corneal biomechanical properties and their impact on 24-hour measurement of intraocular pressure. Am J Ophthalmol. 2008;146(4):567–72.
75. Kotecha A, Elsheikh A, Roberts CR, et al. Corneal thickness and age-related biomechanical

properties of the cornea measured with the ocular response analyzer. Invest Ophthalmol Vis Sci. 2006;47(12):5337–47.
76. Elsheikh A, Wang D, Brown M, Rama P, Campanelli M, Pye D. Assessment of corneal biomechanical properties and their variation with age. Curr Eye Res. 2007;32:11–9.
77. Sherrard ES, Novakovic P, Speedwell L. Age-related changes of the corneal endothelium and stroma as seen in vivo by specular microscopy. Eye. 1987;1:197–203.
78. Kamiya K, Shimizu K, Ohmoto F, Amano R. Evaluation of corneal biomechanical parameters after simultaneous phacoemulsification with intraocular lens implantation and limbal relaxing incisions. J Cataract Refract Surg. 2011 Feb;37(2):265–70. https://doi.org/10.1016/j.jcrs.2010.08.045.
79. Hager A, Loge K, Füllhas MO, Schroeder B, Grossherr M, Wiegand W. Changes in corneal hysteresis after clear corneal cataract surgery. Am J Ophthalmol. 2007;144:341–6.
80. Zhang Z, Yu H, Dong H, Wang L, Jia YD, Zhang SH. Corneal biomechanical properties changes after coaxial 2.2-mm microincision and standard 3.0-mm phacoemulsification. Int J Ophthalmol. 2016;9:230–4. https://doi.org/10.18240/ijo.2016.02.08.
81. Denoyer A, Ricaud X, Van Went C, Labbé A, Baudouin C. Influence of corneal biomechanical properties on surgically induced astigmatism in cataract surgery. J Cataract Refract Surg. 2013 Aug;39(8):1204–10. https://doi.org/10.1016/j.jcrs.2013.02.052.
82. Wei Y, Xu L, Song H. Application of Corvis ST to evaluate the effect of femtosecond laser-assisted cataract surgery on corneal biomechanics. Exp Ther Med. 2017 Aug;14(2):1626–32. https://doi.org/10.3892/etm.2017.4675.
83. del Buey MA, Cristóbal JA, Ascaso FJ, et al. Biomechanical properties of the cornea in Fuchs' corneal dystrophy. Invest Ophthalmol Vis Sci. 2009;50(7):3199–202.
84. Murugesan V, Bypareddy R, Kumar M, Tanuj D, Anita P. Evaluation of corneal biomechanical properties following penetrating keratoplasty using ocular response analyzer. Indian J Ophthalmol. 2014;62:454–60.
85. Fabian ID, Barequet IS, Skaat A, Rechtman E, Goldenfeld M, Roberts CJ, Melamed S. Intraocular pressure measurements and biomechanical properties of the cornea in eyes after penetrating keratoplasty. Am J Ophthalmol. 2011;151:774–81.
86. Modis L Jr, Hassan Z, Szalai E, Flaskó Z, Berta A, Nemeth G. Ocular biomechanical measurements on post-keratoplasty corneas using a Scheimpflug-based noncontact device. Int J Ophthalmol. 2016;9:235–8.
87. John T, Taylor DA, Shimmyo M, et al. Corneal hysteresis following descemetorhexis with endokeratoplasty: early results. Ann Ophthalmol (Skokie). 2007;39:9–14.
88. Clemmensen K, Hjortdal J. Intraocular pressure and corneal biomechanics in Fuchs' endothelial dystrophy and after posterior lamellar keratoplasty. Acta Ophthalmol. 2014 Jun;92(4):350–4.
89. Pepose JS, Feigenbaum SK, Qazi MA, et al. Changes in corneal biomechanics and intraocular pressure following LASIK using static, dynamic, and noncontact tonometry. Am J Ophthalmol. 2007;143:39–47.
90. Chen MC, Lee N, Bourla N, et al. Corneal biomechanical measurements before and after laser in situ keratomileusis. J Cataract Refract Surg. 2008;34:1886–91.
91. Kirwan C, O'Keefe M. Corneal hysteresis using the Reichert ocular response analyser: findings pre- and post-LASIK and LASEK. Acta Ophthalmol. 2008;86:215–8.
92. Kamiya K, Shimizu K, Ohmoto F. Time course of corneal biomechanical parameters after laser in situ keratomileusis. Ophthalmic Res. 2009;42(3):167–71.
93. Pedersen IB, Bak-Nielsen S, Vestergaard AH, Ivarsen A, Hjortdal J. Corneal biomechanical properties after LASIK, ReLEx flex, and ReLEx smile by Scheimpflug-based dynamic tonometry. Graefes Arch Clin Exp Ophthalmol. 2014;252:1329–35.
94. Hassan Z, Modis L Jr, Szalai E, Berta A, Nemeth G. Examination of ocular biomechanics with a new Scheimpflug technology after corneal refractive surgery. Cont Lens Anterior Eye. 2014;37:337–41.
95. Gatinel D, Chaabouni S, Adam PA, Munck J, Puech M, Hoang-Xuan T. Corneal hysteresis, resistance factor, topography, and pachymetry after corneal lamellar flap. J Refract Surg. 2007 Jan;23(1):76–84.
96. Hamilton DR, Johnson RD, Lee N, Bourla N. Differences in the corneal biomechanical

effects of surface ablation compared with laser in situ keratomileusis using a microkeratome or femtosecond laser. J Cataract Refract Surg. 2008 Dec;34(12):2049–56. https://doi.org/10.1016/j.jcrs.2008.08.021.
97. Shetty R, Francis M, Shroff R, Pahuja N, Khamar P, Girrish M, Nuijts RMMA, Sinha Roy A. Corneal biomechanical changes and tissue remodeling after SMILE and LASIK. Invest Ophthalmol Vis Sci. 2017 Nov 1;58(13):5703–12. https://doi.org/10.1167/iovs.17-22864.
98. Osman IM, Helaly HA, Abdalla M, Shousha MA. Corneal biomechanical changes in eyes with small incision lenticule extraction and laser assisted in situ keratomileusis. BMC Ophthalmol. 2016 Jul 26;16:123. https://doi.org/10.1186/s12886-016-0304-3.
99. González-Méijome JM, Villa-Collar C, Queirós A, et al. Pilot study on the influence of corneal biomechanical properties over the short-term in response to corneal refractive therapy for myopia. Cornea. 2008;27(4):421–6.
100. Rabinowitz YS. Keratoconus (major review). Surv Ophthalmol. 1998;42:297–319.
101. Edmund C. Assessment of an elastic model in the pathogenesis of keratoconus. Acta Ophthalmol. 1987;65:545–50.
102. Galletti JG, Pförtner T, Bonthoux FF. Improved keratoconus detection by ocular response analyzer testing after consideration of corneal thickness as a confounding factor. J Refract Surg. 2012;28:202–8.
103. Touboul D, Benard A, Mahmoud AM, Gallois A, Colin J, Roberts CJ. Early biomechanical keratoconus pattern measured with an ocular response analyzer: curve analysis. J Cataract Refract Surg. 2011;37:2144–50.
104. Alio JL, Pinero DP, Aleson A, Teus MA, Barraquer RI, Murta J, Maldonado MJ, Castro de Luna G, Gutierrez R, Villa C, Uceda-Montanes A. Keratoconus-integrated characterization considering anterior corneal aberrations, internal astigmatism, and corneal biomechanics. J Cataract Refract Surg. 2011;37:552–68.
105. Fontes BM, Ambrosio R Jr, Velarde GC, Nose W. Corneal biomechanical evaluation in healthy thin corneas compared with matched keratoconus cases. Arq Bras Oftalmol. 2011;74:13–6.
106. Kirwan C, O'Malley D, O'Keefe M. Corneal hysteresis and corneal resistance factor in keratoectasia: findings using the Reichert ocular response analyzer. Ophthalmologica. 2008;222(5):334–7.
107. Fontes BM, Ambrósio R, Jardim D, et al. Corneal biomechanical metrics and anterior segment parameters in mild keratoconus. Ophthalmology. 2010;117(4):673–9.
108. Schweitzer C, Roberts CJ, Mahmoud AM, et al. Screening of forme fruste keratoconus with the ocular response analyzer. Invest Ophthalmol Vis Sci. 2010;51(5):2403–10.
109. Kerautret J, Colin J, Touboul D, et al. Biomechanical characteristics of the ectatic cornea. J Cataract Refract Surg. 2008;34(3):510–3.
110. Luce D, Gatinel D, Saad A. Biomechanical profile of keratoconus suspect eyes. Poster 565, American Academy of ophthalmology annual meeting 2009.
111. Zarei-Ghanavati S, Ramirez-Miranda A, Yu F, Hamilton DR. Corneal deformation signal waveform analysis in keratoconic versus post-femtosecond laser in situ keratomileusis eyes after statistical correction for potentially confounding factors. J Cataract Refract Surg. 2012 Apr;38(4):607–14. https://doi.org/10.1016/j.jcrs.2011.11.033.
112. Labiris G, Giarmoukakis A, Sideroudi H, Song X, Kozobolis V, Seitz B, Gatzioufas Z. Diagnostic capacity of biomechanical indices from a dynamic bidirectional applanation device in pellucid marginal degeneration. J Cataract Refract Surg. 2014 Jun;40(6):1006–12. https://doi.org/10.1016/j.jcrs.2014.03.018.
113. Rocha K. Topographic patterns analysis and ocular response biomechanical keratoconus probability risk score. ASCRS, Boston, 2010. American Society of Cataract and Refractive Surgery, 2010.
114. Goldich Y, Marcovich AL, Barkana Y, et al. Clinical and corneal biomechanical changes after collagen cross-linking with riboflavin and UV irradiation in patients with progressive keratoconus: results after 2 years of follow-up. Cornea. 2012;31:609–14.
115. Bak-Nielsen S, Pedersen IB, Ivarsen A, Hjortdal J. Dynamic Scheimpflug-based assessment of keratoconus and the effects of corneal cross-linking. J Refract Surg. 2014;30:408–14.
116. Gatinel D. The mystery of collagen cross-linking when it comes to in vivo biomechanical measurements. J Refract Surg. 2014 Nov;30(11):727. https://doi.

org/10.3928/1081597X-20141021-02.
117. Spoerl E, Terai N, Scholz F, et al. Detection of biomechanical changes after corneal cross-linking using ocular response analyzer software. J Refract Surg. 2011;27(6):452–7.
118. Fuchsluger TA, Brettl S, Geerling G, Kaisers W, ZeitzP F. Biomechanical assessment of healthy and keratoconic corneas (with/without crosslinking) using dynamic ultrahigh-speed Scheimpflug technology and the relevance of the parameter (A1L-A2L). Br J Ophthalmol. 2018 Jun 5;103(4):558–64.
119. Vinciguerra R, Romano V, Arbabi EM, Brunner M, Willoughby CE, Batterbury M, Kaye SB. In vivo early corneal biomechanical changes after corneal cross-linking in patients with progressive keratoconus. J Refract Surg. 2017;33:840–6.
120. Congdon NG, Broman AT, Bandeen-Roche K, et al. Central corneal thickness and corneal hysteresis associated with glaucoma damage. Am J Ophthalmol. 2006;141:868–75.
121. Mangouritsas G, Morphis G, Mourtzoukos S, et al. Association between corneal hysteresis and central corneal thickness in glaucomatous and non-glaucomatous eyes. Acta Ophthalmol. 2009;87(8):901–5.
122. Sullivan-Mee M, Billingsley SC, Patel AD, et al. Ocular response analyzer in subjects with and without glaucoma. Optom Vis Sci. 2008;85:463–70.
123. Anand A, De Moraes CG, Teng CC, et al. Corneal hysteresis and visual field asymmetry in open angle glaucoma. Invest Ophthalmol Vis Sci. 2010;51:6514–8.
124. De Moraes CV, Hill V, Tello C, et al. Lower corneal hysteresis is associated with more rapid glaucomatous visual field progression. J Glaucoma. 2012;21:209–13.
125. Medeiros FA, Meira-Freitas D, Lisboa R, Kuang TM, Zangwill LM, Weinreb RN. Corneal hysteresis as a risk factor for glaucoma progression: a prospective longitudinal study. Ophthalmology. 2013;120:1533–40.
126. Susanna CN, Diniz-Filho A, Daga FB, Susanna BN, Zhu F, Ogata NG, Medeiros FAA. Prospective longitudinal study to investigate corneal hysteresis as a risk factor for predicting development of glaucoma. Am J Ophthalmol. 2018;187:148–52.

第 18 章

眼球壁硬度与青光眼

Diane N. Sayah, Mark R. Lesk

引言:青光眼患者 OR 的相关性

生物力学是一个发展迅速的领域,结合物理学和生物学,为生理学和病理生理学的机制带来新见解。OR 是指眼的一种生物力学特征或眼球对膨胀力的抵抗力的度量,著名眼科学家和科学家 Jonas S. Friedenwald 在 1937 年提出了 OR 函数。该函数描述了 IOP 高于 5mmHg 时,眼球体积(V)和 IOP 变化之间的关系[1]。Friedenwald IOP 函数如下:

$$\log\frac{IOP}{IOP_0}=K(V-V_0)$$

式中,K 是 OR 系数。K 值越大,OR 越大。

虽然根据经验来描述眼的压力-容积关系,此公式后来被证明与胶原蛋白的力学性质是一致的[2,3]。尽管人们开发了可替代的、更精确的公式,但是 Friedenwald 函数仍然是临床上最常用于计算 OR 的系数[4]。

经过对 OR 的研究,Friedenwald 试图提高 IOP 测量的准确性,并研究正常眼与患眼之间的差异。事实上,在临床上,OR 会影响压陷式眼压计测量 IOP 的准确性。此眼压计假设所有眼的 OR 相同,根据刻度读数使用换算表来计算 IOP,这将导致低估或高估 IOP。

最近的 IOP 测量技术较少依赖于 OR,我们仍然对测量活体人眼的 OR 比较感兴趣。若能够量化角膜巩膜壳的结构及其物质特性,将有助于阐明青光眼等眼部疾病的病理生理学机制,从而提高诊断与治疗水平。

青光眼是全球导致不可逆性失明的首位眼病。作为一种隐匿且不可预测的疾病，青光眼可导致构成视神经的视网膜神经节细胞(RGC)损害，但在发生严重的不可逆性视功能丧失之前，仍可保持无症状。这种疾病的临床特征包括 ONH 组织的进行性变形和凹陷[5]，如图 18.1 所示。一旦检测到青光眼，其进展速度无法预测。开角型青光眼(OAG)是青光眼的主要类型，其发病机制尚未明确。

虽然开角型青光眼的发生过去被归因于 IOP 升高，但个体眼对青光眼损害的易感性存在差异。近 50%的开角型青光眼患者的 IOP 在正常范围内[6]，在某些人群中可高达近 90%[7]；也有大多数高 IOP 患者并不会发生青光眼[8]。这说明除了 IOP 外，必定还存在影响 ONH 对青光眼性损伤的易感因素。

人们认识到特定的 IOP 可能导致不同眼睛的 ONH 产生显著不同的应力和应变，从而开启了一个被称为眼生物力学的全研究领域。这一理论的核心是：视网膜的轴突在 ONH 处形成视神经后，经过筛板离开眼球；筛板是 ONH 的主要承重组织，是眼角膜–巩膜壳不连续且软弱的部位，也是 ONH 轴突最可能受损伤的部位[9–13]。机械力学理论认为，提高机械应力可导致轴突损伤与视网膜神经节细胞丢失[14]。

越来越多的证据表明，巩膜和筛板的硬度是青光眼性视神经病变发生和进展的重要危险因素，可能比 IOP 更重要[15]。本章将回顾与这一主题相关的最突出的发现，并提供 OR 与开角型青光眼之间关联的证据。本章将集中于 OR 和其他相关的生物力学指标及其在青光眼中的改变，旨在为其他章节提供补充。

青光眼 OR 的主要表现

下文将介绍与青光眼眼生物力学特性有关的(从最前段到最后段结构)主要发现。眼球的外壳由角膜和巩膜组成，这两种坚韧的结缔组织构成角膜巩膜壳。视网膜神经节细胞(RGC)的轴突穿过角膜巩膜壳在后部形成的巩膜管，离开眼球，进入大脑。筛板(LC)是巩膜的一个特殊区域，跨越巩膜管。显然，在青光眼患者中，这些组织出现重塑现象，改变了 ONH 的机械力学环境。下文将对这些结构的性质进行简要回顾，着重于其与青光眼的相关性。TM 是青光眼房水流出和 IOP 调节的重要部位，下文也将进一步介绍。

有关各种结构生物力学特性的更多信息，请参阅书中相应章节。

角膜

角膜是巩膜的前延伸，其黏弹性和厚度有助于维持眼球的整体硬度。目前在青光眼中可以测量和研究的角膜主要生物力学特性是 CCT、CH、CRF，以及许多其他研究较少的特性。

角膜厚度

CCT 最常用的测量方法是超声测厚术、光学测厚术、Scheimpflug 成像或眼前节 OCT[16]。起初，用 CCT 纠正 IOP 测量值，以便临床处理青光眼患者[17]。由于缺乏准确测量 CCT 校正后的真实 IOP 的算法，这种校正后来被证明是不充分的[18]。高眼压治疗研究（OHTS）首次阐明了 CCT 是开角型青光眼发展的重要预测因子[8]，在这项研究中，CCT≤555μm 者发生开角型青光眼的风险增加 3 倍。进一步研究证实，CCT 是原发性开角型青光眼（POAG）发病的独立预测因子[8,19]，也是青光眼患者视野丢失的危险因素[20]。

为了更好地理解 CCT 与青光眼眼后段结构之间的联系，进行了几项试验，发现 CCT 与筛板和巩膜厚度之间缺乏相关性[21,22]，较薄的角膜与较柔软的筛板有关，因为在 CCT 较薄的眼中，IOP 降低，筛板移位较大[23]。此外，发现 CCT 与视盘大小或面积成反比，可能表明 CCT 较薄者的视盘较大且更易变形[24]。在一项涉及非侵入性 OR 测量的研究中，发现 OR 与 CCT 呈弱的正相关性，这表明角膜较薄的受试者可能有更柔软的巩膜[25]。然而，在一项类似的临床研究中，未发现 OR 和 CCT 存在相关性，可能是由统计能力低所致[26]。

在无角膜病变的受试者中，CCT 保持相对稳定。据报道，非洲裔和西班牙裔受试者的 CCT 低于白种人[27-30]，尽管后来发现这种差异取决于 CH[31]。然而，CCT 也会随着年龄的增长而降低，随着某些药物局部治疗而改变[32-34]，但目前尚不清楚青光眼患者的 CCT 是否会随着疾病的发展而改变[35]。

角膜的黏弹性

CH 与 CRF 可用 ORA（Reichert Ophthalmic Instruments，Inc.，Buffalo，NY，USA）在活体中测量，这是一种非接触式眼压计，用于测量眼对快速空气喷射引起的角膜变形产生的生物力学反应[36]。角膜可视化 Scheimpflug 技术眼压计(Corneal Visualization Scheimpflug Technology tonometer，Corvis ST；CST；Oculus，Wetzlar，Germany）是一种新型设备，采用高速 Scheimpflug 相机拍摄和测量空气脉冲产生

的角膜变形[37]。其可测量许多参数,已显示与CH和CRF相关[38]。

CH和CRF被认为类似于角膜的黏性和弹性。这两个参数与青光眼有关。通常,非患病眼的CH和CRF平均值约为10.5mmHg[39,40]。研究发现POAG组的CH显著低于对照组[41–44],而OHT眼的CH和CRF均为最高[45]。许多研究也将较低的CH与青光眼进展的风险增加联系起来[46–49]。此外,一项关于非对称性青光眼进展的研究显示,受损较重眼的CH显著低于受损较轻眼[(8.2±1.9)mmHg对(8.9±1.9)mmHg;$P<0.001$],而两组的CCT和IOP均无显著差异。因此,在预测非对称性开角型青光眼患者的视野进展方面,CH是最具预测性的指标[50]。此外,在比较角膜生物力学因素时,报道的结果显示,较低的CH值比CCT更能预测青光眼进展[46,47]。

尽管研究发现,这些参数与OR无相关性[51],这些角膜特性如何影响视神经易感性和青光眼性损伤发生仍不清楚。有人推测,ECM的黏弹性可能与筛板(LC)及视乳头周围巩膜(PPS)的ECM性质有关。这意味着角膜越容易变形(CH低),越容易受到IOP诱导的ONH损伤。一些关于CH和ONH形态之间关系的研究发现,较低的CH与较大的杯盘比[52,53]、未经治疗的POAG较深的青光眼杯[52]和盘沿面积较小[53]有关。然而,在另一项大型非青光眼队列研究中未发现这种相关性[54]。研究发现,当IOP急性、短暂升高时,青光眼组的CH与视神经表面位移之间存在相关性,而对照组未显示[42]。当POAG受试者的IOP下降,在控制基线IOP和IOP

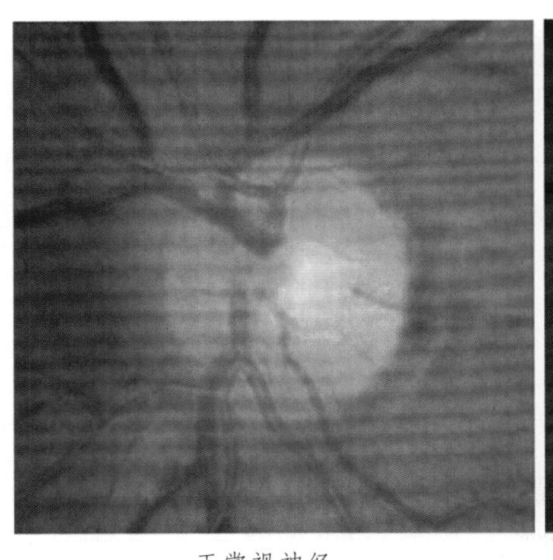

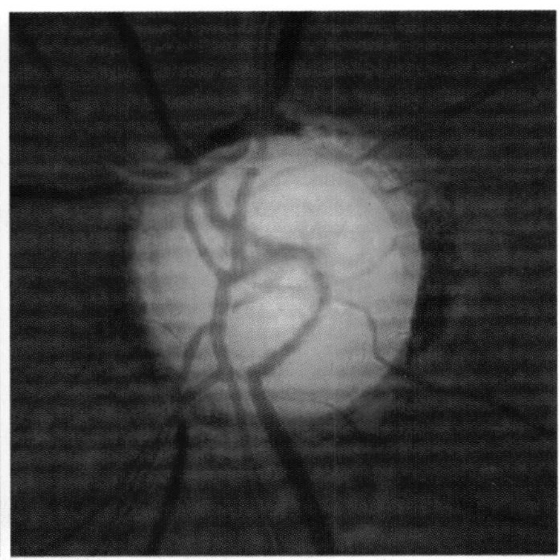

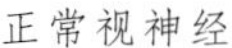

正常视神经　　青光眼视神经

图18.1 青光眼性视神经病变的特征是视神经乳头组织的进行性变形和凹陷。由轴突丢失导致的神经视网膜沿变薄、视杯扩大和筛板弓状变形是该病的临床特征(Drs Sayah和Lesk)。

变化时,CH 较低的 POAG 的 ONH 杯面积发生了更大的变化,但当所有因素都被纳入多变量模型分析时,差异不显著[55]。同样,多变量分析显示,青光眼受试者的 CH 和 RNFL 厚度无显著相关性[56,57]。

CH 具有动态性。研究表明,随着年龄增长,CH 仅轻度下降[58],且与 IOP 呈轻度负相关[59,60]。因此,在使用局部前列腺素类似物(PGA)等降 IOP 治疗后,CH 可能发生改变[33]。此外,降 IOP 手术术后,也显示 CH 增加[60,61],然而在某些病例中,与对侧健康眼相比,治疗眼维持较低的 CH[60]。此外,低基线 CH(而非 CCT)可以预测 PGA 治疗后及选择性激光小梁成形术后 IOP 下降幅度更大(分别为 29%和 7.6%,CH 均值为 7.0mmHg 和 11.9mmHg,P=0.006)[62,63]。种族差异研究表明,无论是健康者还是青光眼患者,非洲裔(AD)人群[31]的 CH 较低[64]。这是否与 AD 个体更倾向于发展成青光眼有关尚不清楚。

综上所述,CH 与青光眼的严重程度、进展风险和青光眼治疗的有效性之间的相关性可能比 CCT 更强[65]。这些发现如何与 ONH 的生物力学相关仍有待阐明。

巩膜

巩膜是包围眼外层的纤维膜。由于巩膜是 OR 的主要因素,因此,Friedenwald 方程可以从其主要胶原成分的力学性质(应力–应变关系)推导出来[2,3]。在最初的研究中,Friedenwald 使用摘除的眼球进行试验,推导出 OR 函数。此后,大多数 OR 测量是在尸体眼中[14,66–68]进行的,或在活体内使用 Schiotz 眼压计进行配对读数或使用压陷与压平眼压计进行眼压描计,或通过激光干涉仪与动态轮廓眼压计进行测量[1,23,69]。最近,数字化模拟技术提供了有助于深入了解角巩膜壳的生物力学特性对施加在 ONH 上的应力水平的影响[15,70–72]。这些模型表明,ONH 的受力明显高于 IOP[73]。此外,有限元建模表明,巩膜硬度可能是决定 ONH 的应力和应变的最重要生物力学因素[15]。

到目前为止,关于 OR 与青光眼之间关系的报道仍在减少。对尸体眼的充气研究及对活体眼进行间接测量的研究显示,已确诊青光眼的 OR 较高[69,74–76]。最近的研究报道了青光眼性视网膜神经损伤与 OR[51]、OAG 患者的低 OR[25,77],以及无青光眼性损伤的高眼压症(OHT)患者的最高 OR 之间呈负相关[25]。最后,一项采用术中插管进行测量的试验显示,患眼和健康眼的 OR 无差异[78]。如何协调这些结果?也许 OR 在疾病过程中可能发生改变,但尚未对此进行评估。早在 1960 年,Drance 就曾假设过长期患青光眼者的 OR 似乎是增加的,但未经治疗的青光眼患者的 OR 有可能是降低的[76]。这些差异也可能是由能够影响 OR 值的混杂因素造成的。这些因素如下。

• 死后改变：与活体测量相比，使用摘除眼的试验通常得到较高的 OR 值，认为此结果源于活体眼的血管系统和眼外肌，以及死后眼组织水肿的影响[26,79-81]。虽然比较青光眼和非青光眼仍然是可行的，但在使用尸体眼时，对这些眼的过去情况及眼病史了解有限。而且，采用尸体眼很难评估其动态改变。

• 青光眼分期或严重程度：在大多数研究中，根据以下诊断标准选择青光眼患者，包括轴突和视野损伤体征[69,75]。因为视野缺损仅在 30%~50%的 RGC 丢失后才可检测到[82,83]，此时这些受试者已被确诊为晚期青光眼。因为当青光眼开始时，通常不测量 OR，而在确诊时初始的 OR 已发生了改变。此外，这些横断面试验不能评估在青光眼进展进程中 OR 的变化。也许纵向研究有助于确定 OR 是否在青光眼早期阶段处于较低水平，而疾病晚期增加，正如 Drance 提出的那样[76]。

• IOP 与降 IOP 治疗：在数个关于青光眼 OR 的研究中，招募的患者均接受降 IOP 治疗。由于 OR 对 IOP 的依赖性，对其结果需要谨慎解释[4]。此外，常用的降 IOP 药物可能会通过改变巩膜的成分而对 OR 产生影响[1,77,84]。

• 眼容积：OR 与眼球直径或体积之间的关系是众所周知的。在较长眼轴的眼中，OR 较低，如轴性近视[25,85]。近视亦被认为是青光眼的危险因素，与非近视眼相比，近视眼患青光眼的风险增加了 2~3 倍[86,87]。理论上，这可能是因为 IOP 在较大的眼球中诱导的应变较大[88]，在临床研究 OR 时需要加以控制。

• 年龄：有证据表明，衰老与 OR 增加之间存在关联[1,26,89]。衰老组织中晚期糖基化终产物累积诱导可能发生错误的交联[90,91]。这些年龄相关的巩膜和 ONH 的成分及厚度的变化会增加筛板和 PPS 的硬度[92,93]。年龄增长也是青光眼的一个危险因素，因此亦认为高 OR 与青光眼有关。然而，最近的临床和计算研究结果并非如此[15,25]，需要进一步研究。

• OR 的种族差异：通过尸体眼的充气膨胀研究和 ONH 重建，观察到非洲裔人群和欧洲裔人群眼的 OR 存在种族差异。据报道，与欧洲裔人群眼相比，老年非洲裔人群眼的 PPS 硬度更高[94]。同样，非洲裔人群眼的巩膜厚度和筛板深度随着年龄的增长而增加，而欧洲裔人群的眼则没有出现上述变化[93]。

• 测量技术：测量 OR 使用的方法不同，包括侵入性和非侵入性方法，在其他章节中有更详细的描述。每种方法都有各自的优点和局限性，这使得解释有关青光眼 OR 的结果需要谨慎。从历史上看，OR 是在活体人眼上采用不同的眼压计进行测量的。这项技术包括比较 Schiötz 眼压计和 Goldmann 眼压计的测量结果，但之后认为都是不准确的，主要是因为压陷眼压计和压平眼压计都依赖于眼的生物力学特性[95-98]。OR 系数的最显著变化来源于 Schiötz 眼压计使用重量，其施压于眼球壁并置换大量的眼内液[95,98]，而且通过错误的假设，即在换算表的适用范围内假设所有眼的 OR 都是标准的，并提供了以 mmHg 为单位的 IOP[95,99,100]。

其他非侵入性方法基于 Friedenwald 方程均已发展为测量 OR 的方法。第一种方法通过测量角膜和内层视网膜之间对心脏搏动的反应来估测眼容积的变化（ΔV），亦称为眼底脉搏幅度（FPA）[69]。另一种方法通过药物降低 IOP 后测量眼轴长度（AL）的改变来估测 OR[75]。这两种方法都包括测量角巩膜壳的前后扩张，其本身取决于 OR[101]。取代测量眼球壁对体积增加的反应，采用脉络膜激光多普勒血流计来测量每次心脏搏动流入眼内的血液量，作为 ΔV 的指标来估测 OR。然而，这仅仅给出了相对值，因为脉络膜的血流量的测量单位是不确定的[25]。

由于难以用其他方法量化 ΔV，前房测压仍然是直接计算活体眼 OR 的主要技术[26,79,102,103]。这项技术在手术开始时使用，包括向前房注入少量液体，同时测量 IOP 的变化。其被认为是临床测量 OR 的"金标准"，但因具有侵入性而限制了其临床应用。笔者团队最近开发了一种非侵入性、临床直接测量活体人眼 OR 的方法，以替代眼内注入一定体积的液体，并测量由此产生的 IOP 变化，从而估测 OR[104]。此方法基于视频速率频域 OCT 和 Pascal 动态轮廓眼压计（DCT）分别测量 ΔV 和脉动 IOP 的改变。其通过 8Hz 扫描获取至少 8mm 宽的黄斑下脉络膜时间序列的 OCT 图像，并通过自动识别脉络膜边界，测量脉动脉络膜厚度改变，然后使用一种眼的数学模型将心动周期中脉络膜厚度的变化推算得出 ΔV[105]。使用此方法测量获得的 OR 结果与同一眼使用侵入性测量的结果有很强的相关性（$r=0.853$，$P<0.001$），证实了此方法的有效性[105]，OR 系数的重复性亦得到了证实[105]。此外，使用该技术发现非近视眼与近视眼之间的 OR 存在差异，表现为轴性近视眼的 OR 较低。在临床工作中，精准且无创的 OR 测量仪器的发展限制了对 OR 的大规模研究，但最近的研究表明，较低的 OR 与各类青光眼的视网膜神经纤维层（RNFL）和节细胞损伤的增加显著相关[51]。

青光眼的巩膜改变机制尚未确定，活体研究显示，青光眼的 OR 改变很少发生。有研究发现，青光眼和疑似青光眼的眼中胶原纤维含量和成分发生改变[106]。然而，虽然在已确诊的青光眼患者中，OR 升高可能与巩膜的硬度或厚度有关，但未发现 OR 和巩膜厚度之间的关系[107]。这说明，为了更好地理解基本的生物力学模式和导致 ONH 损伤的作用力，有必要结合其他因素（如 PPS 和 LC 的生物力学特性）来评估 OR，这些因素对 ONH 承受的应力和应变起主要作用。

筛板/视乳头

LC 是巩膜的延伸，是 ONH 底部多孔的盘状结构，视神经的轴突通过其离开眼球。LC 具有复杂的三维结构，由柔软的结缔组织束组成网状。当其跨越巩膜管时，这种窗孔状和血管化的组织为视网膜神经节细胞轴突离开眼球提供机械性与代谢性支持作用[108]。

从生物力学角度来看，LC 是一个研究人员极其感兴趣的结构，被认为是青光眼轴突损伤的主要部位[9,12,109]。与周围的巩膜相比较，LC 的顺应性更好、厚度较薄。其硬度约相当于巩膜硬度的 1/10，其厚度是 PPS 厚度的 1/3[108]。因此，LC 被认为是角巩膜壳中的一个“弱点”[73]。LC 的周围环境进一步加剧了其脆弱性。一侧为眼内空间，而另一侧为球后空间，分别代表高（IOP）和低（脑脊髓液压力，CSFP）压力环境，形成了穿过该屏障的跨筛板压力梯度（TLPG）[110]。利用 IOP 和 CSFP 之间的差值除以筛板厚度可估算 TLPG [111,112]，TLPG 通常会导致 LC 向外弯曲。IOP 诱导的周围方向应力也可通过角巩膜壳和 PPS 作用于 ONH，从而扩张巩膜管。这两种因素均可产生相当大的应力和应变，进而导致在这些结构内发生形态学变化，并且在筛板水平上中断 RGC 轴突内的轴浆流[109,113-116]，并影响脆弱的 ONH 血管系统[117]。筛板变形是由 IOP、CSFP 及个体眼巩膜和筛板的几何结构与材料特性介导的[108]。因此，在任何给定的 IOP 下，眼的特异性特征介导了个体对青光眼的易感性。

研究发现，慢性 IOP 升高与暂时性 IOP 升高可通过各种通路在 ONH 中进行组织重塑，包括通过激活星形胶质细胞和筛板细胞[118-121]。拉伸可诱导筛板细胞外基质的重塑[122-124]。这种重塑可以影响筛板的硬度，进而在 OAG 的发生中起作用。筛板的硬度随着年龄的增长而增加[68,90,125]，在非洲裔患者中更是如此[93,126,127]。针对筛板活动性，已经离体进行大量研究[14,66-68,128]，还进行了组织学研究[14,129-132]，涉及猴眼[129,133,134]、活体人眼[135-139]，最近还进行了工程建模[15,70,140]。有些研究发现，早期青光眼 LC 初始表现为高柔软性[129,134]，而在疾病后期，大部分硬度增加[14,66-68,128,129,133,135,141]。形态学上，青光眼 LC 的结构改变表现为：LC 后部插入巩膜，增加了视杯与局部 LC 的缺损[108]。局限性缺损，如筛板孔与断裂已被发现与视盘出血[142-145]和 RNFL 缺损[146,147]有关。亦发现筛孔增大，尤其是在上象限和下象限，常见于早期青光眼性视网膜神经纤维层（RNFL）缺损与视野丢失[130]。与对照组相比，青光眼筛板向后凹陷较明显[148]；与正常眼压性青光眼相比较，高眼压性青光眼的 LC 更深[149]。与年龄匹配的对照组相比，OAG 的 LC 插入和周边部 LC 后移，在垂直经线移位更多[150]。这与非对称性青光眼的研究结果一致，与无视野缺损的对侧眼相比，有视野缺损眼的 LC 前组织更薄，LC 更靠后[151]。

在显著降低或升高 IOP 的试验中，LC 位移表现为向任一方向弯曲（即向内或向外）[152,153]。这可能取决于其初始的位置及周围组织的硬度。将 OAG 受试者根据疾病严重程度分为 3 组，并在显著降低 IOP 前后使用 OCT 对前部 LC 的深度（ALD）进行测量，结果显示，视野损伤较小组的 LC 向后移位，中度损伤组的 LC 向前移位，青光眼性损伤较大的受试者几乎无移位[152]。这些结果表明，晚期青光眼的 LC 更硬，视野损伤较少组的巩膜顺应性更好。换句话说，虽然柔软的 PPS 会随着高 IOP 而扩张，导致 LC 拉紧和巩膜管扩张，但 IOP 下降会逆转这种扩张。因此，当 IOP 下降时，LC 将向外移动，回到其原始位置，如图 18.2 所示。然而，这仍有待验证。

已经开发了更多的影像设备来研究 LC 的生物力学特征，这是一个很小且难以接近的眼组织，这使得通过纵向研究来评估青光眼随时间的改变将成为可能。然而，一些混杂因素，包括年龄相关性 LC 组织硬化改变与种族差异，将继续挑战我们对疾病过程的认识。

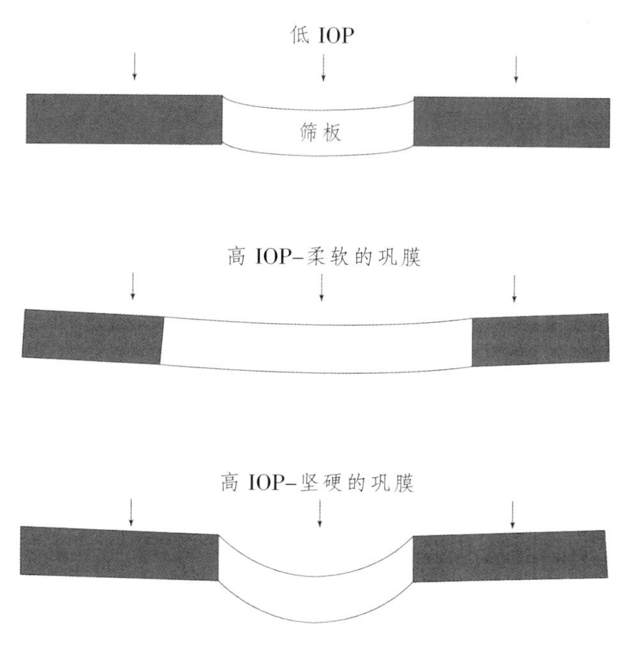

图 18.2　筛板在低或高眼压下的状态。当巩膜柔软时，升高的眼压导致巩膜及巩膜管扩张。当巩膜硬化时，出现极小的巩膜变形。在眼压作用下，筛板向后方变形。(Reprinted from Sigal et al.[164] with permission from Elsevier)

小梁网

IOP 的维持是通过由睫状突产生的房水和主要经 TM 或葡萄膜巩膜途径排出的房水之间的精细平衡来实现的。小梁负责 85%的房水流出眼外。流出通道的主要组成是 TM。其涉及 IOP 调节和青光眼的 IOP 升高，是青光眼研究的热点领域。特别是考虑到房水流经 TM 时，流出的阻力增加是青光眼的已知危险因素，并可能导致高眼压症[8,100]。

从生物力学观点看，TM 的硬度与青光眼的发生有关。由于 TM 细胞具有可收缩性[154]，可能导致房水流出阻力增加[155]。另一方面，这也会引起组织重构[156]，而后 TM 硬度发生改变。一些证据指出，青光眼的 TM 硬度增加[157,158]，其发生机制尚不清楚。

在活体人眼中测量 TM 硬度具有挑战性，更重要的是在解释离体和活体测量结果时可能会遇到问题，因为许多药物，包括局部青光眼药物，可能改变 TM 功能和潜在地改变 TM 硬度[159]，类似眼部其他组织一样，混杂因素包括年龄和种族差异。老龄亦会使 TM 硬度增加 1 倍[160]且不同种族人群的眼 TM 结构亦存在差异。研究发现，与亚裔和高加索裔患者相比，大部分非洲裔患者的 TM 较短[161]。

对于 TM 硬化的确切意义、其如何受 IOP 影响，以及与房水流出阻力的相关性尚不清楚，需要进一步研究，以便更好地了解青光眼的发病机制[158,159,162,163]。

竞争性假说的讨论

青光眼的生物力学模式（图 18.3）明确显示，IOP 在眼组织内产生应力和应变，最终导致 RGC 损伤[71]。ONH 对这些生物力学刺激的反应取决于眼特定的几何结构和材料特性。这被认为决定了个体对 OAG 的易感性。在有限元模型中，巩膜的硬度是影响 ONH 对 IOP 生物力学反应的最重要因素。在过去的 80 年间，人们研究了 OR 在这种致盲性疾病的病理生理学中的作用。尽管有大量关于这方面的研究，OR 与青光眼之间的关系仍然不清楚，对于相互竞争的假说也存在激烈争论。一方面认为青光眼患者的 OR 较高，因眼球壁硬化导致 IOP 波动较大，因此产生更大的 ONH 变形；另一方面，认为在青光眼早期，OR 较低，导致轴突拉伸并受损。根据这一理论，在疾病晚期，OR 会升高。研究人员研究 OR 时面临的挑战主要来自眼部和全身，包括眼球体积和形状、巩膜厚度、脉络膜血容量、年龄和种族，这

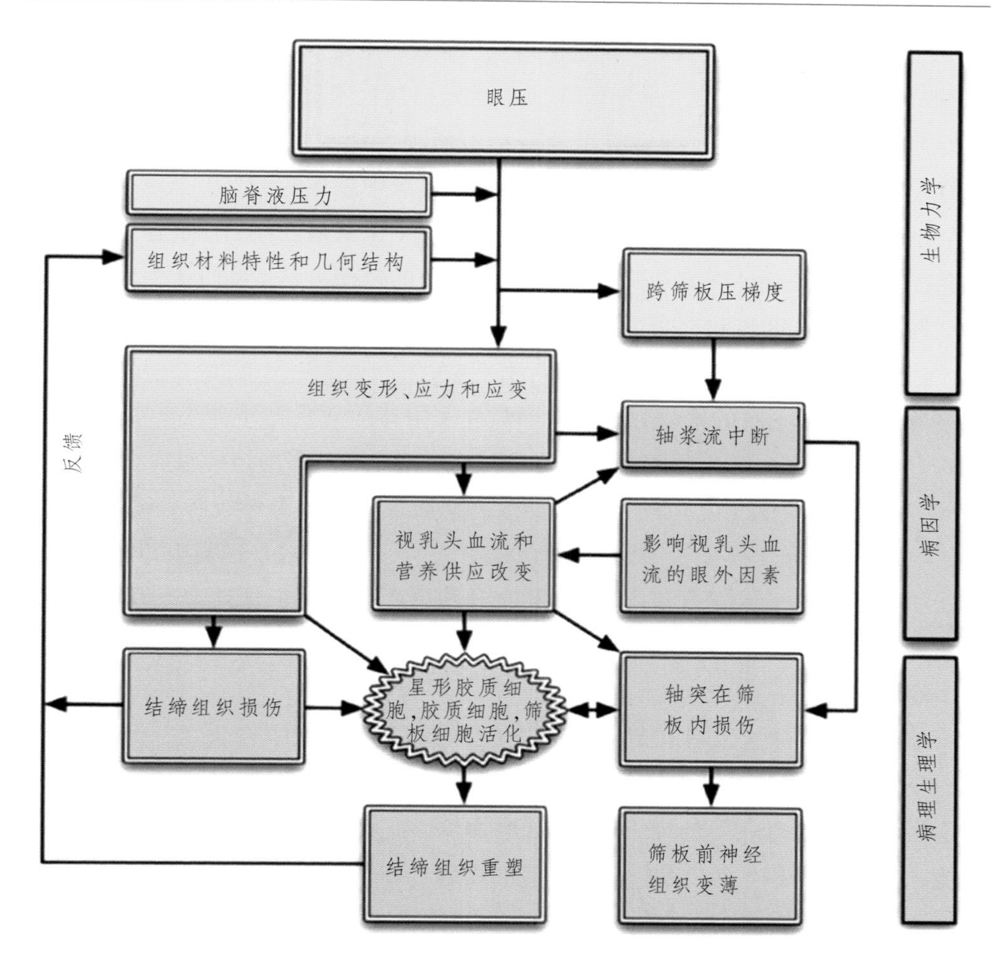

图 18.3 青光眼生物力学模式图。眼压引起的变形、应力和应变会改变生理过程,最终导致轴突丢失和青光眼性损伤。(Reprinted from Sigal et al. [164] with permission from Elsevier.)

些因素可能均会影响 OR[4]。青光眼最早期诊断的困难是另一个障碍。缺乏纵向研究来显示 OR 是否主要促进青光眼发生,或是由于疾病的发生而改变了 OR,这些均阻碍了我们对该参数的认识。

直到最近,仍没有可靠的、非侵入性的临床方法在活体人眼中直接测量 OR。因此,必须谨慎地解释采用非侵入性技术获得的结果,而且侵入性方法不适合大规模检测。正在进行的研究采用新的以 OCT 为基础的方法来测量 OR,将深入了解 OR 与青光眼之间的联系[104,105,165],对整个青光眼谱的 OR 差异进行评估[51],并通过对整个疾病进展过程中的 OR 进行纵向评价,深入理解 OR 与青光眼之间的关系[104,105,165]。为了全面了解青光眼视神经的生物力学反应,还需要在活体内评估

LC 的顺应性。大多数关于 LC 顺应性的研究均通过改变眼压[23,135,136,138,139,152,153,166]或脉动压[167-169]来测量 LC 位移。早期研究使用激光扫描检眼镜测量视杯深度的均值，但发现 IOP 引起的 LC 前神经组织的变形不能很好地替代 LC 的变形[70]。改进的成像方法，如 OCT，现在被用于直接显示 ONH 组织中较深的 LC[170]。虽然其仍然是一个挑战，但将同一只眼的 LC 生物力学特性与 OR 测量相结合，将是了解 RGC 轴突损伤是如何通过巩膜和筛板相互作用介导的理想方法。我们认为青光眼的易感性可能是由巩膜和筛板间的硬度不匹配引起的。然而，这一假设仍有待充分评估。

最近认为青光眼的生物力学危险因素涉及眼球运动或眼外肌及其对 ONH 变形的影响。可能是眼球内收或向鼻部转动时，对 ONH 及其周围结构施加了压力[171]。据推测，眼部长时间重复运动可能会导致易感眼发生青光眼性视神经病变，而与 IOP 无关。有限元建模证实了这一点，该模型表明，在眼球内收过程中，对 ONH 区域施加了更大的机械应力和应变，比 IOP 升高更严重[172]。根据这些发现，作为防止视神经鞘约束的治疗，限制某些个体眼球内收运动可能有益[173]，但还需要进行更多的研究。

临床医生和研究人员在研究青光眼 OR 时必须记住竞争性假说。例如，除了较明显的临床信息，如年龄、种族、IOP、全身心血管状况和偏头痛外，还需要考虑其他在临床上难以获得的因素改变，如眼血流、血管痉挛、脑脊液压力、胶质细胞功能和轴突的易感性等，其中一些因素可以通过临床测量进行评估，其他因素则可以通过基因检测进行评估。

当今，预防 OAG 进展的唯一循证治疗是降低 IOP，而不考虑其基线 IOP[174-177]。这支持了生物力学在 OAG 中的重要性。可以采用药物、激光小梁成形术、外科手术或这些方法的组合来降低 IOP。然而，如前所述，目前用于降低 IOP 的治疗方案也可能会改变角巩膜壳的生物力学特性[1,32,77]。因此，常用的降压药可能会对 OR 测量产生影响。另一方面，虽然研究表明，降低 IOP 治疗有助于减缓青光眼的结构和功能丧失，但这并不总能阻止疾病进展。因此，青光眼的预防和治疗仍然是一个尚未解决的问题，这促进了不依赖于降低 IOP 的神经保护治疗的发展。一些试验已经显示出 RGC 损伤后的保护治疗有一定前景[178-184]。其中一项研究表明，作为滴眼液使用的重组人胰岛素可以使青光眼 RGC 再生[185]。

鉴于巩膜和 LC 的生物力学特性与青光眼的轴突损伤有关，改变这些特性也可能对抗疾病。改变这些眼部组织的特性，以防止初始 RGC 损伤的研究正在进行中[186]。治疗的途径包括靶向基质金属蛋白酶，其可以改变胶原的硬度，紫外线-

交联胶原，目前已被用于角膜扩张症[187]，并已尝试将其用于巩膜[188-190]。当然，该治疗方案的核心问题仍然存在：更僵硬或更柔软的巩膜是否能保护 IOP 引起的应力和应变？在模型系统中的试验研究已经开始探讨这个问题[186,191]。

结论

尽管在了解眼球生物力学特性在青光眼中的重要性方面取得了巨大进展，但导致这种致盲性眼病的轴突变性的病理生理学机制仍未明确。我们认为，必须评估巩膜和 LC 硬度之间的相互作用，以全面了解青光眼的发展过程。可靠的、无创的眼硬度测量方法将帮助我们更好地了解，高或低 OR 是否提示 POAG 的易感性，或者仅反映了疾病引起的变化。也许测量 OR 有助于预测 OAG 的进展，从而让临床医生能够确定哪些患者需要更积极的治疗，针对 OR 的研究亦可为青光眼治疗开辟新的途径，最终防止视力丧失。

（叶长华 译 赵阳 校）

参考文献

1. Friedenwald JS. Contribution to the theory and practice of tonometry. Am J Ophthalmol. 1937;20:985–1024.
2. Ethier CR, Johnson M, Ruberti J. Ocular biomechanics and biotransport. Annu Rev Biomed Eng. 2004;6:249–73.
3. Greene PR. Closed-form ametropic pressure-volume and ocular rigidity solutions. Am J Optom Physiol Optic. 1985;62(12):870–8.
4. Pallikaris IG, Dastiridou AI, Tsilimbaris MK, Karyotakis NG, Ginis HS. Ocular rigidity. Expert Rev Ophthalmol. 2010;5(3):343–51.
5. Foster PJ, Buhrmann R, Quigley HA, Johnson GJ. The definition and classification of glaucoma in prevalence surveys. Br J Ophthalmol. 2002;86(2):238–42.
6. Sommer A, Tielsch JM, Katz J, Quigley HA, Gottsch JD, Javitt J, et al. Relationship between intraocular pressure and primary open angle glaucoma among white and black Americans. The Baltimore Eye Survey. Arch Ophthalmol. 1991;109(8):1090–5.
7. Suzuki Y, Iwase A, Araie M, Yamamoto T, Abe H, Shirato S, et al. Risk factors for open-angle glaucoma in a Japanese population: the Tajimi Study. Ophthalmology. 2006;113(9):1613–7.
8. Gordon MO, Beiser JA, Brandt JD, Heuer DK, Higginbotham EJ, Johnson CA, et al. The Ocular Hypertension Treatment Study: baseline factors that predict the onset of primary open-angle glaucoma. Arch Ophthalmol. 2002;120(6):714–20. discussion 829–30
9. Quigley H, Anderson DR. The dynamics and location of axonal transport blockade by acute intraocular pressure elevation in primate optic nerve. Investig Ophthalmol. 1976;15(8):606–16.
10. Quigley HA, Anderson DR. Distribution of axonal transport blockade by acute intraocular pressure elevation in the primate optic nerve head. Invest Ophthalmol Vis Sci. 1977;16(7):640–4.
11. Quigley HA, Flower RW, Addicks EM, McLeod DS. The mechanism of optic nerve damage in experimental acute intraocular pressure elevation. Invest Ophthalmol Vis Sci. 1980;19(5):505–17.

12. Quigley HA, Addicks EM, Green WR, Maumenee AE. Optic nerve damage in human glaucoma. II. The site of injury and susceptibility to damage. Arch Ophthalmol. 1981;99(4):635–49.
13. Quigley HA, Addicks EM, Green WR. Optic nerve damage in human glaucoma. III. Quantitative correlation of nerve fiber loss and visual field defect in glaucoma, ischemic neuropathy, papilledema, and toxic neuropathy. Arch Ophthalmol. 1982;100(1):135–46.
14. Yan DB, Coloma FM, Metheetrairut A, Trope GE, Heathcote JG, Ethier CR. Deformation of the lamina cribrosa by elevated intraocular pressure. Br J Ophthalmol. 1994;78(8):643–8.
15. Sigal IA, Flanagan JG, Ethier CR. Factors influencing optic nerve head biomechanics. Invest Ophthalmol Vis Sci. 2005;46(11):4189–99.
16. Wolffsohn JS, Davies LN. Advances in anterior segment imaging. Curr Opin Ophthalmol. 2007;18(1):32–8.
17. Copt RP, Thomas R, Mermoud A. Corneal thickness in ocular hypertension, primary open-angle glaucoma, and normal tension glaucoma. Arch Ophthalmol. 1999;117(1):14–6.
18. Herndon LW. Measuring intraocular pressure-adjustments for corneal thickness and new technologies. Curr Opin Ophthalmol. 2006;17(2):115–9.
19. Medeiros FA, Weinreb RN, Sample PA, Gomi CF, Bowd C, Crowston JG, et al. Validation of a predictive model to estimate the risk of conversion from ocular hypertension to glaucoma. Arch Ophthalmol. 2005;123(10):1351–60.
20. Medeiros FA, Sample PA, Zangwill LM, Bowd C, Aihara M, Weinreb RN. Corneal thickness as a risk factor for visual field loss in patients with preperimetric glaucomatous optic neuropathy. Am J Ophthalmol. 2003;136(5):805–13.
21. Jonas JB, Holbach L. Central corneal thickness and thickness of the lamina cribrosa in human eyes. Invest Ophthalmol Vis Sci. 2005;46(4):1275–9.
22. Oliveira C, Tello C, Liebmann J, Ritch R. Central corneal thickness is not related to anterior scleral thickness or axial length. J Glaucoma. 2006;15(3):190–4.
23. Lesk MR, Hafez AS, Descovich D. Relationship between central corneal thickness and changes of optic nerve head topography and blood flow after intraocular pressure reduction in open-angle glaucoma and ocular hypertension. Arch Ophthalmol. 2006;124(11):1568–72.
24. Pakravan M, Parsa A, Sanagou M, Parsa CF. Central corneal thickness and correlation to optic disc size: a potential link for susceptibility to glaucoma. Br J Ophthalmol. 2007;91(1):26–8.
25. Wang J, Freeman EE, Descovich D, Harasymowycz PJ, Kamdeu Fansi A, Li G, et al. Estimation of ocular rigidity in glaucoma using ocular pulse amplitude and pulsatile choroidal blood flow. Invest Ophthalmol Vis Sci. 2013;54(3):1706–11.
26. Pallikaris IG, Kymionis GD, Ginis HS, Kounis GA, Tsilimbaris MK. Ocular rigidity in living human eyes. Invest Ophthalmol Vis Sci. 2005;46(2):409–14.
27. Brandt JD, Beiser JA, Kass MA, Gordon MO. Central corneal thickness in the Ocular Hypertension Treatment Study (OHTS). Ophthalmology. 2001;108(10):1779–88.
28. Hahn S, Azen S, Ying-Lai M, Varma R, Los Angeles Latino Eye Study Group. Central corneal thickness in Latinos. Invest Ophthalmol Vis Sci. 2003;44(4):1508–12.
29. Nemesure B, Wu SY, Hennis A, Leske MC, Barbados Eye Study Group. Corneal thickness and intraocular pressure in the Barbados eye studies. Arch Ophthalmol. 2003;121(2):240–4.
30. Shimmyo M, Ross AJ, Moy A, Mostafavi R. Intraocular pressure, Goldmann applanation tension, corneal thickness, and corneal curvature in Caucasians, Asians, Hispanics, and African Americans. Am J Ophthalmol. 2003;136(4):603–13.
31. Haseltine SJ, Pae J, Ehrlich JR, Shammas M, Radcliffe NM. Variation in corneal hysteresis and central corneal thickness among black, hispanic and white subjects. Acta Ophthalmol. 2012;90(8):e626–31.
32. Meda R, Wang Q, Paoloni D, Harasymowycz P, Brunette I. The impact of chronic use of prostaglandin analogues on the biomechanical properties of the cornea in patients with primary open-angle glaucoma. Br J Ophthalmol. 2017;101(2):120–5.
33. Tsikripis P, Papaconstantinou D, Koutsandrea C, Apostolopoulos M, Georgalas I. The effect of prostaglandin analogs on the biomechanical properties and central thickness of the cornea of patients with open-angle glaucoma: a 3-year study on 108 eyes. Drug Des Devel Ther. 2013;7:1149–56.
34. Brandt JD, Gordon MO, Beiser JA, Lin SC, Alexander MY, Kass MA, et al. Changes in

central corneal thickness over time: the ocular hypertension treatment study. Ophthalmology. 2008;115(9):1550–6, 1556.e1.
35. Chauhan BC, Hutchison DM, LeBlanc RP, Artes PH, Nicolela MT. Central corneal thickness and progression of the visual field and optic disc in glaucoma. Br J Ophthalmol. 2005;89(8):1008–12.
36. Luce DA. Determining in vivo biomechanical properties of the cornea with an ocular response analyzer. J Cataract Refract Surg. 2005;31(1):156–62.
37. Hong J, Xu J, Wei A, Deng SX, Cui X, Yu X, et al. A new tonometerDOUBLEHYPHEN-the Corvis ST tonometer: clinical comparison with noncontact and Goldmann applanation tonometers. Invest Ophthalmol Vis Sci. 2013;54(1):659–65.
38. Matsuura M, Hirasawa K, Murata H, Yanagisawa M, Nakao Y, Nakakura S, et al. The relationship between corvis ST tonometry and ocular response analyzer measurements in eyes with glaucoma. PLoS One. 2016;11(8):e0161742.
39. Shah S, Laiquzzaman M, Bhojwani R, Mantry S, Cunliffe I. Assessment of the biomechanical properties of the cornea with the ocular response analyzer in normal and keratoconic eyes. Invest Ophthalmol Vis Sci. 2007;48(7):3026–31.
40. Carbonaro F, Andrew T, Mackey DA, Spector TD, Hammond CJ. The heritability of corneal hysteresis and ocular pulse amplitude: a twin study. Ophthalmology. 2008;115(9):1545–9.
41. Mangouritsas G, Morphis G, Mourtzoukos S, Feretis E. Association between corneal hysteresis and central corneal thickness in glaucomatous and non-glaucomatous eyes. Acta Ophthalmol. 2009;87(8):901–5.
42. Wells AP, Garway-Heath DF, Poostchi A, Wong T, Chan KC, Sachdev N. Corneal hysteresis but not corneal thickness correlates with optic nerve surface compliance in glaucoma patients. Invest Ophthalmol Vis Sci. 2008;49(8):3262–8.
43. Abitbol O, Bouden J, Doan S, Hoang-Xuan T, Gatinel D. Corneal hysteresis measured with the Ocular Response Analyzer in normal and glaucomatous eyes. Acta Ophthalmol. 2010;88(1):116–9.
44. Sullivan-Mee M, Katiyar S, Pensyl D, Halverson KD, Qualls C. Relative importance of factors affecting corneal hysteresis measurement. Optom Vis Sci. 2012;89(5):E803–11.
45. Shah S, Laiquzzaman M, Mantry S, Cunliffe I. Ocular response analyser to assess hysteresis and corneal resistance factor in low tension, open angle glaucoma and ocular hypertension. Clin Exp Ophthalmol. 2008;36(6):508–13.
46. Medeiros FA, Meira-Freitas D, Lisboa R, Kuang TM, Zangwill LM, Weinreb RN. Corneal hysteresis as a risk factor for glaucoma progression: a prospective longitudinal study. Ophthalmology. 2013;120(8):1533–40.
47. Congdon NG, Broman AT, Bandeen-Roche K, Grover D, Quigley HA. Central corneal thickness and corneal hysteresis associated with glaucoma damage. Am J Ophthalmol. 2006;141(5):868–75.
48. De Moraes CV, Hill V, Tello C, Liebmann JM, Ritch R. Lower corneal hysteresis is associated with more rapid glaucomatous visual field progression. J Glaucoma. 2012;21(4):209–13.
49. Zhang C, Tatham AJ, Abe RY, Diniz-Filho A, Zangwill LM, Weinreb RN, et al. Corneal hysteresis and progressive retinal nerve fiber layer loss in glaucoma. Am J Ophthalmol. 2016;166:29–36.
50. Anand A, De Moraes CG, Teng CC, Tello C, Liebmann JM, Ritch R. Corneal hysteresis and visual field asymmetry in open angle glaucoma. Invest Ophthalmol Vis Sci. 2010;51(12):6514–8.
51. Sayah DN, Mazzaferri J, Descovich D, Costantino S, Lesk MR. The association between ocular rigidity and neuroretinal damage in glaucoma. Invest Ophthalmol Vis Sci. 2020;61(13):11.
52. Prata TS, Lima VC, Guedes LM, Biteli LG, Teixeira SH, de Moraes CG, et al. Association between corneal biomechanical properties and optic nerve head morphology in newly diagnosed glaucoma patients. Clin Exp Ophthalmol. 2012;40(7):682–8.
53. Khawaja AP, Chan MP, Broadway DC, Garway-Heath DF, Luben R, Yip JL, et al. Corneal biomechanical properties and glaucoma-related quantitative traits in the EPIC-Norfolk Eye Study. Invest Ophthalmol Vis Sci. 2014;55(1):117–24.
54. Carbonaro F, Hysi PG, Fahy SJ, Nag A, Hammond CJ. Optic disc planimetry, corneal hysteresis, central corneal thickness, and intraocular pressure as risk factors for glaucoma. Am J

Ophthalmol. 2014;157(2):441–6.
55. Prata TS, Lima VC, de Moraes CG, Guedes LM, Magalhaes FP, Teixeira SH, et al. Factors associated with topographic changes of the optic nerve head induced by acute intraocular pressure reduction in glaucoma patients. Eye (Lond). 2011;25(2):201–7.
56. Mansouri K, Leite MT, Weinreb RN, Tafreshi A, Zangwill LM, Medeiros FA. Association between corneal biomechanical properties and glaucoma severity. Am J Ophthalmol. 2012;153(3):419–27. e1
57. Vu DM, Silva FQ, Haseltine SJ, Ehrlich JR, Radcliffe NM. Relationship between corneal hysteresis and optic nerve parameters measured with spectral domain optical coherence tomography. Graefes Arch Clin Exp Ophthalmol. 2013;251(7):1777–83.
58. Fontes BM, Ambrosio R Jr, Alonso RS, Jardim D, Velarde GC, Nose W. Corneal biomechanical metrics in eyes with refraction of -19.00 to +9.00 D in healthy Brazilian patients. J Refract Surg. 2008;24(9):941–5.
59. Ang GS, Bochmann F, Townend J, Azuara-Blanco A. Corneal biomechanical properties in primary open angle glaucoma and normal tension glaucoma. J Glaucoma. 2008;17(4):259–62.
60. Sun L, Shen M, Wang J, Fang A, Xu A, Fang H, et al. Recovery of corneal hysteresis after reduction of intraocular pressure in chronic primary angle-closure glaucoma. Am J Ophthalmol. 2009;147(6):1061–6, 1061.e1–2.
61. Pakravan M, Afroozifar M, Yazdani S. Corneal biomechanical changes following trabeculectomy, phaco-trabeculectomy, ahmed glaucoma valve implantation and phacoemulsification. J Ophthalmic Vis Res. 2014;9(1):7–13.
62. Agarwal DR, Ehrlich JR, Shimmyo M, Radcliffe NM. The relationship between corneal hysteresis and the magnitude of intraocular pressure reduction with topical prostaglandin therapy. Br J Ophthalmol. 2012;96(2):254–7.
63. Hirneiss C, Sekura K, Brandlhuber U, Kampik A, Kernt M. Corneal biomechanics predict the outcome of selective laser trabeculoplasty in medically uncontrolled glaucoma. Graefes Arch Clin Exp Ophthalmol. 2013;251(10):2383–8.
64. Detry-Morel M, Jamart J, Hautenauven F, Pourjavan S. Comparison of the corneal biomechanical properties with the Ocular Response Analyzer(R) (ORA) in African and Caucasian normal subjects and patients with glaucoma. Acta Ophthalmol. 2012;90(2):e118–24.
65. Deol M, Taylor DA, Radcliffe NM. Corneal hysteresis and its relevance to glaucoma. Curr Opin Ophthalmol. 2015;26(2):96–102.
66. Levy NS, Crapps EE. Displacement of optic nerve head in response to short-term intraocular pressure elevation in human eyes. Arch Ophthalmol. 1984;102(5):782–6.
67. Yan DB, Flanagan JG, Farra T, Trope GE, Ethier CR. Study of regional deformation of the optic nerve head using scanning laser tomography. Curr Eye Res. 1998;17(9):903–16.
68. Albon J, Purslow PP, Karwatowski WS, Easty DL. Age related compliance of the lamina cribrosa in human eyes. Br J Ophthalmol. 2000;84(3):318–23.
69. Hommer A, Fuchsjager-Mayrl G, Resch H, Vass C, Garhofer G, Schmetterer L. Estimation of ocular rigidity based on measurement of pulse amplitude using pneumotonometry and fundus pulse using laser interferometry in glaucoma. Invest Ophthalmol Vis Sci. 2008;49(9):4046–50.
70. Sigal IA, Flanagan JG, Tertinegg I, Ethier CR. Finite element modeling of optic nerve head biomechanics. Invest Ophthalmol Vis Sci. 2004;45(12):4378–87.
71. Sigal IA, Ethier CR. Biomechanics of the optic nerve head. Exp Eye Res. 2009;88(4):799–807.
72. Burgoyne CF, Downs JC, Bellezza AJ, Suh JK, Hart RT. The optic nerve head as a biomechanical structure: a new paradigm for understanding the role of IOP-related stress and strain in the pathophysiology of glaucomatous optic nerve head damage. Prog Retin Eye Res. 2005;24(1):39–73.
73. Bellezza AJ, Hart RT, Burgoyne CF. The optic nerve head as a biomechanical structure: initial finite element modeling. Invest Ophthalmol Vis Sci. 2000;41(10):2991–3000.
74. Coudrillier B, Tian J, Alexander S, Myers KM, Quigley HA, Nguyen TD. Biomechanics of the human posterior sclera: age- and glaucoma-related changes measured using inflation testing. Invest Ophthalmol Vis Sci. 2012;53(4):1714–28.
75. Ebneter A, Wagels B, Zinkernagel MS. Non-invasive biometric assessment of ocular rigidity in glaucoma patients and controls. Eye (Lond). 2009;23(3):606–11.
76. Drance SM. The coefficient of scleral rigidity in normal and glaucomatous eyes. Arch

Ophthalmol. 1960;63:668–74.
77. Agrawal KK, Sharma DP, Bhargava G, Sanadhya DK. Scleral rigidity in glaucoma, before and during topical antiglaucoma drug therapy. Indian J Ophthalmol. 1991;39(3):85–6.
78. Dastiridou AI, Tsironi EE, Tsilimbaris MK, Ginis H, Karyotakis N, Cholevas P, et al. Ocular rigidity, outflow facility, ocular pulse amplitude, and pulsatile ocular blood flow in open-angle glaucoma: a manometric study. Invest Ophthalmol Vis Sci. 2013;54(7):4571–7.
79. Eisenlohr JE, Langham ME, Maumenee AE. Manometric studies of the pressure-volume relationship in living and enucleated eyes of individual human subjects. Br J Ophthalmol. 1962;46(9):536–48.
80. Eisenlohr JE, Langham ME. The relationship between pressure and volume changes in living and dead rabbit eyes. Investig Ophthalmol. 1962;1:63–77.
81. Ytteborg J. The role of intraocular blood volume in rigidity measurements on human eyes. Acta Ophthalmol. 1960;38:410–36.
82. Kerrigan-Baumrind LA, Quigley HA, Pease ME, Kerrigan DF, Mitchell RS. Number of ganglion cells in glaucoma eyes compared with threshold visual field tests in the same persons. Invest Ophthalmol Vis Sci. 2000;41(3):741–8.
83. Harwerth RS, Carter-Dawson L, Shen F, Smith EL 3rd, Crawford ML. Ganglion cell losses underlying visual field defects from experimental glaucoma. Invest Ophthalmol Vis Sci. 1999;40(10):2242–50.
84. Trier K, Ribel-Madsen SM. Latanoprost eye drops increase concentration of glycosaminoglycans in posterior rabbit sclera. J Ocul Pharmacol Ther. 2004;20(3):185–8.
85. Dastiridou AI, Ginis H, Tsilimbaris M, Karyotakis N, Detorakis E, Siganos C, et al. Ocular rigidity, ocular pulse amplitude, and pulsatile ocular blood flow: the effect of axial length. Invest Ophthalmol Vis Sci. 2013;54(3):2087–92.
86. Boland MV, Quigley HA. Risk factors and open-angle glaucoma: classification and application. J Glaucoma. 2007;16(4):406–18.
87. Mitchell P, Hourihan F, Sandbach J, Wang JJ. The relationship between glaucoma and myopia: the Blue Mountains Eye Study. Ophthalmology. 1999;106(10):2010–5.
88. Quigley HA. The contribution of the sclera and lamina cribrosa to the pathogenesis of glaucoma: diagnostic and treatment implications. Prog Brain Res. 2015;220:59–86.
89. Friberg TR, Lace JW. A comparison of the elastic properties of human choroid and sclera. Exp Eye Res. 1988;47(3):429–36.
90. Tezel G, Luo C, Yang X. Accelerated aging in glaucoma: immunohistochemical assessment of advanced glycation end products in the human retina and optic nerve head. Invest Ophthalmol Vis Sci. 2007;48(3):1201–11.
91. Malik NS, Moss SJ, Ahmed N, Furth AJ, Wall RS, Meek KM. Ageing of the human corneal stroma: structural and biochemical changes. Biochim Biophys Acta. 1992;1138(3):222–8.
92. Fazio MA, Grytz R, Morris JS, Bruno L, Gardiner SK, Girkin CA, et al. Age-related changes in human peripapillary scleral strain. Biomech Model Mechanobiol. 2014;13(3):551–63.
93. Girkin CA, Fazio MA, Yang H, Reynaud J, Burgoyne CF, Smith B, et al. Variation in the three-dimensional histomorphometry of the normal human optic nerve head with age and race: lamina cribrosa and peripapillary scleral thickness and position. Invest Ophthalmol Vis Sci. 2017;58(9):3759–69.
94. Fazio MA, Grytz R, Morris JS, Bruno L, Girkin CA, Downs JC. Human scleral structural stiffness increases more rapidly with age in donors of African descent compared to donors of European descent. Invest Ophthalmol Vis Sci. 2014;55(11):7189–98.
95. Jackson CR. Schiotz tonometers. An assessment of their usefulness. Br J Ophthalmol. 1965;49(9):478–84.
96. Gloster J, Perkins ES. Ocular rigidity and tonometry. Proc R Soc Med. 1957;50(9):667–74.
97. Perkins ES, Gloster J. Further studies on the distensibility of the eye. Br J Ophthalmol. 1957;41(8):475–86.
98. Moses RA, Grodzki WJ. Ocular rigidity in tonography. Doc Ophthalmol. 1969;26:118–29.
99. Friedenwald JS. Tonometer calibration; an attempt to remove discrepancies found in the 1954 calibration scale for Schiotz tonometers. Trans Am Acad Ophthalmol Otolaryngol. 1957;61(1):108–22.
100. Grant WM. Clinical measurements of aqueous outflow. AMA Arch Ophthalmol.

1951;46(2):113–31.
101. Silver DM, Farrell RA, Langham ME, O'Brien V, Schilder P. Estimation of pulsatile ocular blood flow from intraocular pressure. Acta Ophthalmol Suppl. 1989;191:25–9.
102. Ytteborg J. The effect of intraocular pressure on rigidity coefficient in the human eye. Acta Ophthalmol. 1960;38:548–61.
103. Ytteborg J. Further investigations of factors influencing size of rigidity coefficient. Acta Ophthalmol. 1960;38:643–57.
104. Beaton L, Mazzaferri J, Lalonde F, Hidalgo-Aguirre M, Descovich D, Lesk MR, et al. Non-invasive measurement of choroidal volume change and ocular rigidity through automated segmentation of high-speed OCT imaging. Biomed Opt Express. 2015;6(5):1694–706.
105. Sayah DN, Mazzaferri J, Ghesquière P, Duval R, Rezende F, Costantino S, et al. Non-invasive in vivo measurement of ocular rigidity: clinical validation and method improvement. Exp Eye Res. 2019;190:107831.
106. Tengroth B, Ammitzboll T. Changes in the content and composition of collagen in the glaucomatous eyeDOUBLEHYPHENbasis for a new hypothesis for the genesis of chronic open angle glaucomaDOUBLEHYPHENa preliminary report. Acta Ophthalmol. 1984;62(6):999–1008.
107. Perkins ES. Ocular volume and ocular rigidity. Exp Eye Res. 1981;33(2):141–5.
108. Downs JC, Girkin CA. Lamina cribrosa in glaucoma. Curr Opin Ophthalmol. 2017;28(2):113–9.
109. Anderson DR, Hendrickson A. Effect of intraocular pressure on rapid axoplasmic transport in monkey optic nerve. Investig Ophthalmol. 1974;13(10):771–83.
110. Jonas JB, Ritch R, Panda-Jonas S. Cerebrospinal fluid pressure in the pathogenesis of glaucoma. Prog Brain Res. 2015;221:33–47.
111. Lee DS, Lee EJ, Kim TW, Park YH, Kim J, Lee JW, et al. Influence of translaminar pressure dynamics on the position of the anterior lamina cribrosa surface. Invest Ophthalmol Vis Sci. 2015;56(5):2833–41.
112. Morgan WH, Yu DY, Alder VA, Cringle SJ, Cooper RL, House PH, et al. The correlation between cerebrospinal fluid pressure and retrolaminar tissue pressure. Invest Ophthalmol Vis Sci. 1998;39(8):1419–28.
113. Gaasterland D, Tanishima T, Kuwabara T. Axoplasmic flow during chronic experimental glaucoma. 1. Light and electron microscopic studies of the monkey optic nervehead during development of glaucomatous cupping. Invest Ophthalmol Vis Sci. 1978;17(9):838–46.
114. Quigley HA, Addicks EM. Chronic experimental glaucoma in primates. II. Effect of extended intraocular pressure elevation on optic nerve head and axonal transport. Invest Ophthalmol Vis Sci. 1980;19(2):137–52.
115. Quigley HA, Guy J, Anderson DR. Blockade of rapid axonal transport. Effect of intraocular pressure elevation in primate optic nerve. Arch Ophthalmol. 1979;97(3):525–31.
116. Minckler DS, Bunt AH, Johanson GW. Orthograde and retrograde axoplasmic transport during acute ocular hypertension in the monkey. Invest Ophthalmol Vis Sci. 1977;16(5):426–41.
117. Zhao DY, Cioffi GA. Anterior optic nerve microvascular changes in human glaucomatous optic neuropathy. Eye (Lond). 2000;14(Pt 3B):445–9.
118. Qu J, Chen H, Zhu L, Ambalavanan N, Girkin CA, Murphy-Ullrich JE, et al. High-magnitude and/or high-frequency mechanical strain promotes peripapillary scleral myofibroblast differentiation. Invest Ophthalmol Vis Sci. 2015;56(13):7821–30.
119. Schneider M, Fuchshofer R. The role of astrocytes in optic nerve head fibrosis in glaucoma. Exp Eye Res. 2016;142:49–55.
120. Wallace DM, O'Brien CJ. The role of lamina cribrosa cells in optic nerve head fibrosis in glaucoma. Exp Eye Res. 2016;142:102–9.
121. Hernandez MR. The optic nerve head in glaucoma: role of astrocytes in tissue remodeling. Prog Retin Eye Res. 2000;19(3):297–321.
122. Quigley HA, Brown A, Dorman-Pease ME. Alterations in elastin of the optic nerve head in human and experimental glaucoma. Br J Ophthalmol. 1991;75(9):552–7.
123. Morrison JC, Dorman-Pease ME, Dunkelberger GR, Quigley HA. Optic nerve head extracellular matrix in primary optic atrophy and experimental glaucoma. Arch Ophthalmol. 1990;108(7):1020–4.
124. Pena JD, Netland PA, Vidal I, Dorr DA, Rasky A, Hernandez MR. Elastosis of the lamina

cribrosa in glaucomatous optic neuropathy. Exp Eye Res. 1998;67(5):517–24.
125. Albon J, Karwatowski WS, Avery N, Easty DL, Duance VC. Changes in the collagenous matrix of the aging human lamina cribrosa. Br J Ophthalmol. 1995;79(4):368–75.
126. Luo H, Yang H, Gardiner SK, Hardin C, Sharpe GP, Caprioli J, et al. Factors influencing central lamina cribrosa depth: a multicenter study. Invest Ophthalmol Vis Sci. 2018;59(6):2357–70.
127. Behkam R, Kollech HG, Jana A, Hill A, Danford F, Howerton S, et al. Racioethnic differences in the biomechanical response of the lamina cribrosa. Acta Biomater. 2019;88:131–40.
128. Zeimer RC, Ogura Y. The relation between glaucomatous damage and optic nerve head mechanical compliance. Arch Ophthalmol. 1989;107(8):1232–4.
129. Bellezza AJ, Rintalan CJ, Thompson HW, Downs JC, Hart RT, Burgoyne CF. Deformation of the lamina cribrosa and anterior scleral canal wall in early experimental glaucoma. Invest Ophthalmol Vis Sci. 2003;44(2):623–37.
130. Quigley HA, Addicks EM. Regional differences in the structure of the lamina cribrosa and their relation to glaucomatous optic nerve damage. Arch Ophthalmol. 1981;99(1):137–43.
131. Quigley HA, Hohman RM, Addicks EM, Massof RW, Green WR. Morphologic changes in the lamina cribrosa correlated with neural loss in open-angle glaucoma. Am J Ophthalmol. 1983;95(5):673–91.
132. Jonas JB, Berenshtein E, Holbach L. Anatomic relationship between lamina cribrosa, intraocular space, and cerebrospinal fluid space. Invest Ophthalmol Vis Sci. 2003;44(12):5189–95.
133. Burgoyne CF, Quigley HA, Thompson HW, Vitale S, Varma R. Early changes in optic disc compliance and surface position in experimental glaucoma. Ophthalmology. 1995;102(12):1800–9.
134. Heickell AG, Bellezza AJ, Thompson HW, Burgoyne CF. Optic disc surface compliance testing using confocal scanning laser tomography in the normal monkey eye. J Glaucoma. 2001;10(5):369–82.
135. Azuara-Blanco A, Harris A, Cantor LB, Abreu MM, Weinland M. Effects of short term increase of intraocular pressure on optic disc cupping. Br J Ophthalmol. 1998;82(8):880–3.
136. Lesk MR, Spaeth GL, Azuara-Blanco A, Araujo SV, Katz LJ, Terebuh AK, et al. Reversal of optic disc cupping after glaucoma surgery analyzed with a scanning laser tomograph. Ophthalmology. 1999;106(5):1013–8.
137. Bowd C, Weinreb RN, Lee B, Emdadi A, Zangwill LM. Optic disk topography after medical treatment to reduce intraocular pressure. Am J Ophthalmol. 2000;130(3):280–6.
138. Irak I, Zangwill L, Garden V, Shakiba S, Weinreb RN. Change in optic disk topography after trabeculectomy. Am J Ophthalmol. 1996;122(5):690–5.
139. Raitta C, Tomita G, Vesti E, Harju M, Nakao H. Optic disc topography before and after trabeculectomy in advanced glaucoma. Ophthalmic Surg Lasers. 1996;27(5):349–54.
140. Sigal IA, Flanagan JG, Tertinegg I, Ethier CR. Reconstruction of human optic nerve heads for finite element modeling. Technol Health Care. 2005;13(4):313–29.
141. Levy NS, Crapps EE, Bonney RC. Displacement of the optic nerve head. Response to acute intraocular pressure elevation in primate eyes. Arch Ophthalmol. 1981;99(12):2166–74.
142. Sharpe GP, Danthurebandara VM, Vianna JR, Alotaibi N, Hutchison DM, Belliveau AC, et al. Optic disc hemorrhages and laminar disinsertions in glaucoma. Ophthalmology. 2016;123(9):1949–56.
143. Lee EJ, Kim TW, Kim M, Girard MJ, Mari JM, Weinreb RN. Recent structural alteration of the peripheral lamina cribrosa near the location of disc hemorrhage in glaucoma. Invest Ophthalmol Vis Sci. 2014;55(4):2805–15.
144. Kim YK, Jeoung JW, Park KH. Effect of focal lamina cribrosa defect on disc hemorrhage area in glaucoma. Invest Ophthalmol Vis Sci. 2016;57(3):899–907.
145. Park SC, Hsu AT, Su D, Simonson JL, Al-Jumayli M, Liu Y, et al. Factors associated with focal lamina cribrosa defects in glaucoma. Invest Ophthalmol Vis Sci. 2013;54(13):8401–7.
146. Kim YK, Park KH. Lamina cribrosa defects in eyes with glaucomatous disc haemorrhage. Acta Ophthalmol. 2016;94(6):e468–73.
147. You JY, Park SC, Su D, Teng CC, Liebmann JM, Ritch R. Focal lamina cribrosa defects associated with glaucomatous rim thinning and acquired pits. JAMA Ophthalmol. 2013;131(3):314–20.
148. Kim YW, Jeoung JW, Kim DW, Girard MJ, Mari JM, Park KH, et al. Clinical assess-

ment of lamina cribrosa curvature in eyes with primary open-angle glaucoma. PLoS One. 2016;11(3):e0150260.

149. Li L, Bian A, Cheng G, Zhou Q. Posterior displacement of the lamina cribrosa in normal-tension and high-tension glaucoma. Acta Ophthalmol. 2016;94(6):e492–500.
150. Kim YW, Kim DW, Jeoung JW, Kim DM, Park KH. Peripheral lamina cribrosa depth in primary open-angle glaucoma: a swept-source optical coherence tomography study of lamina cribrosa. Eye (Lond). 2015;29(10):1368–74.
151. Kim DW, Jeoung JW, Kim YW, Girard MJ, Mari JM, Kim YK, et al. Prelamina and lamina cribrosa in glaucoma patients with unilateral visual field loss. Invest Ophthalmol Vis Sci. 2016;57(4):1662–70.
152. Quigley H, Arora K, Idrees S, Solano F, Bedrood S, Lee C, et al. Biomechanical responses of lamina cribrosa to intraocular pressure change assessed by optical coherence tomography in glaucoma eyes. Invest Ophthalmol Vis Sci. 2017;58(5):2566–77.
153. Agoumi Y, Sharpe GP, Hutchison DM, Nicolela MT, Artes PH, Chauhan BC. Laminar and prelaminar tissue displacement during intraocular pressure elevation in glaucoma patients and healthy controls. Ophthalmology. 2011;118(1):52–9.
154. Sigal IA, Roberts MD, Girard MJA, Burgoyne CF, Downs JC. Chapter 20: biomechanical changes of the optic disc. In: Levin LA, Albert DM, editors. Ocular disease: mechanisms and management. London: Elsevier; 2010. p. 153–64.
155. Lepple-Wienhues A, Stahl F, Wiederholt M. Differential smooth muscle-like contractile properties of trabecular meshwork and ciliary muscle. Exp Eye Res. 1991;53(1):33–8.
156. Wiederholt M, Thieme H, Stumpff F. The regulation of trabecular meshwork and ciliary muscle contractility. Prog Retin Eye Res. 2000;19(3):271–95.
157. Fuchshofer R, Tamm ER. The role of TGF-beta in the pathogenesis of primary open-angle glaucoma. Cell Tissue Res. 2012;347(1):279–90.
158. Last JA, Pan T, Ding Y, Reilly CM, Keller K, Acott TS, et al. Elastic modulus determination of normal and glaucomatous human trabecular meshwork. Invest Ophthalmol Vis Sci. 2011;52(5):2147–52.
159. Wang K, Johnstone MA, Xin C, Song S, Padilla S, Vranka JA, et al. Estimating human trabecular meshwork stiffness by numerical modeling and advanced oct imaging. Invest Ophthalmol Vis Sci. 2017;58(11):4809–17.
160. Wang K, Read AT, Sulchek T, Ethier CR. Trabecular meshwork stiffness in glaucoma. Exp Eye Res. 2017;158:3–12.
161. Morgan JT, Raghunathan VK, Chang YR, Murphy CJ, Russell P. The intrinsic stiffness of human trabecular meshwork cells increases with senescence. Oncotarget. 2015;6(17):15362–74.
162. Chen RI, Barbosa DT, Hsu CH, Porco TC, Lin SC. Ethnic differences in trabecular meshwork height by optical coherence tomography. JAMA Ophthalmol. 2015;133(4):437–41.
163. Xin C, Johnstone M, Wang N, Wang RK. OCT study of mechanical properties associated with trabecular meshwork and collector channel motion in human eyes. PLoS One. 2016;11(9):e0162048.
164. Xin C, Song S, Johnstone M, Wang N, Wang RK. Quantification of pulse-dependent trabecular meshwork motion in normal humans using phase-sensitive OCT. Invest Ophthalmol Vis Sci. 2018;59(8):3675–81.
165. Sayah DN, Szigiato AA, Mazzaferri J, Descovich D, Duval R, Rezende FA, Costantino S, Lesk MR. Correlation of ocular rigidity with intraocular pressure spike after intravitreal injection of bevacizumab in exudative retinal disease. Br J Ophthamol. 2021;105(3):392–6.
166. Kadziauskiene A, Jasinskiene E, Asoklis R, Lesinskas E, Rekasius T, Chua J, et al. Long-term shape, curvature, and depth changes of the lamina cribrosa after trabeculectomy. Ophthalmology. 2018;125(11):1729–40.
167. Hidalgo-Aguirre M, Gitelman J, Lesk MR, Costantino S. Automatic segmentation of the optic nerve head for deformation measurements in video rate optical coherence tomography. J Biomed Opt. 2015;20(11):116008.
168. Hidalgo-Aguirre M, Costantino S, Lesk MR. Pilot study of the pulsatile neuro-peripapillary retinal deformation in glaucoma and its relationship with glaucoma risk factors. Curr Eye Res. 2017;42(12):1620–7.

169. Singh K, Dion C, Godin AG, Lorghaba F, Descovich D, Wajszilber M, et al. Pulsatile movement of the optic nerve head and the peripapillary retina in normal subjects and in glaucoma. Invest Ophthalmol Vis Sci. 2012;53(12):7819–24.
170. Lee EJ, Kim TW, Weinreb RN, Park KH, Kim SH, Kim DM. Visualization of the lamina cribrosa using enhanced depth imaging spectral-domain optical coherence tomography. Am J Ophthalmol. 2011;152(1):87–95.e1.
171. Chang MY, Shin A, Park J, Nagiel A, Lalane RA, Schwartz SD, et al. Deformation of optic nerve head and peripapillary tissues by horizontal duction. Am J Ophthalmol. 2017;174:85–94.
172. Shin A, Yoo L, Park J, Demer JL. Finite element biomechanics of optic nerve sheath traction in adduction. J Biomech Eng. 2017;139(10):1010101–10101010.
173. Suh SY, Clark RA, Demer JL. Optic nerve sheath tethering in adduction occurs in esotropia and hypertropia, but not in exotropia. Invest Ophthalmol Vis Sci. 2018;59(7):2899–904.
174. Morrison JC, Nylander KB, Lauer AK, Cepurna WO, Johnson E. Glaucoma drops control intraocular pressure and protect optic nerves in a rat model of glaucoma. Invest Ophthalmol Vis Sci. 1998;39(3):526–31.
175. Heijl A, Leske MC, Bengtsson B, Hyman L, Bengtsson B, Hussein M, et al. Reduction of intraocular pressure and glaucoma progression: results from the Early Manifest Glaucoma Trial. Arch Ophthalmol. 2002;120(10):1268–79.
176. Kass MA, Heuer DK, Higginbotham EJ, Johnson CA, Keltner JL, Miller JP, et al. The Ocular Hypertension Treatment Study: a randomized trial determines that topical ocular hypotensive medication delays or prevents the onset of primary open-angle glaucoma. Arch Ophthalmol. 2002;120(6):701–13. discussion 829-30
177. Garway-Heath DF, Crabb DP, Bunce C, Lascaratos G, Amalfitano F, Anand N, et al. Latanoprost for open-angle glaucoma (UKGTS): a randomised, multicentre, placebo-controlled trial. Lancet. 2015;385(9975):1295–304.
178. Huang W, Fileta JB, Dobberfuhl A, Filippopolous T, Guo Y, Kwon G, et al. Calcineurin cleavage is triggered by elevated intraocular pressure, and calcineurin inhibition blocks retinal ganglion cell death in experimental glaucoma. Proc Natl Acad Sci U S A. 2005;102(34):12242–7.
179. Ji JZ, Elyaman W, Yip HK, Lee VW, Yick LW, Hugon J, et al. CNTF promotes survival of retinal ganglion cells after induction of ocular hypertension in rats: the possible involvement of STAT3 pathway. Eur J Neurosci. 2004;19(2):265–72.
180. Martin KR, Quigley HA, Zack DJ, Levkovitch-Verbin H, Kielczewski J, Valenta D, et al. Gene therapy with brain-derived neurotrophic factor as a protection: retinal ganglion cells in a rat glaucoma model. Invest Ophthalmol Vis Sci. 2003;44(10):4357–65.
181. McKinnon SJ, Lehman DM, Tahzib NG, Ransom NL, Reitsamer HA, Liston P, et al. Baculoviral IAP repeat-containing-4 protects optic nerve axons in a rat glaucoma model. Mol Ther. 2002;5(6):780–7.
182. Nakazawa T, Nakazawa C, Matsubara A, Noda K, Hisatomi T, She H, et al. Tumor necrosis factor-alpha mediates oligodendrocyte death and delayed retinal ganglion cell loss in a mouse model of glaucoma. J Neurosci. 2006;26(49):12633–41.
183. Neufeld AH, Das S, Vora S, Gachie E, Kawai S, Manning PT, et al. A prodrug of a selective inhibitor of inducible nitric oxide synthase is neuroprotective in the rat model of glaucoma. J Glaucoma. 2002;11(3):221–5.
184. Schwartz M. Neurodegeneration and neuroprotection in glaucoma: development of a therapeutic neuroprotective vaccine: the Friedenwald lecture. Invest Ophthalmol Vis Sci. 2003;44(4):1407–11.
185. Agostinone J, Alarcon-Martinez L, Gamlin C, Yu WQ, Wong ROL, Di Polo A. Insulin signalling promotes dendrite and synapse regeneration and restores circuit function after axonal injury. Brain. 2018;141(7):1963–80.
186. Steinhart MR, Cone FE, Nguyen C, Nguyen TD, Pease ME, Puk O, et al. Mice with an induced mutation in collagen 8A2 develop larger eyes and are resistant to retinal ganglion cell damage in an experimental glaucoma model. Mol Vis. 2012;18:1093–106.
187. Mohammadpour M, Masoumi A, Mirghorbani M, Shahraki K, Hashemi H. Updates on corneal collagen cross-linking: indications, techniques and clinical outcomes. J Curr Ophthalmol. 2017;29(4):235–47.
188. Strouthidis NG, Girard MJ. Altering the way the optic nerve head responds to intraocular

pressure—a potential approach to glaucoma therapy. Curr Opin Pharmacol. 2013;13(1):83–9.
189. Wollensak G, Spoerl E. Collagen crosslinking of human and porcine sclera. J Cataract Refract Surg. 2004;30(3):689–95.
190. Spoerl E, Boehm AG, Pillunat LE. The influence of various substances on the biomechanical behavior of lamina cribrosa and peripapillary sclera. Invest Ophthalmol Vis Sci. 2005;46(4):1286–90.
191. Girard MJ, Suh JK, Bottlang M, Burgoyne CF, Downs JC. Biomechanical changes in the sclera of monkey eyes exposed to chronic IOP elevations. Invest Ophthalmol Vis Sci. 2011;52(8):5656–69.

第 19 章

眼球壁硬度与年龄相关性黄斑变性

Miltiadis K. Tsilimbaris

理论上的相关性:AMD 的血管理论

早在 1937 年,Friedenwald[1]强调了巩膜硬度升高在老年眼中的作用,同年,Verhoeff[2]将 AMD 的发病机制归因于脉络膜血流的损伤。但是 Ephraim Friedman 首先提出巩膜硬化和 AMD 之间可能存在直接的关系,并将其作为 AMD 血管发病机制假设的一部分[3]。根据此理论,年龄或其他原因导致巩膜逐渐"僵硬",顺应性也会越来越差,从而限制了涡静脉充盈,导致静脉流出阻力增加。这种相对性"阻塞",最终导致后极部脉络膜静脉系统的扩张和失代偿,造成 Bruch 膜、脉络膜毛细血管和黄斑区视网膜色素上皮损伤。Friedman 提出的血管模型经历了几次修改,变得越来越详细,而且尝试纳入动脉粥样硬化和血压在 AMD 病理生理学中的作用[4,5]。然而,在 Friedman 血管模型的所有版本中,巩膜壁硬化导致的血流动力学改变仍是该假说的核心。巩膜、Bruch 膜及血管壁类脂质的浸润被认为是导致巩膜、Bruch 膜和脉络膜血管顺应性降低的主要病因之一。反过来,巩膜硬度在干扰视网膜脂蛋白引流入脉络膜静脉中起着重要作用,视网膜脂蛋白被认为是 AMD 视网膜损伤的主要致病因素[6]。

现有的证据:AMD 患者的巩膜硬度测量

在 1989 年发表的论文中,Friedman 等人测量了 29 例 AMD 患者的巩膜硬度系数[7],29 例 AMD 患者的右眼和左眼的巩膜硬度系数分别为 0.023(0.006)和 0.024(0.004)。25 例对照者的右眼和左眼的平均巩膜硬度系数(标准差)分别为 0.018(0.005)和 0.020(0.007)。患者与对照组的巩膜硬度系数[右眼(P=0.0003)和左眼(P=0.009)]差异均具有统计学意义。年龄频次匹配后,该系数明显高于25例对照者,年龄和眼轴长度似乎不影响这种相关性。研究者们得出结论,巩膜硬度增加可能是该疾病发展的一个重要危险因素。该研究的数据首次直接指出巩膜硬化和AMD之间可能存在相关性。

没有区分干型和湿型AMD病例,以及使用Perkins和Schiotz眼压计进行相对不准确的硬度测量被认为是本研究的不足之处。

笔者应用本书第2章描述的直接测压系统再次测量了研究组AMD患者的OR,对32例AMD患者(16例新生血管性AMD患者和16例非新生血管性AMD患者)和44例年龄匹配的、计划行白内障手术的对照患者(对照组)进行了OR测量[8],未发现AMD患者和对照患者的OR测量值差异存在统计学意义[AMD组0.0142(0.0077)对对照组0.0125(0.0049);P=0.255],这与此前测量活体眼巩膜硬度的研究结果一致[9]。然而,当我们分别测量AMD患者的两个亚组(新生血管性和非新生血管性AMD)时,新生血管性AMD患者的平均OR值要高于对照患者和非新生血管性AMD患者[新生血管性AMD组0.0186(0.0078)对对照组0.0125(0.0048)P=0.014对非新生血管性AMD组0.0104(0.0053)P=0.004](图19.1)。这是第二项研究表明,巩膜硬度和AMD之间可能存在相关性。测量方法及研究组构成不同可能是与Friedman等人的研究结果存在差异的原因。

解释与未来方向

虽然两个研究均有明显的局限性(样本量小,AMD有限的表型),且两项研究均存在一些互相矛盾的表现,但其表明了OR与AMD间可能存在相关性。

根据Friedman的观点,这种相关性是病因病理学的。在AMD中观察到眼的血流动力学异常被认为是巩膜硬度增加的结果,其作用是将眼部血管系统包裹在一个不可压缩的隔室中,导致一系列事件发生,最终发展成AMD表型。然而,基于现有的数据,很难证明巩膜硬度增加始终是AMD的表象,而不是致病因素[10]。明确这种相关性有明显优势。可以通过适当的干预来改变OR。我们已经描述了基于可压缩微型气囊眼内植入的干预措施[11]。眼内空气储存器的存在可以在最小压力升高的情况下增加眼内容积,从而改变眼球的血流动力学平衡,并完美地逆转OR增加的影响。

其他研究者虽然认同Friedman关于AMD与动脉粥样硬化的危险因素与病

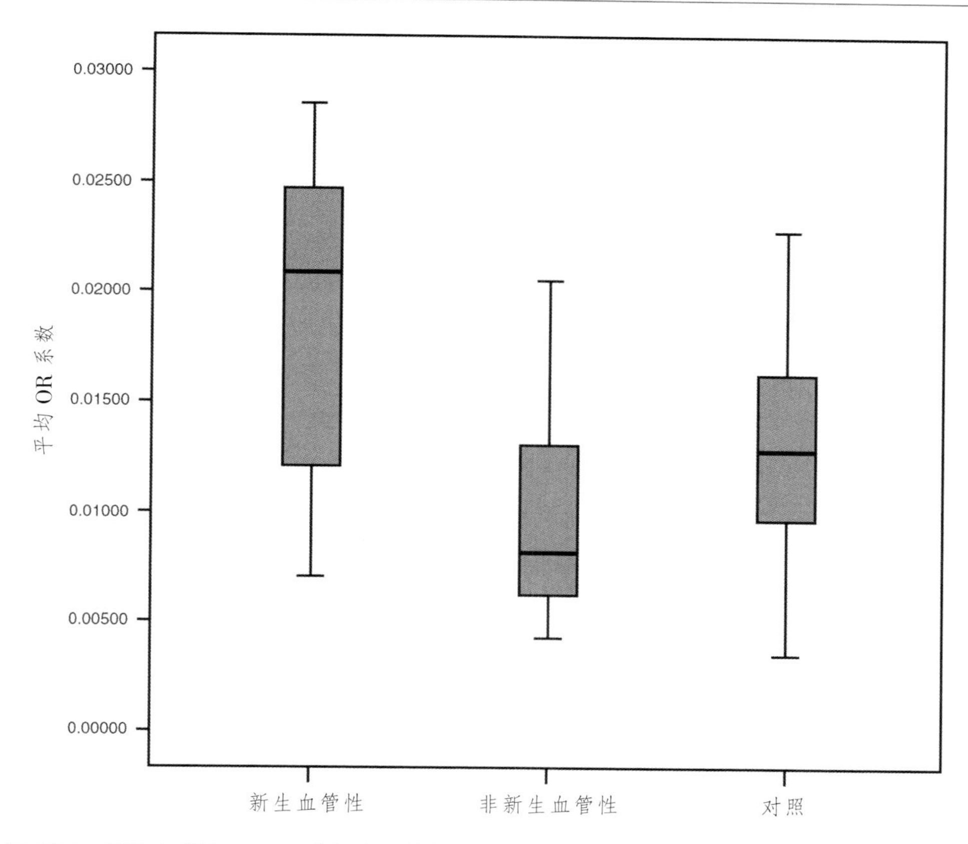

图 19.1 新生血管性(n=16)、非新生血管性 AMD(n=16)与对照受试者平均 OR 系数比较(From Pallikaris et al. [8])。

理机制类似的观点,但他们的研究集中于脉络膜循环对局部血流动力学改变[12]及在视网膜血管结构硬化中的作用。Sato 等采用视网膜激光多普勒系统测量了 25 例 AMD 患者的 25 只眼及与其年龄相匹配的 9 名对照组受试者的 9 只眼的视网膜动脉血流动力学参数[13]。他们发现,AMD 患者视网膜动脉中的血流比健康对照组更具脉动性。基于这些结果,他们提出全身动脉循环中血管硬度的增加与 AMD 严重程度的增加直接相关。研究者们推测,AMD 患者供应眼的动脉血管可能比较硬、顺应性较差,然而也不能排除这是一种表象。

AMD 相关的血流动力学异常是因为巩膜硬度增加或全身血管硬度增加,抑或两者皆有,对此问题的答案有待进一步研究。在任何情况下,当研究者试图了解 AMD 患者 OR 增加的结果时,应记住在测量 OR 时,巩膜壁与脉络膜血管硬化可能有相互作用。采用间接与直接的测压系统测量的均是整个眼球的硬度。虽然巩膜壁的作用是显而易见的，但是当测量巩膜硬度时，眼内容积增加，通过向后引流的静脉流动作用，脉络膜的血管系统硬化也可能影响眼球的整体变化。因此，在测量 AMD 的脉络膜血管硬度时，可能促使 OR 增加。AMD 的脉络膜循环水平的血流动力学改变，是当前仍未明确的重要领域。脉络膜成像与血流测定的最新进展，包括扫频 OCT 成像和脉络膜血管血流成像，可能有助于阐明脉络膜在 AMD 病理生理学中的作用[14]。因此结合精确的、非侵入性的 OR 测量技术[15]，可能设计出有足够效力的临床研究，以阐明巩膜和脉络膜血管系统在 AMD 中的作用及其在 OR 测量中的相互作用。

总之，现有的资料表明，OR 可能与 AND 之间存在相关性，但是这种相关性的致病特征尚不明确。影像学、眼血流动力学的评估和非侵入性硬度记录方面的发展，可能有助于阐明 OR 和 AMD 之间的病因学相关性，为新的治疗干预手段开辟道路。

（段毅琴 译　叶长华 校）

参考文献

1. Friedenwald JS. Contribution to the theory and practice of tonometry. Am J Ophthalmol. 1937;20:985–1024.
2. Verhoeff FH, Grossman HP. Pathogenesis of disciform degeneration of the macula. Arch Ophthalmol. 1937;18:561–85.
3. Friedman E. Scleral rigidity, venous obstruction, and age-related macular degeneration: a working hypothesis. In: BenEzra D, Ryan SJ, Glaser BM, et al., editors. Ocular circulation and neovascularization, Documenta Ophthalmologica Proceedings Series, vol. 50. Dordrecht: NijhoffjJunk; 1987. p. 197–204.
4. Friedman E. A hemodynamic model of the pathogenesis of age-related macular degeneration. Am J Ophthalmol. 1997;124(5):677–82.
5. Friedman E. Update of the vascular model of AMD. Br J Ophthalmol. 2004;88(2):161–3.
6. Friedman E. The pathogenesis of age-related macular degeneration. Am J Ophthalmol. 2008;146(3):348–9.
7. Friedman E, Ivry M, Ebert E, Glynn R, Gragoudas E, Seddon J. Increased scleral rigidity and age-related macular degeneration. Ophthalmology. 1989;96(1):104–8.
8. Pallikaris IG, Kymionis GD, Ginis HS, Kounis GA, Christodoulakis E, Tsilimbaris MK. Ocular rigidity in patients with age-related macular degeneration. Am J Ophthalmol. 2006;141(4):611–5.
9. Pallikaris IG, Kymionis GD, Ginis HS, Kounis GA, Tsilimbaris MK. Ocular rigidity in living human eyes. Invest Ophthalmol Vis Sci. 2005;46(2):409–14.
10. Pulido J. Scleral rigidity and macular degeneration: pathophysiologic or epiphenomenon? Am J Ophthalmol. 2006;141(4):731–2.
11. Pallikaris I, Tsilibaris MK, Kounis G, Kymionis G, Harilaos G. Device and method for the increase of ocular elasticity and prevention of macular degeneration. https://patents.google.com/patent/US20020026240
12. Gelfand BD, Ambati JA. Revised hemodynamic theory of age-related macular degeneration.

Trends Mol Med. 2016;22(8):656–70.
13. Sato E, Feke GT, Menke MN, Wallace McMeel J. Retinal haemodynamics in patients with age-related macular degeneration. Eye (Lond). 2006;20(6):697–702.
14. Wei X, Balne PK, Meissner KE, Barathi VA, Schmetterer L, Agrawal R. Assessment of flow dynamics in retinal and choroidal microcirculation. Surv Ophthalmol. 2018;63(5):646–64.
15. Pallikaris I, Ginis HS, De Brouwere D, Tsilimbaris MK. A novel instrument for the non-invasive measurement of intraocular pressure and ocular rigidity. Invest Ophthalmol Vis Sci. 2006;47:2268.

第 20 章 眼球壁硬度与糖尿病

Athanassios Giarmoukakis ,Theonitsa Panagi otoglou

引言

糖尿病是一组具有显著异质性特征的代谢性疾病[1]。根据国际糖尿病联合会(IDF)的数据,2013 年全球成人糖尿病患病率为 8.3%(3.82 亿人),预计到 2035年将上升至 10.1%(超过 5.92 亿人)[2]。此外,糖尿病并发症的发展是导致其发病率和死亡率升高的主要原因,也是全球公共卫生负担的重要组成部分[2]。糖尿病性视网膜病变(DR)是最常见的糖尿病并发症之一,如果不及时诊断和治疗,可能会导致严重的视力丧失[3]。事实上,DR 是成人视力障碍的主要原因[4]。

糖尿病的主要特征是胰岛素的分泌和作用受损,导致碳水化合物、脂肪和蛋白质代谢障碍[1,2]。这种功能障碍导致血糖水平升高(高血糖),进而触发某些生物化学途径,这些途径被认为是疾病及其并发症发生的关键因素[5]。此外,已知糖尿病相关的代谢和生物化学变化会对不同人体组织(包括眼组织[6,7])的物理特性产生显著影响[6-8],暗示了该疾病与眼部生物力学存在潜在的关系。

糖尿病对组织生物化学与生物力学特性的影响

已经提出了一些相互关联和上调的生物化学途径,作为高血糖和糖尿病性视网膜病变之间的潜在联系,包括多元醇途径流量增加、蛋白激酶 C(PKC)途径激活、血管内皮生长因子(VEGF)和胰岛素样生长因子-1(IGF-1)等生长因子表达增加,以及氧化应激增加[5]。这种上调是并发症发病机制的标志[5]。此外,蛋白质糖基化增加及其产物,如晚期糖基化终末产物(AGE)的形成,构成了糖尿病血管并发症,包括糖尿病性视网膜病变发生的基本因素[5,7-9]。此外,AGE 通过促进基底膜(BM)的增厚和硬化(这在视网膜血管的 BM 中特别明显[7,10]),影响其形态学和生物力学特性[7]。BM 增厚也可能导致血管弹性丧失,从而改变血管的生物力学特性,这也被认为是血压升高的一个影响因素[11,12]。BM 是细胞外基质的组成部分,对不同组织的结构完整性至关重要[13]。BM 的主要蛋白质成为包括不同类型的胶原蛋白(Ⅳ型和ⅩⅧ型)、层粘连蛋白和一系列的蛋白多糖[13]。有研究指出,AGE 可以通过过度的分子间交联,改变 BM 和胶原蛋白分子的生物化学特征,从而改变分子间和细胞-胶原蛋白的相互作用,或者改变细胞受体间连接,导致组织物理性质发生改变[7-9]。因此,基于人类角膜和巩膜中胶原蛋白和蛋白聚糖的高度分布[14,15],以及糖尿病患者不同眼部组织中 AGE 水平升高[16],人们推测糖尿病可能促进眼部组织的生物力学特性改变,从而影响 OR[19]。

糖尿病患者中测量的眼球壁硬度

尽管关于糖尿病的眼部并发症已有充分的文献记载和深入研究[20],关于糖尿病眼部组织物理特性改变可能存在的病理生理机制也有成熟的知识体系,但如前文所述,到目前为止,人们关于这种疾病对 OR 的实际影响知之甚少。

正如本书中已经提及的,人眼的 OR 测量主要是基于 Friedenwald 方程采用配对的 Schiotz 眼压计测量[21]或通过浸入性压力测量设备[10,22]获得,后者被认为能够提供直接且更精确的测量结果[22]。Arora 和 Prasad 运用 Friedenwald 方程,率先报道了不同阶段 DR 患者的 OR 测量结果[23],他们的结论是,患有 DR 和未患有 DR 的受试者的巩膜硬度无差异[23]。在另一项研究中,Pallikaris 等人报道了在不同 IOP 下,通过直接测压设备获得的大样本活体人眼的 OR 测量结果[22]。此外,他们试图探讨 OR 在不同人群、眼部及全身因素(包括糖尿病)之间可能存在的关系[22]。根据其研究结果,OR 系数与糖尿病之间无显著相关性[22]。然而,需要注意的是,这项研究并没有检查受试者 DR 的实际存在情况,而只是基于受试者的糖尿病病史和其他全身性疾病病史数据。基于这个方向,在同一研究团队的一项最新研究中,Panagiotoglou 等人使用了与 Pallikaris 等人相似的测量装置[22],其测量了被诊断为非增殖性糖尿病(NPDR)患者的 OR 值[19],根据 NPDR 的严重程度,将受试者进一步分成两个亚组(轻度 NPDR 组、中度和重度 NPDR 组),并将 OR 测量值与无 DR 或糖尿病病史的年龄相匹配对照组进行了比较。尽管在对照组和 NPDR 组之间以及两个 NPDR 亚组之间,OR 系数均无显著性差异,但研究者仍指出，随着糖尿病严重程度增加，OR 值有升高的趋势[19]。

结论与展望

已有研究提出，OR 的改变可能通过影响其他眼部参数（如 IOP 和眼血流量）而产生显著的临床意义[22]，同时可能在青光眼和 AMD 等不同眼病的发病机制和病程中发挥重要作用[24,25]。然而，最精确的 OR 测量技术（即基于测压系统）所具有的侵入性仍然是限制其广泛应用的最重要因素。

关于糖尿病患者的 OR，有证据表明，糖尿病引起不同眼部组织的物理变化，这些变化可能是造成眼部生物力学改变的影响因素[6,7,16-18]。而另一方面，迄今为止，只有少数研究尝试在临床环境中评估两者之间的关系，但无证据支持糖尿病患者的 OR 发生改变[19,22,23]。并且，这些研究具有显著的局限性，如纳入患者的数量相对较少、采用的测量技术缺乏一致性等[19,23]，需要进一步研究。因此，未来有必要进行大规模的队列研究，以阐明 OR 与 DR 之间的关系，并进一步评估疾病严重程度和阶段对 OR 和眼部生物力学的影响。

（段毅琴 译　周晓煜 校）

参考文献

1. Kharroubi AT, Darwish HM. Diabetes mellitus: the epidemic of the century. World J Diabetes. 2015;6(6):850–67.
2. International Diabetes Federation. IDF diabetes atlas. 6th ed. Brussels: International Diabetes Federation; 2013. https://www.idf.org/e-library/epidemiology-research/diabetes-atlas/19-atlas-6th-edition.html
3. Lee R, Wong TY, Sabanayagam C. Epidemiology of diabetic retinopathy, diabetic macular edema and related vision loss. Eye Vis (Lond). 2015;2:17.
4. Cheung N, Mitchell P, Wong TY. Diabetic retinopathy. Lancet. 2010;376(9735):124–36.
5. Brownlee M. Biochemistry and molecular cell biology of diabetic complications. Nature. 2001;414(6865):813–20.
6. Scheler A, Spoerl E, Boehm AG. Effect of diabetes mellitus on corneal biomechanics and measurement of intraocular pressure. Acta Ophthalmol. 2012;90(6):e447–51.
7. To M, Goz A, Camenzind L, et al. Diabetes-induced morphological, biomechanical, and compositional changes in ocular basement membranes. Exp Eye Res. 2013;116:298–307.
8. Gautieri A, Redaelli A, Buehler MJ, Vesentini S. Age- and diabetes-related nonenzymatic crosslinks in collagen fibrils: candidate amino acids involved in Advanced Glycation End-products. Matrix Biol. 2014;34:89–95.
9. Paul RG, Bailey AJ. Glycation of collagen: the basis of its central role in the late complications of ageing and diabetes. Int J Biochem Cell Biol. 1996;28(12):1297–310.
10. Tsilibary EC. Microvascular basement membranes in diabetes mellitus. J Pathol. 2003;200(4):537–46.
11. Durham JT, Herman IM. Microvascular modifications in diabetic retinopathy. Curr Diabetes

Rep. 2011;11(4):253–64.

12. Zatz R, Brenner BM. Pathogenesis of diabetic microangiopathy. The hemodynamic view. Am J Med. 1986;80(3):443–53.
13. Halfter W, Candiello J, Hu H, et al. Protein composition and biomechanical properties of in vivo-derived basement membranes. Cell Adh Migr. 2013;7(1):64–71.
14. Massoudi D, Malecaze F, Galiacy SD. Collagens and proteoglycans of the cornea: importance in transparency and visual disorders. Cell Tissue Res. 2016;363(2):337–49.
15. Watson PG, Young RD. Scleral structure, organisation and disease. A review. Exp Eye Res. 2004;78(3):609–23.
16. Kase S, Ishida S, Rao NA. Immunolocalization of advanced glycation end products in human diabetic eyes: an immunohistochemical study. J Diabetes Mellitus. 2011;1:57–62.
17. Sato E, Mori F, Igarashi S, Abiko T, Takeda M, Ishiko S, Yoshida A. Corneal advanced glycation end products increase in patients with proliferative diabetic retinopathy. Diabetes Care. 2001;24(3):479–82.
18. Hadley JC, Meek KM, Malik NS. The effect of glycation on charge distribution and swelling behaviour of corneal and scleral collagen. Invest Ophthalmol Vis Sci. 1996;37:4636.
19. Panagiotoglou T, Tsilimbaris M, Ginis H, et al. Ocular rigidity and outflow facility in nonproliferative diabetic retinopathy. J Diabetes Res. 2015;2015:141598.
20. Poh S, Mohamed Abdul RB, Lamoureux EL, et al. Metabolic syndrome and eye diseases. Diabetes Res Clin Pract. 2016;113:86–100.
21. Friedenwald JS. Contribution to the theory and practice of tonometry. Am J Ophthalmol. 1937;20:985–1024.
22. Pallikaris IG, Kymionis GD, Ginis HS, Kounis GA, Tsilimbaris MK. Ocular rigidity in living human eyes. Invest Ophthalmol Vis Sci. 2005;46(2):409–14.
23. Arora VK, Prasad VN. The intraocular pressure and diabetes—a correlative study. Indian J Ophthalmol. 1989;37(1):10–2.
24. Detorakis ET, Pallikaris IG. Ocular rigidity: biomechanical role, in vivo measurements and clinical significance. Clin Exp Ophthalmol. 2013;41(1):73–81.
25. Pallikaris IG, Kymionis GD, Ginis HS, Kounis GA, Christodoulakis E, Tsilimbaris MK. Ocular rigidity in patients with age-related macular degeneration. Am J Ophthalmol. 2006;141(4):611–5.

第 21 章 眼球壁硬度与高度近视

Georgios Bontzos

近视的流行病学与结构改变

近视是一种日益严重的全球流行病；目前估计其患病率在 27%左右，影响了 14.5 亿人[1]。在过去的几十年间，近视的发病率急剧增加，在许多东亚国家达到了 70%~80%[2]，在西方国家达到了 30%~40%[3]。据预测，到 2050 年，全球近 50%的人口将患近视[4]。近视的发病年龄越小，其进展越快，这一点尤其令人担忧。

近视眼眼轴延长及其结构改变伴随着脉络膜和巩膜的结构变化[5]。几种眼部并发症，如白内障、青光眼和视网膜变性较早发展都与高度近视有关。高度近视常见的视网膜疾病包括近视性脉络膜新生血管、脉络膜视网膜萎缩、近视性牵拉性黄斑病变、后葡萄肿和视网膜脱离[7]。虽然导致近视的眼部机制尚不完全清楚，但其很可能是由环境因素的复杂相互作用和正视化过程中多基因的影响所驱动的。目前的研究表明，巩膜在眼轴延长过程中起着关键作用，其生物力学特性和生物力学环境的变化受细胞和细胞外基质因子的共同控制[8]。

眼球壁硬度与眼球扩张

自从 OR 概念被使用以来，其与眼球的结构大小有关。OR 通常被认为是与整个眼球生物力学特性有关的替代参数。眼内容积由受限的外层角膜和巩膜结构组成，以保护眼球免受外部创伤。这些结构对于理解眼的力学和材料特性至关重要[9]。值得注意的是，巩膜比角膜更容易受到眼内和眼外肌力量的影响而变形。Greene[10]指出，IOP 的逐步增加不会改变角膜曲率，而巩膜曲率随压力呈线性增加。因此，我们普遍认为 OR 与巩膜的弹性有关。

巩膜是一种动态组织,其提供了一个坚固的框架来支撑眼内的视觉器官。正如体外分析数据显示,巩膜具有显著的延展性,其可以通过改变特性来适应眼外应力[8]。人体内研究也支持这一理论,尽管数据比较有限[11,12]。此外,高度近视眼的巩膜明显比正视眼薄,并在IOP的作用下逐渐扩张。对人尸体眼的研究表明,近视患者的胶原纤维束变薄,直径减小[13,14](图21.1)。Gottlieb[15]研究了近视发展过程中脆弱的巩膜的生物力学,并强调了细胞和基质因素,以及肌成纤维细胞减少在眼球延长过程中的作用。近距离工作时,巩膜上的机械应力被认为是近视发生的原因[10]。Greene[10]计算了调节过程中巩膜上的应力分布,并提出眼外肌在集合过程中的作用对近视进展有显著影响。然而,还需要对眼球的弹性和硬度进行更多的研究,以评估机械因素如何影响眼球,并帮助了解眼球对这种环境刺激的反应,以及近视的眼球是如何扩大的。

近视患者的眼球壁硬度测量

随着眼球体积增大,眼球外层的扩张程度受到角膜和巩膜弹性的影响。1937

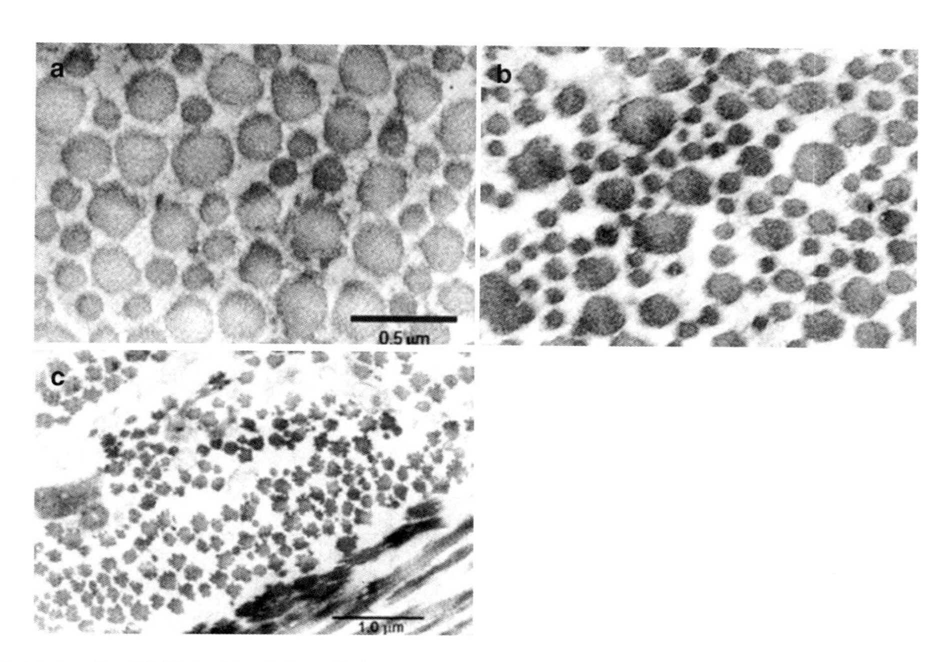

图21.1　人正视眼和近视眼的巩膜胶原纤维。高度近视眼的巩膜胶原纤维直径表现出更大的变异性,并包含更多更小直径的胶原纤维(a,b)。此外,在横截面图像(c)上观察到异常的星状纤维增加。(Adapted from: Curtin et al. [14])

年，Friedenwald[16]引入 OR 理论，他描述了一种眼球对扩张力的抵抗的测量方法。他根据摘除眼球的试验数据，提出了一个基于压力-容积的对数关系的 OR 系数(K)，假设在眼的其他隔室实际上是不可压缩的情况下，这个参数描述了眼球壁弹性，特别是巩膜、角膜及脉络膜的可压缩性。在他的数学公式中，Friedenwald 系数 K 的平均值为 0.025。系数 K 与眼内容积成反比，其结果是 OR 与眼轴长度高度相关。Phillips[17]和 Perkins[18]推测这是由眼球体积较大所致。后者计算了包括每只近视眼体积的硬度系数，研究表明，近视眼在巩膜扩张性方面没有明显的变化[18]。

在最初的研究中，Friedenwald[16]证明了屈光度为 1~5D 的近视眼的巩膜硬度低于对照组正视眼。然而，他发现屈光度超过 5D 的近视眼中，OR 逐渐恢复到正常水平。事实上，在极高度近视眼中，OR 要比正常值高。他的结果也得到了后续研究的证实。Honmura 已经证实，硬度和眼轴长度之间呈显著负相关[19]。正如 Silver 和 Geyer 的一项研究中描述的硬度方程[20]，眼球体积是压力-容积关系中的一个重要参数。此外，Castrén 和 Pohjola[21]的研究表明，近视眼的巩膜硬度低于非近视眼，而且由于青春期的巩膜硬度低于成年期，较低的巩膜硬度可能是该年龄段近视进展的一个促成因素[22]。Dastiridou[23]在最近的活体人眼测压研究中还报道了 OR 系数和眼轴长度之间呈显著负相关(图 21.2)。相比之下，远视

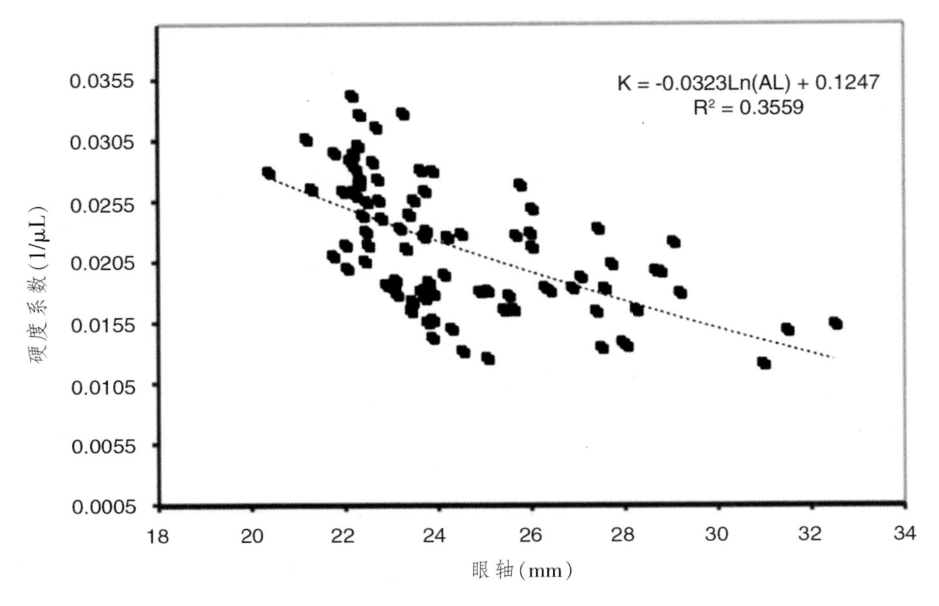

图 21.2 Dastiridou 等人测量的 OR 系数与眼轴长度关系的散点图[23]。

眼的OR被认为是增加的[24]。尽管越来越多的数据支持近视眼OR较低的假设，但研究并未证实这一说法。例如，Wong和Yap[25]发现，在一组有近视倾向的人群中，屈光不正与OR之间的相关性很弱。此外，Schmid[26]没有发现近视儿童(-3.43D)和正视儿童的OR有显著差异。

测量技术和局限性

在用多种数学公式计算OR时，眼球体积是一个关键参数。在临床实践中，可以通过观察不同眼轴长度的眼玻璃体腔内注射后IOP峰值的不同来观察眼球体积和OR之间的关系。眼球体积本身取决于眼的形状。1966年，Friedman[28]利用拉普拉斯定律研究了眼的球形模型，他指出眼球壁感受到的应力与IOP和眼球体积直接相关，与眼球壁厚度成反比。然而，眼的形状并不是一个完美的球体；事实上，在高度近视和远视眼中，横向和垂直直径可能会显示出显著的差异。总体上，测量结果显示，近视眼相对于正视眼是拉长的，长度比高度更明显[29,30](图21.3)。这一事实可以部分解释为什么不同研究关于眼轴长度与OR之间关系的结果不一致。而且，在有后葡萄肿的情况下，眼球形状可能会进一步扭曲，如Ohno-Matsui所示[31]，曲率的局部不一致性及巩膜的形变导致眼内或眼外应力对眼球外层施加不同的作用力。Friberg和Fourman[32]的研究也支持了扭曲的眼球对硬度测量的影响，他们研究了以前接受过巩膜扣带术的眼，发现由于眼球形状和应力分布发生改变，OR显著降低。需要注意的是，在评估OR时，扣带手术的材料也很重要。在后来的一项研究中[33]，人们发现硅胶扣带导致的OR明显低于金属，就像在摘除的尸体眼所观察到的那样。

直到今天，Friedenwald公式[16]仍被认为是计算OR的金标准。然而，由于两个方面的原因，他的方法受到了批评[34]。首先，用于计算的数据来自摘除的眼球，忽略了眼外肌和眼眶环境的影响。其次，应考虑到死后的变化，如水肿和随之而来的组织增厚。完整的活眼还会受到流动的血流和血管硬度的影响[35-37]。考虑到这些缺点，已引入几种测量技术来评估OR。第一种评估活体内压力-容积关系的方法是在摘除人眼球的过程中进行的[34]，使用测压系统，在眼内插管后向眼内注射已知体积的生理盐水[34,38,39]。后来，Pallikaris[12]提出了一种在球后麻醉下对人眼进行白内障手术前直接测压的方法。然而，该技术的侵入性限制了其临床应用。人们已经尝试用非侵入性技术来评估OR，Ebneter[40]提出了一种基于口服乙酰唑胺后测量眼轴长度变化的方法。测量IOP每减少1mmHg后眼轴长度的减少量可以用来评

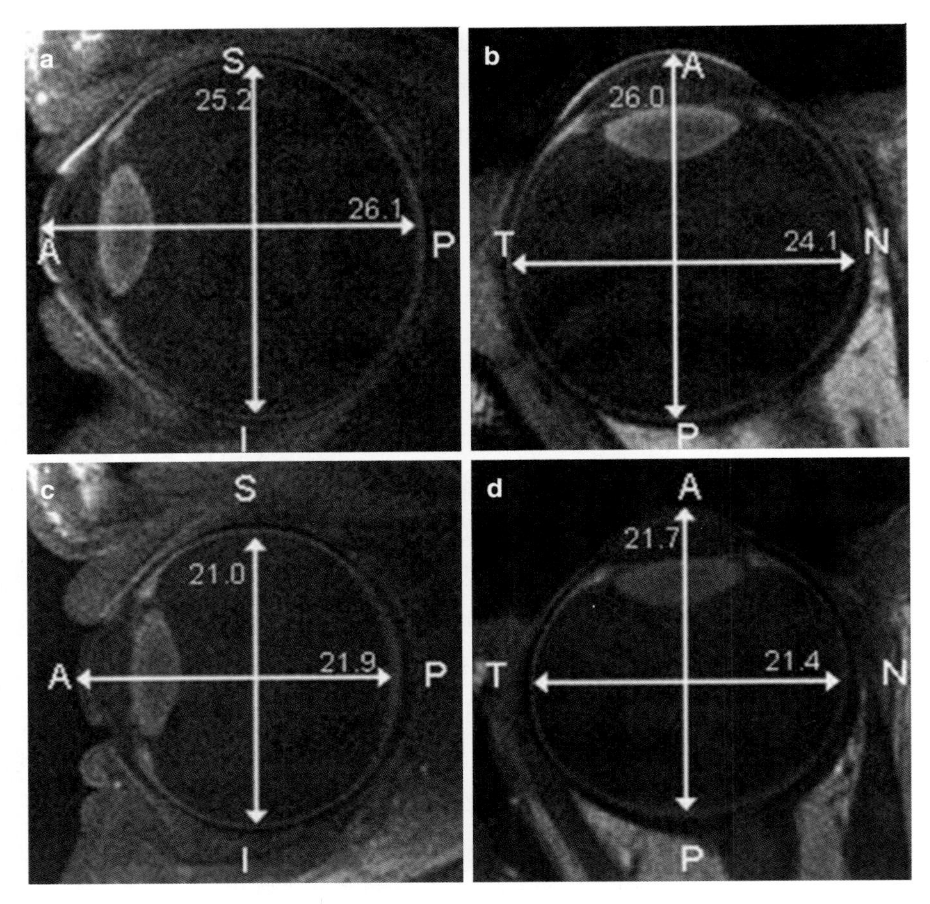

图 21.3 人正视眼和近视眼的矢状位和轴位 MRI 图像。(a,b)显示了一只测量尺寸增加、眼轴延长的近视眼。(c,d)显示了一只正视眼.我们可以观察到近视眼是如何相对于其宽度(24.1mm)和高度(25.2mm)向前后轴(26.1mm)延长的。(Reprint from Atchison et al. [29])。

估 OR。最近 Detorakis[41]提出了一种基于 Goldmann 压平眼压计(改变角膜顶点和置换房水)和动态轮廓眼压计(保持眼球的几何形状)的非侵入性测量方法,压力和体积之间的差值可以应用于 Friedenwald 公式[16]。但是简单的非侵入性技术是否可以用于高度近视仍是一个问题,因为在这些情况下,必须重新考虑常数 K。到目前为止,Dastiridou[23]报道了唯一一项在大量活体人眼中测量 OR 的研究,他提出眼轴长度可能是 OR 测量差异的独立因素。

在测量近视患者时,必须考虑可能影响硬度测量完整性的伴随因素。眼轴长度的增加可能与圆锥角膜、青光眼和视网膜变性有关。例如,圆锥角膜的 OR 降低，归因于角膜硬度降低，而不是眼轴长度增加[42]，近视患者的OR也应按不同的年龄组进行分类，年龄与眼球壁结构改变和硬度增加有关[43-45]，增加的巩膜阻力使流经脉络膜血管的血液减少[46]。

临床作用及未来展望

OR是一个宏观参数，其取决于眼球的结构和材料特性。OR在各种眼科疾病发病机制中扮演的角色已经被认识到。然而，由于其测量技术具有侵入性，OR的临床应用受到限制。到目前为止，已有报道指出，眼轴长度和硬度之间存在负相关关系（图21.2）。有人假设，近视眼的外层，特别是巩膜的退化变性是导致这些数值降低的关键因素。极高度近视是否与OR相关，以及哪种测量技术最准确和可靠仍有待证实。因此，OR的计算需要在大范围的眼轴长度内使用不同的方法进行验证。OR的测量也可以加深我们对近视发病机制的理解。在未来的研究中，还应该测量年轻患者的OR，可以在这些患者生命的后期对其重新进行检查，以评估OR的差异是否与眼轴长度可能出现的变化有关。

（段宣初 聂芬 译 叶长华 校）

参考文献

1. Holden BA, Wilson DA, Jong M, Sankaridurg P, Fricke TR, Smith EL III, et al. Myopia: a growing global problem with sight-threatening complications. Community Eye Health. 2015;28(90):35.
2. Sun J, Zhou J, Zhao P, Lian J, Zhu H, Zhou Y, et al. High prevalence of myopia and high myopia in 5060 Chinese university students in Shanghai. Invest Ophthalmol Vis Sci. 2012;53(12):7504–9.
3. Kempen JH, Mitchell P, Lee KE, Tielsch JM, Broman AT, Taylor HR, et al. The prevalence of refractive errors among adults in the United States, Western Europe, and Australia. Arch Ophthalmol. 2004;122(4):495–505.
4. Holden BA, Fricke TR, Wilson DA, Jong M, Naidoo KS, Sankaridurg P, et al. Global prevalence of myopia and high myopia and temporal trends from 2000 through 2050. Ophthalmology. 2016;123(5):1036–42.
5. Curtin BJ, Karlin DB. Axial length measurements and fundus changes of the myopic eye. Am J Ophthalmol. 1971;71(1 Pt 1):42–53.
6. Tuft SJ, Bunce C. Axial length and age at cataract surgery. J Cataract Refract Surg. 2004;30(5):1045–8.
7. Vongphanit J, Mitchell P, Wang JJ. Prevalence and progression of myopic retinopathy in an older population. Ophthalmology. 2002;109(4):704–11.
8. McBrien NA, Jobling AI, Gentle A. Biomechanics of the sclera in myopia: extracellular and cellular factors. Optom Vis Sci. 2009;86(1):E23–30.
9. Asejczyk-Widlicka M, Pierscionek BK. Fluctuations in intraocular pressure and the potential effect on aberrations of the eye. Br J Ophthalmol. 2007;91(8):1054–8.

10. Greene PR. Mechanical considerations in myopia: relative effects of accommodation, convergence, intraocular pressure, and the extraocular muscles. Am J Optom Physiol Optic. 1980;57(12):902–14.
11. Dastiridou AI, Ginis HS, De Brouwere D, Tsilimbaris MK, Pallikaris IG. Ocular rigidity, ocular pulse amplitude, and pulsatile ocular blood flow: the effect of intraocular pressure. Invest Ophthalmol Vis Sci. 2009;50(12):5718–22.
12. Pallikaris IG, Kymionis GD, Ginis HS, Kounis GA, Tsilimbaris MK. Ocular rigidity in living human eyes. Invest Ophthalmol Vis Sci. 2005;46(2):409–14.
13. Curtin BJ, Teng CC. Scleral changes in pathological myopia. Trans Am Acad Ophthalmol Otolaryngol. 1958;62(6):777–88. discussion 88–90
14. Curtin BJ, Iwamoto T, Renaldo DP. Normal and staphylomatous sclera of high myopia. An electron microscopic study. Arch Ophthalmol. 1979;97(5):912–5.
15. Gottlieb MD, Joshi HB, Nickla DL. Scleral changes in chicks with form-deprivation myopia. Curr Eye Res. 1990;9(12):1157–65.
16. Friedenwald JS. Contribution to the theory and practice of tonometry. Am J Ophthalmol. 1937;20(10):985–1024.
17. Phillips CI, Storey JK. Glaucoma geometry. Exp Eye Res. 1971;11(1):140–1.
18. Perkins ES. Ocular volume and ocular rigidity. Exp Eye Res. 1981;33(2):141–5.
19. Honmura S. Studies on the relationship between ocular tension and myopia. I. Later refractive changes of rabbits' eyes after peripheral iridectomy. Nippon Ganka Gakkai Zasshi. 1968;72(6):671–87.
20. Silver DM, Geyer O. Pressure-volume relation for the living human eye. Curr Eye Res. 2000;20(2):115–20.
21. Castren JA, Pohjola S. Refraction and scleral rigidity. Acta Ophthalmol. 1961;39:1011–4.
22. Castren J, Pohjola S. Scleral rigidity at puberty. Acta Ophthalmol. 1961;39:1015–9.
23. Dastiridou AI, Ginis H, Tsilimbaris M, Karyotakis N, Detorakis E, Siganos C, et al. Ocular rigidity, ocular pulse amplitude, and pulsatile ocular blood flow: the effect of axial length. Invest Ophthalmol Vis Sci. 2013;54(3):2087–92.
24. Goldmann H, Schmidt T. [Friedenwald's rigidity coefficient]. Ophthalmologica. 1957;133(4–5):330–5; discussion, 5–6.
25. Wong E, Yap MKH. Factors affecting ocular rigidity in the Chinese. Clin Exp Optom. 1991;74(5):156–9.
26. Schmid KL, Li RW, Edwards MH, Lew JK. The expandability of the eye in childhood myopia. Curr Eye Res. 2003;26(2):65–71.
27. Kotliar K, Maier M, Bauer S, Feucht N, Lohmann C, Lanzl I. Effect of intravitreal injections and volume changes on intraocular pressure: clinical results and biomechanical model. Acta Ophthalmol Scand. 2007;85(7):777–81.
28. Friedman B. Stress upon the ocular coats: effects of scleral curvature scleral thickness, and intra-ocular pressure. Eye Ear Nose Throat Mon. 1966;45(9):59–66.
29. Atchison DA, Jones CE, Schmid KL, Pritchard N, Pope JM, Strugnell WE, et al. Eye shape in emmetropia and myopia. Invest Ophthalmol Vis Sci. 2004;45(10):3380–6.
30. Tabernero J, Schaeffel F. More irregular eye shape in low myopia than in emmetropia. Invest Ophthalmol Vis Sci. 2009;50(9):4516–22.
31. Ohno-Matsui K. Proposed classification of posterior staphylomas based on analyses of eye shape by three-dimensional magnetic resonance imaging and wide-field fundus imaging. Ophthalmology. 2014;121(9):1798–809.
32. Friberg TR, Fourman SB. Scleral buckling and ocular rigidity. Clinical ramifications. Arch Ophthalmol. 1990;108(11):1622–7.
33. Whitacre MM, Emig MD, Hassanein K. Effect of buckling material on ocular rigidity. Ophthalmology. 1992;99(4):498–502.
34. Eisenlohr JE, Langham ME, Maumenee AE. Manometric studies of the pressure-volume relationship in living and enucleated eyes of individual human subjects. Br J Ophthalmol. 1962;46(9):536–48.
35. McEwen WK, St Helen R. Rheology of the human sclera. Unifying formulation of ocular rigidity. Ophthalmologica. 1965;150(5):321–46.
36. Ytteborg J. The role of intraocular blood volume in rigidity measurements on human eyes.

Acta Ophthalmol. 1960;38:410–36.
37. Lam AK, Chan ST, Chan H, Chan B. The effect of age on ocular blood supply determined by pulsatile ocular blood flow and color Doppler ultrasonography. Optom Vis Sci. 2003;80(4):305–11.
38. Prijot E, Weekers R. [Contribution to the study of the rigidity of the normal human eye]. Ophthalmologica 1959;138:1–9.
39. Ytteborg J. Influence of bulbar compression on rigidity coefficient of human eyes, in vivo and encleated. Acta Ophthalmol. 1960;38:562–77.
40. Ebneter A, Wagels B, Zinkernagel MS. Non-invasive biometric assessment of ocular rigidity in glaucoma patients and controls. Eye (Lond). 2009;23(3):606–11.
41. Detorakis ET, Tsaglioti E, Kymionis G. Non-invasive ocular rigidity measurement: a differential tonometry approach. Acta Med (Hradec Kralove). 2015;58(3):92–7.
42. Shah S, Laiquzzaman M, Bhojwani R, Mantry S, Cunliffe I. Assessment of the biomechanical properties of the cornea with the ocular response analyzer in normal and keratoconic eyes. Invest Ophthalmol Vis Sci. 2007;48(7):3026–31.
43. Ravalico G, Toffoli G, Pastori G, Croce M, Calderini S. Age-related ocular blood flow changes. Invest Ophthalmol Vis Sci. 1996;37(13):2645–50.
44. Gaasterland D, Kupfer C, Milton R, Ross K, McCain L, MacLellan H. Studies of aqueous humour dynamics in man. VI. Effect of age upon parameters of intraocular pressure in normal human eyes. Exp Eye Res. 1978;26(6):651–6.
45. Friedman E, Ivry M, Ebert E, Glynn R, Gragoudas E, Seddon J. Increased scleral rigidity and age-related macular degeneration. Ophthalmology. 1989;96(1):104–8.
46. Friedman E. Update of the vascular model of AMD. Br J Ophthalmol. 2004;88(2):161–3.

第 22 章

眼球壁硬度与葡萄膜炎

Anna I. Dastiridou，Nikolaos Ziakas，Sofa Androudi

引言

葡萄膜炎是指眼的葡萄膜组织炎症。葡萄膜由虹膜、睫状体和脉络膜组成。感染与自身免疫性疾病均可引起某些类型的葡萄膜炎，而特发型葡萄膜炎也并不少见。某些葡萄膜炎病例的特殊表现结合辅助试验，可指导诊断与治疗。

在葡萄膜炎发展的过程中，眼组织的生物力学特性和IOP会随着眼球承受的机械载荷而产生较大变化。事实上，葡萄膜炎可引起广泛病变[眼前节和（或）后节]。眼组织的细胞外基质重塑可能导致眼组织的弹性与黏性改变，特别是在脉络膜、角膜与巩膜。

眼球壁硬度研究相关证据

Friedenwald 首次报道了诊断为葡萄膜炎的 18 只眼的 OR 测量结果[1]，在这些眼中，OR 呈持续性升高，且不受 IOP 的状态或出现继发性青光眼的影响，此组患者的 OR 均值为 0.034。葡萄膜炎眼部炎症的出现，前列腺素的释放与血管充血，均会导致 OR 下降。在葡萄膜炎的病程中，房水引流途径也发生了变化，有研究指出，葡萄膜巩膜途径增加，而常规引流途径减少。炎症可能改变巩膜的弹性和脉络膜的血流。此外，葡萄膜炎患者的 IOP 可能正常、降低（如出现睫状体分泌减少）或升高（继发性高 IOP 或青光眼）。这些因素均可对 OR 的测量结果造成影响。当前我们对葡萄膜炎急性发作的炎症级联反应的认识表明，细胞因子起重要作用[2]。

根据研究结果，Friedenwald 提出以下假设，即某些炎症介质或其产物可能对巩膜起硬化作用[1]。由于眼部组织弹性测量的固有困难,我们尚不清楚此假设是否成立。此外,下文所述的大多数关于葡萄膜炎眼的生物力学研究可能指向相反的方向。

葡萄膜炎的角膜生物力学研究

最近的研究采用 ORA(Reichert Ophthalmic Instruments, Buffalo, NY, USA)分析了葡萄膜炎对 CH 和角膜阻力因子(CRF)的影响[3]。ORA 可根据角膜对喷气的反应,提供角膜黏性(CH)和弹性(CRF)特性的定量参数[4]。此外,Corvis ST 角膜生物力学分析仪可对眼的多种生物力学特性进行测量,还可以对角膜和角膜外组织硬度进行测量[5]。

在一项采用 ORA 对不同病因、非活动性、复发性前葡萄膜炎的 85 只眼进行测量的研究中,研究者们报道了患者的 CH 与 CRF 较对照组低,而组间的 CCT 无差异[6],纳入该项研究的患者包括:特发性前葡萄膜炎、多发性硬化症相关性葡萄膜炎、结节病相关性葡萄膜炎、Behcet 葡萄膜炎和 HLA B27 相关性前葡萄膜炎。该项研究亦对发病持续时间或发作频率与 CH 和 CRF 之间的联系进行分析,但未发现相关性。

此后,多项研究也提供了不同疾病组中 ORA 变化的具体证据。在一项研究中,研究人员采用 ORA 对系统性红斑狼疮(SLE)患者(试验组)与对照组的 IOP 和角膜生物力学特性参数进行了比较,研究者们发现,与对照组相比,试验组患者的 CH 和 CRF 均较低,而两组的 CCT 差异无统计学意义[7]。事实上,Goldmann 眼压计测量的 IOP 亦较低,而患者与对照组的经角膜补偿 IOP 相等,表明 SLE 患者的角膜特性改变可能导致假性低 IOP。

此外,也研究了类风湿性关节炎(RA)患者的角膜生物力学特性。已有的两篇文献报道采用 ORA 测量的 CH 均降低[8,9]。此外,在 Tas 等的研究中,还发现 RA 患者的 CRF 也降低[9]。

据报道,Fuchs 葡萄膜炎患者的 CRF 和 CH 亦下降[10]。在该项研究中,研究人员对单侧 Fuchs 葡萄膜炎的患者进行了测试,并将其与年龄匹配的对照组进行比较,研究发现与对侧眼和健康对照组相比,葡萄膜炎眼的 CH 和 CRF 均明显降低[11]。

与 RA 和 SLE 的研究结果相反,硬皮病患者的 ORA 测量显示,试验组的 CRF 和 IOPg(Goldmann 眼压计测量的眼压)均高于对照组,而两组的 CH 和角膜厚度无差异[12]。系统性硬化症是一种自身免疫性疾病,其表现为多器官过量胶原蛋白沉积与纤维化。ORA 测量有助于揭示与此种情况相关的角膜生物力学特性改变。因此,在常规测量中,这些患者的 IOP 可能高估。

最后,我们还对一系列小儿非传染性葡萄膜炎患者的角膜特性进行了评估[13]。同样的,在这些平均年龄为 10 岁的患儿中,试验组患儿的 CRF 测量值低于对照组,而两组的 CH 与 CCT 差异无统计学意义。

最后,在文献中亦有循证,采用 Corvis ST 角膜生物力学分析仪测量葡萄膜炎患者的生物力学特性均已发生改变。一项横断面研究纳入了 76 例全身性自身免疫性疾病患者,其中大部分患者被诊断为 RA 和 HLA-B27 相关性葡萄膜炎,也有一些其他诊断,如 Adamantiadis-Behcet 葡萄膜炎、SLE、类肉瘤、血清反应阴性关节炎和肉芽肿合并多血管炎等,并将其与对照组进行了比较[14]。采用的参数有角膜硬度、角膜外组织硬度和角膜外组织黏度等,均基于生物力学模型的参数[15],他们发现葡萄膜炎组的角膜硬度和角膜外组织黏度均较低。虽然此项横断面研究包括不同的病史且患者的临床表现多样,但其提供了葡萄膜炎眼生物力学改变的初步证据。后续可展开研究,以进一步阐明每种疾病表型的病理生理学特征。

(段宣初 廖礼 译 叶长华 校)

参考文献

1. Friedenwald JS. Contribution to the theory and practice of tonometry. Am J Opthalmology. 1937;20:985.
2. Weinstein JE, Pepple KL. Cytokines in uveitis. Curr Opin Ophthalmol. 2018;29:267–74.
3. Lau W, Pye D. A clinical description of Ocular Response Analyzer measurements. Invest Ophthalmol Vis Sci. 2011;52:2911–6.
4. Luce DA. Determining in vivo biomechanical properties of the comea with an oeular response analyzer. Cataract Refract Surg. 2005;31:156–62.
5. Matalia J, Francis M, Tejwani S, Dudeja G, Rajappa N, Sinha Roy A. Role of age and myopia in simultaneous assessment of corneal and extracorneal tissue stiffness by air-puff applanation. J Refract Surg. 2016;32:486–93.
6. Turan-Vural E, Torun Acar B, Sevim MS, Buttanri IB, Acar S. Corneal biomechanical properties in patients with recurrent anterior uveitis. Ocul Immunol Inflamm. 2012;20:349–53.
7. Yazici AT, Kara N, Yuksel K, et al. The biomechanical properties of the cornea in patients with systemic lupus erythematosus. Eye. 2011;25:1005–9.
8. Prata TS, Sousa AK, Garcia Filho CA, Lm D, Paranhos A Jr. Assessment of corneal biomechanical properties and intraocular pressure in patients with rheumatoid arthritis. Can J Ophthalmol. 2009;44:602.
9. Taş M, Öner V, Özkaya E, Durmuş M. Evaluation of corneal biomechanical properties in patients with rheumatoid arthritis: a study by ocular response analyzer. Ocul Immunol Inflamm. 2014;22:224–7.
10. Inal M, Tan S, Demirkan S, Burulday V, Gündüz Ö, Örnek K. Evaluation of optic nerve with

strain and shear wave elastography in patients with Behçet's disease and healthy subjects. Ultrasound Med Biol. 2017;43(7):1348–54.
11. Sen E, Ozdal P, Balikoglu-Yilmaz M, Nalcacioglu Yuksekkaya P, Elgin U, Tirhiş MH, Ozturk F. Are there any changes in corneal biomechanics and central corneal thickness in Fuchs' uveitis? Ocul Immunol Inflamm. 2016;24(5):561–7.
12. Emre S, Kaykçoglu Ö, Ates H, et al. Corneal hysteresis, corneal resistance factor, and intraocular pressure measurement in patients with scleroderma using the reichert ocular response analyzer. Cornea. 2010;29(6):628–31.
13. Sen E, Balikoglu-Yilmaz M, Ozdal P. Corneal biomechanical properties and central corneal thickness in pediatric noninfectious uveitis: a controlled study. Eye Contact Lens. 2018;44(Suppl 2):S60–4.
14. Mahendradas P, Francis M, Vala R, Gowda PB, Kawali A, Shetty R, Sinha Roy A. Quantification of ocular biomechanics in ocular manifestations of systemic autoimmune diseases. Ocul Immunol Inflamm. 2019;27(7):1127–37.
15. Sinha Roy A, Kurian M, Matalia H, Shetty R. Air-puff associated quantification of nonlinear biomechanical properties of the human cornea in vivo. J Mech Behav Biomed Mater. 2015;48:173–82.

第23章 巩膜扣带术的生物力学及其对眼部几何形状的影响

Benjamin W. Botsford, Asad F. Durrani, Raed Aldhafeeri, Patrick Smolinski, Thomas R. Friberg

引言

自1949年以来，巩膜扣带术一直被用于治疗视网膜脱离。巩膜向内形成凹陷后，可通过减少玻璃体牵引力促进视网膜色素上皮层与神经上皮层贴附。巩膜扣带术的手术设计具有多样性，手术医生会选择不同扣带类型和形状、扣带的松紧程度（扣带的高度）、扣带的位置及眼周扣带的范围。扣带可为内植入物或外植入物，后者通常是由于巩膜内植入物需要制作部分厚度巩膜瓣存在困难而进行的。巩膜扣带术过程的机械性质会对眼部结构施加应力，影响眼部的生物力学和整体几何结构。本章旨在描述巩膜扣带术对人眼的几何学和生物力学影响。

巩膜扣带术后眼轴长度的变化

巩膜扣带术会导致眼的构象变化，术后常引起屈光状态改变，由于眼轴长度的增加（伸长效应），大多数眼在巩膜扣带术后屈光状态趋于近视化，然而，眼轴长度的变化取决于几个因素，包括所用环扎带的类型、形状，扣带的高度、材料、位置及环扎带缝线的位置。

巩膜扣带术通常会导致眼轴长度增加，眼球因内陷会缩短眼球横径，从而导致眼轴延长，眼球变得扁长，随着眼轴增加近视会相应增加。一些研究显示，由于扣带手术方式及材料的差异，眼轴长度变化不一，增加幅度分别为0.47mm、0.99mm、0.58mm、1.28mm和0.81mm[1-5]。一项研究显示，不同年龄组的眼轴长度变化一致,表明与年龄有关的眼部组织变化对最终眼轴长度的影响不大[6]。研究者们所使用的材料、扣带宽度和形状方面存在差异。此外,缺乏对扣带高度和位于角膜缘后的位置等因素的描述。

然而,具有明显高度(压陷)的环扎扣带可能会导致眼轴长度实际减少[1]。Rubin 的试验表明,当使用 2mm 的硅胶带进行环扎时,高扣带会使眼轴长度缩短 0.35mm,低度及中等的压陷使眼轴长度分别增加 0.11mm 及 1.09mm[7]。当加压嵴较高时,眼球呈哑铃状,尤其在采用圆形或椭圆形较厚的扣带进行前后褥式缝合,的巩膜凹陷会导致眼轴缩短[8]。缝线的张力和环扎带的松紧程度可能不同,巩膜内陷和凹陷引起的眼球前后轴延长相互平衡,并在术后保持动态稳定。图 23.1 显示的是由 Aldhafeiri 创建的环扎扣带术的有限元模型[9]。

对视网膜脱离手术后要行白内障摘除和人工晶体植入术的患者而言,需重点考虑巩膜扣带术后的眼轴长度变化。生物力学波动会影响人工晶状体计算,因此在选择人工晶状体之前,应该先确定眼部几何学的稳定性。一项观察了一系列接受巩膜扣带术患者的研究发现,眼轴长度变化在术后第 3 个月稳定[3]。另一项研究表明,术后 1 个月时,眼轴长度增加了 0.77mm,而在术后 1 年,眼轴长度降至 0.57mm[10]。这种眼轴随时间变化的部分原因是环扎带反复被拉伸导致环扎力随时间而减弱[11]。在我们看来这是不太可能的,因为扣带材料不是 OR 的主要决定因素,这种变化更有可能是由巩膜随着时间的推移而缓慢延展所导致的[12]。

对于节段性扣带术,已有描述远视和近视转换。截至目前,已经报道了多种结果,这些结果的差异取决于节段性扣带在眼球的位置、同时使用的环扎材料,以及

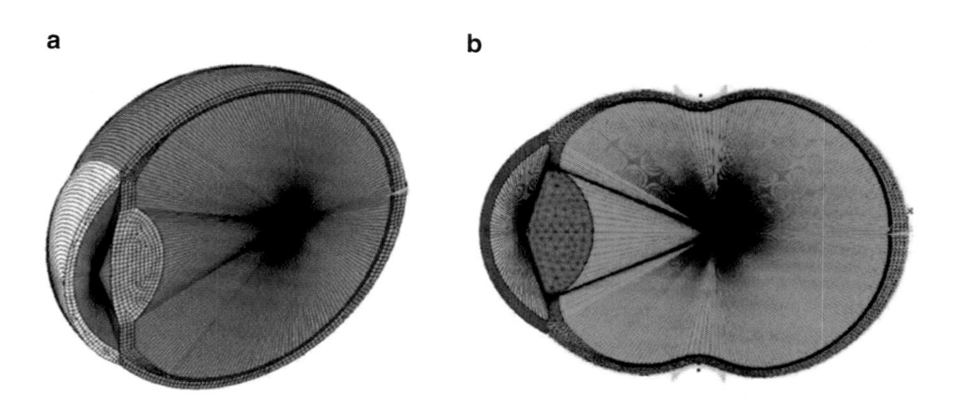

图 23.1 巩膜扣带术前后引起眼轴延长的有限元模型。(a)全眼有限元模型(b)赤道部环扎后全眼有限元模型。

节段性扣带的外加压范围、高度、材料和形状。一些临床研究报道了术后眼轴长度分别增加了 0.98mm、0.6mm、0.77mm 和 0.48mm，而对凹陷的程度没有影响[1,10,13,14]。几项研究则发现，节段性扣带会导致远视转换[5,15]。一项使用部分厚度巩膜瓣下巩膜内植入物的研究结果也没有发现统计学差异[16]。

为了更好地了解巩膜环扎对眼球的影响，Aldhafeeri 创建了一个详细的眼球有限元分析模型。他模拟了巩膜扣带术对眼几何形状和生物力学的影响。在该模型中，由于受到压陷的影响，环扎和节段性扣带术后的眼轴长度都增加了，而扣带的宽度、范围和厚度起到的影响较小。节段性扣带模型如图 23.2 所示。

巩膜扣带术对角膜生物力学的影响

巩膜扣带术可从多个方面影响角膜，包括角膜陡峭轴曲率、散光、CH 和 CRF。由于巩膜弹性差，角膜作为弹性材料，不同类型的扣带所产生的力传至角膜，进而影响角膜的生物力学。同时也要考虑角膜的变化也可能是由缝合技术、扣带高度选择及手术过程中的其他操作造成的。

角膜屈光力

角膜作为人眼主要的屈光介质，占全眼屈光力的 2/3。扣带会明显影响角膜屈光力。由于扣带手术方式的多样化，术后角膜屈光力的变化也各有不同。多项研究表明，环扎扣带引起的角膜屈光度变化为+0.01D、-1.7D、+1.8D，1.58D 和 0D[15,17-20]。这种环扎扣带引起的变化可能是由术后中央角膜变陡、周边角膜变平引起的[15]。对于节段性扣带，研究发现其引起的角膜屈光度变化为-2.2D、-0.23D、-0.22D、

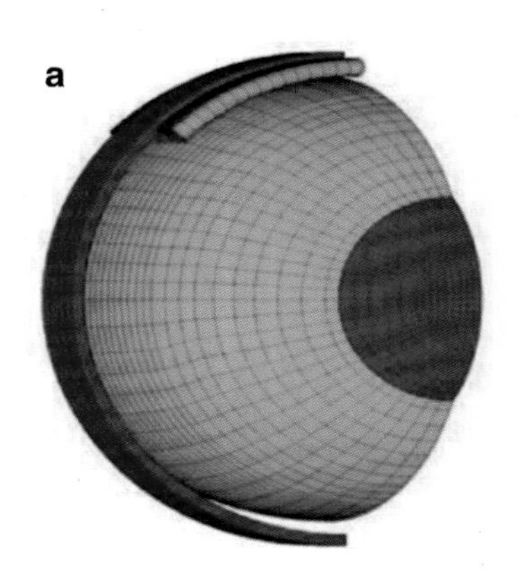

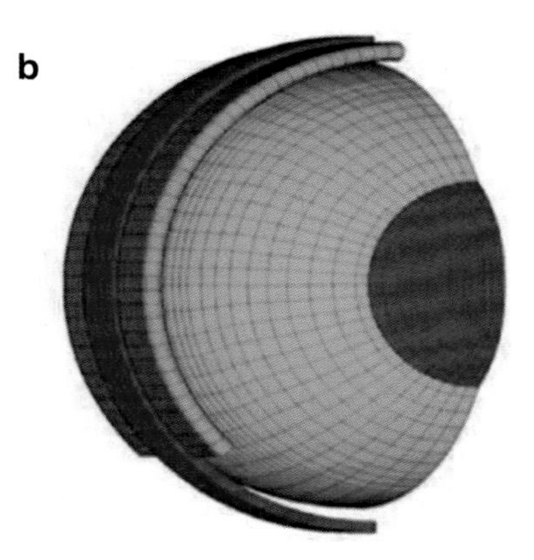

图 23.2 巩膜扣带术眼的有限元模型。(a)90°扣带。(b)270°扣带。

0.5D、-1.1D、0.2D 和-0.07D[10,14,15,17,19-21]。有部分学者认为，这种变化是暂时的：一项研究发现，手术后患者中央角膜明显变陡(1.8D)，而在 6 个月后恢复到术前水平[18]。据另一项研究报道，中央角膜变陡持续长达 3 个月[20]。

散光

对于巩膜扣带术后引起的散光，规则和不规则的散光更多的是由节段性或放射状扣带引起的。一项研究指出，46%的放射状扣带产生散光>2D，而仅有 8%的环形扣带产生散光>2D[22]。此外，在节段性或放射状扣带中，扣带越高、扣带位置越靠前，散光越大。另一项研究则发现，节段性扣带散光为 0.31D，环扎扣带散光为 2.75D[2]，环扎扣带在术后 1 周、1 个月和 3 个月的平均中央角膜散光分别为(4.3±2.0)D、(3.3±1.6)D 和(3.1±1.0)D[21]。Ornek 发现，环扎扣带术后第 1 个月的总散光(1.6D)和不规则散光(0.28D)显著增加，但这一变化是短暂的，在术后大约 6 个月后恢复正常[18]。研究发现，手术后第 1 周观察到的角膜地形图变化在术后 1 个月时恢复到术前水平[23]。

Kinoshita 等人对角膜散光进行了矢量分析，指出当扣带跨越 1~2 个象限时，将导致 1.65D 的散光，而仅跨越 1 个象限或超过 2 个象限时将导致 1.09D 的散光，表明扣带范围对散光的产生具有重要的决定作用[17]。Okada 证明了散光矢量的方向位于扣带中心，并且扣带越靠前，散光越大[1]；Okamoto 指出，巩膜扣带术在术后 2 周、1 个月和 3 个月的高阶像差明显增加，且节段性扣带比环扎性扣带产生的影响更大、更持久[24]；同时他们指出，上方节段性扣带术产生负慧差。

扣带术对角膜变薄的影响

鲜有数据说明巩膜扣带术对角膜变薄的影响，一项系列研究描述了 2 例既往行环扎术的病例，进行 LASIK 术后，患者出现了明显的角膜扩张，曲率变陡(16D 和 8D)，但其角膜瓣下的基质厚度均<250μm[25]。第 1 个病例在取掉扣带后，曲率变平(3D)[25]，对该文献的回应报道了 1 例扣带术后进行 LASIK 取得良好效果[26]。

在 Aldhafeeri 模型中，增加压陷深度和角膜变薄均对扣带术后角膜屈光力有很大影响。比如，在 5mm 的扣带跨越 180°压陷 1mm，对应角膜变薄 0%、25%、50%，其角膜屈光力变化分别为 0.12D、0.16D、1.21D[9]。对于角膜变薄 50%的眼，5mm 宽的扣带压陷 1mm 跨越 90°、180°、270°角膜屈光力变化分别为 1.45D、1.21D、0.85D[9]。对于未变薄的角膜，Aldhafeeri 模型与既往临床研究报道的角膜屈光力变化结果近似；当角膜变薄 0%、25%、50%时，不同扣带高度和宽度的角膜屈光力变化

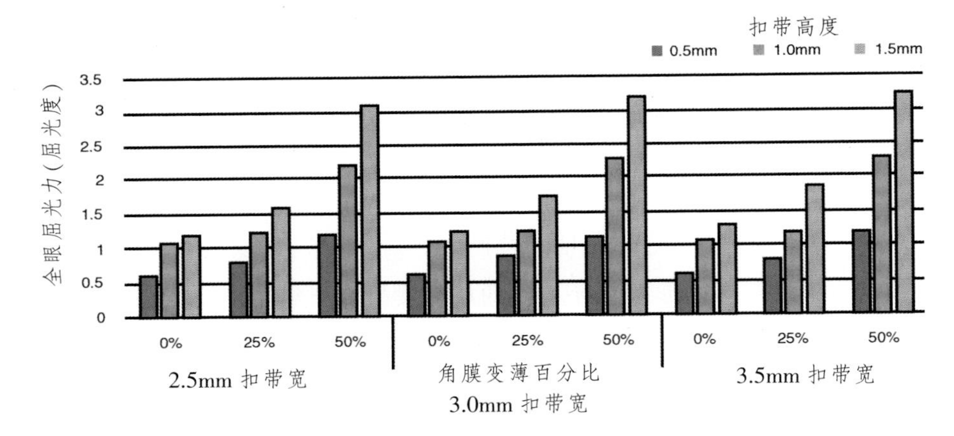

图 23.3 当角膜变薄 0%、25%、50%时，不同扣带高度和宽度眼屈光力变化。(Adapted from Aldhafeeri[9])

见图 23.3[9]。

散光是由眼球壁压陷和角膜变薄引起的，在所有模型中，平行于扣带中心的径线上曲率均变得更陡。当角膜变薄 0%、25%、50%时，跨越 180°范围的 5mm 宽扣带压陷 1mm 散光变化分别为 0.09D、0.22D、1.35D。同时注意到角膜倾斜远离扣带的位置，对于正常厚度的角膜，扣带跨越范围越广，角膜散光增加越少，在该模型中，扣带范围为 90°、180°、270°时散光分别增加 1.69D、1.15D 和 0.24D。

角膜滞后和角膜阻力因子

角膜固有的黏弹性使其在受到应力(如按压)时可以吸收和分散能量。这种黏性阻尼特性被定义为 CH。只有少数研究关注巩膜扣带术对 CH 的影响。在一项纳入 56 只眼的研究中，27 只眼接受了环扎扣带术，29 只眼接受了节段性扣带术，节段性扣带术组的 CH 显著降低，而环扎扣带术组的 CH 无明显变化[27]。CH 减少的直接后果尚未确定，然而，已经在许多眼部疾病中发现滞后量减少，如 Fuchs 营养不良、圆锥角膜和青光眼[28]。

角膜滞后是衡量角膜黏性阻尼的指标，而 CRF 则是由角膜弹性特性决定的生物力学指标。在一项纳入 56 只眼的研究中，27 只眼接受了环扎扣带术，29 只眼接受了节段性扣带术，节段性扣带术组的 CRF 与 CH 显著减少，环扎扣带术组的 CRF 与 CH 无显著差异[27]。同样，CRF 降低的直接后果尚未确定，但这些结果表明，节段性巩膜扣带术将对角膜的黏滞性和弹性会产生负面影响。

巩膜扣带术对前房深度的影响

巩膜扣带术也可能影响前房的几何形状和房水引流。了解扣带术如何影响此结构，对于屈光专家和普通眼科医生很重要，因为行扣带术后，1%~5%的患者会发展成青光眼。巩膜扣带术已被证明将导致前房变浅，其原因是葡萄膜或脉络膜循环减少导致睫状体水肿，这种情况通常发生在术后早期，可能在术后第3天左右达到高峰[30,31]。这种水肿可伴有睫状体上腔积液、睫状体旋转，也可增加晶状体厚度。所有这些结果可能会导致IOP升高，并通过晶状体-虹膜隔的前移来增加眼的屈光度[4]。

不同研究显示，前房变浅程度不同。据Huang等报道，术后6个月，AC深度由3.20mm减少到3.01mm（减少约6%），12个月后略有增加（至3.03mm）[4]。Kawahara等发现，所有接受环扎扣带术眼和60%接受节段性扣带术眼前房变浅[32]。虽然大多数研究表明，前房变浅持续存在，但Goezinne等人采用环扎扣带和放射状或节段性扣带术治疗38只眼的研究显示，术后9个月时前房变浅，1年时前房深度恢复正常[33]。据Wong等人报道，环扎扣带术后12个月，患者前房深度从3.84mm减少至3.32mm，术后1周稳定。此外，两项相关研究指出，扣带术后前房分别变浅0.204mm和0.2mm[21,34]。

眼前段OCT显示，环扎扣带术后1个月，小梁虹膜夹角、房角开放距离和小梁虹膜空间面积均明显减小，IOP无明显变化。同样，通过使用超声生物显微镜，Pavlin等人发现，巩膜扣带术后1周，73%的睫状体和虹膜根部向前旋转患者的房角开放程度下降超过5°[36]。此外，在本研究中，所有患者的睫状体和虹膜根部都向前旋转。

Aldhafeeri在其有限元模型中证明，巩膜扣带术后前房深度确实减少了约1%，但他指出，在角膜变薄50%的眼中，扣带术后前房深度略有增加[9]。这并不能解释临床研究中行扣带术后前房深度的所有变化，这个模型也不能解释活体中发生的睫状体水肿和旋转。然而，对于角膜变薄的眼，巩膜扣带术对前房深度的影响尚未在目前的文献中得到证实。

巩膜扣带术引起的容积变化

由于球体具有最大的体积和最小的体表面积，巩膜扣带术加压会导致玻璃体腔容积减少并形成一个椭圆体，使得玻璃体腔中的液体移出。一项针对尸体眼的研究显示，Thompson 等人对巩膜扣带术后玻璃体腔容积的变化进行了评估：5mm 长的放射状扣带置换了 5%的玻璃体容积；2.5mm 宽的硅胶环扎扣带置换了 12%的玻璃体容积；根据加压高度不同，7mm 宽的硬硅胶带置换了 33%~43%的玻璃体容积[37]。Shi 等人通过眼部 MRI 证明，环扎扣带术后玻璃体腔容积平均减少 1.72mL[38]。玻璃体容积的减少可通过以下公式确定：$V=C\frac{\pi}{360}(2r\times h\times h^2)(w1+w2)$，其中 V 是以 mm^3 为单位的容积，c 是以度为单位的扣带周长，r 是以 mm 为单位的眼球半径，h 是以 mm 为单位的扣带高度，$w1$ 是以 mm 为单位的赤道前扣带宽度，$w2$ 是以 mm 为单位的赤道后扣带宽度[39]。

在 Aldhafeiri 的模型中，玻璃体腔容积会随着扣带的压陷而减少。其指出，对 5mm 宽、180°的扣带压陷 1/3、2/3 和 1mm，玻璃体腔原始容积分别减少 0.65%、1.82%和 3.17%[9]。他用于研究的扣带参数由玻璃体视网膜外科医生选择[12]，巩膜和脉络膜弹性常数也是如此[40]。

巩膜扣带术对眼球壁硬度的影响

OR 是眼球弹性的指标，是指在给定的体积下 IOP 的变化。其受近视、眼内气体和扣带术的影响[12]。通过绘制压力与容积变化的对数曲线，可以估计出 OR 的斜率[41]。这个公式假定无论 IOP 如何，OR 都是恒定的。各种附加公式也被提出，其中压力-容积曲线用 van der Werff 公式表示为：$\Delta V=\frac{P_2^{1/3}-P_1^{1/3}}{K}$，$P_1$ 为初始 IOP，P_2 为眼内容积改变后的最终 IOP，K 为 OR 函数[42]。

巩膜扣带术后眼球的顺应性起着重要的作用，因为顺应性高的眼可以在 IOP 不增加的情况下向眼内注射更多的物质。此外，在测量顺应性高的眼 IOP 时，用压陷式眼压计测量的数据可能会偏低。

Johnson 等人在尸体眼模型中发现，用硅胶环扎带进行巩膜扣带术可使 OR 降为原来的 1/4。他们认为眼球顺应性降低是因为硅胶环扎带比巩膜具有更大的弹性[43]。他们进一步假设，随着眼球容积增大，容积扩张首先发生在扣带压陷处，在阻力最小的区域，扣带高度降低。此外，随着眼内容积扩大，眼可以通过变得更像球形来适应这部分扩大的容积。

Friberg 和 Fourman 对 OR 与巩膜环扎带成分的特性是密切相关的这一表述提出了异议。Friberg 和 Fourman 试验中使用了捐献的人眼，他们注意到扣带眼的

OR 比无扣带眼低，扣带较高的眼 OR 比扣带较低的眼低。研究者还注意到，扣带术中使用硅胶带或硬金属带的眼球顺应性增加（图 23.4）。他们还强调，眼球顺应性的增加主要取决于眼的形状，而不是加压物的弹性[12]。他们推断，在一个正常的球体中，巩膜的纤维随着 IOP 升高而均匀地拉伸，但在环扎扣带眼中，眼变得更类似圆柱形，导致在赤道方向上有更大的应力，而在前后方向上没有改变。因此，柱状眼更容易沿着半径而不是前后方向扩展，因为这些区域承受着最大的应力。此外，Friberg 和 Fourman 认为，扣带对玻璃体腔压陷导致的巩膜张力矢量和 IOP 共同作用，将巩膜向外推，以对抗压陷，这些力被环扎带及缝线的内向张力抵消。他们还认为，随着扣带附近巩膜应力集中，巩膜的应力将发生改变，导致扣带附近巩膜局部变形较大，从而影响 IOP。Whitacre 等人进行了类似的研究，与 Friberg 和 Fourman 的结论相反，他们注意到相比使用金属带，使用硅胶带能更好地增加眼球的顺应性，这是因为硅胶带的弹性增加了顺应性，与 Johnson 等人提出的一样[44]。当绘制压力-容积曲线时，他们认为需要在生理状态下将 IOP 维持在高达 40mmHg 才能观察到一些差异。

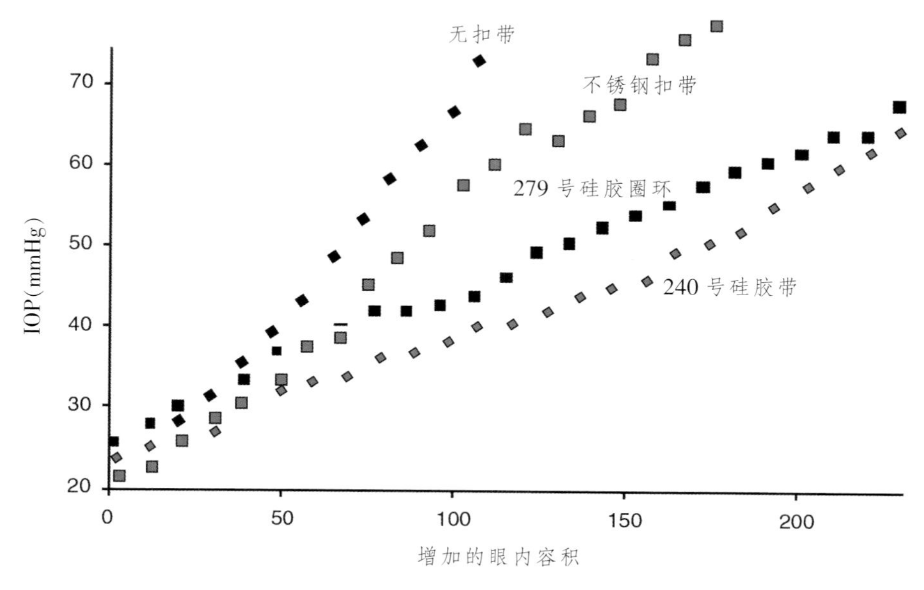

图 23.4　无扣带眼的 IOP 和增加的眼内容积。3mm×21.3mm 不锈钢环扎扣带眼、9mm×68mm、279 号车轮状硅胶圈环扎扣带眼、2.5mm×64mm、240 号硅胶带环扎扣带眼的 OR 值由线性回归方程的曲线斜率表示分别为：(0.498±0.012)mmHg/μL、(0.349±0.009)mmHg/μL、(0.177±0.003)mmHg/μL、(0.174±0.005)mmHg/μL。(Reproduced with permission from Friberg and Fourman [12])

在 Aldhafeeri 的模型中，扣带术后 OR 也同样降低。OR 随着扣带宽度减少，更靠近角膜缘，节段性加压范围也相应减少。

巩膜扣带术对眼血流的影响

依据相关文献，睫状体水肿是由术后葡萄膜或后部脉络膜血流量减少而导致的，这常在放置了环扎条带的眼中出现。一项研究测量了环扎扣带术后的脉动眼血流，该研究显示眼脉动幅度及眼脉动血流(POBF)均减少。POBF 平均降低了43%，但当剪断了环扎带后，POBF 可增加 85.6%[45]。尽管作者认为静脉阻塞和睫状后长动脉扭曲是相关因素，但是 Lincoff 等人认为环扎带的弹性降低了眼球的顺应性，限制眼球能接受收缩期脉搏的容量。他们发现，POBF 的减少与环扎带的加压量或环扎带的位置无关。Sugawara 等人还使用激光多普勒血流仪对扣带术后的眼和对侧眼的黄斑部脉络膜血流进行了观察，发现扣带术后的眼血流量在第 2 周和第 4 周减少，术后第 12 周时，血流量恢复到基线水平[46]。此外，扣带术后可以观察到脉络膜厚度增加，可能与脉络膜血液流出受阻有关。一些研究报道显示，脉络膜厚度增加是短暂的，在术后 4 周或 3 个月内可恢复正常[47,48]。而另一项研究则显示了术后 22 个月，脉络厚度持续增加[49]。环扎带的大小、位置及高度和小样本量都可能是当前文献中存在的差异的影响因素。

Kimura 等人注意到，节段性扣带术后 1 个月，患者的脉络膜厚度增加 13%，术后 3 个月恢复正常，并提示血流受阻和术后炎症都与这些短暂变化有关[50]。Iwase 等人用激光散斑血流扫描观察节段性扣带术后脉络膜血流，发现在加压和未加压侧，脉络膜血流量减少，而黄斑部脉络膜血流量没有减少[51]，术后 1 周，中心凹下脉络膜厚度短暂增加。

在一些病例报道中，研究者建议剪断环扎带来改善血流。Yoshida 等人描述了环扎术后眼视野缩小及环扎带被剪断后视野恢复的情况[52]。Kimura 等人也报道了 1 例患者在扣带术后出现视野缺损，并注意到 ICG 充盈迟缓，而剪断环扎带后血流也得到改善[53]。尽管有这些孤立的报道，但现在已经很少出现松解或取出环扎带的情况。

结论

巩膜扣带术对眼生理造成很多影响，如眼轴、角膜地形图、前房深度和眼血流及 OR，可能因手术选择和技术，以及患者先前存在的眼生物力学特性而有所不同。玻璃体视网膜外科医生在手术评估和选择潜在的扣带术患者时，应该仔细权衡这些因素。

（陈忠平 译 叶长华 校）

参考文献

1. Okada Y, Nakamura S, Kubo E, Oishi N, Takahashi Y, Akagi Y. Analysis of changes in corneal shape and refraction following scleral buckling surgery. Jpn J Ophthalmol. 2000;44(2):132–8.
2. Smiddy WE, Loupe DN, Michels RG, Enger C, Glaser BM, de Bustros S. Refractive changes after scleral buckling surgery. Arch Ophthalmol. 1989;107(10):1469–71.
3. Wong CW, Ang M, Tsai A, Phua V, Lee SY. A prospective study of biometric stability after scleral buckling surgery. Am J Ophthalmol. 2016;165:47–53.
4. Huang C, Zhang T, Liu J, Ji Q, Tan R. Changes in axial length, central cornea thickness, and anterior chamber depth after rhegmatogenous retinal detachment repair. BMC Ophthalmol. 2016;16:121.
5. Wang HZ, Chen MT, Chang CH, Tsai MC, Wu WC, Chung CB. The changes of ocular axial length and corneal curvatures after scleral buckling for retinal detachment. Gaoxiong Yi Xue Ke Xue Za Zhi. 1994;10(2):77–83.
6. Bedarkar A, Ranjan R, Khan P, Gupta RC, Kushwaha R, Mohan S. Scleral buckling-induced ocular parameter changes in different age group patients of rhegmatogenous retinal detachment. Taiwan J Ophthalmol. 2017;7(2):94–9.
7. Rubin ML. The induction of refractive errors by retinal detachment surgery. Trans Am Ophthalmol Soc. 1975;73:452–90.
8. Harris MJ, Blumenkranz MS, Wittpenn J, Levada A, Brown R, Frazier-Byrne S. Geometric alterations produced by encircling scleral buckles. Biometric and clinical considerations. Retina. 1987;7(1):14–9.
9. Aldhafeeri R. Analysis of scleral buckling surgery: biomechanical model. Pittsburgh, PA: Mechanical Engineering, Swanson School of Engineering, University of Pittsburgh; 2017. Ph.D thesis, University of Pittsburgh.
10. Malukiewicz-Wisniewska G, Stafiej J. Changes in axial length after retinal detachment surgery. Eur J Ophthalmol. 1999;9(2):115–9.
11. Hinrichsen G, Eberhardt A, Springer H. Mechanical behaviour of cerclage material consisting of silicon rubber. Albrecht Von Graefes Arch Klin Exp Ophthalmol. 1979;211(3):251–8.
12. Friberg TR, Fourman SB. Scleral buckling and ocular rigidity. Clinical ramifications. Arch Ophthalmol. 1990;108(11):1622–7.
13. Larsen JS, Syrdalen P. Ultrasonographic study on changes in axial eye dimensions after encircling procedure in retinal detachment surgery. Acta Ophthalmol. 1979;57(3):337–43.
14. Toyota K, Yamakura Y, Hommura S. Ultrasonographic evaluation of axial length changes following scleral buckling surgery. In: Ultrasonography in ophthalmology, vol. 14. Cham: Springer; 1995. p. 100–3.
15. Hayashi H, Hayashi K, Nakao F, Hayashi F. Corneal shape changes after scleral buckling surgery. Ophthalmology. 1997;104(5):831–7.
16. Burton TC, Herron BE, Ossoinig KC. Axial length changes after retinal detachment surgery. Am J Ophthalmol. 1977;83(1):59–62.
17. Kinoshita M, Tanihara H, Negi A, et al. Vector analysis of corneal astigmatism after scleral buckling surgery. Ophthalmologica. 1994;208(5):250–3.
18. Ornek K, Yalcindag FN, Kanpolat A, Gunalp I. Corneal topographic changes after retinal detachment surgery. Cornea. 2002;21(8):803–6.
19. Karimian F, Moradian S, Yazdani S, Mashayekhy A, Anisian A, Kouhestani N. Corneal topographic changes after scleral buckling. Eur J Ophthalmol. 2006;16(4):536–41.

20. Weinberger D, Lichter H, Loya N, et al. Corneal topographic changes after retinal and vitreous surgery. Ophthalmology. 1999;106(8):1521–4.
21. Cetin E, Ozbek Z, Saatci AO, Durak I. The effect of scleral buckling surgery on corneal astigmatism, corneal thickness, and anterior chamber depth. J Refract Surg. 2006;22(5):494–9.
22. Goel R, Crewdson J, Chignell AH. Astigmatism following retinal detachment surgery. Br J Ophthalmol. 1983;67(5):327–9.
23. Domniz YY, Cahana M, Avni I. Corneal surface changes after pars plana vitrectomy and scleral buckling surgery. J Cataract Refract Surg. 2001;27(6):868–72.
24. Okamoto F, Yamane N, Okamoto C, Hiraoka T, Oshika T. Changes in higher-order aberrations after scleral buckling surgery for rhegmatogenous retinal detachment. Ophthalmology. 2008;115(7):1216–21.
25. Panozzo G, Parolini B. Relationships between vitreoretinal and refractive surgery. Ophthalmology. 2001;108(9):1663–8.
26. Belda JI, Ruiz-Moreno JM, Perez-Santonja JJ, Alio JL. Scleral buckle and corneal ectasia after LASIK. Ophthalmology. 2002;109(11):1950–1. disscussion 1951
27. Esfahani MR, Hashemi H, Ghaffari E. Evaluation of corneal biomechanical properties following scleral buckling using the ocular response analyzer. Iran J Ophthalmol. 2013;25(2):151.
28. Kotecha A. What biomechanical properties of the cornea are relevant for the clinician? Surv Ophthalmol. 2007;52(6):S109–14.
29. Ansem RP, Bastiaensen LA. Glaucoma following retinal detachment operations. Doc Ophthalmol. 1987;67(1–2):19–24.
30. Perez R, Phelps C, Burton T. Angel-closure glaucoma following scleral buckling operations. Trans Sect Ophthalmol Acad Ophthalmol Otolaryngol. 1976;81(2):247–52.
31. Kawana K, Okamoto F, Hiraoka T, Oshika T. Ciliary body edema after scleral buckling surgery for rhegmatogenous retinal detachment. Ophthalmology. 2006;113(1):36–41.
32. Kawahara S, Nagai Y, Kawakami E, Ida RYN, Takeuchi M, Uyama M. Ciliochoroidal detachment following scleral buckling surgery for rhegmatogenous retinal detachment. Jpn J Ophthalmol. 2000;44(6):692–3.
33. Goezinne F, La Heij EC, Berendschot TT, et al. Anterior chamber depth is significantly decreased after scleral buckling surgery. Ophthalmology. 2010;117(1):79–85.
34. Fiore JV, Newton JC. Anterior segment changes following the scleral buckling procedure. Arch Ophthalmol. 1970;84(3):284–7.
35. Khanduja S, Bansal N, Arora V, Sobti A, Garg S, Dada T. Evaluation of the effect of scleral buckling on the anterior chamber angle using ASOCT. J Glaucoma. 2015;24(4):267–71.
36. Pavlin CJ, Rutnin SS, Devenyi R, Wand M, Foster FS. Supraciliary effusions and ciliary body thickening after scleral buckling procedures. Ophthalmology. 1997;104(3):433–8.
37. Thompson JT, Michels RG. Volume displacement of scleral buckles. Arch Ophthalmol. 1985;103(12):1822–4.
38. Shi M, Qiao B, Zhou Y. The volume and dimensions of eyeball analyzed by MRI following encircling scleral buckles. [Zhonghua Yan Ke Za zhi] Chin J Ophthalmol. 2006;42(2):150–4.
39. Thompson JT. The biomechanics of scleral buckles in the treatment of retinal detachment. In: Schachat AP, Wilkinson CP, Hinton DR, Sadda SVR, Wiedemann P, editors. Ryan's retina, vol. 3. 6th ed. London: Elsevier; 2018. p. 1875–88.
40. Friberg TR, Lace JW. A comparison of the elastic properties of human choroid and sclera. Exp Eye Res. 1988;47(3):429–36.
41. Friedenwald JS. Contribution to the theory and practice of tonometry. Am J Ophthalmol. 1937;20(10):985–1024.
42. Van Der Werff TJ. A new single-parameter ocular rigidity function. Am J Ophthalmol. 1981;92(3):391–5.
43. Johnson MW, Han DP, Hoffman KE. The effect of scleral buckling on ocular rigidity. Ophthalmology. 1990;97(2):190–5.
44. Whitacre MM, Emig MD, Hassanein K. Effect of buckling material on ocular rigidity. Ophthalmology. 1992;99(4):498–502.
45. Lincoff H, Stopa M, Kreissig I, et al. Cutting the encircling band. Retina. 2006;26(6):650–4.
46. Sugawara R, Nagaoka T, Kitaya N, et al. Choroidal blood flow in the foveal region in eyes with rhegmatogenous retinal detachment and scleral buckling procedures. Br J Ophthalmol.

2006;90(11):1363–5.
47. Miura M, Arimoto G, Tsukahara R, Nemoto R, Iwasaki T, Goto H. Choroidal thickness after scleral buckling. Ophthalmology. 2012;119(7):1497–8.
48. Montezuma SR, Tang PH, Miller CJ, et al. The effect of scleral buckling surgery on choroidal thickness measured by enhanced depth optical coherence tomography: a cross-sectional study. Ophthalmol Therapy. 2016;5(2):215–22.
49. Odrobina D, Laudańska-Olszewska I, Gozdek P, Maroszyński M, Amon M. Influence of scleral buckling surgery with encircling band on subfoveal choroidal thickness in long-term observations. Biomed Res Int. 2013;2013:586894.
50. Kimura M, Nishimura A, Yokogawa H, et al. Subfoveal choroidal thickness change following segmental scleral buckling for rhegmatogenous retinal detachment. Am J Ophthalmol. 2012;154(5):893–900.
51. Iwase T, Kobayashi M, Yamamoto K, Yanagida K, Ra E, Terasaki H. Change in choroidal blood flow and choroidal morphology due to segmental scleral buckling in eyes with rhegmatogenous retinal detachment. Sci Rep. 2017;7(1):5997.
52. Yoshida A, Feke GT, Green GJ, et al. Retinal circulatory changes after scleral buckling procedures. Am J Ophthalmol. 1983;95(2):182–8.
53. Kimura I, Shinoda K, Eshita T, Inoue M, Mashima Y. Relaxation of encircling buckle improved choroidal blood flow in a patient with visual field defect following encircling procedure. Jpn J Ophthalmol. 2006;50(6):554–6.

第 24 章 眼球壁硬度与药物

Andreas Katsanos, Anna I. Dastiridou, Anastasios G. P. Konstas

引言

OR 是引入眼球压力-容积关系的一个概念[1]。有关药物对 OR 和眼生物力学影响的文献数量有限。这部分归因于测量活体眼的 OR 与眼组织生物力学特性有一定难度。在本章中，我们将回顾关于该主题的现有证据。

大多数研究药物都被用于治疗青光眼。在使用配对 Schiotz（或其他压陷式）眼压计的青光眼研究中，报道的 OR 差异可能受药物、IOP 校准表准确性的影响[2]。此外，生物力学已经被证明在青光眼病程中具有临床价值（参见第 17 章"眼球壁硬度和青光眼"）[3]。似乎 IOP 控制良好而病情进展较快的患者具有薄角膜与低 CH 的特性。因此，尽管存在一定难度，但临床上仍需要进一步研究眼球生物力学。

Friedenwald 报道了他对有限数量眼球的研究结果，指出毛果芸香碱和肾上腺素对 OR 的不同作用[1]。另一项研究评估了 22 例患者口服普萘洛尔对其 IOP 及 OR 的作用，结果指出普萘洛尔可以有效降低 IOP，但不会引起 OR 的改变[4]，OR 是采用压平眼压计联合压陷式眼压计来测定的。在另一项研究中，Ebneter 等人使用乙酰唑胺调节 IOP[5]，他们测量了乙酰唑胺所诱导的 IOP 降低及眼轴长度的改变数据，以替代 OR 参数。他们假设药物本身不会引起任何短期的 OR 系数变化。研究者发现，青光眼组和对照组的 OR 存在差异，青光眼组的 OR 增加。

其他关于 OR 和眼生物力学的研究主要聚焦于毛果芸香碱和前列腺素类似物，下文将进行讨论。

毛果芸香碱

毛果芸香碱(匹罗卡品)系拟副交感神经药物,其对眼的作用包括增加 TM 外流和睫状肌收缩、睫状体与晶状体复合体的调节作用、缩小瞳孔、前房变浅、睫状体和结膜血管充血及破坏血-房水屏障[6]。对猕猴进行测压实验显示,毛果芸香碱可以增加房水流畅易度[7]。事实上,增强光学深度的 OCT 成像的影像学证据表明,在青光眼和正常眼中,毛果芸香碱点眼后可观察到 Schlemm 管扩张[8]。

在针对家兔的实验研究中,研究者使用毛果芸香碱引起睫状体收缩,对角膜和巩膜的模量系数进行检测,试图发现可观察到的变化[9],角膜和前段巩膜条带的弹性模量无差异,而眼球赤道部和后部的巩膜条带显示胶原纤维直径、胶原含量及最终弹性模量发生变化。因此,动物实验证据表明,毛果芸香碱可引起巩膜的弹性发生变化。

关于毛果芸香碱对 OR 影响的文献资料非常有限。Friedenwald 的研究显示,将该药物用于青光眼,最初可以降低 OR,随后 OR 可恢复正常[1]。

前列腺素类似物

前列腺素类似物具有安全性、有效性和便利性,是广泛应用于青光眼患者的一线治疗[10]。在葡萄膜炎发展过程中,IOP 和房水动力学促进了对前列腺素释放的进一步研究,最终将前列腺素类似物引入青光眼治疗[11]。前列腺素类似物通过增强葡萄膜巩膜引流途径降 IOP,而一些研究显示常规引流途径得到改善[12]。研究显示,在前列腺素的作用下,基质金属蛋白酶表达上调,角膜基质细胞密度降低,细胞外基质显著重构,促进葡萄膜巩膜外流[13-15]。这些变化连同 IOP 的改变可能影响压力-容积关系和 OR。

前列腺素类似物的使用与血-房水屏障破坏有关。也有一些证据表明,使用前列腺素药物可能会增加眼部血流量[16]。然而,这些变化可能很小,使用拉坦前列腺素治疗 1 个月后,OCT 对中央凹下的脉络膜厚度测量值无变化[17]。

虽然文献中关于前列腺素类似物对 OR 影响的数据很少,但有几项研究探讨了其使用与眼球生物力学特性改变之间的关系。关于使用曲伏前列素对兔死亡后角膜的生物力学作用影响的实验室证据已有报道[18],研究者们发现,使用曲伏前列素治疗可显著降低角膜组织的硬度。因此,其对活体人角膜的类似作用可能具有重要的临床意义。

Detorakis 等对以下假说进行了检验:如果拉坦前列腺素改变了角膜生物力学,那么这可能导致压平眼压计与动态轮廓眼压计读数之间的差异[19]。在该研究中,拉坦前列腺素治疗眼的压平眼压计和动态轮廓眼压计测量值差异大于正常眼。然而,在另一项以对侧眼作为对照的研究中,一只眼接受比贝马前列素或曲伏前列素治疗,另一只眼作为对照,结果显示这种差异非常小,差异无显著的统计学意义[20]。

多数试图观察前列腺素类似物对眼生物力学影响的临床研究都使用了 ORA(Ocular Response Analyzer,Reichert Inc)。在一项最初旨在采用 ORA 评估青光眼的生物力学特性的研究中,研究者们发现经局部前列腺素类似物治疗眼的 CH 无改变,而其 CRF 较低[21]。然而,Bolivar 等人的研究结果指出,局部使用前列腺素类似物可增加 CH[22]。该研究纳入了刚开始接受治疗的新诊断的初发开角型青光眼或高 IOP 患者,前列腺素类似物治疗 6 个月后,CH 较基线增加。然而,IOP 变化与 CH 变化无相关性,提示拉坦前列腺素能直接影响角膜生物力学。尚不清楚这些变化是否至少部分与中央角膜厚度(CCT)变化有关[23,24]。文献中有关前列腺素对 CCT 影响的部分研究结果相互矛盾[25,26]。Meda 等采用不同的方法研究前列腺素对 ORA 测量的影响[27]。他们招募了长期使用前列腺素类似物的原发性开角型青光眼患者,并使用一只眼作为对照,当停止另一只眼的治疗时,重新导入相同的治疗方法。他们采用 ORA 测量 CH 和 CRF,并定量测量角膜厚度和 IOP。他们指出,局部使用前列腺素类似物可以导致 CH、CRF 和 CCT 降低。这些变化可能造成压平眼压计测量值的误差,导致对真实 IOP 的低估。

CH 测量提示可以提供关于预期的 IOP 降幅的信息。据 Agarwal 等报道,基线 CH 值是前列腺素类似物治疗导致 IOP 降低的独立显著预测因子[28],研究者们提出,CH 为最低四分位数的患者 IOP 降低 29%,而 CH 为最高四分位数的患者 IOP 仅下降 8%。这一发现可能具有直接的临床意义,提示一些患者在使用前列腺素时可能获得更好的 IOP 降低效果,而某些病例可通过测量基线 CH 值来预测。

其他研究采用 Corvis ST 来确定前列腺素 F2a 的使用对眼生物力学的影响。Amano 等使用 Corvis-ST 和 Casia 1 或 2 断层扫描图像,比较原发性开角型青光眼患者局部使用前列腺素或 β 受体阻滞剂治疗的一侧眼与未接受治疗的对侧眼[29],研究结果显示,虽然前列腺素类似物治疗后的角膜大小保持稳定且角膜形状无改变,但前列腺素治疗眼的生物力学参数有一些变化。然而,这些参数中哪些更具有临床意义仍不明确。

在一项横断面研究中，Tejwani 等采用 Corvis ST 比较了所测量的角膜生物力学参数[30]。他们招募了接受局部治疗的原发性开角型青光眼与原发性闭角型青光眼患者，以及其他已行青光眼手术的患者。在该研究中，患青光眼与无青光眼的眼无差异。在他们的模型中，研究者还对滤过性手术与药物治疗(前列腺素、β 受体阻滞剂，以及两者同时使用)进行了比较，发现抗青光眼药物与眼生物力学变化无相关性[30]。该研究发现，CCT、IOP 和前房深度等参数均对角膜生物力学特性有显著影响。

Sánchez-Barahona 等前瞻性研究了拉坦前列腺素对 3 种眼压计(Goldmann 压平眼压计、ORA 和 Corvis ST)所测量的 IOP 的影响[31]。研究者报道，与其他两种 IOP 计相比，采用 Corvis ST 眼压计测量的拉坦前列腺素引起的眼压改变较小，使用拉坦前列腺素 3 个月后，角膜生物力学特性也有显著差异。重要的是，本研究显示压平眼压计可能会高估拉坦前列腺素的降压作用。

最后，Wu 等报道了局部使用前列腺素类似物后所观察到的改变并非是短暂的[32]，他们采用 Corvis ST 的研究发现也存在于使用前列腺素类药物至少 2 年的眼中。

采取新的给药方法后，亦可观察到其对眼生物力学改变产生的作用。目前尚未明确前列腺素类药物引起的眼生物力学效应在采用局部滴眼和前房内给药方式所治疗的眼中是否相似[33]。贝美前列素经前房内给药与浅层巩膜静脉压持续下降有关，这可能与血流改变及生物力学相关[34]。

近期已有不少新药已被引入青光眼治疗。拉坦衍生物 Latanoprostenebunod 和 netasurdilare 已逐渐被用于青光眼治疗，其代表了新型抗青光眼药物[35]。这些药物对眼可能产生的生物力学影响目前尚未明确[36]。

(陈旭 译　周晓煜 校)

参考文献

1. Friedenwald J. Contribution to the theory and practice of tonometry. Am J Ophthalmol. 1937;20(10):985–1024.
2. Marlow SB. Tonometry: the variation of ocular rigidity in chronic glaucoma and an adaptation of the Souter tonometer. Trans Am Ophthalmol Soc. 1949;47:349–64.
3. Susanna BN, Ogata NG, Jammal AA, Susanna CN, Berchuck SI, Medeiros FA. Corneal biomechanics and visual field progression in eyes with seemingly well-controlled intraocular pressure. Ophthalmology. 2019;126(12):1640–6.

4. Borthne A. The treatment of glaucoma with propranolol (Inderal). A clinical trial. Acta Ophthalmol. 1976;54(3):291–300.
5. Ebneter A, Wagels B, Zinkernagel MS. Non-invasive biometric assessment of ocular rigidity in glaucoma patients and controls. Eye (Lond). 2009;23(3):606–11.
6. Zimmerman TJ. Pilocarpine. Ophthalmology. 1981;88(1):85–8.
7. Barany EH. The mode of action of pilocarpine on outflow resistance in the eye of a primate (Cercopithecus ethiops). Investig Ophthalmol. 1962;1:712–27.
8. Skaat A, Rosman MS, Chien JL, Mogil RS, Ren R, Liebmann JM, et al. Effect of pilocarpine hydrochloride on the Schlemm canal in healthy eyes and eyes with open-angle glaucoma. JAMA Ophthalmol. 2016;134(9):976–81.
9. Xie Y, Wang M, Cong Y, Cheng M, Wang S, Wang G. The pilocarpine-induced ciliary body contraction affects the elastic modulus and collagen of cornea and sclera in early development. Biomed Pharmacother. 2018;108:1816–24.
10. Prum BE, Rosenberg LF, Gedde SJ, Mansberger SL, Stein JD, Moroi SE, et al. Primary open-angle glaucoma preferred practice pattern(®) guidelines. Ophthalmology. 2016;123(1):P41–111.
11. Camras CB, Alm A. Initial clinical studies with prostaglandins and their analogues. Surv Ophthalmol. 1997;41(Suppl 2):S61–8.
12. Winkler NS, Fautsch MP. Effects of prostaglandin analogues on aqueous humor outflow pathways. J Ocul Pharmacol Ther. 2014;30(2–3):102–9.
13. Toris CB, Gabelt BT, Kaufman PL. Update on the mechanism of action of topical prostaglandins for intraocular pressure reduction. Surv Ophthalmol. 2008;53(Suppl 1):S107–20.
14. Weinreb RN, Kashiwagi K, Kashiwagi F, Tsukahara S, Lindsey JD. Prostaglandins increase matrix metalloproteinase release from human ciliary smooth muscle cells. Invest Ophthalmol Vis Sci. 1997;38(13):2772–80.
15. Trier K, Ribel-Madsen SM. Latanoprost eye drops increase concentration of glycosaminoglycans in posterior rabbit sclera. J Ocul Pharmacol Ther. 2004;20(3):185–8.
16. Georgopoulos GT, Diestelhorst M, Fisher R, Ruokonen P, Krieglstein GK. The short-term effect of latanoprost on intraocular pressure and pulsatile ocular blood flow. Acta Ophthalmol Scand. 2002;80(1):54–8.
17. Sahinoglu-Keskek N, Canan H. Effect of latanoprost on choroidal thickness. J Glaucoma. 2018;27(7):635–7.
18. Zheng X, Wang Y, Zhao Y, Cao S, Zhu R, Huang W, et al. Experimental evaluation of travoprost-induced changes in biomechanical behavior of ex-vivo rabbit corneas. Curr Eye Res. 2019;44(1):19–24.
19. Detorakis ET, Arvanitaki V, Pallikaris IG, Kymionis G, Tsilimbaris MK. Applanation tonometry versus dynamic contour tonometry in eyes treated with latanoprost. J Glaucoma. 2010;19(3):194–8.
20. Ang GS, Wells AP. Goldmann applanation tonometry and dynamic contour tonometry after treatment with prostaglandin analog/prostamide. J Glaucoma. 2010;19(5):346. author reply 347
21. Detry-Morel M, Jamart J, Pourjavan S. Evaluation of corneal biomechanical properties with the Reichert ocular response analyzer. Eur J Ophthalmol. 2011;21(2):138–48.
22. Bolívar G, Sánchez-Barahona C, Teus M, Castejón MA, Paz-Moreno-Arrones J, Gutiérrez-Ortiz C, et al. Effect of topical prostaglandin analogues on corneal hysteresis. Acta Ophthalmol. 2015 Sep;93(6):e495–8.
23. Yolcu U, Civan DY. Effect of topical prostaglandin analogues on corneal hysteresis. Acta Ophthalmol. 2016;94(1):e80.
24. Bolívar G, Sánchez-Barahona C, Teus M, Castejón MA, Paz Moreno-Arrones J, Gutiérrez-Ortiz C, et al. Effect of topical prostaglandin analogues on corneal hysteresis: author's reply. Acta Ophthalmol. 2017;95(2):e152.
25. Bafa M, Georgopoulos G, Mihas C, Stavrakas P, Papaconstantinou D, Vergados I. The effect of prostaglandin analogues on central corneal thickness of patients with chronic open-angle glaucoma: a 2-year study on 129 eyes. Acta Ophthalmol. 2011;89(5):448–51.
26. Maruyama Y, Mori K, Ikeda Y, Ueno M, Kinoshita S. Effects of long-term topical prostaglandin therapy on central corneal thickness. J Ocul Pharmacol Ther. 2014;30(5):440–4.

27. Meda R, Wang Q, Paoloni D, Harasymowycz P, Brunette I. The impact of chronic use of prostaglandin analogues on the biomechanical properties of the cornea in patients with primary open-angle glaucoma. Br J Ophthalmol. 2017;101(2):120–5.
28. Agarwal DR, Ehrlich JR, Shimmyo M, Radcliffe NM. The relationship between corneal hysteresis and the magnitude of intraocular pressure reduction with topical prostaglandin therapy. Br J Ophthalmol. 2012;96(2):254–7.
29. Amano S, Nejima R, Inoue K, Miyata K. Effect of topical prostaglandins on the biomechanics and shape of the cornea. Graefes Arch Clin Exp Ophthalmol. 2019;257(10):2213–9.
30. Tejwani S, Francis M, Dinakaran S, Kamath V, Tilva B, Das RK, et al. Influence of anterior biometry on corneal biomechanical stiffness of glaucomatous eyes treated with chronic medication or filtration surgery. J Glaucoma. 2019;28(7):626–32.
31. Sánchez-Barahona C, Bolívar G, Katsanos A, Teus MA. Latanoprost treatment differentially affects intraocular pressure readings obtained with three different tonometers. Acta Ophthalmol. 2019;97(8):e1112–5.
32. Wu N, Chen Y, Yu X, Li M, Wen W, Sun X. Changes in corneal biomechanical properties after long-term topical prostaglandin therapy. PLoS One. 2016;11(5):e0155527.
33. Craven ER, Walters T, Christie WC, Day DG, Lewis RA, Goodkin ML, et al. 24-month phase I/II clinical trial of bimatoprost sustained-release implant (Bimatoprost SR) in Glaucoma patients. Drugs. 2020 Feb;80(2):167–79.
34. Lee SS, Robinson MR, Weinreb RN. Episcleral venous pressure and the ocular hypotensive effects of topical and intracameral prostaglandin analogs. J Glaucoma. 2019;28(9):846–57.
35. Schehlein EM, Novack GD, Robin AL. New classes of glaucoma medications. Curr Opin Ophthalmol. 2017;28(2):161–8.
36. Katsanos A, Dastiridou AI. Pharmacotherapy of glaucoma: new opportunities, old challenges. Expert Opin Pharmacother. 2017;18(13):1289–90.

第25章 眼球壁硬度与手术

Yann Bouremel, Christin Henein, Peng Tee Khaw

引言

眼球壁硬度的定义

OR 是一个描述眼球壁弹性的参数，其定义为 IOP 的对数变化（ΔIOP）与眼球容积变化的比值（ΔV）。换句话说，是指当眼球的形状随 IOP 而改变时，眼球对抗形变的阻力。1937 年，Friedenwald[1]首次描述了 OR 系数，当时他指定当压力高于5mmHg：

$$K = \frac{\log IOP_2 - \log IOP_1}{V_2 - V_1} \tag{25.1}$$

其中 IOP_2 是注入液体的容积 V_2 时的 IOP，IOP_1 是注射容积为 V_1 时的 IOP，K 是 OR 系数。Friedenwald 认为，当压力超过 5mmHg[1]时，OR 系数无变化。然而，20 年后，一系列作者证明了 OR 既随 IOP 而变化，且因物种而有所不同[2-6]。了解 OR 如何影响手术至关重要。为了测量 OR，提出了许多不同的方法：以侵入性方式使前房膨胀到最近观察脉络膜厚度的变化[7,8]，哪种公式或测量方法能最准确地描述 OR 仍然是一个有争论的话题[9-11]。最近，引入了一些参数，如 CH 或 CRF 等来改进 IOP 测量。这些参数已被用作青光眼进展的危险因素并用来代表 OR。

角膜滞后与角膜阻力因子的定义

角膜是一种复杂的组织，具有与年龄相关的非线性黏弹性特性。其在应变、形变和弹性强度方面表现出非均质性。角膜的生物力学改变可能来自与手术相关的改变及术后角膜水肿。改变 IOP、角膜黏度、弹性和厚度的手术也会影响角膜对形变的反应，即 CH 和 CRF。到目前为止，还没有理论概念考虑独立因素，如 IOP、角膜的几何和结构生物力学参数对 OR 的影响和相互作用。

CH 参数是计算来自测量设备的向内(P_1)和向外压平(P_2)压力之间的差异，如 ORA(Reichert Technologies)在其动态双向压平过程中的压力差异。ORA 是一种非侵入性设备，用于测量角膜生物力学特性，如 CH 和 CRF。ORA 亦可测量角膜补偿 IOP(IOPcc)和 Goldmann 相关 IOP。这些 IOP 估计值受角膜弹性、含水量、硬度或滞后的影响较小，准确性更高。CH 是角膜组织中黏性阻尼的动态度量，代表角膜的能量吸收能力。CRF 也来自这两个压力值，但计算公式更为复杂[参见式(25.2)]。CRF 是总角膜反应的参数，包括角膜组织的弹性阻力。CRF 与 IOP 和 CCT 相关，进而与角膜弹性相关。CRF 的定义为：

$$CRF=k_1(P_1-0.7\times P_2)+k_2 \tag{25.2}$$

其中常数 k_1 和 k_2 已根据经验确定[12]。由于角膜比巩膜更易于测量，CH 和 CRF 可能为 OR 提供有用的替代指标。

以前的研究表明，CH 和 CCT 呈正相关[13-15]。在纳入超过 90 000 名参与者的大型人群队列研究中，CH 与年龄、性别和种族显著相关，在诠释 CH 值时应考虑到这一点[16]。罕有证据将 CH 和 CRF(ORA 参数)与用于描述弹性材料的标准机械性能(杨氏模量和 OR)联系起来[17]。CH 和 CRF 完全是经验参数，其中的每个参数均对空气脉冲所致的角膜形变反应具有特征性。由于在 OR 方面有大量研究，我们建议使用工程参数来定义 OR，以便外科医生了解手术对 OR 的巨大影响。通过使用工程和几何参数重写公式，我们能够评估 OR 对不同类型眼部手术情况的影响。

使用工程参数重写眼球壁硬度公式

根据 Friendenwald 方程已经提出了一系列不同的 OR 计算公式。OR 的所有定义均为 $\Delta IOP/\Delta V$ 的不同表达式，最新的方程之一是 Van Der Werff[18]提出的：

$$K=\frac{IOP_2^{1/3}-IOP_1^{1/3}}{V} \tag{25.3}$$

此参数的表达对 IOP 改变不敏感,被称为立方根眼球壁硬度。对于离体的人眼,大约等于 $0.03mmHg^{1/3}/\mu L$。可以将眼球分为两个不同的部分,以晶状体-虹膜隔为界的眼前节和眼后段。向前房注入液体将增加前节的容积,但不一定会增加后段的体积(相对少量的液体)。因此,我们可以使用 Bouremel 等人开发的弹性口袋方程重写立方根眼球壁硬度公式[19]。首先,根据前房的深度,有两种解析:如果前房的最大深度小于角膜的厚度,则前房是“弯曲的”(平坦的前房)。如果前房的最大深度大于角膜的厚度,则前房是“伸展的”。我们假设在后一种情况下,前房深度约为 3mm, 平均角膜厚度为 0.55mm。我们可以通过分析其测量方式来重写这个函数。为了测量活体眼的 OR,Pallikaris[62]进行了研究,通过记录向奶牛的前房重复注射平衡盐溶液(ΔV)后 IOP 的变化(ΔIOP)来测量活体的 OR(图 25.1)。基于 Bouremel 等人[19]关于弹性口袋的研究,我们可以重写 Van Der Werff 的立方根眼球壁硬度公式,如式(25.4)所示:

$$K \approx 1.06\left(\frac{ET}{R^{10}}\right)^{1/3} \tag{25.4}$$

其中 E 是角膜的平均杨氏模量,约为 0.29MPa 或 2175.2mmHg[20];T 是中央角膜的平均厚度,约为 0.55mm;R 是平均角膜半径,约为 5.85mm[21]。用相应的生理值替换式(25.4)中的每个参数,得出立方根眼球壁硬度,$k=0.031mmHg^{1/3}/\mu L$ ($1m^3=10^9\mu L$),在 Van Der Werff 结果 3.8%的范围内[18]。式(25.4)表达的 OR 函数结合了角膜几何参数(角膜厚度和平均半径)及角膜的材料弹性特性(杨氏模量)。

模拟角膜切口

通过使用眼前节的工程参数重新定义 OR,我们可以模拟角膜切口在不同情况下对 OR 的影响。为此,我们开发了一个试验和数字切口模型。该试验模型使用硅胶等弹性材料模拟不同的前房深度、大小、IOP 和角膜厚度。然后,我们在模型上制作切口并测量其泄漏时的压力和流速。每个切口在每次试验开始时均可自行闭合,然后增加压力,最终导致切口泄漏。我们使用数值模型来了解不同角膜几何形状和硬度的应力,并理解在试验模型中切口泄漏的压力下获得的应力。

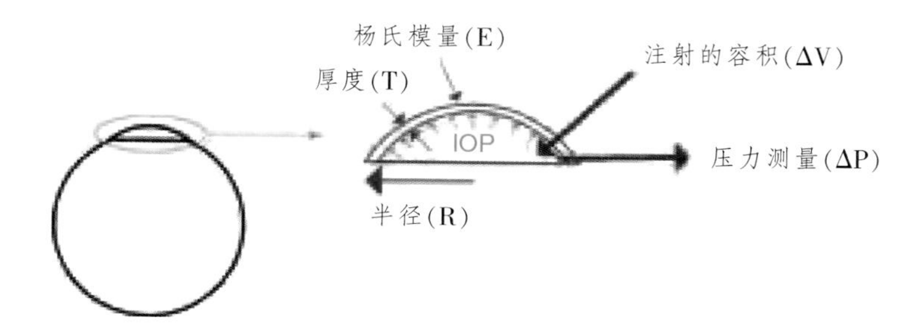

图 25.1 根据 Friendenwald 方程(棕色)和相关几何参数(蓝色)测量 OR 方法的示意图。

试验建模

如图 25.2 所示,将由薄硅胶片(Silex Ltd.,UK)构成的试验性角膜夹在 3D 打印模型(Formlabs,USA)上。模拟不同大小的角膜,直径从 5mm 到 20mm 不等,模拟 0.25~1.6mm 的角膜厚度和 1.25MPa 和 4.21MPa 的杨氏模量。根据式(25.5)的立方根眼球壁硬度,OR 为 0.007~1.24mmHg$^{1/3}$/μL。使用微型刀片在试验角膜上制作 1mm 长、0.2mm 宽的切口。然后将角膜连接到微型流体装置(Fluigent,Le Kremlin-Bicêtre,France),自动改变试验角膜模型的压力并记录通过切口的流速。如果切口自行闭合,则通过切口的流速为 0。压力以低至每小时 1mmHg 的幅度自动增加,以确保系统在每次记录之间有时间稳定下来。图 25.2c 显示了两种 OR 下的试验角膜的切口渗漏速率的典型示例。一旦切口开始渗漏,IOP 增加会导致通过切口的流速增加。有趣的是,所有试验性角膜均以(0.4±0.2)μL/min 的流速开始渗漏[22]。与具有较高 OR 的角膜相比,OR 较低的角膜在较低压力下开始渗漏。下面,我们通过模拟不同 OR 的角膜并绘制与切口开始渗漏时获得的试验性 IOP 相关的角膜应力和应变,以研究 OR 较低的眼在较低压力下渗漏的原因。

数字建模

通常,角膜被模拟为一个均匀的弹性球体,沿角膜的应力由 Laplace 方程给出:$\sigma=\frac{IOP\times d}{4\times T}$。其中 σ 为基质内的应力,*IOP* 为眼压,*d* 为角膜直径,*T* 为角膜厚度。而 Laplace 方程仅给出了固定角膜直径和厚度的平均值,可以使用有限元分析软件(Abaqus 版本 6.12.3)建模(图 25.3)来呈现角膜的简化模型。角膜被建模为具有源自 Mooney[23]的应变能量密度函数的超弹性膜。试验性前房深度的改变与

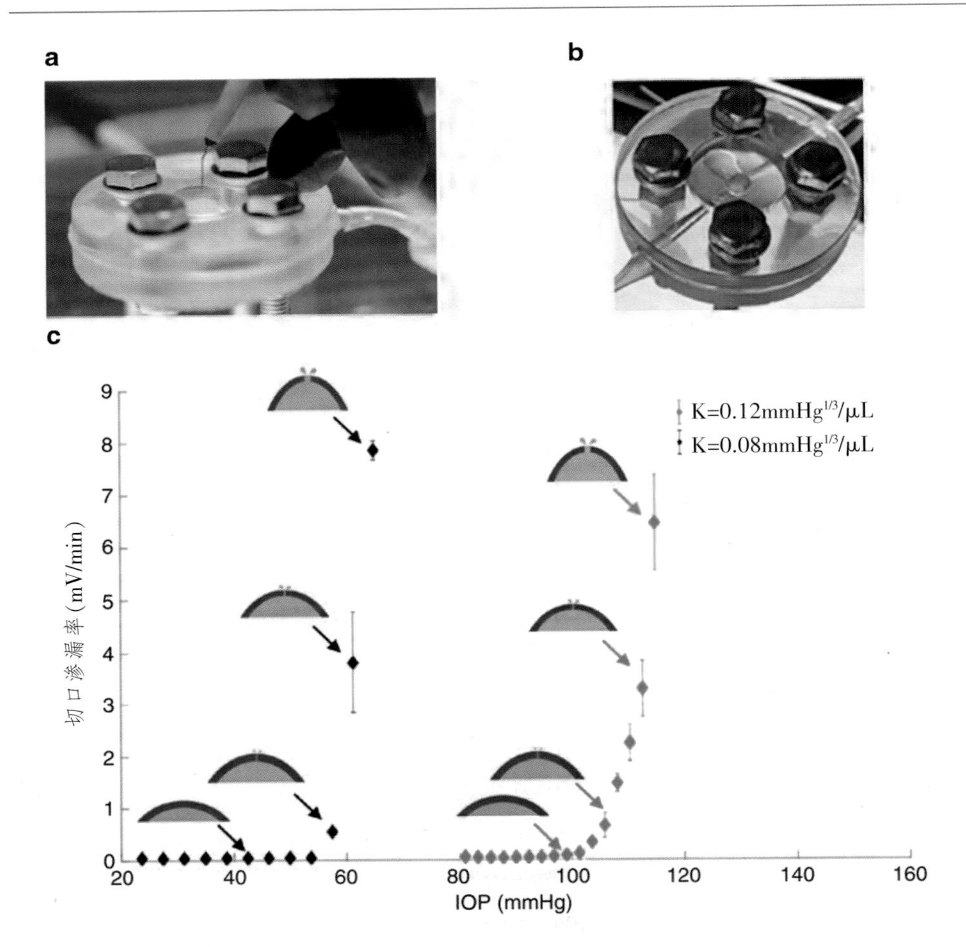

图 25.2 (a)在夹在 3D 打印模型上的试验性硅胶角膜上制作切口。(b)试验性角膜在切口处发生渗漏。(c)使用两种不同 OR 的试验性角膜，当试验性前房内压力增大时，通过切口的流速变化。黑色菱形表示 OR 较低时切口的渗漏速率，红色菱形表示 OR 较高时切口的渗漏速率。与 OR 较高(K=0.12mmHg$^{1/3}$/μL)的角膜相比，OR 较低(K=0.08mmHg$^{1/3}$/μL)的试验性角膜在较低的 IOP 下渗漏。眼球壁硬度 K 以式(25.4)定义。

IOP 有关。该模型显示了角膜的不同应变/应力区域。图 25.3 显示了一个模拟健康角膜模型的示例，OR 系数 K=0.036mmHg$^{1/3}$/μL，IOP 为 10mmHg。

眼球壁硬度影响角膜应力区

我们使用数字模型，模拟了不同 OR 的试验角膜，以了解压力如何影响它们。我们改变了式(25.4)中的 3 个参数(E 是杨氏模量，T 是厚度，R 是半径)，并研究

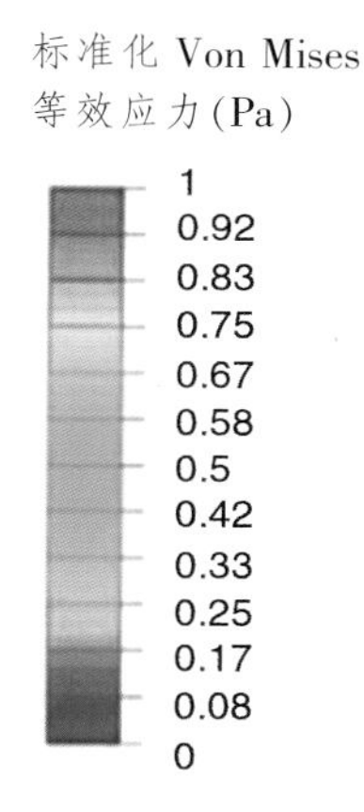

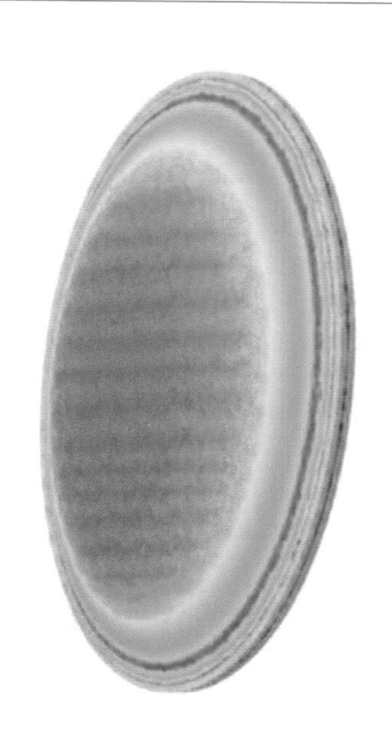

图 25.3 使用 Abaqus 软件生成的模拟试验性健康角膜的情况，使用式(25.4)的 OR 系数 K=0.036mmHg$^{1/3}$/μL 和 IOP=10mmHg 时的等应力线。

了整个角膜的应力分布。图 25.4 总结了我们的发现。当增加角膜的杨氏模量(E)达 $E^{1/3}$ 时，OR 增加，如式(25.4)所示，与 OR 较低的角膜相比，在恒定 IOP 下的应力较低。较低的等应力线数据在图中以绿–蓝色标识。相反，如果厚度(T)减小或角膜大小(R)增加，OR 会随着 $T^{1/3}$ 和 $R^{-10/3}$ 而降低，这导致在恒定 IOP 下，沿角膜的压力更高。我们最近证明，与 OR 较高的角膜相比，在 OR 较低的角膜上制作切口时，会在较低的压力下发生渗漏[22]。这可以解释为，与 OR 较高的角膜相比，OR 较低的角膜具有较高应力和较高的角膜应变。在该试验模型中，在所有情况下，当切口处的应变为 2.8%±0.5%时，其流速为(0.4±0.2)μL/min，OR 为 0.007~1.25mmHg$^{1/3}$/μL 的角膜开始渗漏。因此，与 OR 较高的角膜相比，OR 较低的角膜在较低的 IOP 下获得了低应变[22]。记住此原则，我们现在将回顾不同的手术及 OR 可能对它们产生的影响。

眼球壁硬度与手术

眼球破裂

当角膜、巩膜或这两种结构有缺损时，就会发生眼球破裂。大多数情况下，眼球破裂最常发生在直接穿通伤后；但是，如果对眼球施加足够的钝力，IOP 会升高

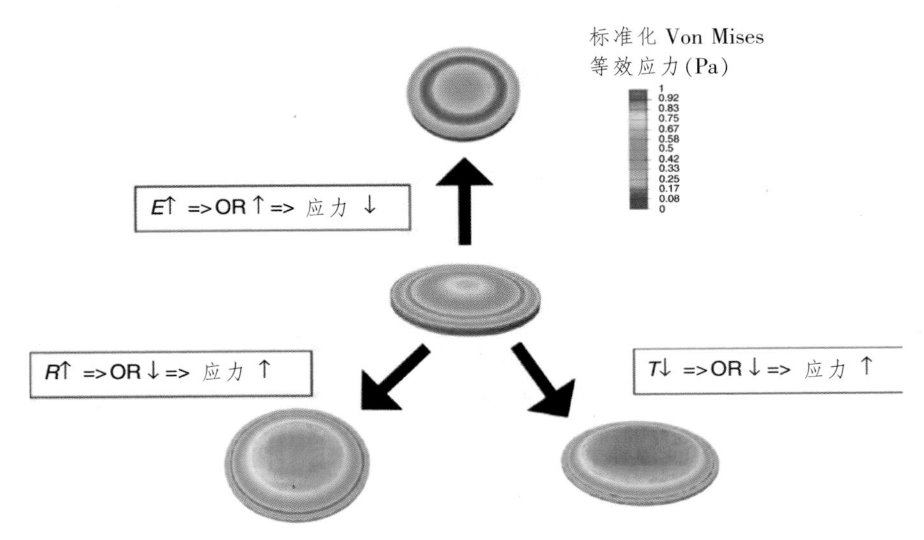

图 25.4 模拟演示在恒定 IOP 下,OR 如何影响试验角膜的应力。式(25.4)的杨氏模量(E)、角膜厚度(T)和半径(R)已被修改,其他参数保持不变。

到足以使巩膜最薄和最脆弱的部位破裂。巩膜最薄处的厚度为 0.3mm,位于直肌附着处的后方;在赤道部厚 0.4mm,在肌肉插入处前方厚 0.6mm。巩膜可能会因钝力伤在结构薄弱处破裂,特别是在与巩膜交界的角膜缘、直肌插入处、视神经处,以及以前进行过眼部手术(如青光眼或白内障手术)的部位[24,25]。然而,通过自闭性角巩膜隧道切口进行的超声乳化手术发生伤口裂开的风险显著降低[26]。眼外伤的风险随着年龄的增长而增加;因此,老年患者的眼睛在创伤性冲击下可能更容易受到与睫状体相关的眼部损伤[27]。晶状体形变的峰值随着晶状体硬度的增加而降低。

屈光手术

屈光手术是为了矫正近视、远视和散光而开发的,其目的是实现脱镜。不同的手术,如放射状角膜切开术(RK)、屈光性角膜切削术(PRK)、激光原位角膜磨镶术(LASIK)和激光辅助上皮下角膜切削术(LASEK),均切除了部分角膜,以矫正患者的视力。更准确地说,LASIK、PRK 和 LASEK 均精准地采用准分子激光能量,通过去除角膜基质组织的手术技术来改变眼球的屈光状态。其主要区别在于组织切除的位置:LASIK 是在角膜瓣下,而 PRK/LASEK 是在角膜表面。PRK 手术中角膜上皮组织被机械性去除,然后应用计算机控制的光能脉冲,使用准分子激光来重塑角膜。角膜上皮层组织在 3~4 天内可重新生长。LASIK 手术首先使用微型角膜刀(刀片或激光)制作角膜瓣。角膜上皮瓣制作完成后,准分子激光从暴露的角膜中去除少量组织。激光治疗后,在眼球上复位上皮瓣并仔细复位,完成手术。在 LASEK 手术中,角膜上皮被浸泡在稀释的乙醇溶液中,然后角膜上皮层被整体推到一边,在激光治疗完成后,角膜上皮层再被推回角膜表面。最大的角膜移位出现在 RK 术后的中周部角膜、PRK 术后的中央角膜,以及 LASIK 和 SMILE 术后的旁中央区[28]。通过去除部分角膜基质,屈光手术减少了角膜厚度,遵循式(25.4),会导致 OR 降低, 如图 25.5 所示, 角膜厚度 (T) 减少,OR 将随 $T^{1/3}$ 而降低。Cronemberger 等人已经证明了这一点,他们的研究显示,LASIK 术后长达 24 个月的时间里,OR 降低[29]。

与对照组相比,LASIK、LASEK 和 PRK 术后,CH 和 CRF 亦降低[30]。如果 LASIK 和 LASEK 手术中的角膜消融量相似,亦会出现相似的降低量。LASIK 和 LASEK 术后 3 个月,CH 无显著差异,这表明 LASIK 手术虽制作了 120mm 厚的角膜瓣,但不会引起额外的生物力学变化[30]。一种相对较新的屈光手术,即小切口角膜基质透镜取出术(SMILE)被用于治疗一定程度的屈光不正,采用飞秒激光制作角膜的微透镜,通过小的角膜切口将整个微透镜取出。对 3 项随机对照性研究进行回顾发现,在使用 ORA 测量的 CH 或 CRF 方面,SMILE 或基于角膜瓣的术式无统计学差异[31]。改变角膜硬度的角膜减薄手术将会影响取决于角膜硬度的 IOP 测量,并可能导致低估 IOP 测量值。如果在角膜变薄手术后出现 IOP 升高,则可能会漏诊,而对 IOP 升高的其他情况,如角膜水肿或视杯扩大,必须进行检测。

超声乳化手术

周围角膜切口避开了视轴,产生较少的散光效应,因此优于更近中心的角膜切口。在相同 IOP 下,与中央角膜切口(此处角膜较薄)相比,周围角膜切口的自闭性更好。这与角膜的应力-应变区有关(图 25.4)。中央角膜区域承受更大的应力。对称角膜切口的自闭性更好,切口的前后唇厚度相同。在角膜较薄、OR 较低的情况下,切口在较低的 IOP 下会发生渗漏(图 25.2 和图 25.4),因此需要创建更长的隧道切口,以改善其自闭性并减少散光效应,但其代价是限制了手术器械的操作并产生了更大的光学影响。厚角膜和薄角膜的切口示意图如图 25.6 所示。

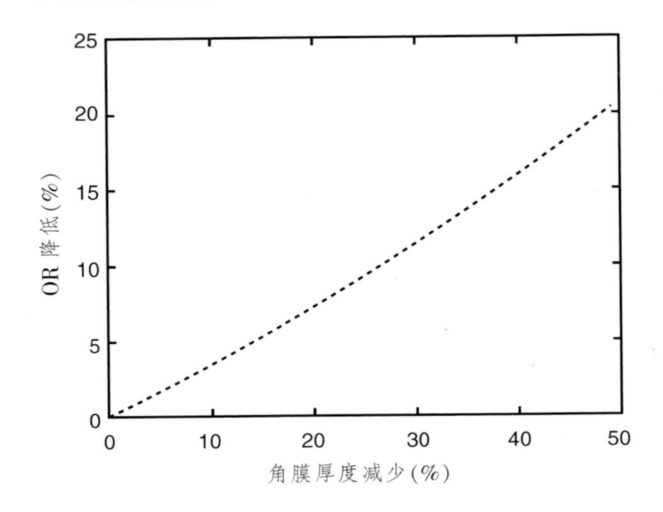

图 25.5 遵循式(25.4),OR 随角膜厚度减少而降低。

在对近视眼和其他大眼球(例如,先天性青光眼患者)进行手术时,需要进行手术参数调整。具有异常细胞外基质的眼,如 Ehler Danlos 综合征和 Marfans 综合征亦可有类似表现。近视眼往往有较大的前房和较薄的角膜。已知成年人的 CCT 与近视度数相关。基于式(25.4),高度近视眼的 OR 较低,其前房深度与曲率分别为 1/3 与-10/3 次幂,对手术中前房不稳定(浅前房)与切口渗漏更敏感。为了减轻这些风险,需要了解术中流体动力学和伤口构建的知识。对这类眼睛进行超声乳化手术的目标是维持一个稳定的前房,可以通过提高超声乳化机的灌注瓶高度、提升前房压力来实现。在眼睛水平以上,灌注瓶高度每提高 15cm,眼内可产生约 11mmHg 的压力。在进行撕囊时,维持前房压力尤为重要。在手术过程中,超声乳化机通过使用灌注液加压泵维持预设的 IOP, 该泵不断地调整灌注液流入量,以保持前房稳定性。做一个较长的角膜基质内切口,使切口两侧的接触面更

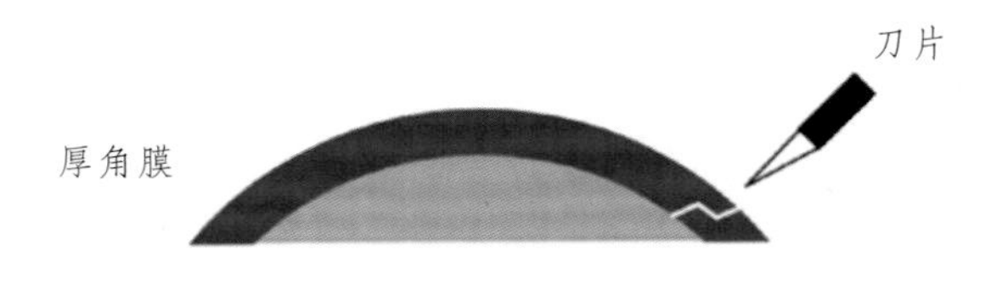

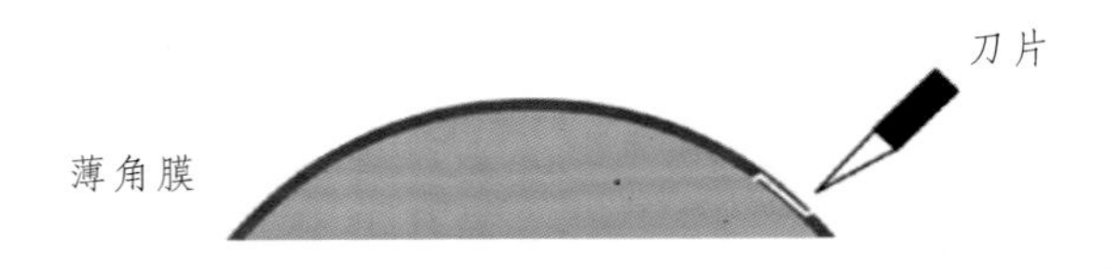

图 25.6 厚角膜与薄角膜的自闭性切口。对于薄角膜,采用长隧道,以提高自闭性。

大，以便于闭合。亦可在上方做带有内角膜唇的巩膜隧道切口。小的、位置靠后的上方阶梯状巩膜隧道切口可减少早期和晚期手术引起的散光。巩膜阶梯切口起始位置应垂直于巩膜表面，深度约为 0.3mm，并位于角膜缘后 1.0~3.0mm 处。初始的切口长 2.75~7.00mm，具体取决于要植入的 IOL 类型。与成人眼相比，对具有更多弹性组织且更柔软的儿童眼进行手术时，更长的巩膜隧道是必需的。对合隧道前后唇，以利于伤口闭合。然而，儿童眼薄而柔软、角膜或巩膜的硬度较低（低 OR），不能很好地自行闭合，可能需要缝合才能闭合。

我们的试验模型表明，与厚角膜（高 OR）相比，OR 较低的角膜（如薄角膜）在较低的压力下持续渗漏，正如预期的那样。在相同的 IOP 下，与 OR 较高的角膜相比，OR 较低的试验性角膜具有较高的角膜应力。较高的应力会导致较高的应变，因此会导致更大的伤口间隙。图 25.7 显示两种不同硬度的试验角膜在 IOP 增加时的应力分布情况。可以看出 OR 较高的角膜与同一水平 IOP 的 OR 较低的角膜相比，始终与较低的应力相关。较低的应力意味着较低的应变，并且可减少角膜伤口裂开的大小。

超声乳化手术使用的透明角膜切口具有无需缝合、自行闭合、易于构建的优点。早期使用自闭切口的超声乳化术与眼内炎的发病率增加有关，因此良好的伤口闭合、不渗漏非常重要。为了避免伤口渗漏、术后低 IOP 或液体和细菌从眼表进入眼内，许多医生在白内障手术结束时用平衡盐溶液对角膜基质进行水化。角膜

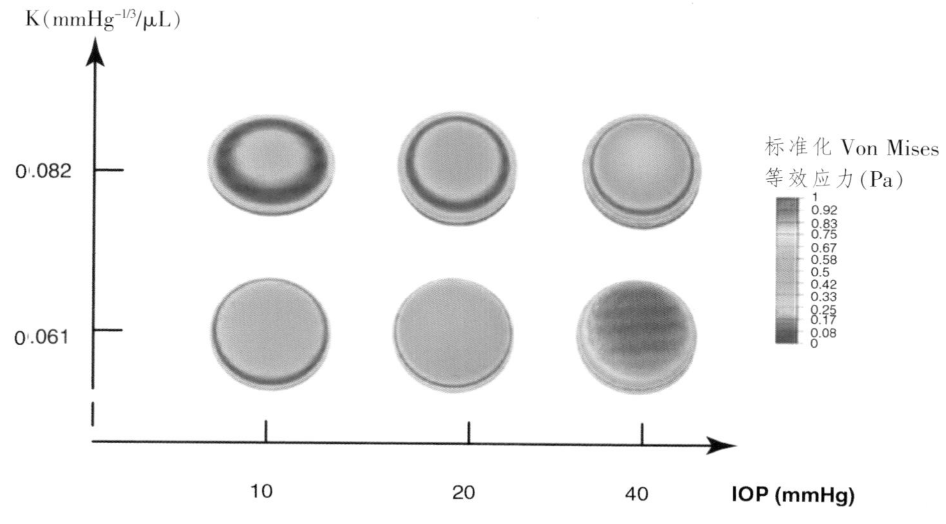

图 25.7　试验模型显示，当 IOP 为 10mmHg、20mmHg、40mmHg 时，OR(K)对角膜应力的影响。

切口的水化导致 CCT 暂时增加。在透明角膜切口白内障手术后第 1 天，CH 减少而 CCT 显著增加。术后角膜水肿导致角膜黏弹性发生改变，与对照组 48 只人工晶状体眼（术后超过 3 个月）相比，角膜阻尼能力降低[32]。使用 CH（而非 CCT）可以更好地测量角膜黏弹性的结构差异和改变。然而，术后 CCT 的改变即使只是暂时的，也会影响 OR。根据式（25.4），在 $T^{1/3}$ 后，通过水合作用增加的角膜厚度将导致 OR 增加。当控制患者年龄时，较低的基线 CH（而非基线 CCT）与白内障手术后 10~12 个月时的 IOP 降低幅度有较大关联[33]。如果术后 IOP 下降到青光眼滤过手术联合白内障手术后的低水平（5~10mmHg），较低的 IOP 会导致渗漏。因此，在 IOP 较低的情况下，缝合会更安全。

角膜缘松弛切口

角膜缘松解切口（LRI）旨在行白内障手术时减少先前存在的角膜散光。同时进行的超声乳化和 LRI 手术需要 2.0~3.0mm 的透明角膜或角巩膜切口，以及角膜缘处成对的弧形切口。在 Kamiya 等人的一项研究中，使用设置为 500μm 的带保护的微米金刚石刀片创建了两个成对的弧形切口[34]。CH 和 CRF 在同时进行 LRI 和白内障手术后 1 天下降，但很快恢复到术前水平[34]。术后第 1 天，CCT 增加，并很快恢复到术前水平。尚无评估 OR 和 LRI 关系的研究，但可以推测单独的 LRI 不太可能影响术后 1 周以上的整体 OR。

角膜移植手术

当前角膜移植的原则包括选择性置换患病的角膜组织层，以避免全层角膜移植，即 PK 相关并发症发生。对不影响内皮和后弹力层的角膜病变进行深部前板层角膜移植术（DALK）。后弹力层剥离自动化角膜内皮移植术（DSAEK）和后弹力层角膜内皮移植术（DMEK）被用于仅有内皮功能障碍的患者。图 25.8 总结了不同的角膜移植手术。

PK 和 DALK 可使圆锥角膜的角膜生物力学参数恢复到正常范围[35]。这些手术后角膜生物力学的改变可能对解释 IOP 或计划角膜移植术后的屈光手术有影响。然而，对一组非圆锥角膜患者（有疱疹性角膜瘢痕、角膜基质营养不良、Fuchs 角膜内皮营养不良、创伤性和化学性角膜混浊）进行 PK 后，在 2 年的随访中，移植物的生物力学也未恢复到平均水平[36]。2017 年，Jiang 等采用 ORA 在异质队列中对 PK 或 DALK 后的角膜生物力学特性进行了荟萃分析；他们认为在 DALK 术后，CH 与 CRF 恢复得比在 PK 后更好[37]。这可能与 PK 术后后弹力层不连续有关。

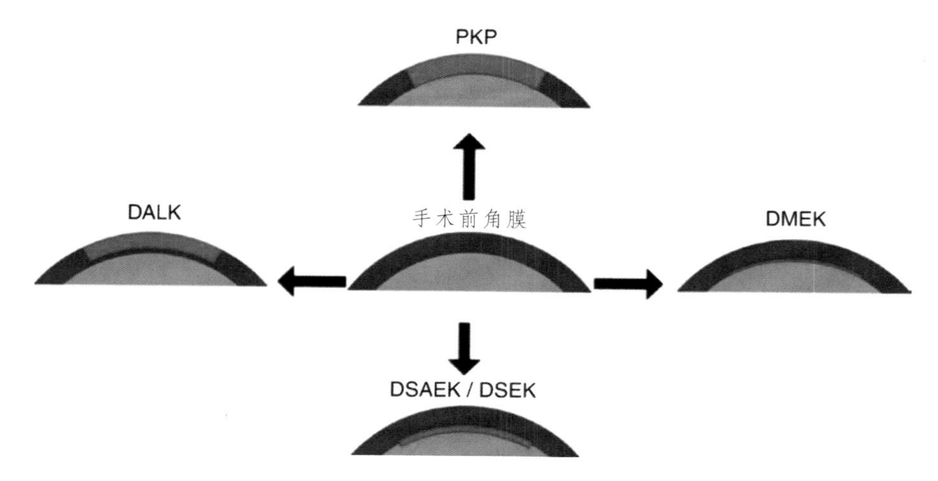

图 25.8 不同角膜移植手术的示意图。受体角膜以深蓝色显示，供体角膜以红色显示。

后弹力层比前弹力层具有更大的硬性。随着年龄增长，后弹力层的厚度从出生时的 3μm 增加到老年时的 10μm 以上[38]。

角膜移植术后，OR 会受到影响。参见式(25.4)，两个参数可能会受到影响，即角膜移植片的厚度(T)及其弹性或杨氏模量(E)。它们都以 1/3 次幂作为分子出现在方程中。如果角膜较薄或更有弹性，OR 将降低。反之，如果角膜较厚或较硬，则会增加 OR。在 20~100 岁，人类角膜的硬度会增加大约 2 倍[39]。供体角膜的杨氏模量可能因供体年龄而异。长期跟踪纵向研究显示，与角膜移植术后 2 年相比，PK 术后 20 年，角膜厚度增加[40]。已证明，术后 1 年的角膜厚度大于 600μm 是移植片失败的预测因素 [41]。与保存在器官培养液中的角膜相比，保存在 McCarey-Kaufman 培养液中的角膜术后角膜厚度增加更大[40]。

角膜内皮移植术是一种角膜移植技术，是 Fuchs 角膜营养不良、大疱性角膜病变和虹膜角膜内皮综合征等角膜内皮层疾病患者恢复视力的首选方法。DMEK 和 DSEK 均为角膜内皮移植术的类型，其选择性地置换患病的内皮层和后弹力层，保留剩余的健康角膜层。DSEK 术中组织的厚度为 100~200μm，占供体角膜厚度的 20%~30%，而 DMEK 移植了供体角膜 5%的超薄内皮/后弹力层。因此，与 DMEK 相比，DSEK 导致整体角膜厚度增加，根据式(25.4)，DSEK 的 OR 更高。研究已显示，DSEK 患者在移植术后 36 个月内，受体角膜厚度会长期增加[42]。接受 PK 的圆锥角膜患者术后的 CH 与 CRF 分别是(10.23±2.07)mmHg 与(10.13±2.22)mmHg，深部前板层角膜移植术后分别是(9.64±2.07)mmHg 和

(9.36±2.09)mmHg。与之相比，大疱性角膜病变 DSAEK 术后 CH 和 CRF 更低，分别为(7.79±2.0)mmHg 和(7.88±1.74)mmHg[35]。这可能是由 DMEK 术后角膜厚度增加所致。DMEK 减少了角膜厚度，术后 6 个月时 CH 较术前基线显著增加[(8.66±2.50)mmHg 对(7.43±1.56)mmHg]。DMEK 术后 6 个月，CRF 较术前显著增加[(8.49±1.71)mmHg 对(7.89±1.68)mmHg]。术后 CCT 显著减少，术前为(629±58)μm，术后 3 个月为(550±40)μm，术后 6 个月为(535±40)μm[43]。

巩膜硬度低的眼球，如儿童或近视病例，在 PK 术中易发生眼球塌陷。应使用巩膜固定环，如 Flieringa 环(或双 Flieringa 环)或 Goldman 巩膜固定环，以及眼睑稳定器使眼球稳定。患儿越小，组织越柔软且强度越小，操作与组织缝合越困难。此外，较高的后方压力会导致晶状体-虹膜隔向前移位，增加虹膜脱出、晶状体受挤压和脉络膜上腔出血的风险。将患者的头部抬到高于身体其他部位的位置有助于降低这种压力。术前眼部按摩或使用 Honan 球囊可降低后方压力升高的风险，以及应尽可能避免使用球后阻滞麻醉。

青光眼手术

与健康眼相比，青光眼的 CCT 较薄、CH 和 CRF 均较低，且 CH 和 CRF 的降低与青光眼性损伤的严重程度增加相关。较薄的角膜与杯盘比增大的青光眼损伤有关[44]。研究表明，在确定高眼压症患者具有转变为青光眼的风险时，应考虑 CCT[45]。然而，CH 与青光眼视野进展相关[44]，并且建议将小于 10.1mmHg 的 CH 作为青光眼临床评估的一部分[16]。随着时间的推移，CH 对视野进展率有显著影响。CH 每降低 1mmHg，视野指数(VFI)随时间下降的速度每年加快 0.25%。多变量模型显示，IOP 对青光眼进展速率的影响取决于 CH。高 IOP 和低 CH 者的眼病快速进展的风险增加[46]。CH 低可能与包括筛板在内的 OR 较低有关，因而在一定 IOP 下，CH 低者的筛板损伤更大。在不同 OR 下，巩膜在高 IOP 下的顺应性比筛板更强，巩膜可发生扩张，导致筛板拉伸。

对于巩膜硬度较高而筛板硬度较低的眼，在 IOP 下，巩膜较硬、几乎没有形变，使得硬度较小的筛板在高 IOP 作用下向后移位(图 25.9)[47]。在试验中只进行巩膜交联来增强巩膜，而不进行筛板交联(交联过程对筛板细胞和轴突有潜在的毒性)，可以导致在一系列 IOP 下，筛板和视网膜神经节细胞轴突的损伤更严重[48]。

小梁切除术是一种青光眼滤过手术，旨在通过部分厚度的巩膜瓣下方制作一个进入前房的切口，以降低 IOP。控制从巩膜瓣流出的房水流量的重要考虑因素是巩膜瓣的构造、缝合位置和缝合类型。部分厚度的矩形巩膜瓣可能难以在近视眼或儿童眼上制作，因为巩膜薄且弹性较大。可以使用可拆除缝线来调整 IOP。使球壁变弱以降低 OR 亦有可能，但这可能会被愈合过程和纤维组织沉积的程度抵消。CH 是动态的，并且在降低 IOP 的手术干预后可能会增加。在一项前瞻性比较研究病例系列中，在小梁切除术、白内障超声乳化联合小梁切除术和 Ahmed 青光眼阀植入术前后 3 个月评估了 CH[49]。在所有 3 种类型的青光眼手术后 3 个月，CH 显著增加（$P<0.001$）。当 IOP 降低大于 10mmHg 时，青光眼患者术后 CH 增加更为显著[49]。

小梁切除术中使用丝裂霉素-C（MMC）后，原发性开角型青光眼（POAG）和假性剥脱性青光眼（PXG）患者的 CH 与 CRF 亦增加[50]。角膜结构的组织特性可能会在术后立刻发生改变，因此，IOP 测量的准确性亦会改变。然而，在术后 6 个月的随访中，角膜生物力学特性无变化，且无法用 IOP 降低来解释[51]。观察到的 CH 增加是由手术降低 IOP 导致的。

青光眼通常是双眼不对称的，儿童双眼的角膜直径可能有不同。角膜直径的改变会导致 OR 差异[如式（25.4）]，角膜直径较大则 OR 较低。在先天性青光眼中，当发生单侧眼改变时可出现前后径扩大；但在大角膜眼中（仅角膜增大），角膜的扩大为双侧对称性。儿童眼的生物力学与成人存在差异，因此对儿童病例进行手术时会遇到挑战。儿童的巩膜硬度较低，因此在手术中存在玻璃体正压的风险，会导致晶状体虹膜隔向前移。先天性青光眼患儿的眼球增大（以牛眼的大小命名），其巩膜硬度低，易出现与低 IOP 相关的手术并发症，如无前房、黄斑病变、脉络膜

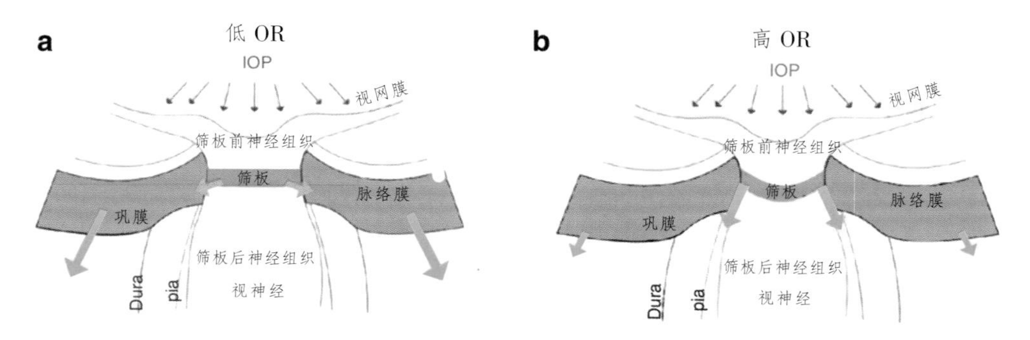

图 25.9 在低巩膜硬度（a）和试验性交联的高巩膜硬度（b）下，高 IOP 对巩膜和筛板移位的理论影响。

渗漏、脉络膜上腔出血和眼球萎缩。也可能会遇到特殊的手术操作困难。可以对手术步骤进行改良，以减轻这些风险。在富有弹性的、近视的或牛眼上制作巩膜瓣时必须小心，避免巩膜瓣过薄，否则会导致早期低 IOP。小梁切除术的巩膜瓣需要准确定位。做侧切口较小的矩形巩膜瓣，以确保房水向后部流出并预防 OR 发生有害性降低，更多的角膜成分将减少对较软巩膜组织的依赖。应避免做过大的巩膜切口，因为其会降低周围组织的硬度，从而增加渗漏的潜在风险。缝合巩膜瓣时，注意避免缝线破坏薄且脆弱的组织，并充分密闭小梁切除处的房水外流。前房维持器通过部分地保持整个眼球的硬度，可用于减少术中低 IOP，便于正确判断从巩膜瓣流出的房水量。对于非常柔软或眼球壁薄的眼，可能需要避免进行制作巩膜瓣的手术，应使用流量可控的引流装置，从而避免依赖组织硬度来维持流量。

OR 对巩膜瓣几何结构的影响如图 25.10 所示。巩膜瓣的示意图如图 25.10a 所示，图 25.10b 模拟了在恒定压力下增加 OR 时巩膜瓣的偏离。在所有模拟中，巩膜瓣的偏离均采用同一数值标准化。与 OR 较低的巩膜瓣相比，OR 较高的巩膜瓣发生的偏离较少。为了减少大的巩膜瓣偏离和在低 OR 下发生过度渗漏，应考虑缩短巩膜瓣侧面切口的长度，以减少巩膜瓣偏离。

对于非常柔软的、壁薄的眼，可能需要完全避免制作巩膜瓣而使用青光眼引流装置（通常将一个微型管连接到能保持组织张开的、起间隔作用的板状结构上）。这种方法避免了依靠软的组织瓣维持阻力。然而，可能会出现与 OR 有关的其他问题。在儿童早期，眼的弹性特征和低 OR 使得青光眼引流装置（GDD）的固定存在问题。如图 25.7 所示，低 OR 与较高的应力相关，因而有较高的组织应变。在这种情况下，患者更容易发生引流管移位，因为青光眼引流管穿过巩膜隧道处会有更多应力和渗漏。尽管通过 GDD 的房水流量受到限制，但除非进入前房的隧道达到水密性，否则仍可能发生低 IOP。采用 Molteno、Ahmed 和Baerveldt 引流管的紧密隧道可以使用 25 号针头（在英国为橙色）制作，而不使用较大规格的针头。具有低 OR 和较薄巩膜的近视眼有引流管暴露的风险。类似于儿童病例，可以通过建造一条长隧道或使隧道距离角膜缘 1~2mm 并用移植片覆盖引流管来降低这种风险。可以使用的移植片材料包括巩膜、角膜、心包膜、厚羊膜或硬脑膜。

深层巩膜切除术（DS）是一种用于治疗开角型青光眼的非穿透性手术。该技术旨在提高青光眼手术的安全性。DS 术后，通过去除 SC 内壁和近管 TM 组织来增加房水外流，这些结构是开角型青光眼的大部分房水外流阻力部位。在此过程

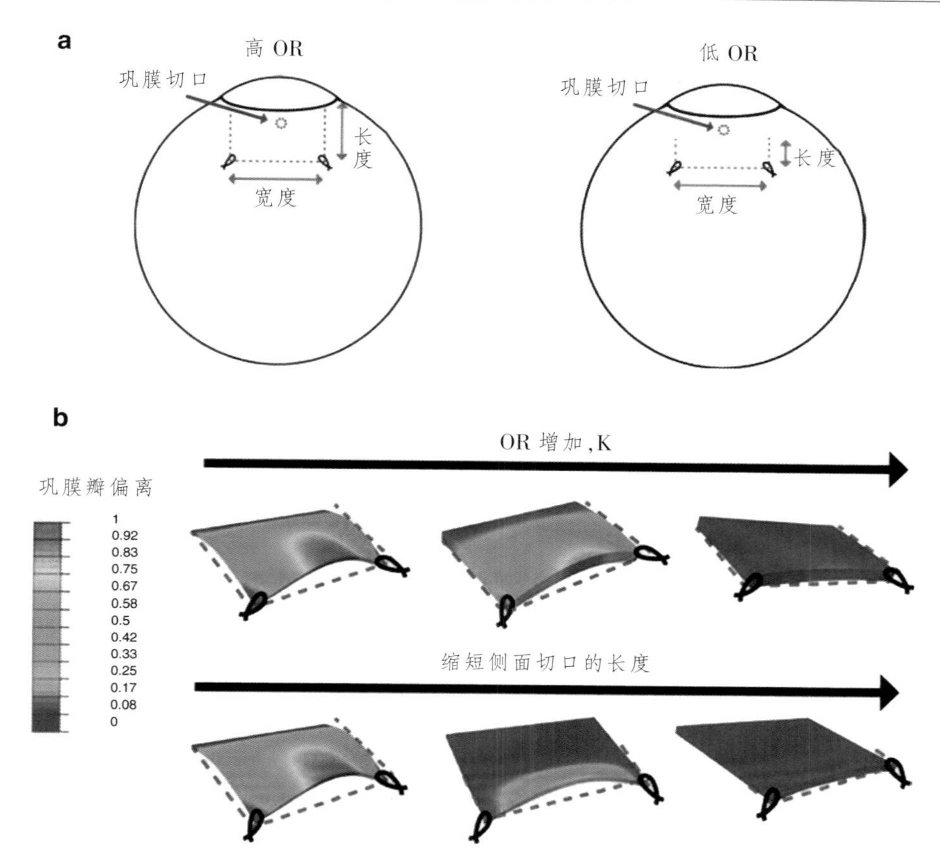

图 25.10 高 OR 和低 OR 情况下,小梁切除术巩膜瓣的示意图。缩短侧面切口的长度,以防止在硬度较低的眼中巩膜瓣张开。模拟显示巩膜瓣偏离情况(a)OR 不同。(b)用红色虚线描绘巩膜瓣侧面切口的不同长度。所有模拟均在相同压力下获得。

中,小梁网-后弹力层保持完整,以控制房水经滤过区外流量。这种受控的降 IOP 作用是 DS 在低 IOP 下安全性更高的原因。术后 3 个月和 6 个月的随访时发现,DS 术后 CH 显著增加[52,53]。在 3 个月的随访中,平均角膜代偿性 IOP 显著下降 27.9%,平均 Goldmann 相关 IOP 下降 30.52%。平均 CH 增加 18.4%,以及平均 CRF 下降 10.1%;DS 术后 3 个月,CH 增加,CRF 显著下降。在此研究中,CRF 是影响杯盘比逆转变化的单一术前因素,术后 IOP 降低是影响术后视神经乳头改变的唯一独立因素。巩膜瓣的潜行分离及剪除相当数量的巩膜也会降低潜在的组织硬度,如果余下的 TM 意外穿孔,则更难以缝合巩膜瓣及限制房水外流。在这种情况下,将增加发生低 IOP 的可能。

激光小梁成形术

选择性激光小梁成形术不会改变对预治疗的青光眼患者使用ORA测量角膜生物力学特性。测量的CH增加及CRF减少,可以单独用IOP解释。

斜视手术

对20~30岁患者行眼外肌手术,术后患者的CH与CRF会增加[56]。由于组织的硬度(杨氏模量)随着年龄的增长而增加,OR遵循式(25.4),斜视手术对眼结构的影响在儿童和成人患者之间可能不同。肌肉减弱手术,如直肌徙后或下斜肌减弱,均对整体角膜生物力学有较大影响。肌肉减弱与术后4周CH平均值增加相关。减弱手术释放的力可以沿着眼球壁传导到角膜组织。目前尚不清楚CH的改变是否只是暂时的。

巩膜扣带术

巩膜扣带以多种方式帮助抵消使视网膜倾向于脱离的力。在孔源性视网膜脱离中,由巩膜扣带产生的眼球壁凹陷可以减少玻璃体对视网膜裂孔的牵引。巩膜扣带由可吸收和不可吸收材料制成。可吸收材料存在植入物吸收后降低扣带效果的问题。从历史上看,聚乙烯管通常用于不可吸收的环形巩膜植入物。然而,随着时间推移,此类植入物往往会侵袭下方的巩膜和脉络膜。使用较软的硅胶和硅胶海绵已经克服了侵袭问题,且具有在植入物周围形成坚韧的纤维囊的优点,这两者均可以增强巩膜。

巩膜扣带术后,OR明显低于未行扣带术的眼,扣带较深的眼OR明显低于扣带较浅的眼。OR的改变均继发于巩膜形状的改变和巩膜壳应力分布的改变;其仅部分地与环扎物的弹性相关[57]。在达到过高的IOP之前,与未行扣带术眼相比,可以将较大体积的玻璃体替代物,如气体或抗生素注入已行巩膜扣带术的眼内[57]。对摘除的人眼球进行的另一项研究显示,以硅胶材料环扎后,OR显著下降,从而使扣带术后的眼球能够承受的体积变化是未行扣带术眼的数倍[58]。虽然这可能是违反直觉的,因为眼球直径局部减小而OR降低,但其可能遵循式(25.4)。实际上,如果眼球的一部分因扣带而局部减小,则眼球的另一部分应该扩张,如图25.11所示。根据式(25.4),OR随$R^{-10/3}$变化而改变,如图25.11所示,实际上半径只略有增加,因而OR将会降低。

Riazi等人用ORA测量了巩膜扣带术后的CRF和CH的平均值。用节段性硅胶海绵进行巩膜扣带术后,CRF 和 CH 显著降低,但使用环扎带的眼无显著改变[59]。此外,术后 IOPg 和 IOPcc 未观察到显著改变。硅胶海绵组的 CRF 较低可能由植入物部位的局部巩膜纤维化所致。然而,测量时间与手术的关系亦未予报道。这与 CH 和 CRF 可以测量眼前节 OR 的不同生物力学特点的观点一致,并且可能是在测量 IOP 时评估 OR 的有用的补充测量。CH 实际上更像是眼后部组织生物力学特性的替代标记。因此,巩膜扣带术后的眼可能对 IOP 波动造成的视神经损伤不太敏感,因为其 OR 较低。这一观察结果可能与高 CH 的保护作用一致,并解释了为什么与对照组相比,环扎带组的 CH 没有显著变化,而硅胶海绵组的术后 CH 显著降低,这可被归因于没有环扎物的缓冲作用[59]。

巩膜扣带术后已观察到角膜生物力学改变。睫状体平坦部玻璃体切除术(PPV)和环扎巩膜扣带联合术后 1 个月,CH 显著下降,而单纯 PPV 术后,CH 无改变[60]。23G 经结膜无缝合玻璃体切除术后,角膜黏弹性无改变[61]。两组患者术后 CRF 均无明显改变。PPV/SB 组的 IOPg 和 IOPcc 显著增加 (P=0.019 和 P=0.010),但在 PPV 组中无改变(P=0.715 和 P=0.273)。与 PPV 组不同,PPV/SB 组的 IOPcc 显著高于手术前(P=0.001)和手术后的 IOPg(P=0.003)。PPV/SB 组和 PPV 组的术后角膜形态参数均未显示出任何显著变化(P>0.05)[60]。环扎巩膜扣带手术导致角膜生物力学发生变化。其可能会导致 IOP 测量的低估误差。表 25.1 总结了各种因素对工程参数和 OR 的潜在影响。

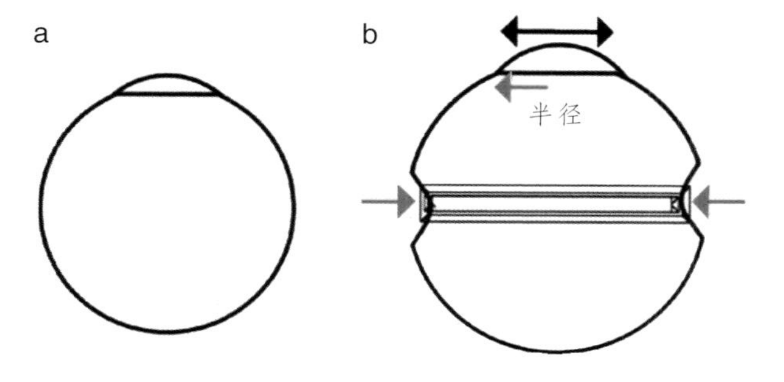

图 25.11 巩膜扣带术的示意图。(a)术前和(b)术后的情况。巩膜扣带术后,眼轴长度增加,扣带两侧的半径变宽。

表 25.1 **患者、药物和手术因素可能会影响式(25.4)定义的整体眼球壁硬度和工程参数总结**

	工程参数的可能变化	对眼球壁硬度的潜在影响	参考文献
患者因素			
高龄	*E*↑	↑	[62,63]
非裔血统	? *E*↑	? ↑	[63]
轴长增加	*R*↑	↓	[64]
球形角膜	*R*↑	↓	[65]
大眼	*R*↑	↓	[66]
无晶体	—	↓	[67]
结缔组织疾病，如成骨不全、马方综合征	*E*↓	↓	[68]
长期存在的原发性开角型青光眼	*E*↑	↑	[62,69]
年龄相关性黄斑变性	—	? ↔	[70]
圆锥角膜	*T*↓	↓	[71]
穿透性眼外伤	*R*↓	由于体积减小↓	[72]
药物因素			
毛果芸香碱	*E*↓	↓	[73]
拉坦前列素	*E*↓	↓	[74]
手术因素			
角膜水合	*T*↑	↑	[75]
角膜交联	*E*↑	↑	[76]
屈光手术	*T*↓	↓	[77]
后弹力层剥离自动化角膜内皮移植术	*T*↑	↑	[78]
后弹力层角膜内皮移植术	*T*↓	↓	[79]
小梁切除术	—	↓	[80]
环扎巩膜扣带手术	*R*↑	↓	[57,59,81,82]
玻璃体内注射	—	由于体积短暂增加↑	[83]

E=平均杨氏模量，*T*=平均角膜厚度，*R*=平均角膜半径，? =不确定性。

（赵平 译 周晓煜 校）

参考文献

1. Friedenwald JS. Contribution to the theory and practice of tonometry. Am J Opthalmol. 1937;20:985–1024.
2. Perkins ES, Gloster J. Further studies on the distensibility of the eye. Br J Ophthalmol. 1957;41(8):475–86.
3. Gloster J, Perkins ES. Distensibility of the eye. Br J Ophthalmol. 1957;41(2):93–102.
4. Gloster J, Perkins ES, Pommier ML. Extensibility of strips of sclera and cornea. Br J Ophthalmol. 1957;41(2):103–10.
5. Macri FJ, Wanko T, Grimes PA, Von Sallmann L. The elasticity of the eye. AMA Arch Ophthalmol. 1957;58(4):513–9.
6. Ytteborg J. Further investigations of factors influencing size of rigidity coefficient. Acta Ophthalmol. 1960;38:643–57.
7. Detorakis ET, Pallikaris IG. Ocular rigidity: biomechanical role, in vivo measurements and clinical significance. Clin Exp Ophthalmol. 2013;41(1):73–81.
8. Beaton L, Mazzaferri J, Lalonde F, Hidalgo-Aguirre M, Descovich D, Lesk MR, et al. Non-invasive measurement of choroidal volume change and ocular rigidity through automated segmentation of high-speed OCT imaging. Biomed Opt Express. 2015;6(5):1694–706.
9. White OW. Ocular elasticity? Ophthalmology. 1990;97(9):1092–4.
10. Kalenak JW. More ocular elasticity? Ophthalmology. 1991;98(4):411–2.
11. Purslow PP, Karwatowski WS. Ocular elasticity. Is engineering stiffness a more useful characterization parameter than ocular rigidity? Ophthalmology. 1996;103(10):1686–92.
12. Terai N, Raiskup F, Haustein M, Pillunat LE, Spoerl E. Identification of biomechanical properties of the cornea: the ocular response analyzer. Curr Eye Res. 2012;37(7):553–62.
13. Kida T, Liu JHK, Weinreb RN. Effects of aging on corneal biomechanical properties and their impact on 24-hour measurement of intraocular pressure. Am J Ophthalmol. 2008;146(4):567–72.
14. Mangouritsas G, Morphis G, Mourtzoukos S, Feretis E. Association between corneal hysteresis and central corneal thickness in glaucomatous and non-glaucomatous eyes. Acta Ophthalmol. 2009;87(8):901–5.
15. Shah S, Laiquzzaman M, Cunliffe I, Mantry S. The use of the Reichert ocular response analyser to establish the relationship between ocular hysteresis, corneal resistance factor and central corneal thickness in normal eyes. Cont Lens Anterior Eye. 2006;29(5):257–62.
16. Zhang B, Shweikh Y, Khawaja AP, Gallacher J, Bauermeister S, Foster PJ, et al. Associations with corneal hysteresis in a population cohort: results from 96 010 UK biobank participants. Ophthalmology. 2019;126(11):1500–10.
17. Lau W, Pye D. A clinical description of Ocular Response Analyzer measurements. Invest Ophthalmol Vis Sci. 2011;52(6):2911–6.
18. van der Werff TJ. A new single-parameter ocular rigidity function. Am J Ophthalmol. 1981;92(3):391–5.
19. Bouremel Y, Madaan S, Lee R, Eames I, Wojcik A, Khaw PT. Pursing of planar elastic pockets. J Fluids Struct. 2017;70:261–75.
20. Hamilton KE, Pye DC. Young's modulus in normal corneas and the effect on applanation tonometry. Optom Vis Sci. 2008;85(6):445–50.
21. Sridhar MS. Anatomy of cornea and ocular surface. Indian J Ophthalmol. 2018;66(2):190–4.
22. Bouremel Y, Henein C, Brocchini S, Khaw PT. Intraocular pressure (IOP) effects on self-sealing clear corneal incisions using 3D printed anterior segment model. Invest Ophthalmol Vis Sci. 2019;60(9):1016.
23. Mooney M. A theory of large deformation. J Appl Phys. 1940;11:582–92.
24. Zeiter JH, Shin DH. Traumatic rupture of the globe after glaucoma surgery. Am J Ophthalmol. 1990;109(6):732–3.
25. Lambrou FH, Kozarsky A. Wound dehiscence following cataract surgery. Ophthalmic Surg. 1987;18(10):738–40.
26. Ball JL, McLeod BK. Traumatic wound dehiscence following cataract surgery: a thing of the

past? Eye (Lond). 2001;15(Pt 1):42–4.
27. Stitzel JD, Hansen GA, Herring IP, Duma SM. Blunt trauma of the aging eye: injury mechanisms and increasing lens stiffness. Arch Ophthalmol. 2005;123(6):789–94.
28. Shih PJ, Wang IJ, Cai WF, Yen JY. Biomechanical simulation of stress concentration and intraocular pressure in corneas subjected to myopic refractive surgical procedures. Sci Rep. 2017;7(1):13906.
29. Cronemberger S, Guimaraes CS, Calixto N, Calixto JM. Intraocular pressure and ocular rigidity after LASIK. Arq Bras Oftalmol. 2009;72(4):439–43.
30. Kirwan C, O'Keefe M. Corneal hysteresis using the Reichert ocular response analyser: findings pre- and post-LASIK and LASEK. Acta Ophthalmol. 2008;86(2):215–8.
31. Raevdal P, Grauslund J, Vestergaard AH. Comparison of corneal biomechanical changes after refractive surgery by noncontact tonometry: small-incision lenticule extraction versus flap-based refractive surgery—a systematic review. Acta Ophthalmol. 2019;97(2):127–36.
32. Hager A, Loge K, Fullhas MO, Schroeder B, Grossherr M, Wiegand W. Changes in corneal hysteresis after clear corneal cataract surgery. Am J Ophthalmol. 2007;144(3):341–6.
33. Deol M, Ehrlich JR, Shimmyo M, Radcliffe NM. Association between corneal hysteresis and the magnitude of intraocular pressure decrease after cataract surgery. J Cataract Refract Surg. 2015;41(6):1176–81.
34. Kamiya K, Shimizu K, Ohmoto F, Amano R. Evaluation of corneal biomechanical parameters after simultaneous phacoemulsification with intraocular lens implantation and limbal relaxing incisions. J Cataract Refract Surg. 2011;37(2):265–70.
35. Feizi S, Montahai T, Moein H. Graft biomechanics following three corneal transplantation techniques. J Ophthalmic Vis Res. 2015;10(3):238–42.
36. Abd Elaziz MS, Elsobky HM, Zaky AG, Hassan EAM, KhalafAllah MT. Corneal biomechanics and intraocular pressure assessment after penetrating keratoplasty for non keratoconic patients, long term results. BMC Ophthalmol. 2019;19(1):172.
37. Jiang MS, Zhu JY, Li X, Zhang NN, Zhang XD. Corneal biomechanical properties after penetrating keratoplasty or deep anterior lamellar keratoplasty using the ocular response analyzer: a meta-analysis. Cornea. 2017;36(3):310–6.
38. Ali M, Raghunathan V, Li JY, Murphy CJ, Thomasy SM. Biomechanical relationships between the corneal endothelium and Descemet's membrane. Exp Eye Res. 2016;152:57–70.
39. Knox Cartwright NE, Tyrer JR, Marshall J. Age-related differences in the elasticity of the human cornea. Invest Ophthalmol Vis Sci. 2011;52(7):4324–9.
40. Patel SV, Diehl NN, Hodge DO, Bourne WM. Donor risk factors for graft failure in a 20-year study of penetrating keratoplasty. Arch Ophthalmol. 2010;128(4):418–25.
41. Verdier DD, Sugar A, Baratz K, Beck R, Dontchev M, Dunn S, et al. Corneal thickness as a predictor of corneal transplant outcome. Cornea. 2013;32(6):729–36.
42. Ivarsen A, Hjortdal J. Recipient corneal thickness and visual outcome after Descemet's stripping automated endothelial keratoplasty. Br J Ophthalmol. 2014;98(1):30–4.
43. Siggel R, Christofi E, Giasoumi F, Adler W, Siebelmann S, Bachmann B, et al. Changes in corneal biomechanical properties after Descemet membrane endothelial keratoplasty. Cornea. 2019;38(8):964–9.
44. Congdon NG, Broman AT, Bandeen-Roche K, Grover D, Quigley HA. Central corneal thickness and corneal hysteresis associated with glaucoma damage. Am J Ophthalmol. 2006;141(5):868–75.
45. Medeiros FA, Sample PA, Weinreb RN. Corneal thickness measurements and visual function abnormalities in ocular hypertensive patients. Am J Ophthalmol. 2003;135(2):131–7.
46. Medeiros FA, Meira-Freitas D, Lisboa R, Kuang TM, Zangwill LM, Weinreb RN. Corneal hysteresis as a risk factor for glaucoma progression: a prospective longitudinal study. Ophthalmology. 2013;120(8):1533–40.
47. Sigal IA, Ethier CR. Biomechanics of the optic nerve head. Exp Eye Res. 2009;88(4):799–807.
48. Kimball EC, Nguyen C, Steinhart MR, Nguyen TD, Pease ME, Oglesby EN, et al. Experimental scleral cross-linking increases glaucoma damage in a mouse model. Exp Eye Res. 2014;128:129–40.
49. Pakravan M, Afroozifar M, Yazdani S. Corneal biomechanical changes following trabeculectomy, phaco-trabeculectomy, ahmed glaucoma valve implantation and phacoemulsification. J

Ophthalmic Vis Res. 2014;9(1):7–13.
50. Sorkhabi R, Najafzadeh F, Sadeghi A, Ahoor M, Mahdavifard A. Corneal biomechanical changes after trabeculectomy with mitomycin C in primary open-angle glaucoma and pseudo-exfoliation glaucoma. Int Ophthalmol. 2019;39(12):2741–8.
51. Pillunat KR, Spoerl E, Terai N, Pillunat LE. Corneal biomechanical changes after trabeculectomy and the impact on intraocular pressure measurement. J Glaucoma. 2017;26(3):278–82.
52. Diez-Alvarez L, Munoz-Negrete FJ, Casas-Llera P, Oblanca N, de Juan V, Rebolleda G. Relationship between corneal biomechanical properties and optic nerve head changes after deep sclerectomy. Eur J Ophthalmol. 2017;27(5):535–41.
53. Casado A, Cabarga C, Perez-Sarriegui A, Fuentemilla E. Differences in corneal biomechanics in nonpenetrating deep sclerectomy and deep sclerectomy reconverted into trabeculectomy. J Glaucoma. 2017;26(1):15–9.
54. Pillunat KR, Spoerl E, Terai N, Pillunat LE. Effect of selective laser trabeculoplasty on corneal biomechanics. Acta Ophthalmol. 2016;94(6):e501–4.
55. Hirneiss C, Sekura K, Brandlhuber U, Kampik A, Kernt M. Corneal biomechanics predict the outcome of selective laser trabeculoplasty in medically uncontrolled glaucoma. Graefes Arch Clin Exp Ophthalmol. 2013;251(10):2383–8.
56. El Gendy HA, Khalil NM, Eissa IM, Shousha SM. The effect of strabismus muscle surgery on corneal biomechanics. J Ophthalmol. 2018;2018:8072140.
57. Friberg TR, Fourman SB. Scleral buckling and ocular rigidity. Clinical ramifications. Arch Ophthalmol. 1990;108(11):1622–7.
58. Johnson MW, Han DP, Hoffman KE. The effect of scleral buckling on ocular rigidity. Ophthalmology. 1990;97(2):190–5.
59. Riazi EM, Jafarzadehpur E, Hashemi H, Ghaffari E. Evaluation of corneal biomechanical properties following scleral buckling using the ocular response analyzer. Iran J Ophthalmol. 2013;25(2):151–4.
60. Ruiz-De-Gopegui E, Ascaso FJ, Del Buey MA, Cristobal JA. [Effects of encircling scleral buckling on the morphology and biomechanical properties of the cornea]. Arch Soc Esp Oftalmol 2011;86(11):363–7.
61. Seymenoglu G, Uzun O, Baser E. Surgically induced changes in corneal viscoelastic properties after 23-gauge pars plana vitrectomy using ocular response analyzer. Curr Eye Res. 2013;38(1):35–40.
62. Pallikaris IG, Kymionis GD, Ginis HS, Kounis GA, Tsilimbaris MK. Ocular rigidity in living human eyes. Invest Ophthalmol Vis Sci. 2005;46(2):409–14.
63. Grytz R, Fazio MA, Libertiaux V, Bruno L, Gardiner S, Girkin CA, et al. Age- and race-related differences in human scleral material properties. Invest Ophthalmol Vis Sci. 2014;55(12):8163–72.
64. Dastiridou AI, Ginis H, Tsilimbaris M, Karyotakis N, Detorakis E, Siganos C, et al. Ocular rigidity, ocular pulse amplitude, and pulsatile ocular blood flow: the effect of axial length. Invest Ophthalmol Vis Sci. 2013;54(3):2087–92.
65. Moshirfar M, Hastings J, Ronquillo Y. Megalocornea. [Updated 2021 Jan 21]. In: StatPearls [Internet]. Treasure Island (FL): StatPearls Publishing; 2021 Jan-. Available from: https://www.ncbi.nlm.nih.gov/books/NBK554374/.
66. Feroze KB, Patel BC. Buphthalmos. [Updated 2021 Feb 17]. In: StatPearls [Internet]. Treasure Island (FL): StatPearls Publishing; 2021 Jan-. Available from: https://www.ncbi.nlm.nih.gov/books/NBK430887/.
67. Sampaolesi R, Sampaolesi JR, Zárate J. Ocular Rigidity or Resistance to Distension. In: The Glaucomas. Springer, Berlin, Heidelberg. 2014. https://doi.org/10.1007/978-3-642-35500-4_9.
68. Kaiser-Kupfer MI, McCain L, Shapiro JR, Podgor MJ, Kupfer C, Rowe D. Low ocular rigidity in patients with osteogenesis imperfecta. Invest Ophthalmol Vis Sci. 1981;20(6):807–9.
69. Wang J, Freeman EE, Descovich D, Harasymowycz PJ, Kamdeu Fansi A, Li G, et al. Estimation of ocular rigidity in glaucoma using ocular pulse amplitude and pulsatile choroidal blood flow. Invest Ophthalmol Vis Sci. 2013;54(3):1706–11.
70. Pallikaris IG, Kymionis GD, Ginis HS, Kounis GA, Christodoulakis E, Tsilimbaris MK. Ocular rigidity in patients with age-related macular degeneration. Am J Ophthalmol. 2006;141(4):611–5.

71. Brooks AM, Robertson IF, Mahoney AM. Ocular rigidity and intraocular pressure in keratoconus. Aust J Ophthalmol. 1984;12(4):317–24.
72. Sung EK, Nadgir RN, Fujita A, Siegel C, Ghafouri RH, Traband A, Sakai O. Injuries of the Globe: What Can the Radiologist Offer? RadioGraphics. 2014;34(3):764–6.
73. Roberts W, Rogers JW. Postural effects on pressure and ocular rigidity measurements. Am. J. Ophthal mol. 1964;57:111–118.
74. Tsikripis P, Papaconstantinou D, Koutsandrea C, Apostolopoulos M, Georgalas I. The effect of prostaglandin analogs on the biomechanical properties and central thickness of the cornea of patients with open-angle glaucoma: a 3-year study on 108 eyes. Drug Des Devel Ther. 2013;7:1149–56.
75. Ytteborg J, Dohlman CH. Corneal Edema and Intraocular Pressure: II. Clinical Results. Arch Ophthalmol. 1965;74(4):477–484.
76. Yuheng Zhou, Yuanyuan Wang, Meixiao Shen, Zi Jin, Yihong Chen, Yue Zhou, Jia Qu, Dexi Zhu, "In vivo evaluation of corneal biomechanical properties by optical coherence elastography at different cross-linking irradiances. J. Biomed. Opt. 2019;24(10):105001.
77. Zhao MH, Wu Q, Jia LL, Hu P. Changes in central corneal thickness and refractive error after thin-flap laser in situ keratomileusis in Chinese eyes. BMC Ophthalmol. 2015;15:86. Published 2015 Jul 29. https://doi.org/10.1186/s12886-015-0083-2.
78. Thasarat S. Vajaranant and Marianne O. Price and Francis W. Price and Jacob T. Wilensky and Deepak P. Edward, Intraocular Pressure Measurements Following Descemet Stripping Endothelial Keratoplasty. American Journal of Ophthalmology. 2008;145(5):780–6.e1.
79. Huang T, Ouyang C, Zhan J, Jiang L. [Descemet's membrane endothelial keratoplasty for treatment of patients with corneal endothelial decompensation]. Zhonghua Yan Ke Za Zhi. 2017;53(7):534–9.
80. Yang YC Hulbert MF. Effect of trabeculectomy on pulsatile ocular blood flow. Br J Ophthalmol. 1995;79: 507–508.
81. Syrdalen P. Intraocular pressure and ocular rigidity in patients with retinal detachment. II. Postoperative study. Acta Ophthalmol. 1970;48(5):1036–44.
82. Harbin TS Jr, Laikam SE, Lipsitt K, Jarrett WH 2nd, Hagler WS. Applanation-Schiotz disparity after retinal detachment surgery utilizing cryopexy. Ophthalmology. 1979;86(9):1609–12.
83. Kampougeris G, Spyropoulos D, Mitropoulou A. Intraocular Pressure rise after Anti-VEGF Treatment: Prevalence, Possible Mechanisms and Correlations. J Curr Glaucoma Pract. 2013;7(1):19-24. https://doi.org/10.5005/jp-journals-10008-1132.

索 引

B

玻璃体切割术 174

C

超声乳化手术 302

F

房水流出通道 149

房水流出阻力 129

房水血管造影术 156

非压平眼压计 48

非增生期糖尿病性视网膜病变 26

G

高度近视 264

巩膜 68

巩膜扣带术 276

巩膜生物力学 73

J

激光小梁成形术 311

交联术 173

角膜疾病 214

角膜屈光手术 26

角膜生物力学 53

角膜移植术 173

角膜滞后 48

近视 71

晶状体生物力学 105

L

老视 114

M

脉动振幅 46

脉络膜 94

N

年龄相关性黄斑变性 255

黏小管造影术 156

P

葡萄膜炎 272

Q

青光眼 233

屈光手术 173

R

人工角膜 174

S

筛板 240

视乳头 240

T

弹性 14

弹性成像 47

糖尿病 260

调节流体动力学 105

X

小梁网 129

Y

压力–容积关系 22
眼反应分析仪 54
眼脉动血流 208
眼脉动振幅 208
眼球壁硬度 1
眼球破裂 300
眼外伤 71
眼压 27
眼压计 164
眼压描记 181
应变 1
应力 1
硬度 14
圆锥角膜 224